亚洲人重睑成形术

——原理与实践

Asian Blepharoplasty and the Eyelid Crease

“亚洲人重睑成形术是重睑成形术中一种非常特殊的术式，要契合每位患者的具体情况，要求医生具备良好的理解力、专注的态度和熟练的技艺，才能实现理想的手术效果。”

亚洲人重睑成形术
——原理与实践

Asian Blepharoplasty and the Eyelid Crease

（第3版）

原　著　William PD Chen（陈伯迪）
绘　图　Paul Kim

主　译　李　丹　张　诚　田　怡
副主译　侯俊杰　陈文莉　刘　菲
主　审　韩　岩　杨　军

北京大学医学出版社
Peking University Medical Press

YAZHOUREN CHONGJIAN CHENGXINGSHU——YUANLI YU SHIJIAN（DI 3 BAN）

图书在版编目（CIP）数据

亚洲人重睑成形术：原理与实践 /（美）陈伯迪
(William PD Chen) 原著；李丹，张诚，田怡主译.—
北京：北京大学医学出版社，2020. 8
书名原文：Asian Blepharoplasty and the Eyelid Crease
ISBN 978-7-5659-2205-3

Ⅰ.①亚… Ⅱ.①陈… ②李… ③张… ④田… Ⅲ.
①眼外科手术–美容术 Ⅳ.①R779.6

中国版本图书馆CIP 数据核字(2020) 第 099073 号

北京市版权局著作权合同登记号：图字：01-2020-2239
ELSEVIER
Elsevier (Singapore) Pte Ltd.
3 Killiney Road, #08-01 Winsland House I, Singapore 239519
Tel: (65) 6349-0200; Fax: (65) 6733-1817

亚洲人重睑成形术——原理与实践（第3版）

主　　译：李　丹　张　诚　田　怡
出版发行：北京大学医学出版社
地　　址：（100083）北京市海淀区学院路38号　北京大学医学部院内
电　　话：发行部 010-82802230；图书邮购 010-82802495
网　　址：http：//www.pumpress.com.cn
E-mail：booksale@bjmu.edu.cn
印　　刷：北京金康利印刷有限公司
经　　销：新华书店
责任编辑：李　娜　　**责任校对：**靳新强　　**责任印制：**李　啸
开　　本：889 mm × 1194 mm　1/16　　**印张：**23　**字数：**587千字
版　　次：2020年8月第1版　2020年8月第1次印刷
书　　号：ISBN 978-7-5659-2205-3
定　　价：280.00元

原著者简介

主编　William PD Chen（陈伯迪）

医学博士，美国外科医师学会会员，眼科学教授，高级主治医师
美国加利福尼亚州洛杉矶市加利福尼亚大学医学院眼科学系
美国加利福尼亚州托蓝斯市哈佛 -UCLA 医学中心眼整形手术部
美国加利福尼亚州欧文和纽波特海滩私人诊所（www. asianeyelid. com）

编者　Khoo Boo-Chai（邱武才）

新加坡 Khoo 整形外科诊所前任外科主任
北京大学第三医院成形外科访问教授
上海交通大学医学院附属第九人民医院整复外科访问教授

译者名单

主　译　李　丹　张　诚　田　怡

副主译　侯俊杰　陈文莉　刘　菲

主　审　韩　岩（中国人民解放军总医院第一医学中心）

杨　军（上海交通大学医学院附属第九人民医院）

译　者（按姓名汉语拼音排序）

陈文莉（天津市眼科医院）

杜园园（上海美莱医疗美容医院）

冯瑞铮（太原美媛荟整形美容医院）

韩雪峰（中国医学科学院整形外科医院）

侯俊杰（首都医科大学附属北京友谊医院）

李　丹（中国人民解放军总医院第一医学中心）

梁雪冰（中国医学科学院整形外科医院）

刘　畅（首都医科大学附属北京世纪坛医院）

刘　菲（上海交通大学医学院附属第九人民医院）

刘辅容（成都莱尹臻颜医疗美容门诊部）

刘　旺（天津市博莱美医疗美容医院）

刘志刚（大连爱德丽格医疗美容医院）

潘　贰（广州颜美荟医疗美容门诊部）

宋　楠（复旦大学附属眼耳鼻喉科医院）

田　怡（重庆医科大学附属第二医院）

王永前（中国医学科学院整形外科医院）

王洲冰（北京新时代伊美尔幸福医学美容专科医院）

杨　超（海军军医大学附属长海医院）

杨　锋（南华大学附属第二医院）

张　诚（首都医科大学附属北京世纪坛医院）

张弘沛（重庆医科大学附属第二医院）

张可欣（天津医科大学临床医学院）

中文版序言一

我很高兴为爱思唯尔出版社撰写《亚洲人重睑成形术——原理与实践》中文版序言。自从我年轻时刚开始做医生以来，重睑（双眼皮）就引起了我的好奇心。20 世纪 80 年代时已经有很多各国学者发表的论文，有很多极不相同的理论和方法。我尽可能地阅读了所有已发表的东西方学者撰写的论文。我对这方面的理解历来亦随经验而变化。我这本书的中文版是向中文读者开放的重要一步。

在亚洲，重睑手术是很流行的。我本身生活在双重文化环境内，能体会到即使是在 30 年前，亚洲人对这种美容手术的看法与西方人的观点已大不相同。有人认为这是美容的一种形式，例如化妆或修饰；但亦有些人将其视为种族消除或模仿西方美感的一种渴望。对具有亚洲特征的人进行眼睑西化的医生有时会无意地引起了许多手术并发症。患者通常缺乏相关知识，无法事先询问手术详情。临床医生的经验大多来自他们在培训或观察别人做法时的个人体会，加上医疗市场的压力，在客户竞争激烈的地区，医疗程序之外往往会附加上花哨深奥的名字，以及可能添加一些非必要的程序。这种情况并不罕见。患者可能会对此感到困惑，并且容易受到服务销售和价格点的影响。

我鼓励你们阅读本书，选择那些能有持久效果的手术步骤，以及对患者无害且并发症最少的手术方法，当然这未必是最简单或快速的方法。在阅读本书时，从开篇的基础知识至进阶理念，选择和学习对你来说有用的内容，并保持开放的眼光，因为即使是现在，我仍在不断探索，以使我对重睑成形术有更深刻的理解。

祝您在亚洲人重睑成形术的学习过程中进展顺利！

William PD Chen（陈伯迪）
加州大学临床教授
wpdchen@ucla.edu

中文版序言二

20 世纪 90 年代初期，我国的美容外科业务正逐步兴起，在科室前辈的指导下，我开始独立做重睑手术，那时能读到的文献有限，尤其是图文并茂又容易让人形象理解的中文书籍很少，使我在理论和实践上对重睑手术的认识都不深入。当时有位新加坡华人美容外科医生 Khoo Boo-Chai（邱武才）老前辈到西安参加东方国际美容会议，会上他讲的重睑成形方法对我启发很大，会后观摩了他的埋线重睑和切开重睑手术，又反复读了他写的讲义，使我对重睑手术的认识有了进一步提高，感觉到作为一名外科医生有机会吸取他人好的技术和经验是多么重要。

记得那时一些医生做"欧式重睑"，很多求美者尤其是眼睛比较小或臃肿的女士，试图通过这种手术把自己的眼睛变成欧美人的大眼睛。开始我以为这是一种新的审美术式，后来接诊到一些术后不满意来寻求修复的患者，报怨手术医生让她们毁容了。我看着她们又宽又深的双眼皮，好像都一个模子刻出来的，没有一点美感，说是毁容也不为过。1995 年，有位台湾的整形外科教授到医院做学术交流，他的名字我记不太清楚了，但他讲课的内容我一直记得，是关于东西方面部美容手术的差异。他是在美国读书当医生的，做了很多整形美容手术，在当地很有名气。讲课时，他展示了在美国给白人做眼部手术的照片，效果非常漂亮。他说后来随太太回到了台湾，继续做美容手术，但"出师不利"，接连发生了好几起医疗纠纷和官司，对他打击很大。他展示了一些失败病例的照片，其中几例很像之前所说的欧式重睑。他认真分析了失败的原因，认识到自己将给欧美人做手术的方式和习惯照搬到了东方人身上。他逐渐搞清了东方人眼部的解剖和生理特点，摸索出了符合东方审美要求的手术方式，再看他后来的病例又非常漂亮了。从那时我开始明白了，美容外科的有些知识和技术是不能照抄、照用的，美容手术也不应该千篇一律，而是要根据每个种族、每个人的具体情况个性化处理，精准设计和实施，才能取得良好的效果。

随着时间的推移，我的重睑手术越做越多，也受到了很多人的认可，但有时仍会有不满意的问题发生，做的越多，就越感到想做出每个人都满意的手术效果是多么不容易。在中国，重睑手术是最常见的美容手术，也是最容易出现问题的美容手术。近年来，国内医生的手术水平在整体上有了很大提高，很多已经达到了国际先进水平。但要达到大众要求的理想标准，大家还有很长的路要走，还需要不停地学习和进步。

最近李丹医生向我介绍了 William PD Chen（陈伯迪）教授编写的《亚洲人重睑成形术——原理与实践》这本书。学习之后，我发现这是一部非常好的有关重睑手术理论与实践的专著。本书从基础到应用、从形态到功能、从共性到个性、从成形到修复，均一一阐述，内容全面，无论对初学者还是有经验的医生都有很好的指导作用。常言道"活到老，学到老"，外科医生则要"做到老，学到老"。作为一名眼整形医生，如果能有机会阅读这样一部不断再版的专著，对今后的工作会非常有帮助。

感谢李丹、张诚、田怡等诸多医生的辛勤付出，将本书翻译成中文版。借此推荐给国内的同道，希望大家能多读这样的好书，不断提高自己的业务水平，造福广大的爱美人士。

韩　岩

中文版序言三

《亚洲人重睑成形术——原理与实践》的作者 William PD Chen（陈伯迪）教授讲授亚洲人重睑成形术的理念近 30 年，他擅长用简洁的写作风格，聚焦于传授观点而不是纠缠于复杂的解剖术语。陈教授对东西方人的审美均有着深刻且透彻的理解。在这本极具特色、蕴含着原著者思想和经验的眼整形实战著作中，陈教授通过临床观察以及对东方文化的理解，从解剖学、组织学等方面阐述了东西方人眼睑结构的差异，这对深刻理解亚洲人重睑形成理论有着很大的帮助。本书还深度分析并阐述了亚洲人重睑成形术的操作细节和注意事项，对眼整形手术尤其是修复手术中的许多细节都有详细的描述，并配有案例插图，每一处都力求能够阐示得清楚直观。相信这本书对从事眼整形工作的医师来说一定具有很好的参考价值。

好的书籍需要介绍给国内渴望知识的眼整形人。李丹、张诚、田怡教授领衔的翻译团队由国内一流的眼整形医师组成，他们大多具有丰富的临床经验、强大的文献分析能力和对眼整形技术理念的深刻理解。他们是中国眼整形行业的生力军、主力军。怀着对专业的敬畏和热爱、对医学科学的严谨和负责，他们把自己的奉献融入了译文的字里行间。

期待这本译著的面世，感谢原著者和各位译者的无私分享，祝福中国的眼整形行业健康、蓬勃发展！

杨　军

第3版原著前言

主要由我编写的这本新版的关于亚洲人眼睑手术特别是重睑手术的书，是对我所认为的与眼睑皱褶密切相关的功能性话题的一次完整升级和深度延伸。本书适用于正在接受培训的实习医生 / 住院医生、整形外科的从业人员和有经验的外科医生、眼科（包括眼整形外科）医生、颜面整形 / 头颈外科（耳、鼻、喉）医生、美容外科医生和对学习亚洲人眼睑整形手术感兴趣的皮肤科医生阅读（也曾有患者在拜访我前读了这本书）。总的来说，对于想要学习重睑成形术的人士，这本书应该是一本内容非常精准详实的参考书。

重睑成形术的手术技术主要分为两派，即切开法和埋线法（我倾向于避免使用误导性的术语如"无切口法"或"非切开法"来代替埋线法。它们是常常在亚洲人群中使用的同义术语，这些术语使患者很容易忽略使用了永久性不可吸收埋藏缝线）。虽然关于采用每种技术的总的百分比数据并不清楚，但在世界范围内估计有 70%~90% 的案例采用了切开法（10 年前，我与新加坡的 Khoo Boo-Chai（邱武才）医生讨论时得知，在他的临床工作中，只会选择大约 5% 的患者作为埋线法的适应证人群）。这个数字随着地域不同而有明显差异，因为有的医生会采用这两种技术中的一种。美国美容整形外科协会发布的数据显示，在过去 15 年间，美国的美容外科手术量翻了一番（如果加上非手术美容治疗，如肉毒毒素和填充剂注射、化学剥脱术和微晶磨削等，则过去 15 年内的数量增长了近 7 倍）。在亚洲，类似的爆发性增长也是显而易见的，特别是在中国和韩国。虽然过去 5 年间发表了数十篇有关埋线法变式的文献（在一级和二级杂志中），但我不确定这些是否转化为了使用小切口埋线法的案例数。

与 1995 年出版的主要叙述基本技术和概念的第 1 版《亚洲人重睑成形术手术图谱》，以及 2006 年出版的主要介绍眼睑皱褶动态功能的第 2 版《亚洲人重睑成形术》相比，本次新版详细分析了重睑皱褶的生物动力学及其功能弱点。因此从某种意义上说，本书形成了一个完整的闭环，也可以将其命名为《重睑皱褶及其在亚洲人重睑成形术中的应用》。本书对重睑皱褶进行了细致讨论：无论何时，当医生计划对上睑行功能性或者美容性手术时，上睑都是这些手术的操作对象。对于眼周手术医生，学习如何在进出上睑的同时保持功能的完整和理想的伤口愈合，并且控制重睑皱褶的外观，都是至关重要的技能。

本书共26章，涵盖了迄今为止临床上使用的各种手术方法。有7个新的章节阐述了更进阶的理念。从第 17 章开始为高级篇，阐述了将腱膜前间隙和脂肪视为"滑移区"的理念。接着在第 18 章讲述了斜切法在亚洲人上睑修复术中的应用（这两章从第 2 版延续而来，是理解进阶理念的重要桥梁）。**现在更强调**将眼睑皱褶形成过程中的灵敏度、脆弱度和各种技术、缝合方法的特点结合起来。这些新的进阶章节包括：根据头的位置来观察和测量重睑皱褶的高度（第 19 章），不同临床情况下睑板倾斜的影响，错位的埋线缝合和高位锚定的阻碍效应（线样效应，Faden effect）（第 21 章），重睑皱褶影响因素的进阶总结（第 22 章），以及新的一章阐述了将重睑皱褶视为一系列串联单点的新理念。除此之外，增加的第 25 章详述了我个人关于亚洲人重睑成形术的技术方法，用于减轻上睑内侧皮折而无须采用更激进的内眦赘皮矫正术。内眦赘皮矫正术现在在韩国和中国已经蔚然成风。第 26 章总结性地概述了一种新的联合技术，适用于偏爱非全层切开皮肤的外科医生，联合了部分切开和内侧应用单针埋线缝合。最近10年来，特别是在亚洲地区这一重睑成形术的发源地，发表的文献数量明显增加，我尽量收录了这些文献。然而在此我要抱歉地说，为力求简洁，我没有全部收录，而且不时会提出主观的、批判性的观点。

本版中的插图数量增加了一倍，无论是照片还是示意图，而且本版中的这些彩色的三维截面图有助于读者快速地理解书中的理念。书中包含了众多的临床案例及其详尽的术中发现，均来自于我的个人记录。ExpertConsult上相配套的手术视频*扩充到了30个手术案例。增加的视频均使用最新的器材进行拍摄，可提供更丰富的细节。

书中的照片使用了配备莱卡镜头的佳能、尼康、松下Lumix高分辨率相机，也有的是使用iPhone相机拍摄的。我使用了MacBook Pro和配有Thunderblot接口的27寸Mac Mini电脑来完成大部分的工作。部分照片只进行了裁剪和亮度调整。所有来自于上一版本的插图均进行了重新绘制和上色。所有图片均配有详尽的注释。

一些深受读者喜爱的特色内容比如“要点”和“注意事项”是从上一版延续下来的。附录中的综合列表展示了相关文献，方便读者查阅并已全面更新。本版增加了一个新的附录，列出了关于内眦赘皮矫正术的最新文献。

我参与住院医生的教学工作已逾30年，通过美国眼科协会教授亚洲人重睑成形术的理念已逾25年，在这此期间我撰写了7本教科书。我倾向于使用简洁的写作风格，聚焦于传授观点，而不纠缠于复杂的解剖术语和医学英语，这些同时也是我从读者那里得到的反馈。新版本也采用同样的风格。第2版在热销后很快就发生了难以预料的全球经济衰退，现在可以继续在这个主题上进行探索给我带来了无穷的乐趣。

这本书是帮助医学专业人士学习亚洲人重睑成形术的技术和理念，并作为一本从1896年至今关于该主题的综合性论述。这本书不能作为医生向其患者进行展示的图谱，也不能作为患者自行搜索的医学指导或是医疗咨询的替代物。最终的手术效果总是取决于医生全面的了解以及医患之间充分的沟通。无论谁都不应该利用这些插图作为案例去向某位患者进行展示，也不能作为进行医疗决策的基础。

同以前一样，我要感谢来自大阪大学医学院的Kenichiro Kawai博士，允许我引用其在上睑血管弓研究论文中的解剖图片；我还要诚挚地纪念并感谢新加坡的Khoo Boo-Chai（邱武才）博士，他是该领域的先驱，当我第一次向他请教技术并询问他如何比较切开法和埋线法的时候，他慷慨地教导了我。

*中文版中不附视频。

第3版原著引言

自上一版出版以来已经10年了，无论是在美国还是在世界范围内，整形外科杂志以及眼睑美容手术相关的文献数量都呈现急速的增长。报道亚洲人重睑成形术的杂志包含了大量研究内眦成形术小的变式、重睑手术联合上睑下垂矫正、“微”切口、小切口和部分切口法以及吹捧埋线法优点的文献。然而实际上，可以说还没有一篇文献是研究眼睑皱褶形成过程中的功能动力学，以及眼睑皱褶和眼睑损伤机制的（有少数几篇文献报道了上睑皱褶的功能性MRI图像）。上睑至少包含7层甚至更多层组织（皮肤、眼轮匝肌、眶隔、腱膜前脂肪、上睑提肌及上睑提肌腱膜、米勒肌、结膜）。忽视其复杂性也就是忽视了这些层次的生理作用和敏感性。

这一版包含了一些阐述进阶理念的章节（第17~23章、25、26章）。本书可以作为一本教学图谱。前16章涵盖了重睑手术的基本要点，感兴趣的读者可以继续阅读接下来的10章。我的建议是按顺序阅读本书。如果存在不能立刻明确的疑惑点，好处就是可以随时再次阅读。

和其他任何新理念一样，这些想法总是在最开始的时候饱受质疑，因为没有足够的可供引证的医学文献。这种情况成为一种扭曲的思想并造成了论文发表的困境，杂志审稿人对每一个新观点都强调和要求参考文献，哪怕这个新观点已经得到了模拟临床情况的数学建模的充分支持（如果物理学和天文学期刊的编辑采用一些成熟医学期刊的标准，那么高能物理学领域的概念性论文都不会被发表；过去50年间许多已发表的物理学论文使用了数学推理和逻辑，而这些结论在2009年瑞士大型强子对撞机投入运行之前都不可能被证实或驳斥，其中负有盛名的发现就是基于超对称理论所推测出来的希格斯粒子）。

从本质上说，我的一些想法或理念是新奇的，所以除了我自己发表的文章和分析外，没有太多可以引证的内容。如果这些理念已经被很好地引证了，那么它就不是创新的，所以何必要出版一本将已知观点重新打包集合的书籍呢？2007年，当我发表论文阐述第17和18章中涉及的两个新主题时，情况就是如此，这两个主题分别是斜切法在亚洲人重睑修复术中的应用以及“滑移区”的理念。事实上，回溯到1996年，亚洲人重睑成形术中使用梯形组织去除法（参见第11章）也是一个新的理念；幸运的是，时任《整形和重建外科杂志》的主编毫不犹豫地接受了这个理念，将其纳入了“观点和创新”栏目，并且没有修改任何一个字。事实上，我记得当我1987年开始使用“亚洲人重睑成形术”一词以和传统的上睑成形术中的亚洲人重睑手术区分时，我的一些同事取笑我使用“亚洲人”这个单词。遗憾的是，他们在30年前并不理解其中的含义。亚洲人重睑成形术是一种高度特化的上睑成形术，要契合每一位患者的个人特点；需要术者具备极高水平的理解力、专注度和操作熟练度，才能实现理想的效果。总有一些外科医生不花心思测量上睑切口，其实切口和眼睑皱褶高度息息相关，也有医生施行经眼睑埋线法而不关心内面（结膜面）离上睑板的距离，还有医生认为上睑即使是行永久埋线也不会损伤上睑功能。

我提出来的想法源于我30多年来临床工作中对亚洲人施行眼睑成形术和重睑手术的仔细观察，我观察了不同的患者，在各种切开法和埋线法之后短期和长期（长达10年）的效果，其中有理想的，也有欠理想的修复案例。然后，只要有可能，我会通过数学建模和直接的临床测量来验证这些发现。我会把这些原则和技术应用到我认为可以测量和执行的精确程度。

本书的目的是向有志于学习重睑成形术的医生阐述上睑的动力学，并帮助那些具有客观头脑和分析能力的医生，可以针对每一位患者理性地选择最适合的重睑手术技术、步骤和伤口闭合方法。我希望读者可以体会到这项看似简单实则困难的美容手术中所蕴含的挑战。

William PD Chen（陈伯迪）

第2版原著引言

20年前，有人问我为什么要用“亚洲人重睑成形术”（Asian blepharoplasty）这个词，而不是“东方人双眼皮手术”（oriental double-eyelid procedure），我解释说，作为一个受东西方文化双重影响的人，我认为“东方人（oriental）”一词是有限制性的，不能充分描述东半球的不同种族群体。我认为“亚洲人（Asian）”这个词在地理上更具包容性，更能代表包括日本人、中国人、韩国人和东南亚人在内的群体，特别是这个词指的是有汉族血统的人。除了印度人、巴基斯坦人和俄罗斯人（尽管在苏联，许多少数民族都有蒙古或汉族的特征，尤其是在吉尔吉斯斯坦）。

根据类似的推理，我认为，要形成一个美观的上睑皱褶，手术需要包括上睑提肌前的软组织即皮肤、眼轮匝肌、眶隔和眶隔前脂肪垫的重建步骤。从解剖学上讲，“重睑成形术（blepharoplasty）”是一个比“双眼皮手术（double-eyelid procedure）”或“眼睑皱褶手术（lid crease procedure）”更准确的术语，它们比手术操作本身更能诠释治疗的目标和结果。随着手术相关知识和技巧的发展和固化印象的逐渐减少，“亚洲人重睑成形术”已成为描述亚洲人上睑美容手术所需微妙细节的首选术语。

我在与来自世界各地的亚洲患者的交流中发现了一个有趣的差异和矛盾点。移民到海外或在海外出生和长大的亚洲人，往往对自己作为一个群体有相对的民族中心观，并努力保留自己的一些文化根基，在他们的许多价值观和判断上与他们的祖先保持联系，包括对身体、健康和美的认知。土生土长的亚洲人（中国、韩国、日本和新加坡的亚洲人）在时尚和美感方面往往会有更现代和西方化的观点，因此可能比美国和欧洲的亚裔更开放（可以看到与此类似的情况：现在去任何一个亚洲国家，观察一下最近新开的亚洲风味饭店，它们的室内装饰与在海外的亚洲主题餐厅风格迥异，很可能比海外的亚洲餐厅风格要先进一二十年）。我们总以为本土亚洲人在整形美容方面比海外的亚洲人更保守，但事实并非如此。就纯粹的人均统计数据而言，在亚洲进行的眼睑手术比在西半球要多得多，可能是由于经济的迅速发展或手术费用相对便宜的缘故。

在美国，人们对于美容手术的认识存在更大的分歧，可能是由于美国是一个多元化需求的社会。有些亚洲人认为美容手术是个人健康的一个组成部分和可选部分，还有一些人认为任何形式的美容手术或矫正都是一种种族特征的改变。很久以前，我作为“临床教授”被邀请在洛杉矶一所主要大学的亚洲研究系讲授什么是亚洲人眼睑手术：我很快收到了认为这是一种“种族毁灭”或文化淡化的评论，他们认为这类似于非洲大陆某些地区仍对女性施行的割礼。我并非哲学家，我也没有表达任何观点，但我觉得奇怪的是，我们所做的一切都可能被认为是“西方的”。我们早上起床时（在西方或现代亚洲国家），我们可能会用西式的香皂沐浴，洗漱，喝咖啡，吃松饼、麦片粥或三明治；戴领带，穿衬衫和西服（女性还要化妆、做发型、穿西式连衣裙和提手袋），坐汽车、公交车、班车或地铁，所有这些都是西方发明的工具，然后去上班（一般还会乘电梯！）。接着我们又被各种各样的西方发明的电器包围了，比如电脑、手机、传真机，还有互联网和电子邮件等现代发明。如果一个人不需要上述工具，当然他可以选择做一个传统、纯粹的人，生活在偏远的地区；如果这样的话，就没有必要做任何事（甚至不用去接受同样也是西方传来的牙科技术补牙！）。

当你阅读这本书时，你会看到不同的技法都是为了达到同一个目标。最终评价这些技法的标准应是长期观察可以达成手术目标的一些客观决定因素，如疗效、达到治疗目标的能力、持久性、发病率和并发症概率，以及原发病的复发率。在重睑成形术中，这等同于达到美学目标，连续性、持久性、不对称性和并发症的可能性，以及 3 ~ 5 年内的完全消失率。一个手术医生总是会关注到求美者们的需求，例如，求美者要求在睑板中段形成一个非常低的皱褶，并且不想要皮肤切口，那么埋线法可以很好地实现这个目标，前提是求美者要明白重睑皱褶随后消失的可能性，以及如果要保留任何永久性缝线（也存在于很多埋线法改良术式中）可能会在眼睑软组织上产生的轻微刺激。如果上睑的睑板和眶隔前有明显的冗余组织，则更适合切开法，必须由有资质的医生来操作。因此医生需要与求美者沟通协商以达成共识，即用哪一种方法可以达到他们的目标，以及是否是一种经得起时间考验的完善健全的操作方案。尽管在持久性上尚有争论，但你一定会发现求美者和医生（虽然人数较少）可能会认为持久性没有那么重要。

我很高兴看到我在本书第 1 版中使用的一些术语已经在整形和美容外科领域、出版物、媒体以及一些手术医生的网站上得到了普遍认可和使用。对外科手术发现和技术的准确描述将夯实整个领域的知识基础，最终使求美者受益。

William PD Chen（陈伯迪）

致　谢

我深感荣幸，有这样一支来自爱思唯尔的团队帮助我将该书的再版变为现实；在我前进的道路上，他们给予我的帮助尤为重要。随着主题的日益深入，对细节的要求越来越苛刻，作为主编，我对自身及团队成员精准度的要求也大大提高。勇于接受这一挑战的成员包括我们的团队领导——来自伦敦爱思唯尔的内容执行策略专家 Rus Gabbedy，来自爱丁堡的内容发展专家 Carole McMurray，以及来自伦敦的 John Leonard，是他帮助我编纂了手稿；还有艺术团队，包括 Karen Giacomucci（来自费城的爱思唯尔）和她的艺术团队成员 Paul Kim（新泽西州）、Vicky Heim（乔治亚州亚特兰大市）、Jade Myers。Inkling 上的视频和在线资源 * 由 Jonathan Davis 领导制作，他是来自牛津 UK/EMEA- 爱思唯尔有限公司的多媒体制作人。Julie Taylor（来自牛津的出版项目经理）和 Elaine Leek（影印编辑）帮助我整理了文字及插图并校正了我们的错误。我们跨越了不同的时区，有着不同的工作计划，通过电子邮件和电话进行沟通。我想高度赞扬他们很好地完成了工作，我真诚地感谢他们的指导。

如果没有我的家人 Lydia、Andrew 和 Katherine 的支持，我不可能完成这个项目。同样还有我的导师，来自乔治亚州亚特兰大市的 Sonny McCord 博士，是他对我成长期的训练构筑了我的知识基础。我对此心怀感激。

*中文版中不附视频和在线资源。

谨以此书献给我的父母 Fred 和 Katie，

我的家人 Lydia、Katherine 和 Andrew，

以及我的导师 Clinton（Sonny）McCord 教授

目　录

第 1 章

何为重睑皱褶

通常情况下，重睑皱褶是用来描述上睑皮肤自然向内的折返，典型的重睑皱褶将上睑分为下唇(靠近上睑睫毛)和上唇(位于上睑皱褶和眉毛缘之间)。

重睑皱褶在亚洲人中出现的比例约为 50%，而在其他非亚洲人中则更加普遍。根据有无重睑皱褶，可将亚洲人眼部区分为重睑(双眼皮，double eyelid，重睑皱褶将上睑分成不均等的两部分，因此称为“双”)和单睑(单眼皮，single eyelid or mono-lid)两类。

重睑手术(操作)是一种为有需要的求美者增加或增强重睑皱褶的手术。其通常适用于没有重睑皱褶、重睑皱褶不明显或双侧重睑皱褶不对称的人。

亚洲人重睑皱褶的形态差异很大，描述这些形态的术语也截然不同，这取决于不同的民族及其相应的语言。图 1-1 显示中文“双眼皮”的写法。图 1-2 显示日文中“单睑(一眼皮)”和“重睑(二眼皮)”的写法。图 1-3 显示中文和日文中重睑皱褶成形手术的通用写法。

正如作者以往发表的文献所述[1-9]，重睑皱褶可能是不对称的，或者一侧有而另一侧没有。重睑皱褶可能是连续的，也可能不连续(分段的)。

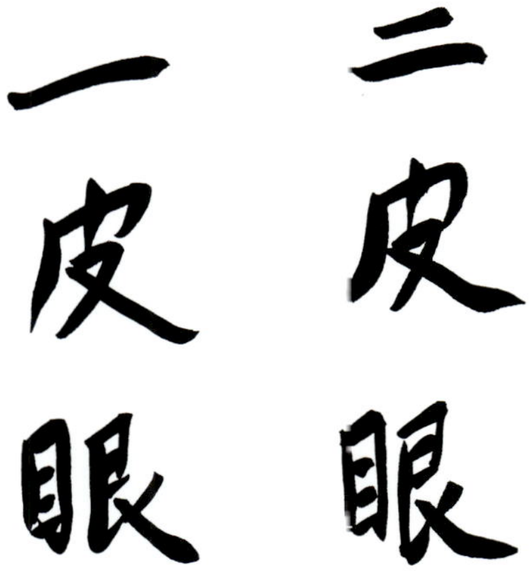

图 1-2 “单睑(一眼皮)”和“重睑(二眼皮)”的日文写法

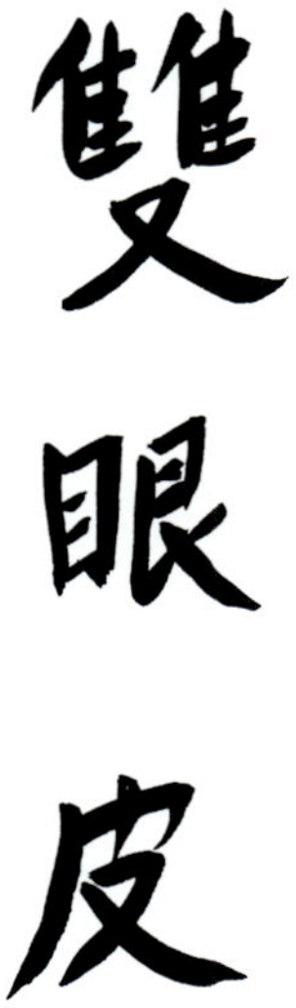

图 1-1 “重睑(双眼皮)”的中文写法

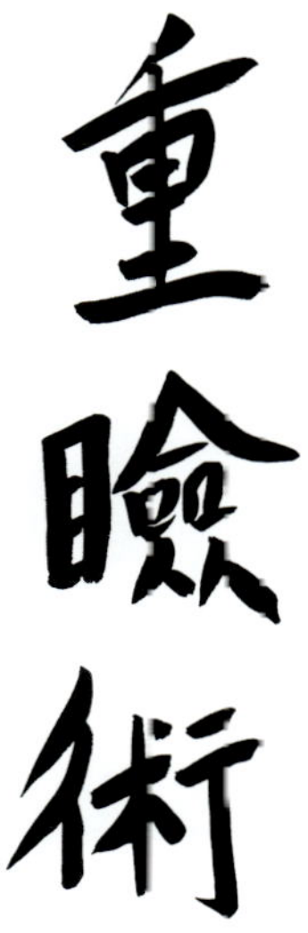

图 1-3 中文和日文中重睑皱褶成形手术或重睑手术的通用写法

图 1-4 显示了亚洲人各种形态的眼睑。

图 1-5 显示了无重睑皱褶的眼睑。该患者有轻度上睑垂掩，导致继发性睫毛下旋。图 1-6 显示的是明显可见的平行形重睑皱褶。图 1-7 是部分消失 / 不连续的重睑皱褶。

图 1-8 显示不完整或部分重睑皱褶的眼睑。重睑皱褶起自内眦和内侧的上睑返折（内眦上蹼），并延伸到上睑中部位置。图 1-9 显示的是多重眼睑皱褶，可见两条明显的眼睑皱褶彼此平行分布。

图 1-10 显示鼻侧轻度变窄重睑皱褶。外 1/3 段重睑皱褶到睫毛缘的距离可能与中 1/3 段相

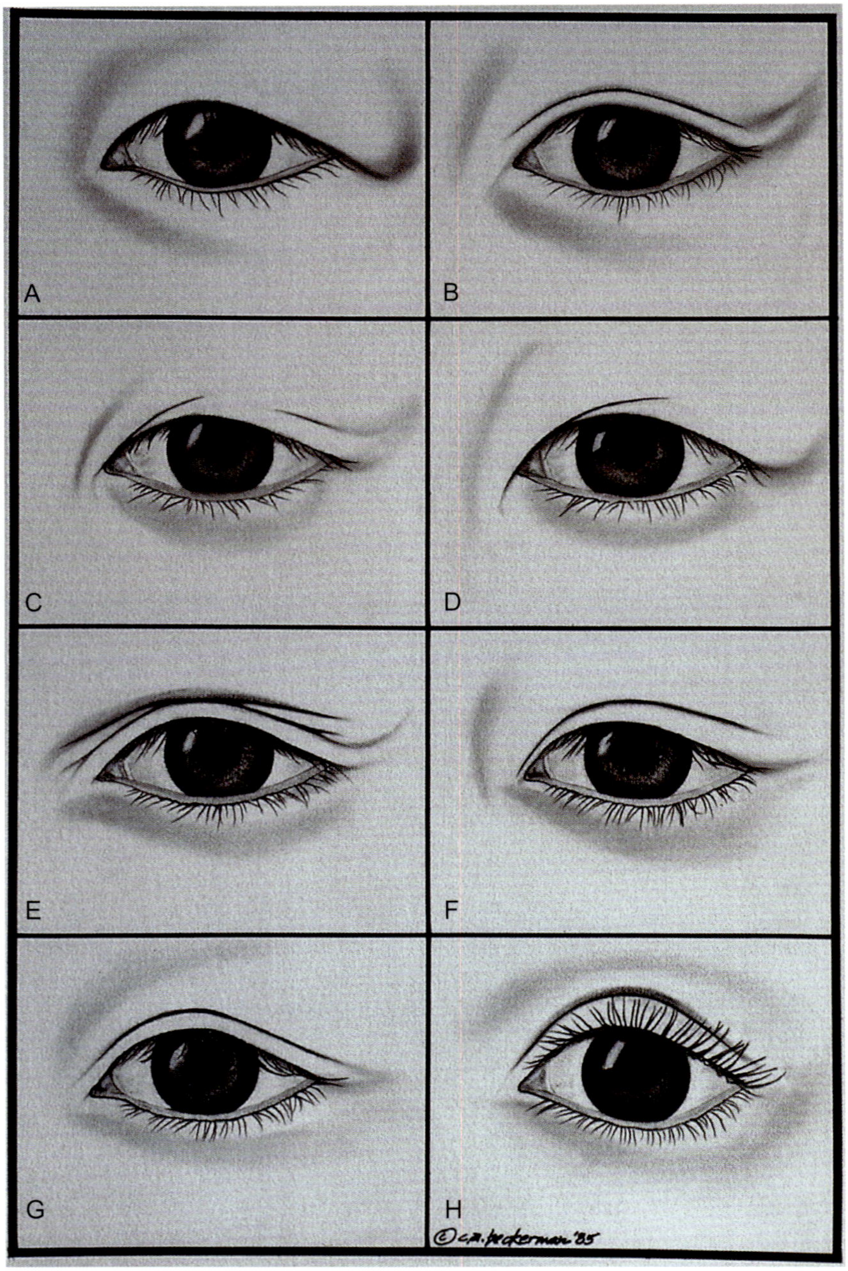

图 1-4 ■ Chen[1] 此前描述了亚洲人不同类型的眼睑。（A）无重睑皱褶的单睑。（B）同样睑裂条件下有重睑皱褶。（C）节段性或不连续的重睑皱褶。（D）部分或不完整的重睑皱褶。（E）多重眼睑皱褶。（F）亚洲人开扇形重睑皱褶，少数求美者外侧重睑皱褶明显增宽。（G）亚洲人平行形重睑皱褶。（H）典型高加索人半月形重睑皱褶

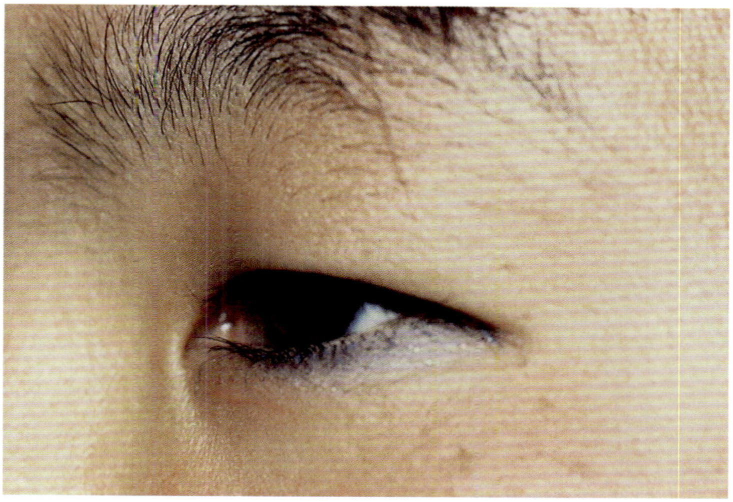

图 1-5 ■ 无重睑皱褶的亚洲人眼睑。该患者有轻度上睑垂掩，导致睫毛下旋。图中可见上睑垂掩（眼睑返折）明显，外侧遮盖睑裂，使睑裂变小。合理设计重睑皱褶高度会使睑裂显得更大

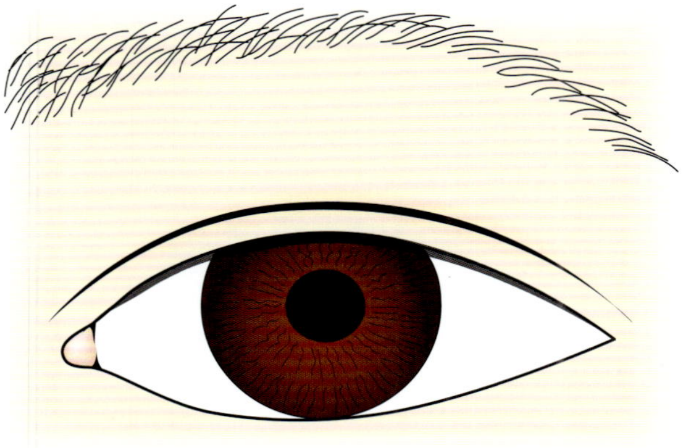

图 1-6 ■ 亚洲人平行形重睑皱褶

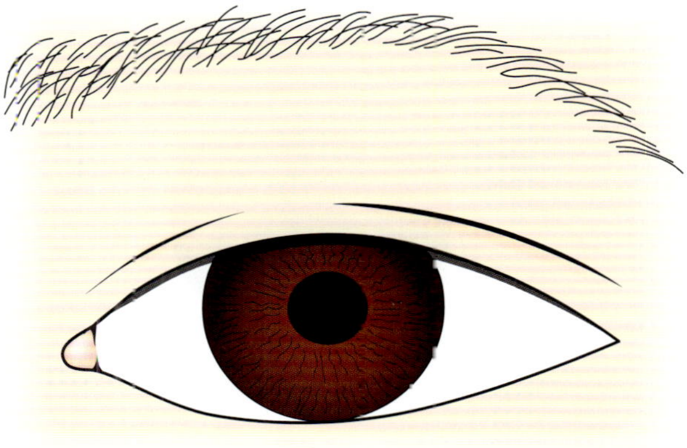

图 1-7 ■ 部分消失／不连续的重睑皱褶

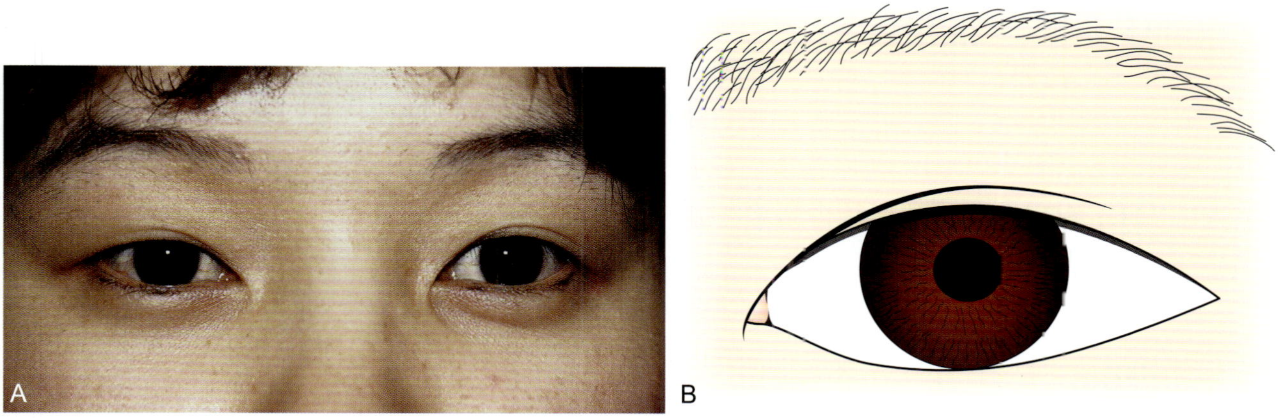

图 1-8 ■（A, B）不完整或部分重睑皱褶

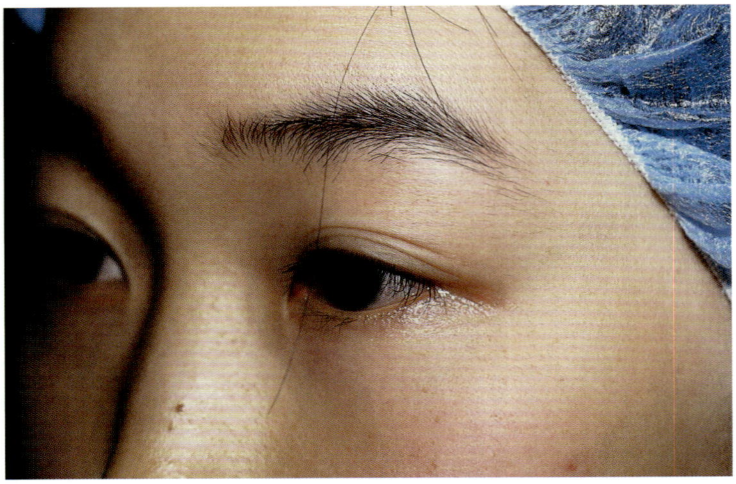

图 1-9 ■ 该亚洲人有两条明显的眼睑皱褶，彼此平行，在鼻侧呈开扇形分布

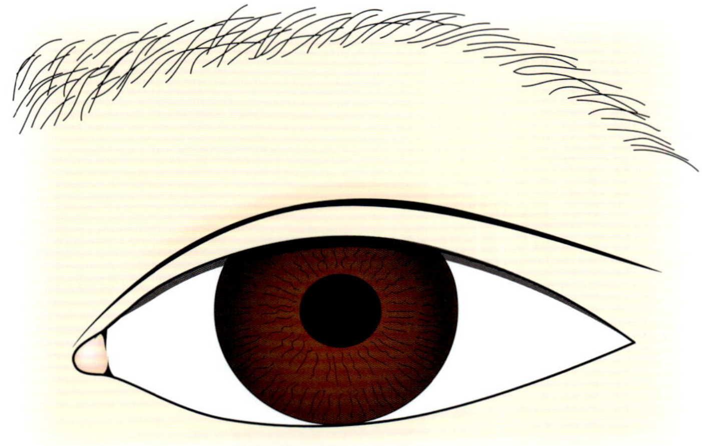

图 1-10 ■ 鼻侧较窄、外侧轻度变宽的重睑皱褶

同，外侧也可能稍微抬高，形成向外张开的重睑皱褶，即外 1/3 段重睑皱褶到睫毛缘的距离比中 1/3 段宽。如图 1-11 所示，高加索人重睑皱褶的中 1/3 段到睫毛缘的距离最宽。

在有连续性重睑皱褶的亚洲人中，重睑皱褶可能是开扇形（nasally tapering crease，NTC），即重睑皱褶向内眦靠近，离内眦越近，则与睫毛的距离也越近（图 1-12A）；也可能是平行形（parallel crease，PC），重睑皱褶从内眦到外眦均与睫毛缘保持平行（图 1-12B）。

开扇形重睑皱褶靠近外眦的区域可能逐渐轻微地远离睑缘，形成外展的开扇形皱褶（laterally flared crease，LTC）（图 1-13）。另一种形态是开扇形重睑皱褶从眼睑中 1/3 向外侧走行时可能都

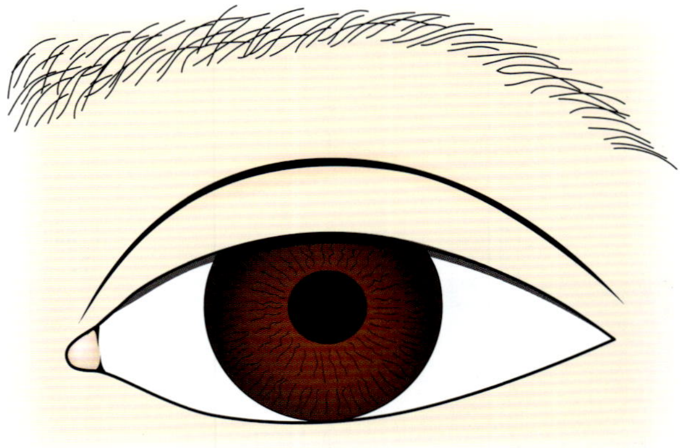

图 1-11 ■ 高加索人半月形的重睑皱褶。请注意睫毛缘到重睑皱褶距离的最宽处位于中段

与睫毛缘保持相同的距离（图 1-14）。

亚洲人很少有半月形重睑皱褶，而在高加索

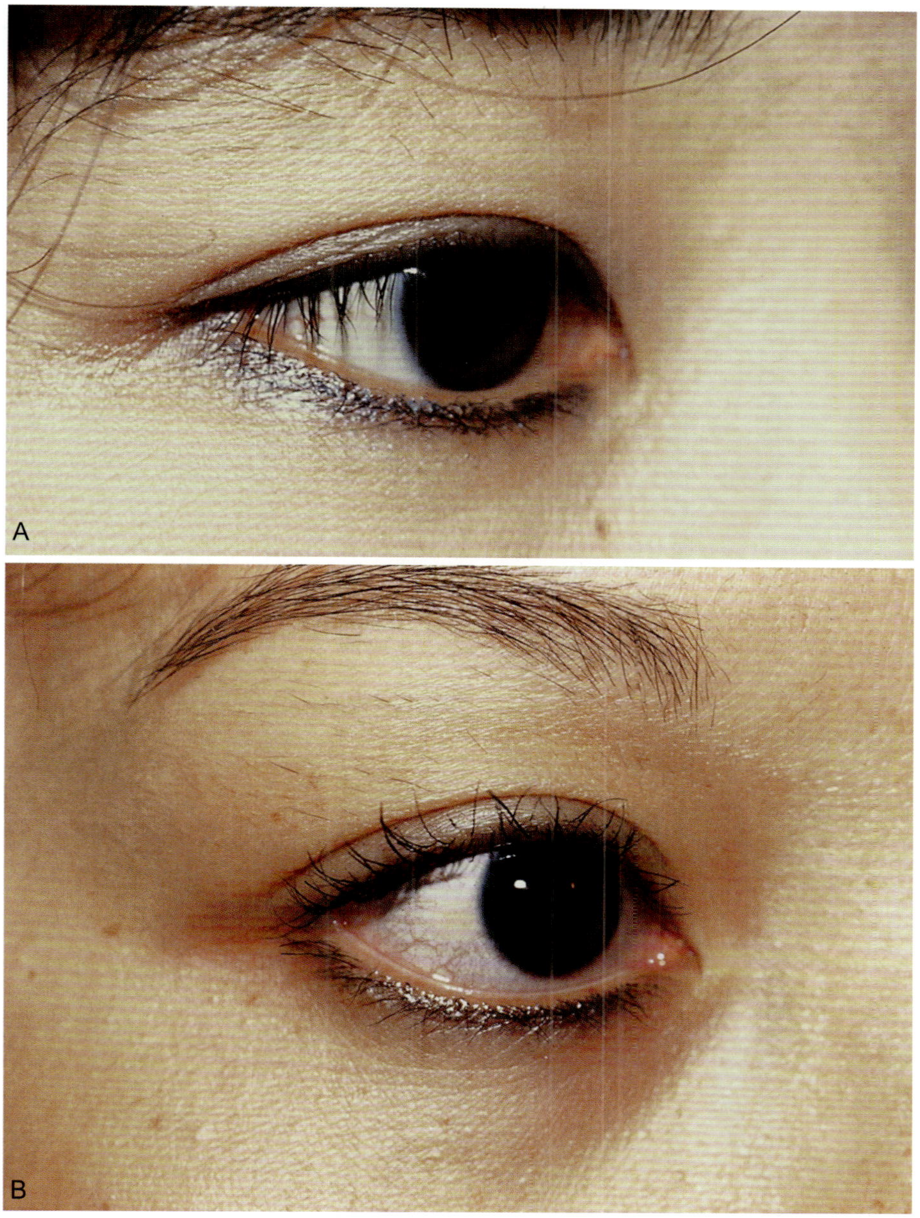

图 1-12 ■（A）亚洲人开扇形重睑皱褶。内侧重睑皱褶与内眦赘皮合并，从中 1/3 段到外侧段与睫毛缘保持相对平行。（B）亚洲人平行形重睑皱褶

人中极为常见（见图 1-4H）。半月形重睑皱褶的两端都比中段更靠近上睑缘。目前为止，在美国接受过重睑成形术的亚洲患者中，最常见的不满就是半月形重睑皱褶[2]（图 1-15）。这种重睑皱褶通常很不自然（unnatural），重睑线位置高（high）且线条生硬（harsh），称为“uhh”综合征。

重睑皱褶距睫毛缘 8~11 mm 即重睑皱褶过高。如果手术医生坚持用经验公式计算重睑皱褶的高度，或者不考虑种族差异而采用距离≥8 mm 的睑板上固定技术，无论哪种方法都会导致亚洲求美者的重睑皱褶过高。简而言之，这种处理方法在亚洲人重睑成形术中会起到反作用。具体原因如下：

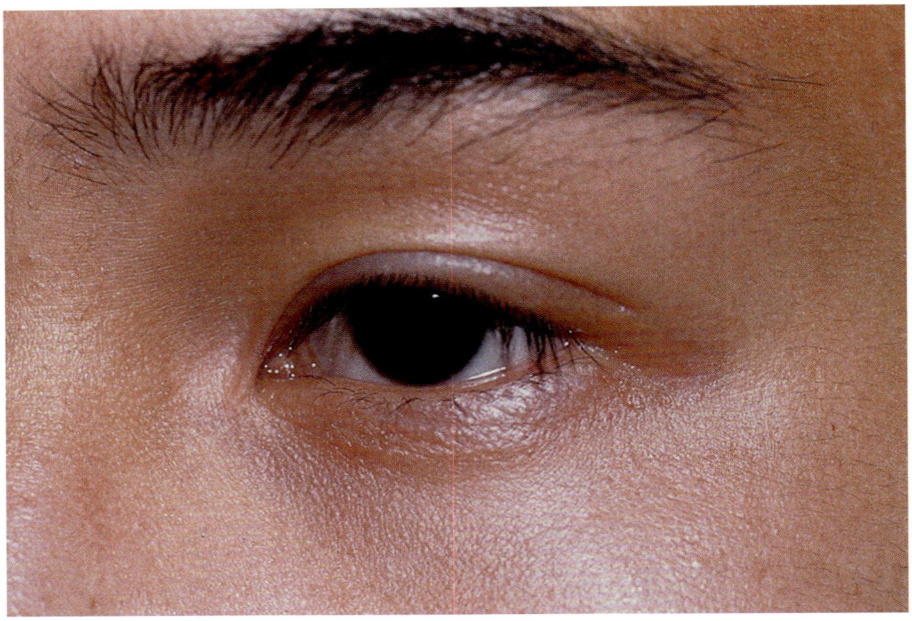

图 1-13 ■ 开扇形重睑皱褶，形态逐渐变化，向外侧展开。重睑皱褶与睫毛缘的最宽距离出现在外侧，如图 1-10 所示

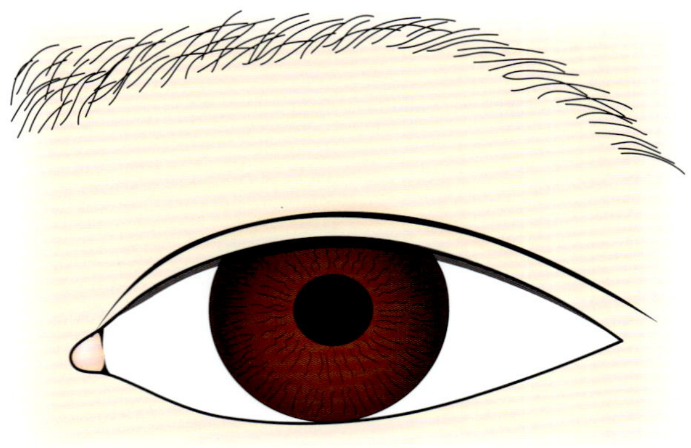

图 1-14 ■ 开扇形重睑皱褶，从眼睑中 1/3 向外都与睫毛缘保持相同的距离（见图 1-12A）

- 亚洲人的体型通常较小；相应的，上睑板的平均高度仅有 6.5~8.0 mm。
- 亚洲人的眉到上睑缘距离比高加索人短。距睫毛缘 10~12 mm 处的重睑皱褶接近上睑中部，会显得不自然（图 1-16）。

不仅种族是影响重睑成形术的因素，患者的个体特征也是一个重要因素。当重睑皱褶过高时，距睑缘的距离比睑板高度还高，手术形成的重睑皱褶在更靠近眉的位置穿过较厚的真皮，很可能与增生性瘢痕的形成有关。睫毛缘与重睑皱褶的间距过高时也使睫毛不能起到遮掩效果，从而使重睑皱褶更易被他人观察到。当重睑皱褶因真皮反应而明显突出、过深或坚硬时，会显得非常生硬粗糙。

重睑不自然是指整体观察人脸时显得不美观的重睑形态。患者最常抱怨的是半月形重睑。对亚洲人来说，位置过高的半月形重睑给人总体感觉是不自然的。腱膜前脂肪去除过多也会使重睑皱褶显得不自然。当所有腱膜前间隙的脂肪垫都被去除后，亚洲人相对扁平的脸上会出现眼窝凹陷或者“营养不良”外观[2]（图 1-17）。而对于高加索人来说，同样完整去除腱膜前脂肪垫，是美容性重睑成形术中必不可少的步骤。

重要的是要认识到亚洲人上睑的解剖结构存在很大的差异。常见的误解便是认为所有亚洲人出生时都没有重睑皱褶。事实上，一半的亚洲人都有天生的重睑皱褶。对于每位个体来说，在进行整形美容手术之前，都应该对重睑皱褶的形态、高度及其与面部形态的关系进行总体评估。

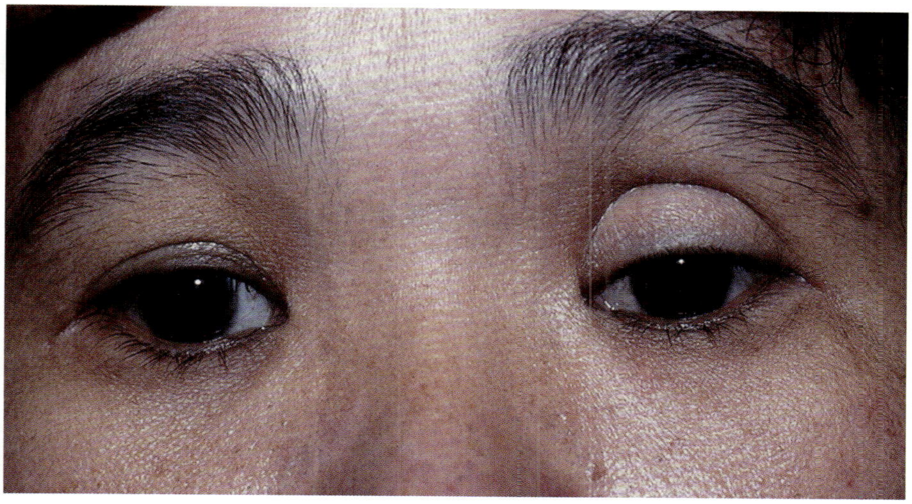

图 1-15 眼睑成形术后的亚洲患者。可见其双侧重睑皱褶不对称，一侧半月形重睑皱褶位置过高

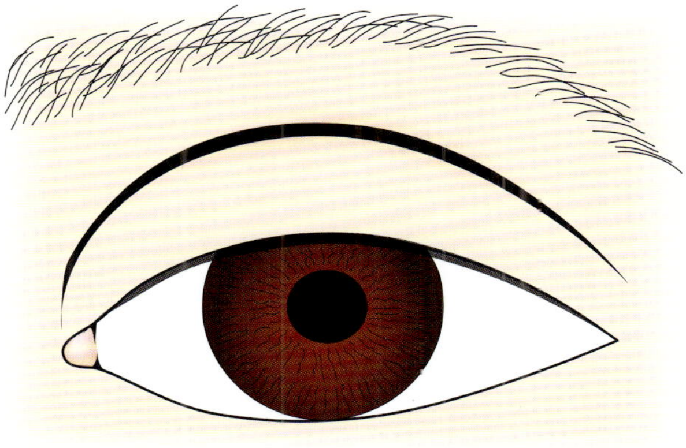

图 1-16 当亚洲人上睑的半月形重睑皱褶设计高度超过 10~12 mm 时，重睑皱褶位于上睑中间，睑缘到眉毛距离的一半

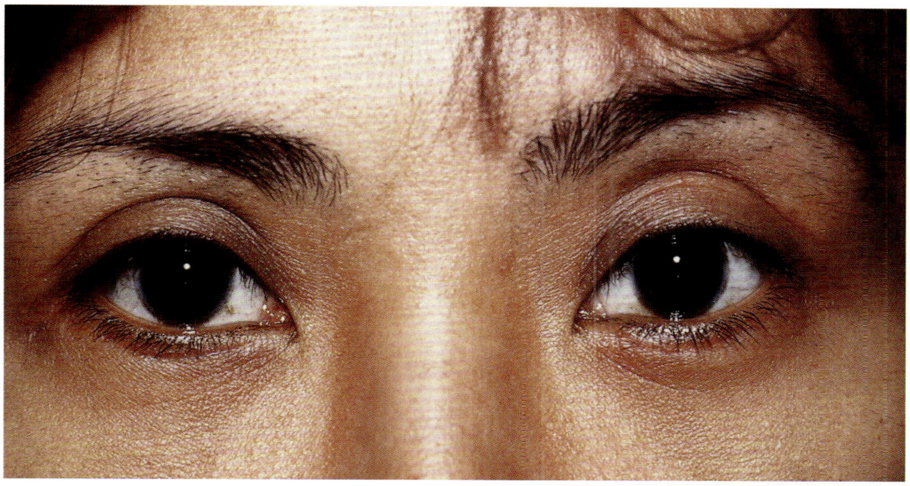

图 1-17 这位亚洲患者在既往重睑成形术中去除过多的腱膜前脂肪。注意其睑板上沟凹陷和形成的多重眼睑皱褶

选择这类美容项目的原因很多，每个人可能都有所不同。常见的合理适应证包括想要眼睛睁得更大（睑裂），因为单睑（无重睑皱褶）常常有皮肤返折垂掩在睁开的睑裂上，这使眼睛看起来被遮盖并小于实际大小；睑裂在垂直方向上显得更小，同时在水平方向上显得更窄。

其他原因可能包括为了提高化妆效果而不会晕妆、节省时间、纠正不对称、保持双侧一致和持久，或者是满足人们正确的观念，即模拟自然形态的重睑皱褶会使眼睛更具吸引力。这里很重要的一个词就是“自然”。单眼皮的人几乎都希望重睑皱褶能模仿亚洲人天生双眼皮的尺寸。图1-18显示的是两个大小相等的睑裂，然而视觉感知则是带有重睑皱褶的睑裂显得更大。

100多年以来，为实现这个目标一直沿用两条手术路线：埋线法和切开法。这是两种完全不同的方法，不仅原理不同，而且所依据的手术和解剖基础也不尽相同（尽管很多术者可能没有意识到这一点）。本书将在随后的章节中进行更详细的阐释。

重睑皱褶的自然内折可以被认为是睁眼肌肉（上睑提肌腱膜，一块位于上睑内的窗帘样提肌，像车库的电动卷帘门一样）纤细的纤维止点附着到皮肤深面；上睑提肌被激活后，肌肉向上收缩并动态地牵拉皮肤形成上睑的重睑皱褶。上睑提肌牵拉重睑皱褶下方的一小部分皮肤、睫毛、睑缘和睑板（沿着上睑边缘的纤维板）。当睁眼时，上睑提肌被激活（动眼神经或第Ⅲ对脑神经的上支激活），而重睑褶皱上方的皮肤和深部的软组织（眶隔前和睑板上缘以上）由于面神经或第Ⅶ对脑神经的抑制而处于放松的状态，面神经的正常功能是收缩眼轮匝肌和面部肌肉。因此，位于自然重睑皱褶的狭窄交界处的皮肤有利于重睑皱褶向内折返，而且其几乎总是沿着睑板上缘走行。它沿着两层不同组织之间的交界处分布，一层是主动收缩的组织层（上睑提肌牵拉睑板和少量黏附在睑板上的皮肤），一层是其上方被动受重力影响的皮肤（及其深层的所有肌肉束和脂肪）即双眼皮中所看到的上部较宽的部分。这就是自然重睑皱褶形成的正常生理机制。重睑皱褶展现的是健康的上睑提肌终末附着到皮肤深面形成的合力所导致的结果。当眼睑闭合时则与之相反：第Ⅶ对脑神经激活，第Ⅲ对脑神经抑制——包绕在睑裂周围的眼轮匝肌被激活并收缩，而上

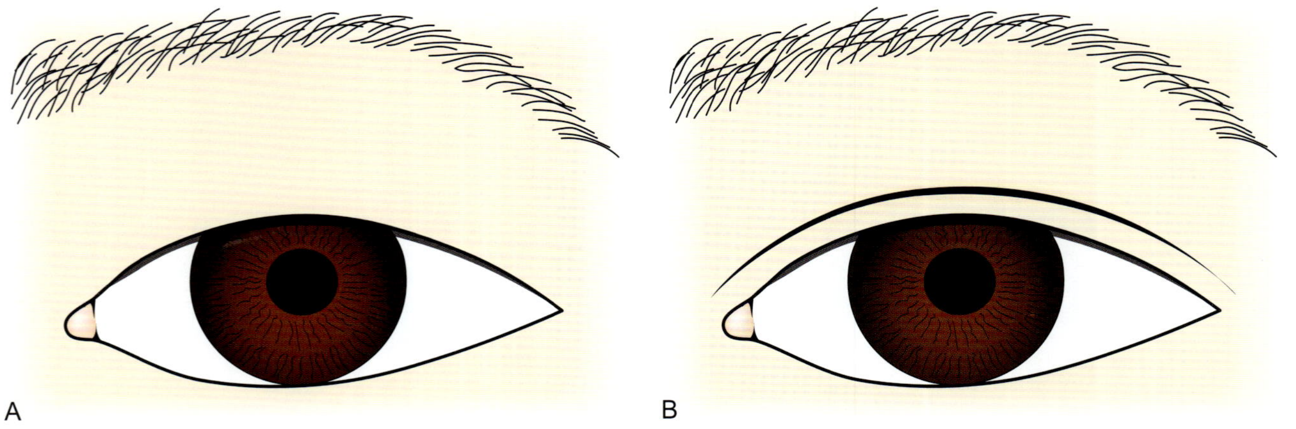

图 1-18 （A）无重睑皱褶的左侧上睑；（B）同样的上睑但有平行形重睑皱褶。睑裂大小（睁眼状态）虽然相同，但是视觉上（B）看上去要显得比（A）大

睑提肌由于被抑制而没有上提（上睑返折指的是位于内折的重睑皱褶上方的一小块悬垂遮盖重睑皱褶的皮肤）。

图 1-19 显示了眉毛、闭合眼睑和眼球的截面图。在高加索人中，上睑板（包含睑板腺）通常为 10 mm，在亚洲女性中通常为 6.5~7.5 mm。而两者的下睑板宽度均为 3.9~4.0 mm（粉色的是上睑提肌，其中位于上睑板上方 10 mm 长的粉色组织是上睑提肌的腱膜部分）。

图 1-20 和图 1-21 显示亚洲人天然眼睑有无重睑皱褶的基本差别。图 1-22 显示上睑瘢痕累及前层的皮肤 - 眼轮匝肌和腱膜前脂肪间隙。

近来在学术会议上经常提到一个问题："如果在上睑的任何位置看到一条皱褶线，无论它是否低于上睑提肌腱膜在上睑皮肤的正常插入点（通常精准地位于睑板上缘高度），或者位于任何与提肌无关的点位，比如在上睑凹陷内的皮肤有一条或多条皱褶，这些也是重睑皱褶吗？"答案是否定的！理论上讲都是皱纹，因为它们不是由提肌收缩所引起的。就像真正的肘部皱褶是由肱二头肌牵拉前臂骨骼（桡骨和尺骨）所致，而不是简单地因为手臂上所遗留的任何皮肤皱纹，或者是皮肤损伤或脂肪组织变化。同样，我们也不应该把凹陷的上睑沟（凹陷）称为"向上移位"

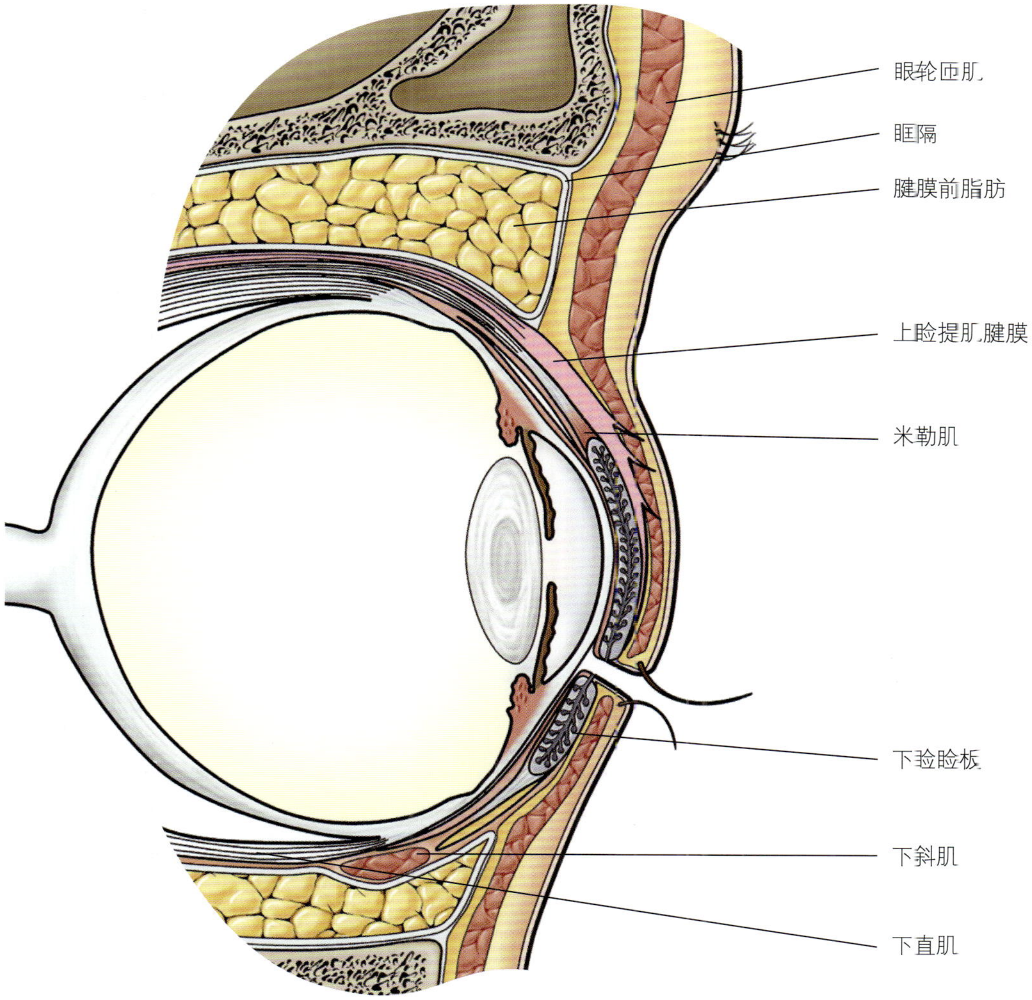

图 1-19 ■ 眉毛、闭合眼睑和眼球的截面图

的皱褶。如果有人坚持重睑皱褶在生物力学和解剖上的准确定义，那么在临床医生中，对于重睑皱褶是什么，在何处形成重睑皱褶，以及用什么形式的手术或操作来模仿这种生理性过程的分歧会少很多。而令人感到不解的是，现在仍有许多医生对这一点并不清楚，而同时患者也在寻求这方面的信息。

埋线法和切开法的区别在于理解天然重睑皱褶形成机制的核心以及实现这一机制的途径。

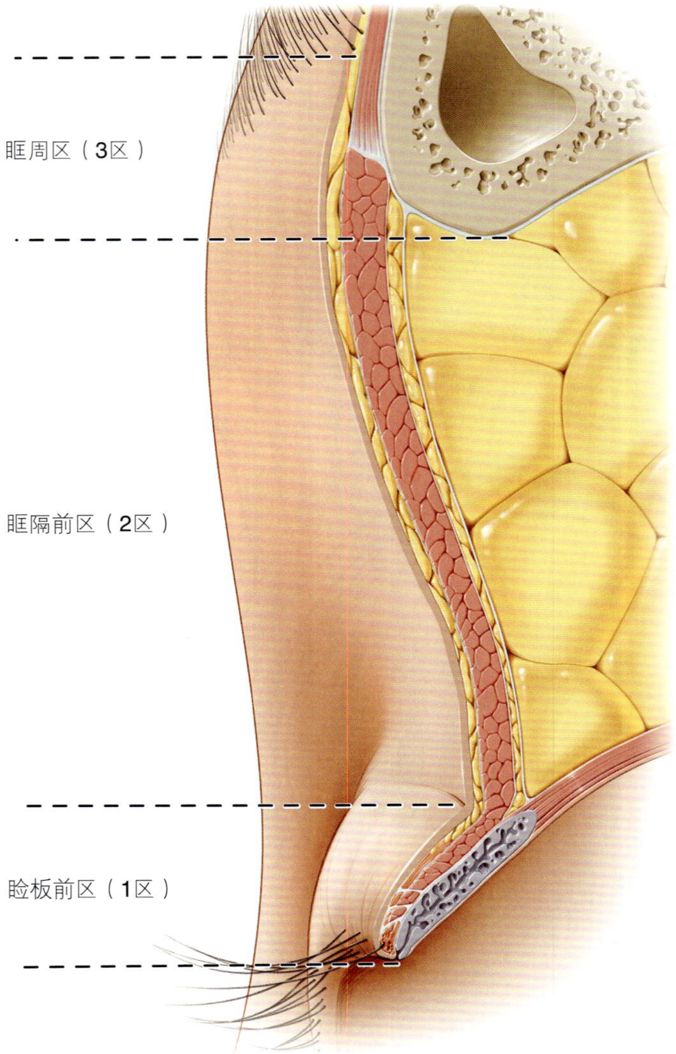

图 1-20 亚洲人上睑简化示意图。此图为没有重睑皱褶的上睑（单眼皮），正如 50% 的亚洲人一样。1 区位于睑板前的区域（睑板前区），高度通常为 7~8 mm（此图版权归陈伯迪所有）

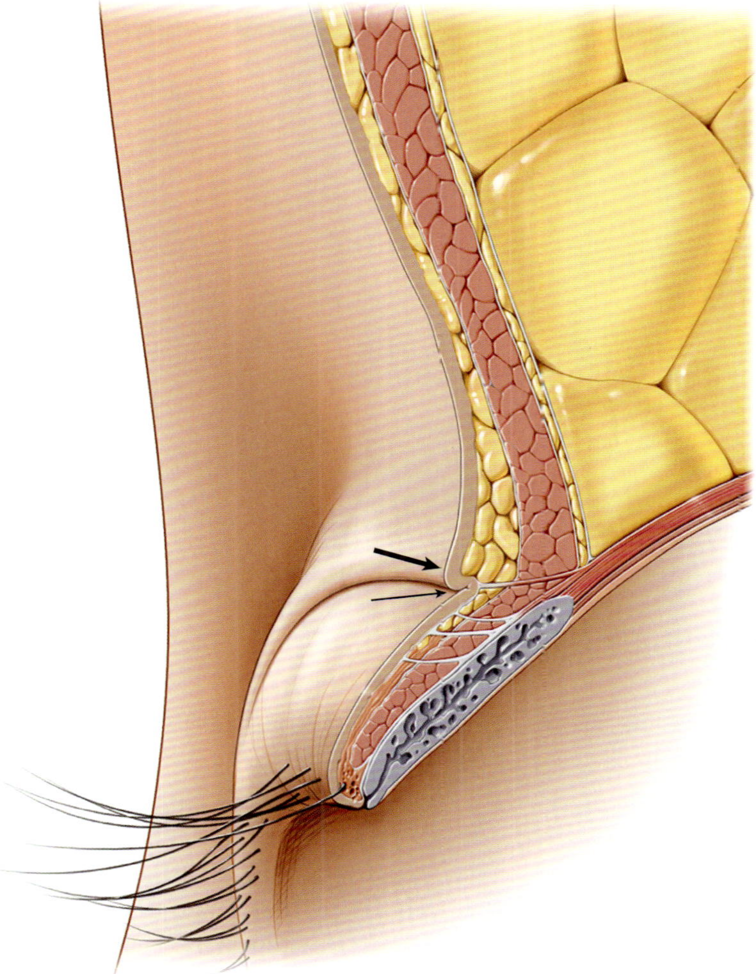

图 1-21 ■ 亚洲人重睑皱褶（“双眼皮”）示意图。上睑提肌止点（粉红色组织）沿着睑板上缘与睚睑皮肤深面黏附，形成重睑皱褶。细箭头指向重睑皱褶线，粗箭头指向悬垂的重睑返折（此图版权归陈伯迪所有）

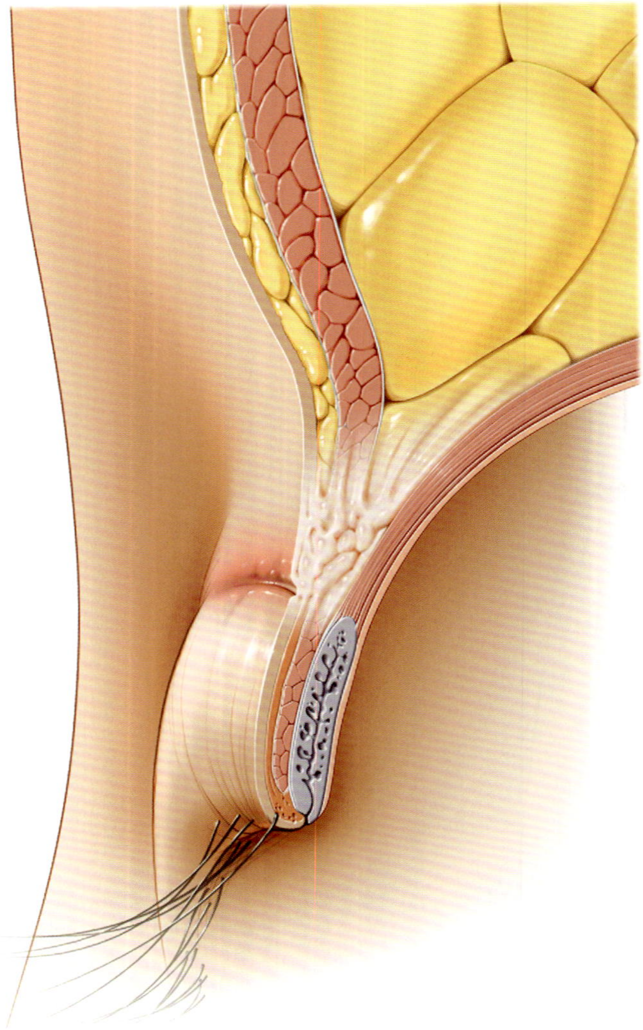

图 1-22 ■ 一种累及眼睑皮肤和中间间隙（位于前后层之间）瘢痕类型的示意图。此处脂肪组织缺失，且腱膜前间隙消失（此图版权归陈伯迪所有）

参考文献

1. Chen WPD. Asian blepharoplasty. Ophthalmol Plast Reconstr Surg 1987; 3:135-140.
2. Chen WPD. Review of Aguilar G. Complications of oriental blepharoplasty. In: Mauriello J, ed. Management and avoidance of complications of eyelid surgery. Vol. 3. Philadelphia: Field & Wood, 1994.
3. Chen WPD. Concept of triangular, rectangular and trapezoidal debulking of eyelid tissues: application in Asian blepharoplasty. Plast Reconstr Surg 1996;97: 212–218.
4. Chen WPD. Eyelid and eyelid skin diseases. In: Lee D, Higginbotham E, eds. Clinical guide to comprehensive ophthalmology. Stuttgart: Thieme, 1999: 137–182.
5. Chen WPD.Upper eyelid blepharoplasty in the Asian patient. In: Putterman AM, ed. Cosmetic oculoplastic surgery, 3rd edn. Philadelphia: WB Saunders, 1999: 101–111.
6. Chen WPD. Expert commentary on blepharoplasty and blepharoptosis surgery in Asians. In: Mauriello J, ed. Unfavorable results of eyelid and lacrimal surgery. Oxford: Butterworth–Heinemann, 2000: 68-71.
7. Chen WPD. Aesthetic eyelid surgery in Asians: an East–West view. Hong Kong J Ophthalmol 2000; 3:27–31.
8. Chen WPD. Oculoplastic surgery–the essentials. Stuttgart: Thieme, 2001.
9. Chen WPD, Khan J. Color atlas of cosmetic oculofacial surgery (with DVD), 2nd edn. Philadelphia: Elsevier Science/Saunders; 2010.

第2章

历史回顾

重瞼成形手術

眼部美容整形手术：日本文献中记录的重睑美容手术发展史

早期日本医学文献报道的大多是埋线法。1896 年，Mikamo[1]（见附录 1，附录 2，Shirakabe，1985 年）首次描述该方法。他为一位单侧上睑没有重睑的日本女性施行该手术。重睑皱襞设计在睫毛缘上 6~8 mm 处，用 3 根编织丝线，从结膜面穿过全层眼睑到表层皮肤。通过缝线保留的天数来调整重睑皱襞的深度，一般保留 2~6 天。

早在 1926 年，Uchida[2] 介绍了应用埋线法为 1523 只眼施行重睑成形术，其中男性 396 名，女性 444 名。重睑形态为扇形，即稍微偏圆的重睑皱襞。设计高度自睫毛缘 7~8 mm。每只眼埋置 3 根羊肠线，包绕水平方向约 2 mm 的眼睑组织，埋线 4 天后拆除缝线。

首次措述切开重睑法是在 1929 年，Maruo[3] 报道了他的埋线技术和切开技术。切开法是沿着眼睑做重睑切口，切口设计在自睫毛缘向上 7 mm 位置。切口缝合技术是从结膜面潜行经过睑板上缘上方，再到前面的皮肤表面。用 5-0 羊肠线沿着睑板上缘缝合 4 针，将切口缘皮肤固定在深部的睑板上，每针之间的距离为 5~6 mm。Maruo 在文中还提及在切口线上下方剥离 5 mm 的皮下组织。

1933 年，当 Hata[4] 报道埋线法时，人们偏好将重睑皱襞设计在较高的位置。皱襞线位于睫毛缘上 10 mm 处。Hata 用 3 根 5-0 双针编织丝线穿过睑板到皮肤，并用小珠子将缝线固定于皮肤表面。缝线每端需要 1 mm 的间距来固定小珠子。术后 8~10 天拆线。

在 1938 年的一篇综合性学术文章中，Hayashi[5] 描述了两种重睑形成的方法。虽然他的埋线技术晚于 Mikamo，但其新颖之处在于设计为开扇形重睑皱襞（nasally tapered crease）。每侧上睑埋入 3 针缝线。中央和外侧的缝线位置高于重睑皱襞线或高于睑板，而内侧缝线位置则需低于重睑皱襞线或睑板。Hayashi 的切开重睑法也有创新，他主张切除切口设计线处的睑板前眼轮匝肌。他还提倡用“皮肤 - 睑板 - 皮肤”间断缝合，皮肤之间用 4-0 丝线关闭切口。重睑皱襞设计成内侧距离睫毛缘 5 mm，中间距离睫毛缘 6 mm，外侧距离睫毛缘 7 mm；实际上就是一个开扇形重睑。术后 4 天拆线。1947 年，Inoue[6] 建议分离切口线与睫毛缘之间的皮下“结缔组织”层。用 5-0 编织丝线做“皮肤 - 睑板 - 皮肤”缝合关闭切口，术后 2~3 天拆线。

1950 年，Mitsui[7] 继续改良重睑技术，他描述了剥离和去除睑板前结缔组织，包括睑板前眼轮匝肌和睑板前脂肪垫。缝合切口包括两个步骤。首先，间断的 5 针尼龙线将下唇皮缘缝合到睑板上缘表面，并分别打结。其次，用 5-0 编织丝线将切口位置的皮肤与皮肤之间进行对合。术后 2~3 天拆除尼龙线，7~8 天拆除丝线。

Ohashi[8] 描述了用电凝进行重睑手术。电凝针头沿着重睑皱褶线垂直作用于皮肤表面直到皮肤出现水疱，在重睑皱褶线以下再灼烧两行。1951 年，Hirose[9] 和 Ikegam[10] 简要地介绍了切开法，但是并无内容上的更新。

以上文献仅限于日文文献的报道，西方读者无法轻易查阅。因此，这种方法自 20 世纪 50 年代在西方杂志上发表时，概念似乎很新（并且很西化）。从 1896 年到 1950 年，日文医学杂志上发表了有关埋线法的文献 11 篇和切开法的文献 8 篇（所选文章见附录 1）。

在这方面，西方后续的文献报道与早期日本文献非常相似（1950 年后的文献报道见第 6、7 章）。

图 2-1 展示了天然重睑皱褶对眼睛的视觉扩大效果[11]。无论通过手术、双眼皮贴，还是双眼皮胶或者黏附的细线或纤维形成重睑皱褶后，眼部术前的宽度（W_1）和高度（H_1）会增加到视觉睑裂大小 W_2 和 H_2。

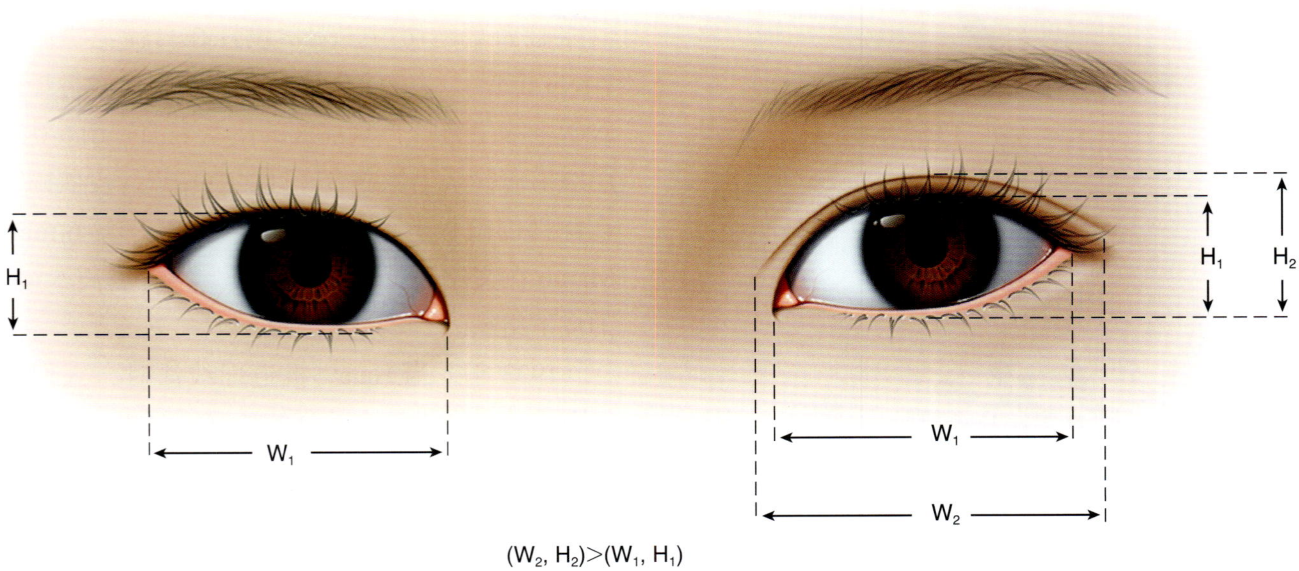

图 2-1 重睑皱褶很自然地增加了眼睑睑裂表观宽度（W_2）和表观高度（H_2）

参考文献

1. Mikamo K. A technique in the double eyelid operation. J Chugaishinpo 1896.
2. Uchida K. The Uchida method for the double-eyelid operation in 1,523 cases. Jpn J Ophthalmol 1926;30:593.
3. Maruo M. Plastic construction of a 'double-eyelid'. Jpn Rev Clin Ophthalmol 1929;24:393-406.
4. Hata B. Application of eyelid clamp and beads in 'double-eyelid' operation. Jpn Rev Clin Ophthalmol 1933;28:491–494.
5. Hayashi K. The double eyelid operation. Jpn Rev Clin Ophthalmol 1938;33:1000-1010, 1098-1110.
6. Inoue S. The double eyelid operation. Jpn Rev Clin Ophthalmol 1947; 27:306.
7. Mitsui Y. Plastic reconstruction of a double eyelid. Jpn Rev Clin Ophthalmol 1950; 44:19.
8. Ohashi K The double eyelid operation using electrocautery. Jpn Rev Clin Ophthalmol 1951; 46:723.
9. Hirose K. The double eyelid operation. Jpn Rev Clin Ophthalmol 1950; 45:374.
10. Ikegami T. Brief discussion on the double eyelid operation. Jpn Rev Clin Ophthalmol 1951;46:706-707.
11. Chen WPD. Revision and correction of suboptimal results. In Asian blepharoplasty: a colour atlas. Oxford: Butterworth–Heinemann; 1995: p. 97, Figure 7-23.

第 3 章

上睑比较解剖学

上睑和重睑皱褶

研究表明，约 50% 的亚洲人重睑皱褶缺失，而其余 50% 至少有某种类型的重睑皱褶。没有皱褶的上睑称为“单睑”（图 3-1），而在眉毛和睫毛之间被分为两部分的上睑则称为“重睑”（图 3-2）。20 世纪 50 年代[1-2]，绝大多数整形外科文献都基于一个假设，即所有亚洲人都没有重睑皱褶，而高加索人都有。

拥有天然重睑皱褶的亚洲人比单睑的眼裂看上去更宽，眼睛更大，显得更加机灵和友善（图 3-3）。东方女性审美的观点也会影响对重睑的需求：重睑更适合化妆，会使眼睛和面部更加美观。因此，没有重睑皱褶的女性希望有办法能拥有重睑皱褶，这是可以理解的。

有些西方人认为，所有亚洲人的上睑都没有

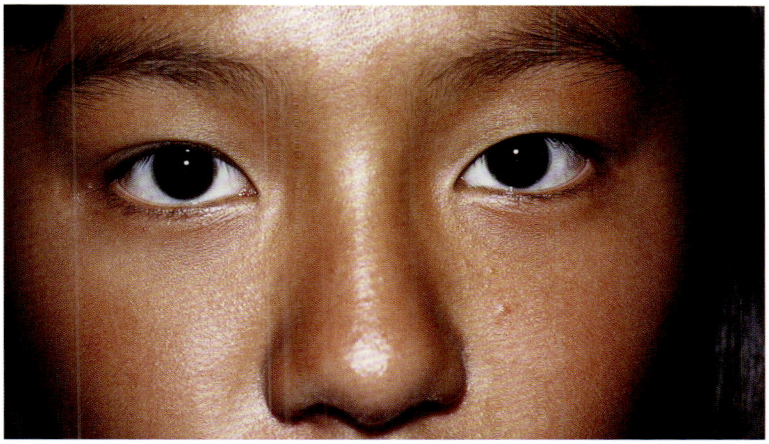

图 3-1 ■ 右侧上睑的重睑被部分遮蔽，左侧上睑无重睑或“单睑”

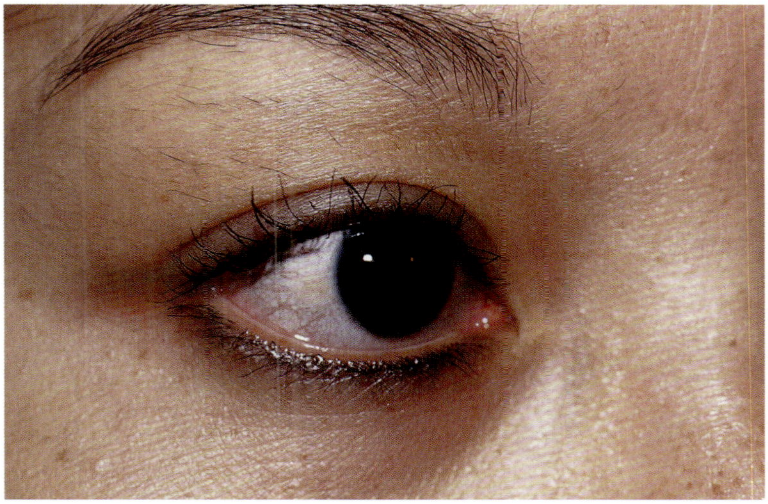

图 3-2 ■ 平行形重睑

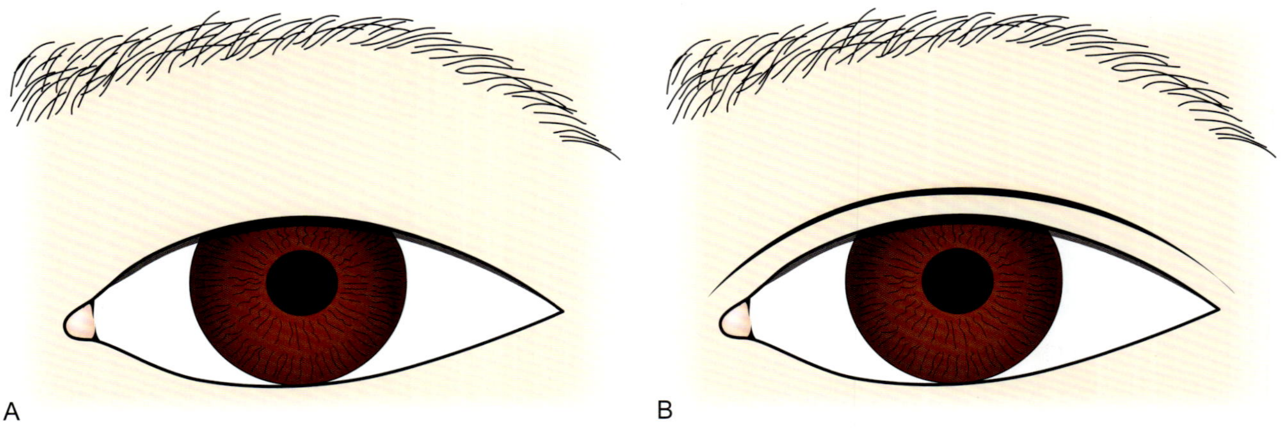

图 3-3 左侧睑裂。（A）无重睑皱褶。（B）有重睑皱褶。重睑皱褶产生眼睛更大的视觉印象

重睑皱褶，重睑成形术就等同于“西化”或“欧化”。然而在作者看来，这种手术仅仅表明他们尝试着让自己看起来像那些有重睑的亚洲人而已[3]。

亚洲人重睑成形术开展数量日渐增多，这被误认为是受到第二次世界大战和朝鲜战争后西方文化的影响，误认为是部分亚洲人追求拥有像高加索人的外观，可以让自己显得更加西化或欧化。通过在亚洲的多次旅行和教学，作者认为对美的定义是随着时间、地域和种族的变化而变化的。对于不断壮大的接受重睑成形术的亚洲患者群体，其原因更多的是因为他们逐渐意识到可以通过这种手术获得重睑皱褶，而不是受到西方文化的影响。临床经验表明，亚洲人并不想要看上去像高加索人。一种术后常见的不满就是手术形成了半月形的重睑皱褶，这种特征是高加索人的特点，而在亚洲人中并不美观[4]。

Doxanas[5] 和 Jeong[6] 等通过尸体标本研究了高加索人和亚洲人在上睑结构的本质区别。无重睑皱褶的亚洲人与高加索人眼睑之间最根本的区别就是亚洲人眶隔和提肌腱膜的融合点更低。

有重睑皱褶的个体

有重睑皱褶的高加索人[5]（图 3-4），其眶隔和上睑提肌腱膜在睑板上缘上方 5~10 mm 处融合。而在融合点以下，上睑提肌腱膜的终末支交错插入睑板前和眶隔前的上睑皮肤的真皮深面，这种连接在沿睑板上缘处最为集中并向下延伸[7]。Collin[8] 在一项研究中详细展示了在电子显微镜下的发现，在睑板前和眶隔前眼轮匝肌纤维之间，上睑提肌腱膜的终末纤维和眶隔融合，但是他无法在这项研究中展示上睑提肌腱膜和皮肤的直接粘连。

随后一项中国的研究使用扫描电镜展示了上睑提肌腱膜纤维穿过眼轮匝肌纤维后和重睑皱褶下方皮肤融合。在这项发表于 2001 年的研究中，Cheng 和 Xu[9] 使用了扫描电镜发现，相比于无重睑皱褶的人，有天然重睑皱褶的人有成束的上睑提肌腱膜纤维穿过眼轮匝肌并与重睑皱褶区域的皮肤融合。这些差别在传统的光学显微镜下无法发现。作者认为这些束状纤维的排列方式和肌间隔中的纤维不一样。这些束状纤维更细，单向，呈线状排列。他们指出，这些纤维在穿过眼轮匝肌附着于皮下纤维的地方呈线形排列，排列紧密且清晰可见，而肌间隔纤维则更厚，而且排列更加紊乱。比较有趣的发现是，双眼皮的横行走向的眼轮匝肌呈单层排列，而且更加疏松；而单睑（即上睑没有皱褶）与之相反，肌肉组织更加致密，而且肌肉束呈分层排列。他们的结论是提肌腱膜和上睑皮肤间的纤维连接形成了双眼皮

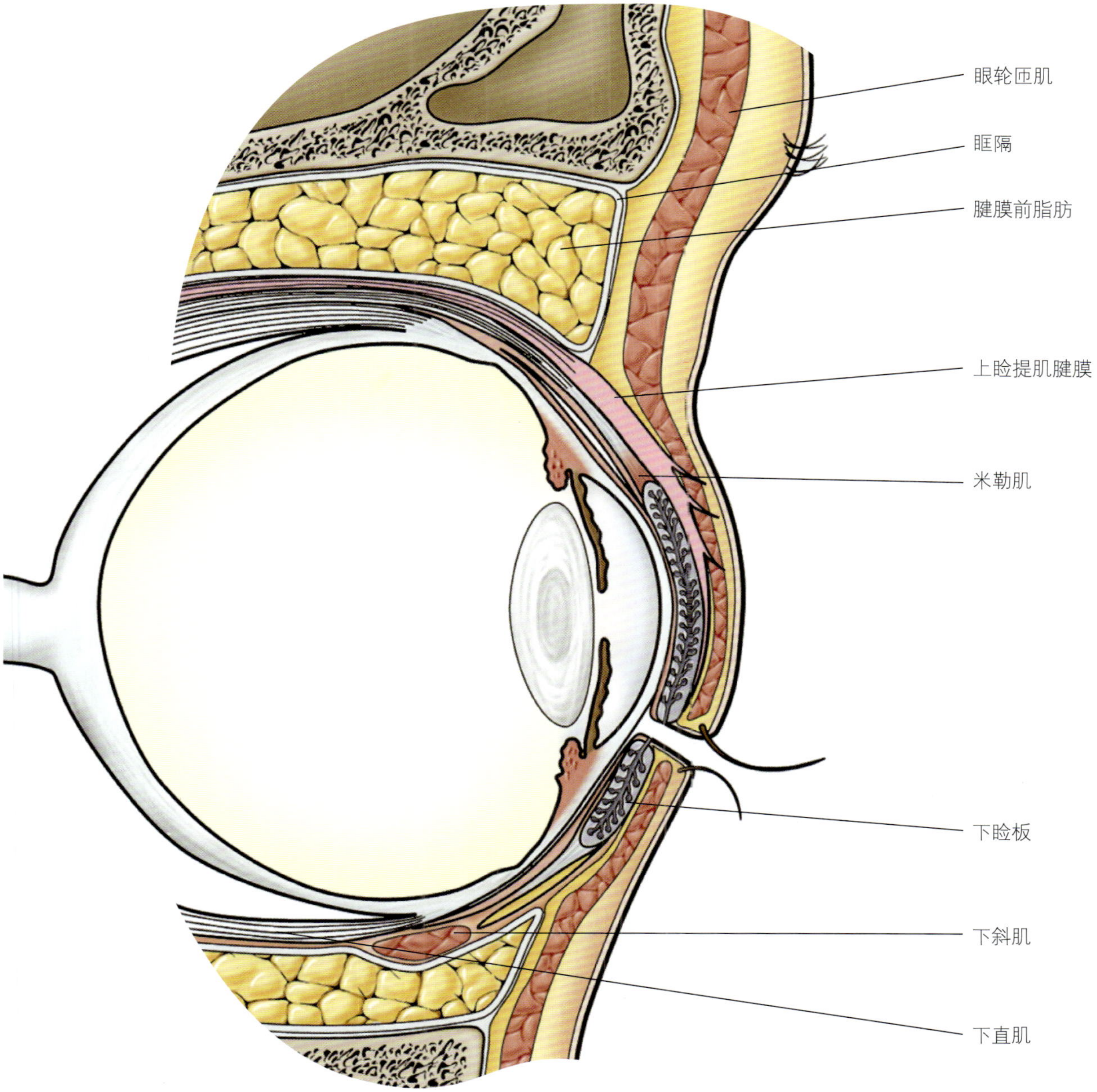

图 3-4 ■ 有天然重睑皱褶的典型高加索人眼睑。上睑提肌腱膜纤维的终末支交错插入睑板前眼轮匝肌，并沿着睑板上缘附着在真皮深层

重睑沟（线），并由此推论绝大多数重睑手术的目标都应该是在上睑提肌腱膜和眼睑皮肤之间建立稳固的粘连。他们进一步表示，眼轮匝肌在单睑个体中的阻拦效应可以用来解释为什么埋线法的手术效果难以预测。使用切开法，切除适量的眼轮匝肌，改变了上睑的动力学，保证了一个良好的美学效果。作者建议使用在睑板上固定的切开法以在上睑提肌腱膜和眼睑皮肤之间建立牢固的粘连。

同年，Morikawa 等 [10] 发表了相似的研究，通过在扫描电镜下观察日本人尸体标本的单睑和重睑。他们对上睑提肌腱膜发出的胶原纤维进行示踪，发现其穿过眼轮匝肌层并在重睑皱褶区域的凹陷处插入皮下层。这些纤维不直接和皮肤连接，而是和皮下组织的胶原纤维相延续。

Hwang 等 [11] 尝试证明眶隔是包含外层（较白，浅表）和内层的。内层眶隔在下方和提肌腱膜结合后向上反折，并继续和上睑提肌的鞘一起走行，他们称之为上睑提肌鞘。在他们的论文中有几幅插图解释了该观点，切片在光学显微镜下显示了其声称的眶隔内层和上睑提肌鞘，但是他们并没有在高倍镜下发现两者相延续，这是他们的假设。以前有关于上睑提肌浅面的覆盖（上睑提肌鞘）向下走行，然后向上反转至眶隔后表面达到眶上缘的描述 [12]，但是目前关于这种认为眶隔由两层组成且后层反转向上至上睑提肌表面以形成上睑提肌鞘的观点，并没有准确的研究显示这种反转是真实存在的，即眶隔有两层——后层确实向后反折到达上睑提肌表面，形成肌鞘。Hwang 等进一步推测部分手术失败的原因就是提肌腱膜表面残留了内层眶隔，这样会导致眶隔附着到皮肤而不是理想的皮肤 - 上睑提肌腱膜之间的粘连。他们同时指出在这第 4 层组织深面，即位于提肌腱膜浅面的眶隔内层及提肌腱膜下方，可能有残留的脂肪，在实施皮肤 - 提肌腱膜固定前需要先将这些脂肪清理掉。

Bang[13] 等则反对上睑提肌终末支插入皮肤形成重睑皱褶的这一传统观点。他们认为以下观点更加准确，即无重睑皱褶与眶隔位置更低有关，因此与重睑相比，无重睑皱褶眼睑的脂肪移位至更下方而且眼睑更厚，而有重睑皱褶的眼睑更薄且睑板前区域的皮肤更加紧致。该理论中重睑皱褶对应眶隔脂肪的最下缘，或是对应更低水平的眶隔，该位置通常在最高的提肌腱膜插入点上方 2~3 mm。在针对前述 Bang 等这篇论文中出色的简要讨论，邱武才 [14] 表示在眶隔脂肪最下缘下方的眼轮匝肌之间，有聚集的细丝状结缔组织来连接提肌腱膜和结缔组织隔。重睑皱褶位于这些纤维插入点上方的睑板前皮肤，可作为区分眶隔脂肪最下缘和聚集的细丝状结缔组织之间常规界线的体外标志。睁眼时，上睑提肌向上牵拉的力量通过这些纤维传递至睑板前皮肤肌肉复合体。重睑皱褶下方的睑板前皮肤作为一个单独的单元，向上、向后运动，就像头盔的护目镜一样。眶隔脂肪向后运动进入眼眶，上方的眼睑皱襞由眼睑皮肤在重睑皱褶高度向下翻卷所致。邱武才进一步发现睑板前皮肤柔软又菲薄，在真皮到深层眼轮匝肌间皮下结缔组织平面的空间很小。重睑上方的皮肤相对较厚且有皮下脂肪，而重睑皱褶就位于这个区域的连接处。他倾向继续使用上睑提肌扩展（延伸）这个术语。

上睑脂肪垫

根据脂肪的分布和组成，Uchida[15] 发现亚洲人上睑脂肪垫有 4 个区域。他描述了皮下脂肪、睑板前脂肪、“中央”（肌肉下或眶隔前）脂肪垫和“眶”脂肪垫，后者现在多被称为腱膜前脂肪垫。

Miyake 等 [16] 描述了有无重睑皱褶的个体之间不同的 MRI 表现。他发现有重睑皱褶的人睁眼时“眶隔脂肪”通常回缩进眼眶，而当脂肪不回缩时则会妨碍重睑皱褶的形成。他发现重睑皱褶在无皮下脂肪的薄皮肤（睑板前区域）和有皮下脂肪的厚皮肤（眶隔前区域）间的交界处向内折叠。

由于眶隔和提肌腱膜交界处（或反折处）的限制，腱膜前脂肪垫被局限在其最下方的位置，而且不和提肌腱膜纤维的终末支插入点互相干扰。当上睑提肌收缩将睑板向上提拉后，眼睑在睑板上缘上方形成重睑皱褶，而重睑皱褶上方的皮肤形成皱褶（图 3-5）。坚硬的上睑板和睑板前皮肤稳固的粘连有效地使睑板前平面在悬吊的皮肤皱褶及腱膜前组织平面的深面，向上、向后牵拉。老年患者常常缺乏腱膜前脂肪垫，并且悬垂松弛的皮肤导致年轻时明显可见的重睑皱褶被遮盖（图 3-6）。

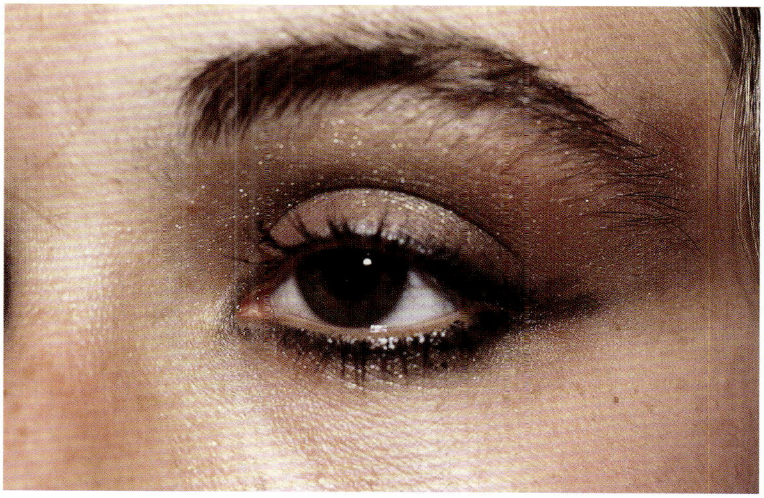

图 3-5 ■ 高加索人上睑重睑皱褶位置高，并且呈半月形

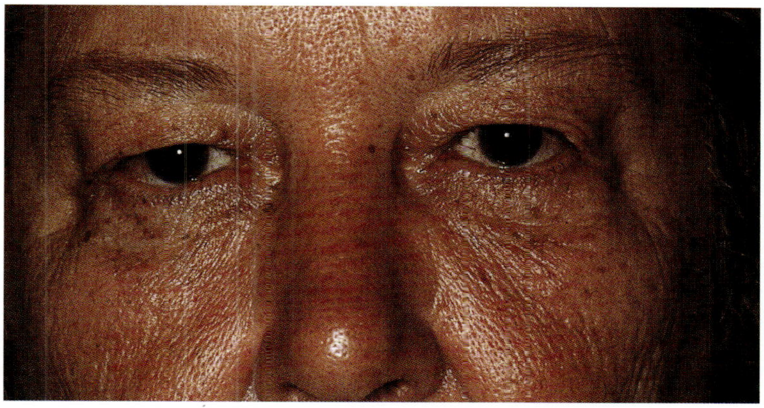

图 3-6 ■ 老年高加索患者重睑成形术术前。过多的腱膜前脂肪垫和松弛的眼睑皮肤垂掩于曾经明显可见的重睑皱褶上

Doxanas[5] 和 Anderson[7] 的解剖学研究确认，在没有重睑皱褶的亚洲人（图 3-7）中，眶隔和上睑提肌的融合点较低，常常低于睑板上缘。作者曾见过有患者的眶隔低至睑板上缘以下与上睑板融合，沿睑板前表面向下直至 1/2 睑板的高度（图 3-8）。这种低融合点使得腱膜前脂肪垫可以位于提肌腱膜的低位，造成眼睑更加饱满的外观。反过来看，这种低位的腱膜前脂肪垫可能阻止提肌腱膜终末交错支沿着睑板上缘附着到睑板前眼轮匝肌的肌肉纤维。

可以观察到皮下脂肪、眉下（肌肉下、眼轮匝肌下或眶隔前）脂肪和睑板前脂肪如 Uchida[15] 所述那样分布。如果假设 Collin[8] 和 Cheng[9] 在扫描电子显微镜下的发现是准确的，而且可用于解释无重睑皱褶亚洲人的眼睑，那么睑板前脂肪垫也可能阻碍提肌腱膜的终末交错支。这张临床照片展示无重睑皱褶的“单眼皮”肿泡眼（图 3-9）。高加索人的内在变化趋势为腱膜前脂肪垫和鼻侧脂肪垫随着年龄增长，向前和向下移位而逐渐突出。亚洲人衰老后则简单地表现为有更多的剩余皮肤，眼睑总是显得相对饱满，其原因是由于腱膜前脂肪垫和筋膜组织都位于低位（图 3-10）。随着衰老，眼眶上半部分空间的确会出现眶隔脂肪一定程度上的重力性向内移位，因此

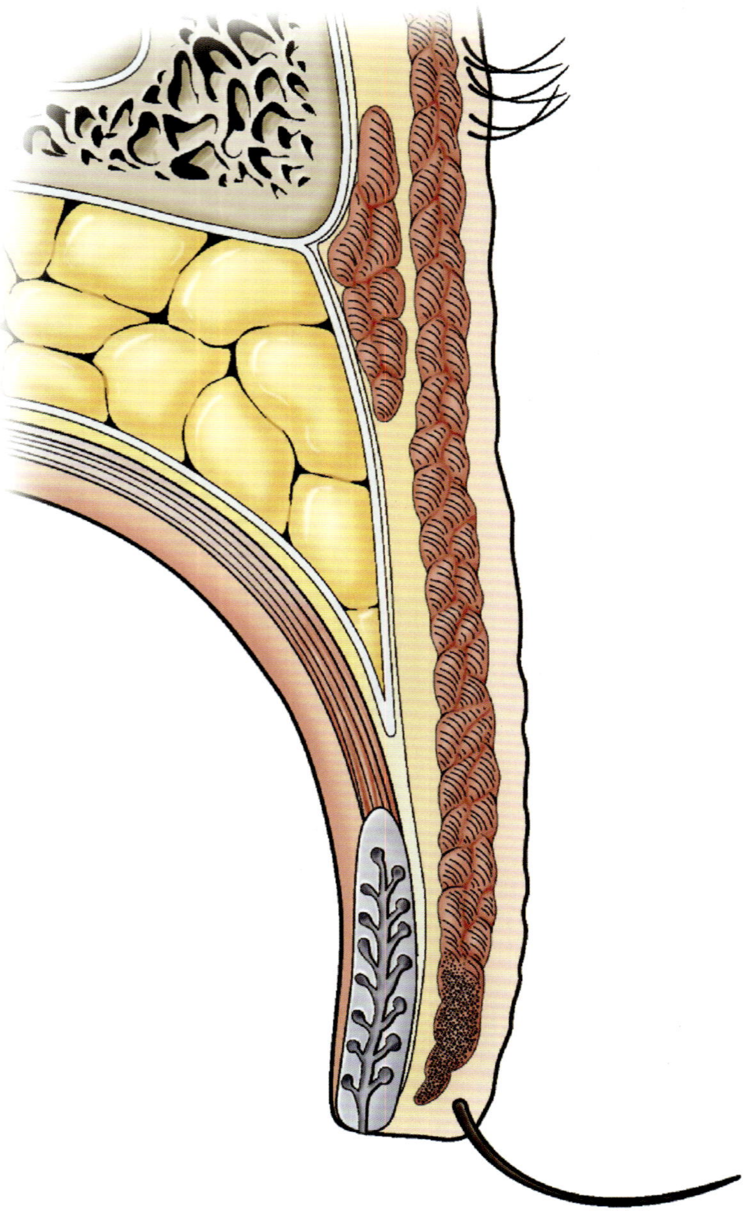

图 3-7 ■ 无重睑皱褶的亚洲人上睑。注意上睑提肌腱膜的终末交错支缺失，眶隔的融合点也相对较低

临床所见的上睑脂肪容量可能会发生变化。

Collin[8] 和 Cheng[9] 在有重睑皱褶的上睑中发现一个有趣的假设性解释：在睑板前和眶隔前眼轮匝肌间有提肌腱膜终末交错支延伸至眶隔 [8] 或者插入重睑皱褶的皮下区域 [9]，使其形成一个确定的睑板前平面，往回“叠缩”以形成重睑皱褶，那些重睑皱褶不明显的亚洲人是由于在睑板前眼轮匝肌的深面有睑板前脂肪存在（图 3-11）。这些脂肪垫的存在可能减弱了沿睑板前眼轮匝肌纤维分布的上睑提肌腱膜纤维终末交错支的作用，从而形成一个更加“臃肿”的睑板前平面，并且与眶隔及腱膜前脂肪垫一起下移，形成无清晰重睑皱褶的饱满眼睑。其必然推论就是有重睑皱褶的亚洲人缺乏睑板前脂肪垫：如此前所言，上

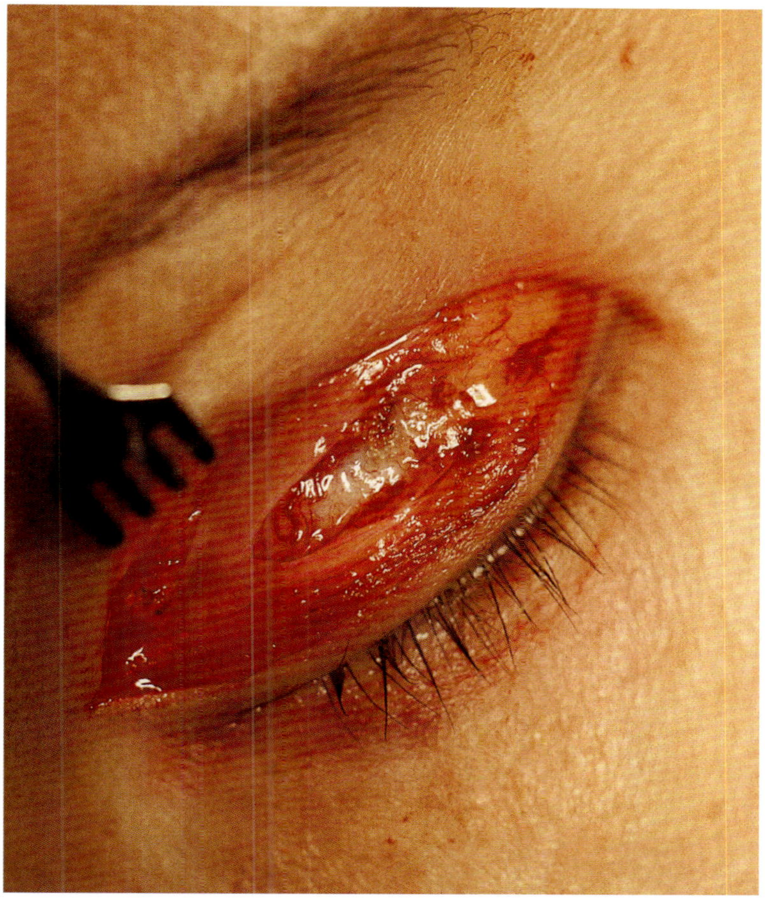

图 3-8　右侧上睑，沿着上睑板浅面的眶隔融合点位置很低。可以看到腱膜前脂肪垫位于手术切开的眶隔深面

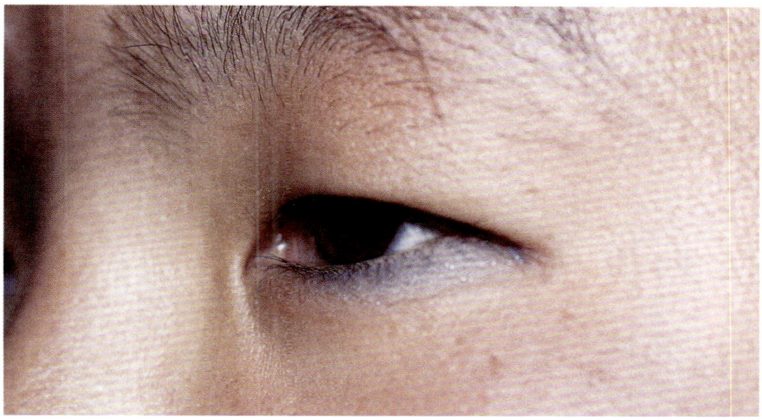

图 3-9　伴上睑垂掩的单眼皮

睑提肌腱膜的终末纤维和睑板前眼轮匝肌相互交错，即使他们的腱膜前脂肪垫与高加索人相比处于低位，他们仍然可以形成一个确切的睑板前平面以形成重睑皱褶。高加索人可能因为眼轮匝肌纤维断裂和该区域的脂肪浸润而丢失确切的睑板前平面，导致随年龄的增长，逐渐失去重睑皱褶（图 3-6）。无论是亚洲人还是高加索人，只要没有重睑皱褶，均可以通过缝合连接皮肤和提肌腱膜，形成重睑。过多地进行睑板前分离和组织去除可导致多重眼睑皱褶的形成（图 3-12）。

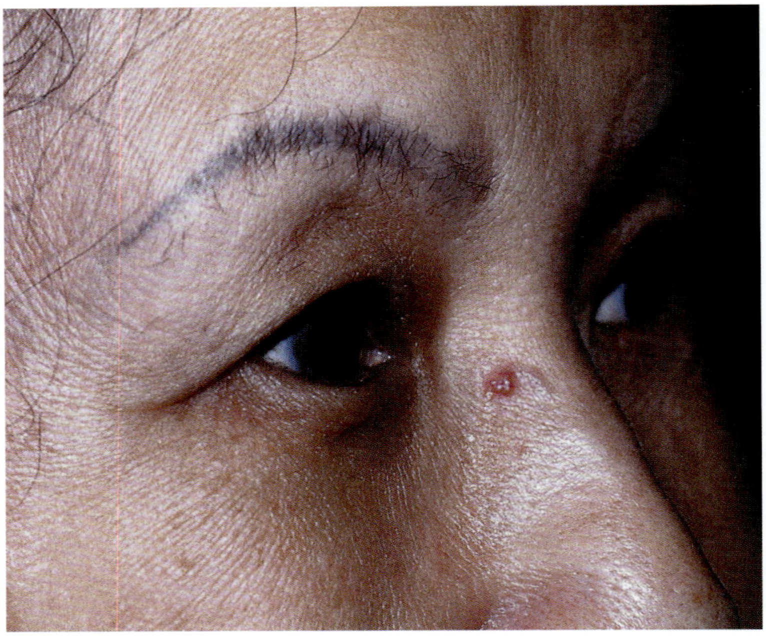

图 3-10 ■ 老年亚洲患者重睑成形术前。该患者有多余的皮肤松弛而不是腱膜前脂肪垫的脱垂

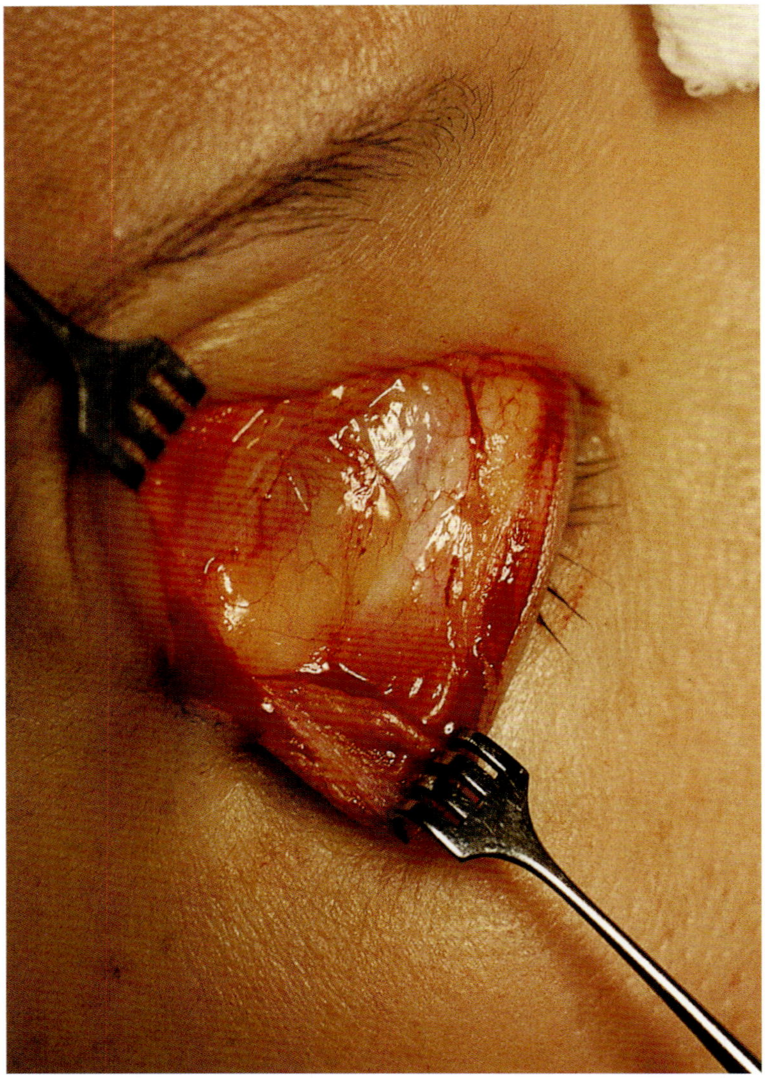

图 3-11 ■ 无重睑皱褶亚洲人的上睑，睑板前眼轮匝肌可见睑板前脂肪垫

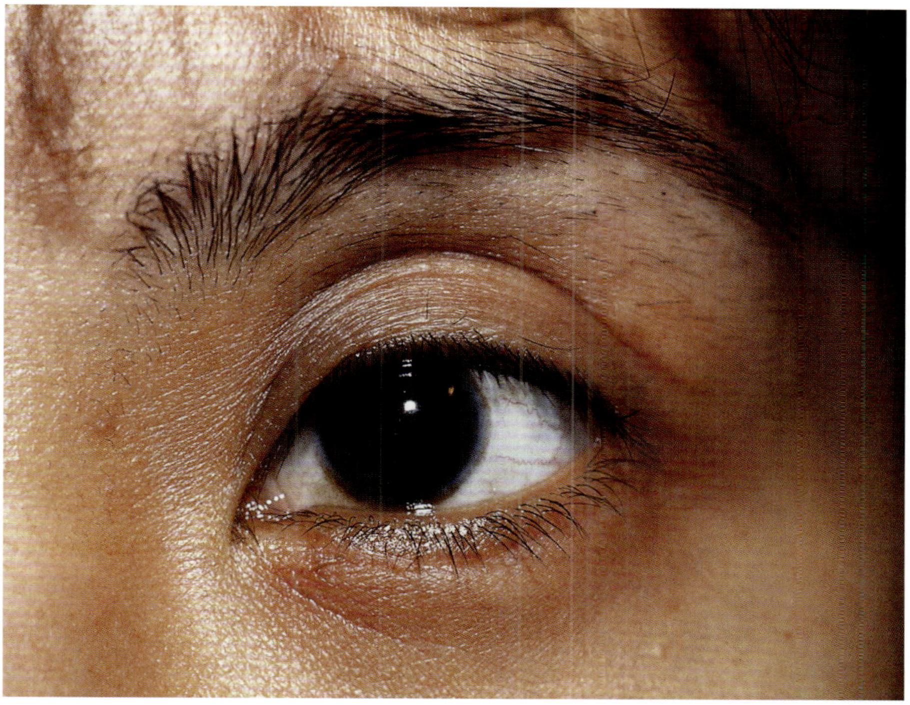

图 3-12 ■ 睑板前和睑板上间隙分离过度后，继发形成多重眼睑皱褶和凹陷的睑板上沟。该患者曾接受过一次前入路的眼睑皱褶手术

Yoo[17] 通过简单地修剪睑板前脂肪和"衍缝"以形成重睑皱褶。这种手术消除了因去除睑板前组织而形成的死腔，但是没能直接连接提肌腱膜或睑板。最终结果是形成确切的睑板前平面以便于形成重睑。但是这种方法很有可能无法在睑板前组织和提肌腱膜间形成粘连。

内眦

根据 Johnson[18] 的文献，内眦赘皮至少可以分为 4 种临床类型：眉型内眦赘皮、眼睑型内眦赘皮、睑板型内眦赘皮和反向型内眦赘皮。眉型内眦赘皮非常少见。该型起自眉，弧形向下向泪囊走行（图 3-13）。眼睑型内眦赘皮起自上睑板上方，并向下延伸至眶下缘（图 3-14）。睑板型内眦赘皮起自上睑皱褶，并与内眦附近的皮肤融合（图 3-15）。Johnson 称这种类型为"蒙古眼"。反向型内眦赘皮起自下睑，跨过内眦延伸至上睑（图 3-16）。

在 Johnson[18] 所描述的这 4 种类型内眦赘皮中，亚洲人通常是睑板型内眦赘皮。这种类型的内眦赘皮是起自内眦角并向外侧走行的轻度皮肤皮折，形成一个较小的上睑内侧皮折，延伸至上睑的内 1/3 和中间 1/2 之间。部分亚洲儿童可能看起来是眼睑型内眦赘皮（图 3-17），此类皮折跨过内眦并覆盖了等量的上下睑。然而随着儿童的生长发育，这种内眦赘皮可能会转变成上睑内侧皮折。这可能是得益于鼻梁的发育（图 3-18）。上睑内侧皮折常见于已经有天然重睑皱褶的患者（图 3-19）。

大多数文献[19-21] 似乎都聚焦于矫正眼睑型和反向型内眦赘皮。而后者更多和先天性小睑裂综合征有关。多数矫正手术都是采用双 Z 或 Y-V 成形术的变式。这些技术对于矫正亚洲人的上睑内侧皮折来说是不合适的。

对于矫正上睑内侧皮折，作者[3-4,22-23] 倾向于

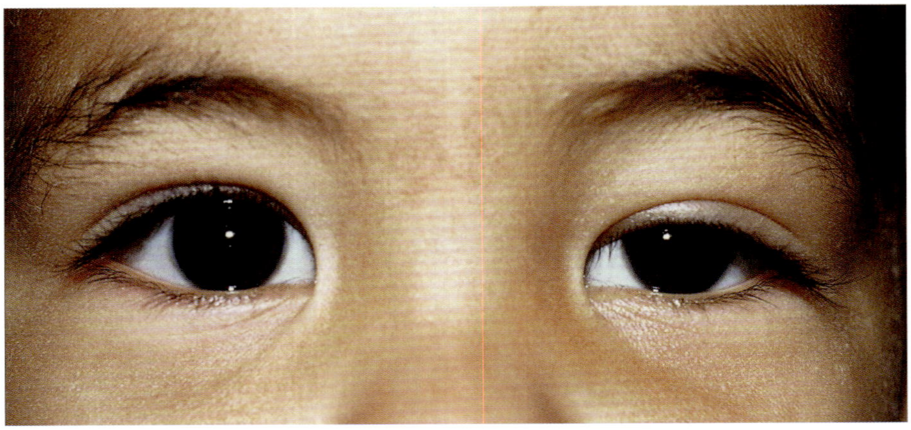

图 3-13 ■ 轻度眉型内眦赘皮

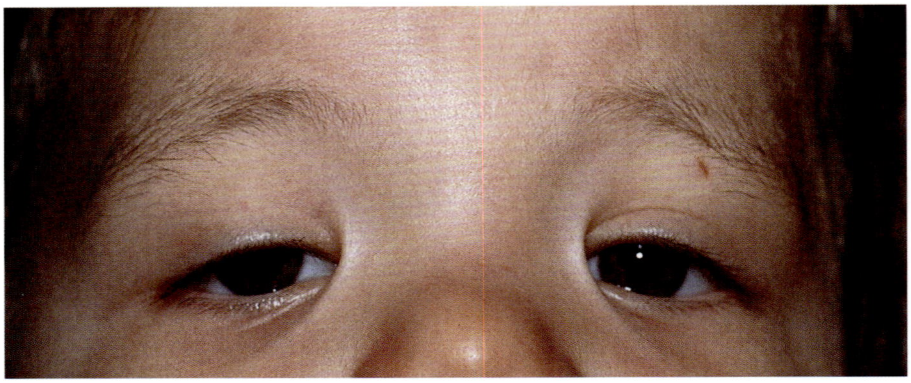

图 3-14 ■ 眼睑型内眦赘皮，2 岁欧洲儿童

持保守态度，有以下几个原因。第一，如果某种情况天生就出现在该人群的大部分个体中，那么很难称之为病态，特别是考虑到至少有 20 亿 ~ 30 亿亚洲人生活在这个星球上。第二，亚洲人鼻梁旁的皮肤一般更厚，在这个皮肤较厚的内眦区域更容易发生增生性瘢痕。第三，正如有天然重睑皱褶的亚洲人一样，与轻度上睑内侧皮折或者“睑板型内眦赘皮”的起点融合，开扇形重睑可以形成美观自然的重睑皱褶形态。第四，皮折常随着儿童成年而逐渐演变或消退。这些较小的上睑内侧皮折几乎总可以看成是极小型真性内眦赘皮，不能将其暗示为一种病理性术语。

上睑睑板

亚洲人的体型比高加索人小。亚洲人的上睑睑板一般仅高 6.5~8.5 mm，而高加索人[22-23]的平均高度为 10 mm，至少为 9.5 mm。

上睑的血供

Kawai 等[24]在 7 具新鲜尸体标本上对上睑结构进行了研究，据推测这些尸体都是亚洲人种。将标本全身注入明胶 - 氧化铅混合物，获

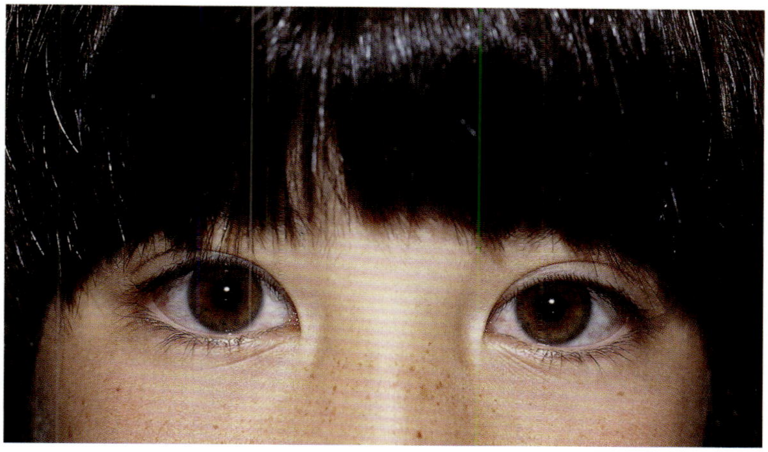

图 3-15 ■ 睑板型内眦赘皮，6 岁欧洲儿童

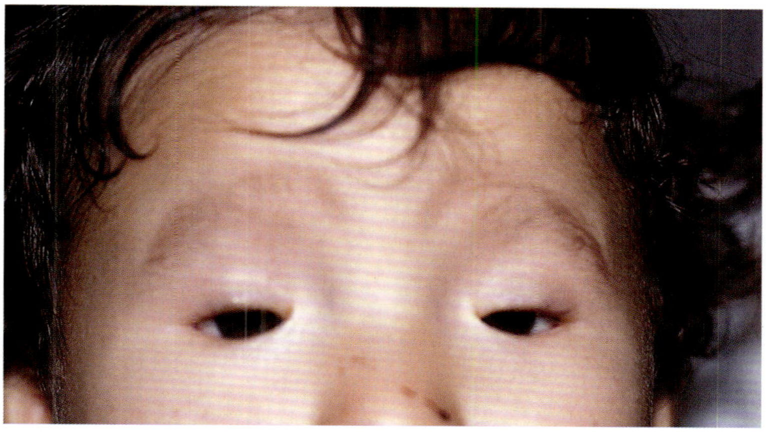

图 3-16 ■ 反向型内眦赘皮，儿童，此症状是先天性小睑裂综合征的部分体征

得血管网造影的立体 X 射线片，再进行大体解剖。作者在上睑发现了 4 个主要动脉弓，即睑缘动脉弓（marginal arcade，MA）、周围动脉弓（peripheral arcade，PA）、眶浅动脉弓（superficial orbital arcade，SOA）和眶深动脉弓（deep orbital arcade，DOA）。他们描述了从每个动脉弓发出的垂直分支，眶浅动脉弓的垂直分支位于眶隔前眼轮匝肌浅面，眶深动脉弓的垂直分支位于眶隔前眼轮匝肌深面，睑缘动脉弓和周围动脉弓之间的垂直分支则位于上睑板前后（图 3-20）。

睑缘动脉弓及周围动脉弓由内侧和外侧的眼睑动脉吻合而成，这些动脉都是眼动脉和泪腺动脉的分支。睑缘动脉弓位于眼轮匝肌和睑板之间，就位于睑板下缘的浅面，并发出小的垂直分支分别在眼轮匝肌的深浅两面和睑板的深浅两面屈曲上升。这些分支发出纽小的血管分布到皮肤、肌肉和睑板。除了上述这些细小的垂直分支外，睑缘动脉弓也发出细小的血管至上睑的游离缘。周围动脉弓沿着睑板上缘走行于米勒肌中，发出垂直分支分别至睑板的前后两面。周围动脉弓降支在睑板浅面与睑缘动脉弓升支吻合，而在睑板深面分成细小的血管走行并与睑缘动脉弓升支形成血管丛（图 3-21）。

眶浅动脉弓和眶深动脉弓由眶颧动脉、面动

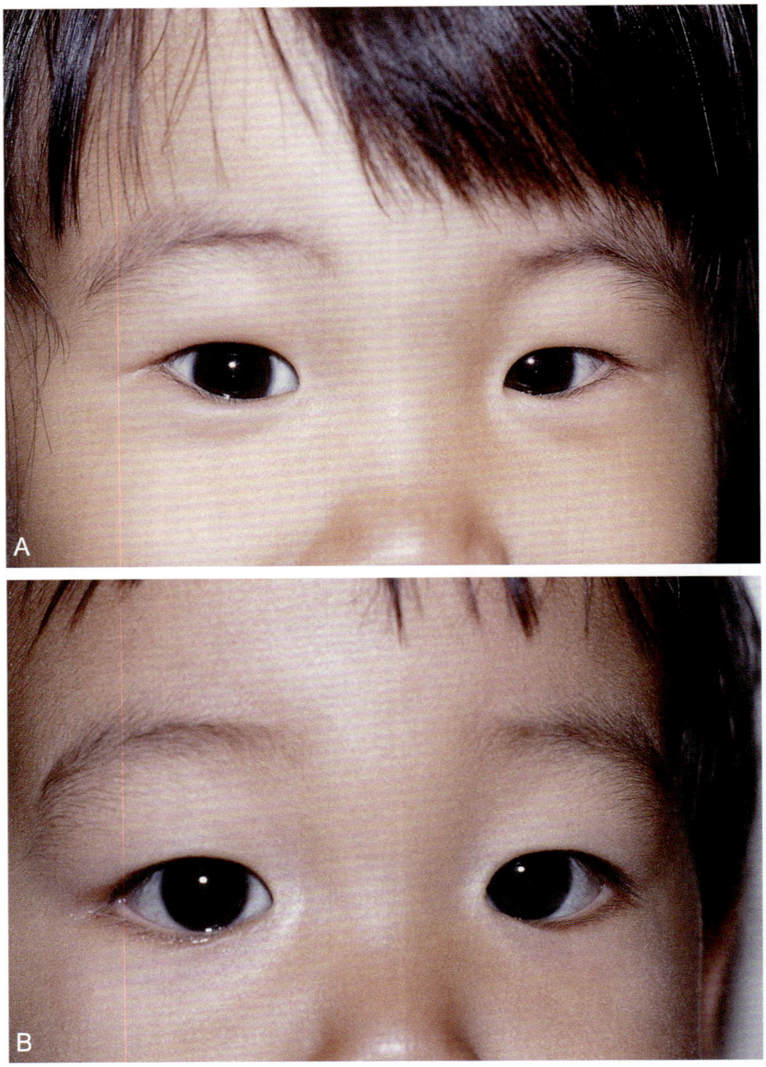

图 3-17 ■（A）一位 3 岁的儿童和（B）一位 1 岁的儿童，轻度内眦赘皮（一种更合适的术语是上睑内侧皮折）。在亚洲儿童中出现这种皮折常常使他们看上去似乎有内斜视（视轴向内旋转）

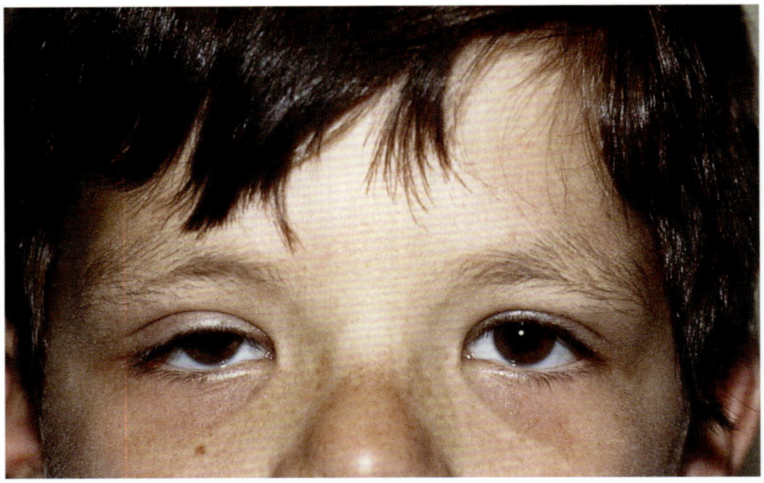

图 3-18 ■ 图 3-14 中的同一位儿童，现在 6 岁，随着其鼻梁的发育，眼睑型内眦赘皮明显缓解

图 3-19 ■ 天生是开扇形重睑的亚洲年轻人的上睑内侧皮折

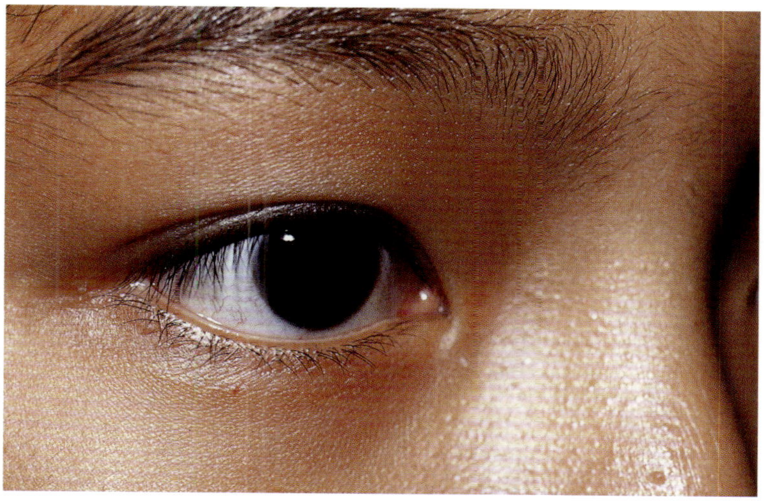

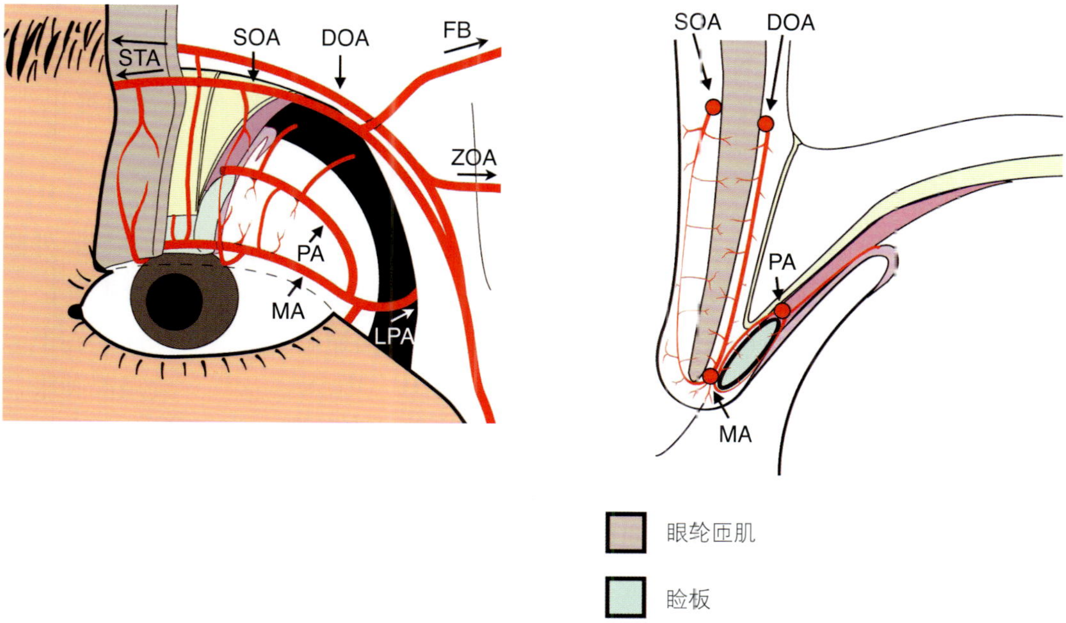

图 3-20 ■ 上睑有 4 支主要动脉弓：睑缘动脉弓（MA）、周围动脉弓（PA）、眶浅动脉弓（SOA）和眶深动脉弓（DOA）。每支动脉弓都发出细小的垂直分支，分别在眼轮匝肌的深浅两面或睑板的深浅两面走行。这些细小的垂直分支也发出细小的血管分支分布至皮肤、肌肉和睑板。颞浅动脉前支（frontal branch of the superficial temporal artery，FB），颧眶动脉（zygomatico-orbital artery，ZOA），睑外侧动脉（lateral palpebral artery，LPA），滑车上动脉（supratrochlear artery，STA）（图引自 Kawai et al.[24] Journal of Plastic and Reconstructive Surgery. Lippincott, Williams and Wilkins. 图片使用已获许可）

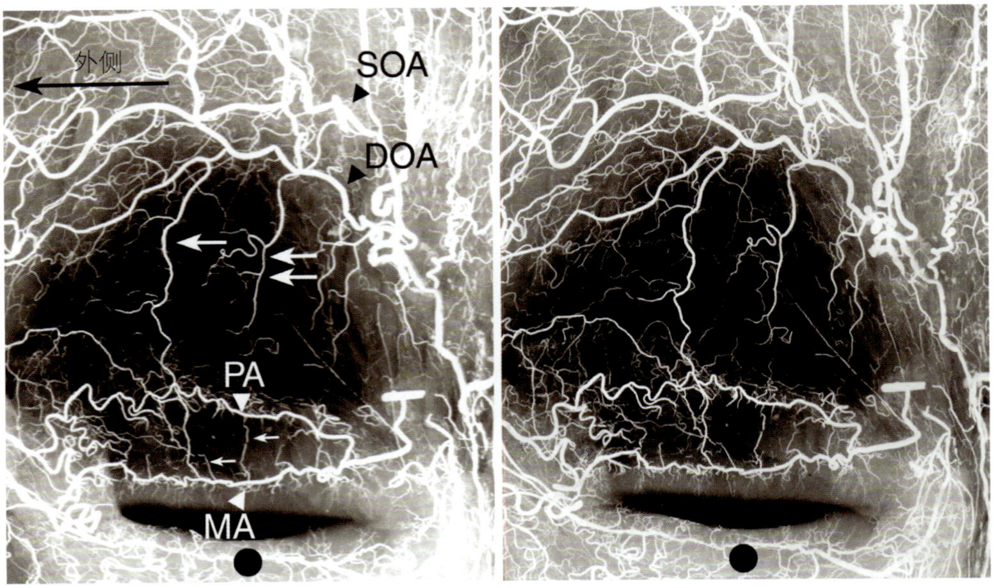

图 3-21 右侧上睑血管造影的立体 X 射线片。为了加强左右两侧黑点的图像，读者应双眼注视（汇聚），然后将目光向上移动注视黑点对应图片的中央，部分双眼视觉的人这样做之后可以产生立体视觉。图中可以观察到，每支血管弓都发出细小的垂直血管（粗箭头和细箭头所指），起自睑缘动脉弓（MA）的垂直血管与起自其他 3 支动脉弓的垂直血管相互吻合。粗的单箭头，连接睑缘动脉弓和眶深动脉弓（SOA）的垂直血管；粗的双箭头，连接睑缘动脉弓和眶浅动脉弓（SOA）的垂直血管；细箭头，连接睑缘动脉弓和周围动脉弓（PA）的垂直血管（图引自 Kawai et al.[24] Journal of Plastic and Reconstructive Surgery. Lippincott, Williams and Wilkins. 图片使用已获许可）

脉穿支或者是外侧的颞浅动脉额支以及滑车上动脉分支、眼动脉分支或者内侧的睑内侧动脉分支吻合形成。在这些动脉中，滑车上动脉是眶浅动脉弓和眶深动脉弓主要的血供来源，其中眶深动脉弓沿着眶上缘走行。术语“浅”和“深”是指相对于眶隔前眼轮匝肌的层次。眶浅动脉弓和眶深动脉弓都发出垂直分支，分别在眼轮匝肌的浅面和深面下行，并与睑缘动脉弓升支吻合。作者进一步指出，向眼轮匝肌走行的垂直分支呈斜向（连接睑缘动脉弓和眶浅动脉弓）而不是垂直穿行，就像走行在眼轮匝肌深面的连接眶深动脉弓和睑缘动脉弓的血管一样。他们在眼轮匝肌内没有观察到任何单独支配的肌肉内血管，因此推断肌肉的血管一定来自于这些细小的垂直分支血管。作者表明他们的研究方法是对上睑的血管结构进行了真实准确的评估。

Kim 等[25] 发现，在 230 侧眼睑中有 25 侧出现了泪腺动脉变异，其位于眶隔浅面和上睑提肌下外侧，在外眦内侧 4~5 mm 处。穿刺上睑提肌后发现，其在上睑提肌后方连接睑外侧动脉。在其中 14 例中，切断这根外侧的血管，出血的动脉端向后回缩至上睑提肌深面，在上睑提肌腱膜后间隙形成血肿。这样导致局部肿胀、继发性上睑下垂，也使外侧部分重睑皱褶的设计观察变得非常困难。发生这种情况时，钳夹血管的止血效果比电凝更好。除了推断这可能是泪腺动脉分支的变异，作者也提到可能是周围动脉弓和睑缘动脉弓之间的交通支，或者也许是向内侧移位的泪腺动脉。他们提到正在进行的一项尸体解剖研究中，将乳胶注射入眼动脉。

在一项相似的研究中，Hwang 等[26] 描述了一条偶然发现的外侧动脉，将其命名为眶隔腱膜外侧动脉（lateral septoaponeurotic artery，LaSA），是睑外侧上动脉分成周围动脉弓后的分支，另一条分支是睑缘动脉弓。在 460 例手术中发现这种变异 50 例（11%）（睑外侧上动脉是泪腺动脉的分支，泪腺动脉是眼动脉的分支）。LaSA 起自周围动脉弓的上部，向上沿着睑板上缘走行。LaSA 自周围动脉弓分出后，在睑板上部水平穿过提肌腱膜和眶隔，在外眦内侧约 5 mm 处沿着眶隔表面走行（图 3-22）。LaSA 和眶上动脉的分支在眶骨上方吻合。作者指出在眶隔外侧切开时应尤其小心，因为被切断的 LaSA 可能导致严重出血、血肿形成、暂时性上睑下垂以及出血点的回缩和腱膜后血肿形成。无论是切开法还是埋线法，只要涉及上睑外侧部分的缝合时，都可能出现。这使医生随后的重睑形成操作更加困难。作者建议在眶隔外侧做任何横向切开前都应该仔细地检查。

睑缘动脉弓穿支被损伤后也会发生血肿。偶尔会有动脉弓的较大分支垂直地向上走行，并在上睑板浅面的插入点附近穿过提肌腱膜，在皮肤切口下唇操作时可能会损伤此处。然而这个损伤点和 LaSA 是不同的。

面部解剖

Onizuka 和 Iwanami[27] 指出典型的日本人面部扁平，头型中等大小，眼部没有高加索人那么深邃的眼眶。他们还认为外眦高度往往比内眦高 10°。为了眼部的美观，在上睑形成重睑并去掉上睑松垂的部分，使睑裂显得更宽和更大。虽然作者并不赞同多数亚洲人的外眦点比内眦高 10° 这一观点，但 Onizuka 和 Iwanami 观察到的有些特征可能是正确的。

面部协调性

1988 年，Song[28] 写到中国自古代以来，人像画家绘制理想面部画像时一直都遵循“三庭五眼”的原则（图 3-23）。

理想的睑裂宽度应该等于面部宽度的 1/5。有趣的是，大多数希望拥有重睑皱褶的单睑患者，他们的睑裂宽度都小于这一理想值（图 3-24）；他们的眼与面部其他部位的比例看起来不太和谐。

为了将眼睑和重睑皱褶形状与面部形态相匹配，Song 总结出影响重睑皱褶的六种脸型和八个因素。亚洲人中大多可见到这六种脸型，包括方形、长方形、圆形、鹅蛋形、三角形（底在下）和钻石形。

影响重睑皱褶的八个因素包括三种不同的重睑皱褶高度（宽、适中、窄）和相应的五种重睑皱褶形状。

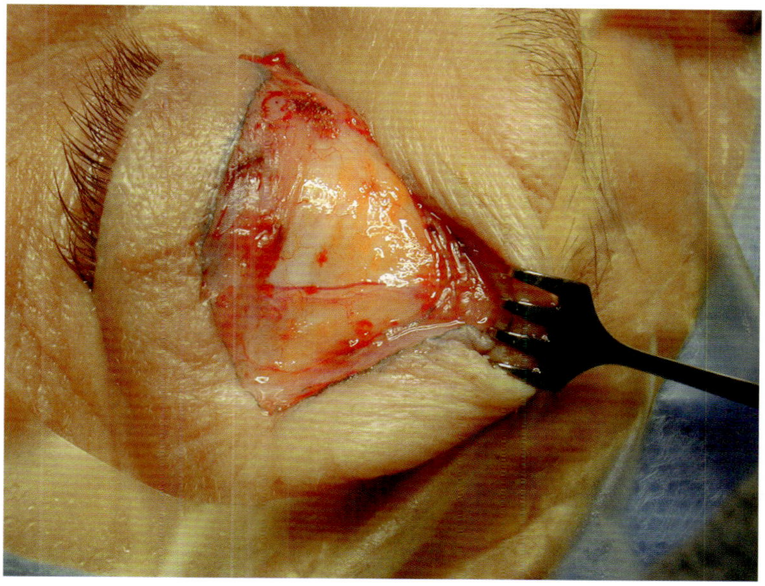

图 3-22 ■ 重睑成形术中发现位于左侧上睑的眶隔腱膜外侧动脉（LaSA）：用 Ellmann 射频刀切开上下唇皮肤，并去掉皮肤 - 眼轮匝肌层后（该照片由陈伯迪提供）

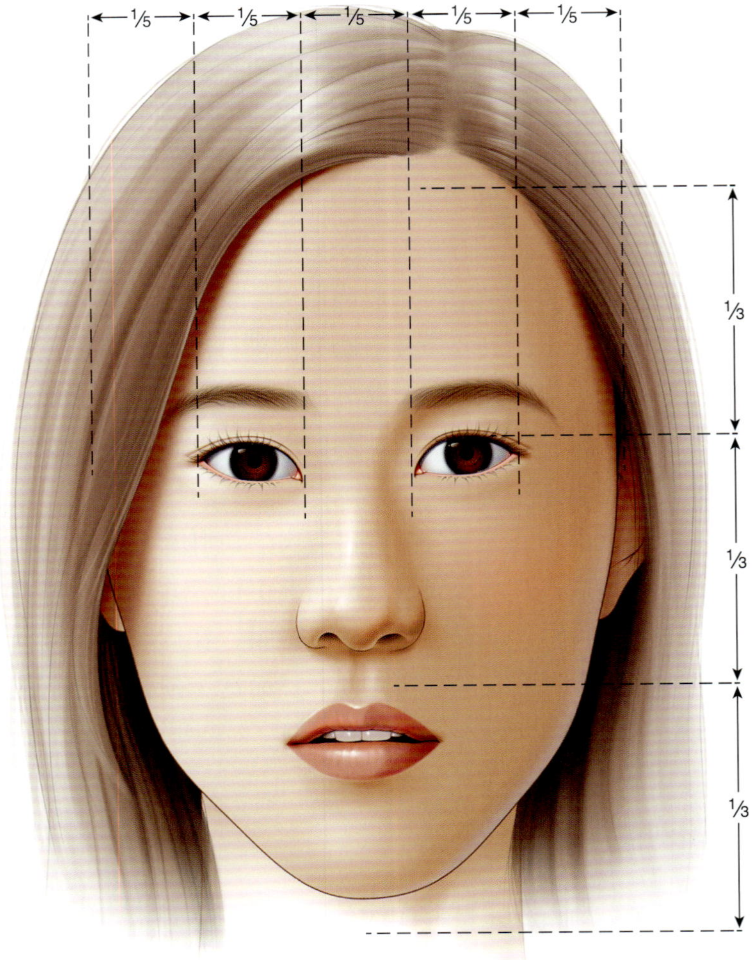

图 3-23 ■ 三庭五眼原则。面部三等分距离分别是发际线至眉、眉至鼻底、鼻底至下颌的距离。面部五等分距离分别是外耳道至外眦、外眦至内眦、双侧内眦间、对侧内眦至对侧外眦、对侧外眦至对侧外耳道的距离

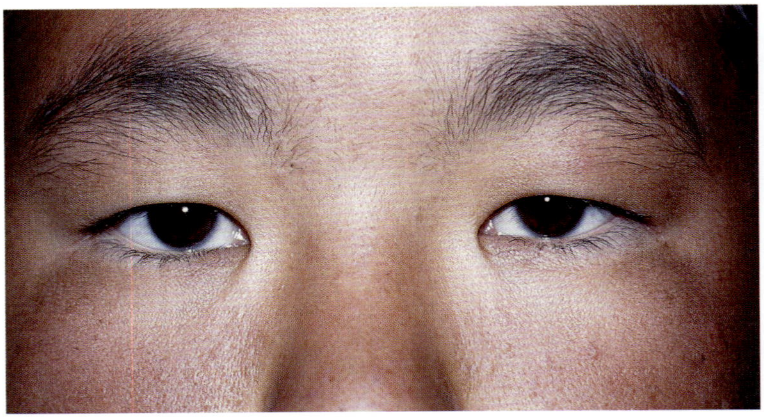

图 3-24 ■ 亚洲患者，重睑成形术术前。睑裂宽度小于内眦间距或外眦 - 外耳道间距

1. 平行形重睑。这是 Song 较喜欢的形态，适合性情稳定、性格温和、乐观快乐的人。
2. 内低（<7~8 mm）、外高（7~10 mm）的重睑。适合长方形脸、性格坚毅、严肃认真的人。
3. 外高、内低的重睑。眼睑外侧像是向下遮盖，形成一种悲伤的面容和三角眼的形态，不推荐。
4. 两侧高、中间低的重睑。看起来不协调，不推荐。
5. 中间高、两侧低的重睑。看起来不协调，不推荐。

Song 认为较宽的重睑（>10 mm）适合长方形脸和个性强的人如演员。宽度适中的重睑（7~8 mm）是最常见的选择。较窄（4~5 mm）的重睑适合于那些想要重睑皱褶但又害怕他人知晓手术的人。根据睑板高度设计的开扇形和平行形重睑皱褶可使面部比例美观协调。

该结论与作者在 1987 年前一年的观点类似[22]，即基于睑板高度设计的开扇形重睑皱褶和平行形重睑皱褶可使面部比例最美观、最协调[13]。

小结

显然，亚洲人和高加索人眼睑之间的区别并不仅仅是表面的不同。除了眼睑大小、重睑皱褶形态和重睑皱褶高度这些显而易见的区别以外，还有很多解剖学的差异，如睑板和脂肪垫、内眦结构、面部形态的区别，以及人们美学观点的不同。在进行亚洲人眼睑成形术前，术者应将所有这些因素考虑周全。

参考文献

1. Millard DR Jr. Oriental peregrinations. Plast Reconstr Surg 1955; 16:319-336.
2. Millard DR Jr. The oriental eyelid and its surgical revision. Am J Ophthalmol 1964; 57:646-649.
3. Chen WPD. Upper blepharoplasty in the Asian patient. In: Putterman AM, ed. Cosmetic oculoplastic surgery, 3rd edn. Philadelphia: WB Saunders; 2000: ch. 11.
4. Chen WPD. Review of Aguilar G. Complications of oriental blepharoplasty. In: Mauriello J, ed. Management and avoidance of complications of eyelid surgery. Vol. 3. Philadelphia: Field & Wood; 1994.
5. Doxanas MT, Anderson RL. Oriental eyelids: anatomic studies. Arch Ophthalmol 1984; 102:1232-1235.
6. Jeong S, Lemke B, Dortzbach R. Comparison of Asian and Caucasian upper eyelid. Arch Ophthalmol 1999;117:907-912.
7. Anderson RL, Beard C. The levator aponeurosis. Arch Ophthalmol 1977; 95:1437-1441.
8. Collin JR, Beard C, Wood I. Experimental and clinical data on the insertion of the levator palpebrae superioris muscle. Am J Ophthalmol 1978; 85:792-801.
9. Cheng J, Xu Feng-Zhi. Anatomic microstructure of the upper eyelid in the oriental double eyelid. Plast Reconstr Surg 2001; 107:1665-1668.
10. Morikawa K, Yamamoto H, Uchinuma E, Yamashina S. Scanning electron microscopic study on double and single eyelids in Orientals. Aesth Plast Surg 2001; 25:20-24.
11. Hwang K, Kim DJ, Chung RS, Lee SI, Hiraga Y. An anatomical study of the junction of the orbital septum and the levator aponeurosis in Orientals. Br J Plast Surg 1998; 51:594-598.
12. Fink WH. An anatomic study of the check mechanism of the vertical muscles of the eyes. Am J Ophthalmol 1957;44:800-811.
13. Bang YH, Chu HH, Park SH, Kim JH, Cho JW, Kim YS. The fallacy of the levator expansion theory. Plast Reconstr Surg 1999; 103:1788-1791.
14. Boo-Chai K. [Discussion following paper by Bang13.] Plast Reconstr Surg 1999; 103:1792-1793.
15. Uchida J. A surgical procedure for blepharoptosis vera and for pseudo-blepharoptosis orientalis. Br J Plast Surg 1962; 15: 271-276.
16. Miyake I, Tange I, Hirage Y. MRI findings of the upper eyelid and their relationship with single and double-eyelid formation. Aesth Plast Surg 1994; 88:183-187.
17. Yoo HB The double eyelid operation without supratarsal fixation. Plast Reconstruct Surg 1991;88:12-17.
18. Johnson CC. Epicanthus. Am J Ophthalmol 1968; 66:939-946.
19. Khoo BC. The Mongolian fold (plica Mongolia). Singapore Med J 1962; 3:132-136.
20. Lessa S, Sebastia R. Z-epicanthoplasty. Aesth Plast Surg 1984; 8:159-163.
21. del Campo AF. Surgical treatment of the epicanthal fold. Plast Reconstr Surg 1984; 73 566-570.
22. Chen WPD. Asian blepharoplasty. Ophthalmol Plast Reconstr Surg 1987; 3:135-140.
23. Chen WPD. A comparison of Caucasian and Asian blepharoplasty. Ophthalm Pract 1991; 9:216-222.
24. Kawai K, Imanishi N, Nakajima H, et al. Arterial anatomic features of the upper palpebra. Plast Reconstr Surg 2004;

113:479-484.
25. Kim BG, Youn DY, Yoon ES, et al. Unexpected bleeding caused by arterial variation inferolateral to levator palpebrae. Aesth Plast Surg 2003; 27:123-125.
26. Hwang K, Kim BG, Kim YJ, Chung IH. Lateral septoaponeurotic artery: source of bleeding in blepharoplasty performed in Asians. Ann Plast Surg 2003; 50:16-159.
27. Onizuka T, Iwanami M. Blepharoplasty in Japan. Aesth Plast Surg 1984; 8:97-100.
28. Song RY. Further comment on double eyelid operation. [In Chinese] Chin J Plast Surg Burn 1988; 4:6-9.

第 4 章

重睑皱褶：目标和参照

在本书开篇章节中，我使用常用的术语但以精准的方式分别从外行和科学的神经肌肉学这两个角度对什么是重睑皱褶进行了讨论。两者是相辅相成的。图 4-1 展示了一位无重睑皱褶的典型亚洲人眼睑，通常被称为“单眼皮”或“单睑”(但是需记住的是，亚洲人中无重睑皱褶的发生率是 50%，这意味着剩下的 50% 有天然重睑皱褶)。

对于亚洲人来说，重睑皱褶与睫毛缘距离 8~10 mm 被认为“过高”。这可能是外科医生根据重睑高度经验公式得出的结果；或者是由于不考虑种族因素而强行采用 9~10 mm 或更宽距离的睑板上固定，因为高加索人的睑板宽度通常为 10 mm。无论是哪种情况，当将这种宽度的重睑皱褶应用于亚洲人时，重睑皱褶会显得特别宽大，其原因有以下几种。首先，亚洲人普遍体形较小，而且上睑板平均高度仅有 6.5~8 mm。其次，亚洲人的眉 - 上睑缘间距相对较小。因此，如果重睑皱褶距睑缘 10~12 mm，那么会看起来离上睑中部区域更靠近。

如果重睑皱褶与睑缘的距离比睑板高度更宽，那么手术形成的重睑皱褶离眉会更近，其形成需要穿过更厚的真皮，就更有可能发生增生性瘢痕。过高的重睑皱褶导致上睑被睫毛遮挡得更少，重睑皱褶更容易暴露于其他人的视线下。这种重睑皱褶也会引起相关的功能性问题，将会在后续章节中讨论（见第 21 章）。当重睑皱褶过度突出、过深和因真皮收缩而变硬时，我会觉得非常生硬。

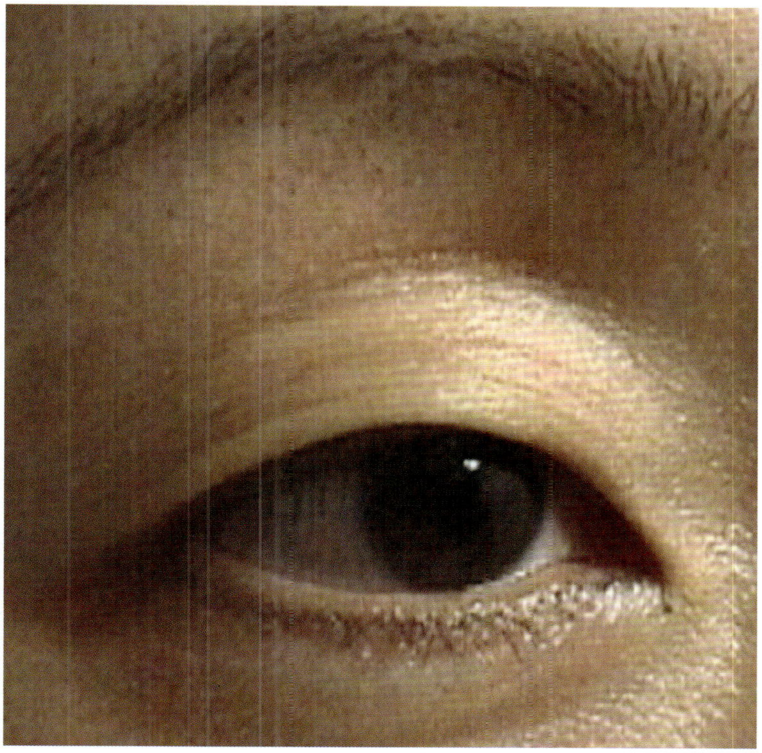

图 4-1 ■ 无重睑皱褶的正常亚洲人眼睑

这里的“不自然”指的是重睑皱褶形状在面部外观上没有吸引力。其罪魁祸首便是半月形重睑皱褶。对于亚洲人来说，过高的半月形重睑皱褶给人的总体印象就是不自然。另一个不自然的原因是腱膜前脂肪垫去除过多。当腱膜前脂肪垫的主要部分被移除后会形成凹陷眼（“饥饿眼”），这对于亚洲人相对扁平的脸来说并不协调 [1]。与此相反，当年轻时有深的睑板上沟的高加索人因衰老行眼睑美容手术时，去除腱膜前脂肪是必需的步骤（当然，不是所有的高加索人都有很深的睑板上沟，对于那些眼睑饱满的患者，最好保留部分脂肪）。

图 4-2 展示了刻意在亚洲人上睑设计一条高为 10 mm 的重睑皱褶。图中可以观察到一条高为 10 mm 的半月形重睑皱褶，并假设将其应用到亚洲人的眼部解剖上（上睑缘有黑色的睫毛）。这种重睑皱褶过高，也不是典型亚洲人重睑皱褶的形状（这种效果可以通过使用临时的工具如双眼皮贴或胶水来模拟）。

红色箭头代表连接非正常高度半月形重睑皱褶的两端到亚洲人眼睑内外眦的连线。两条连线分别穿过内外眦，相交形成 θ_2 角。如果叠加一个水平睑裂长 5%~10%（常常是这样）的高加索人眼睑，假设保持上睑缘的垂直高度（棕色的上

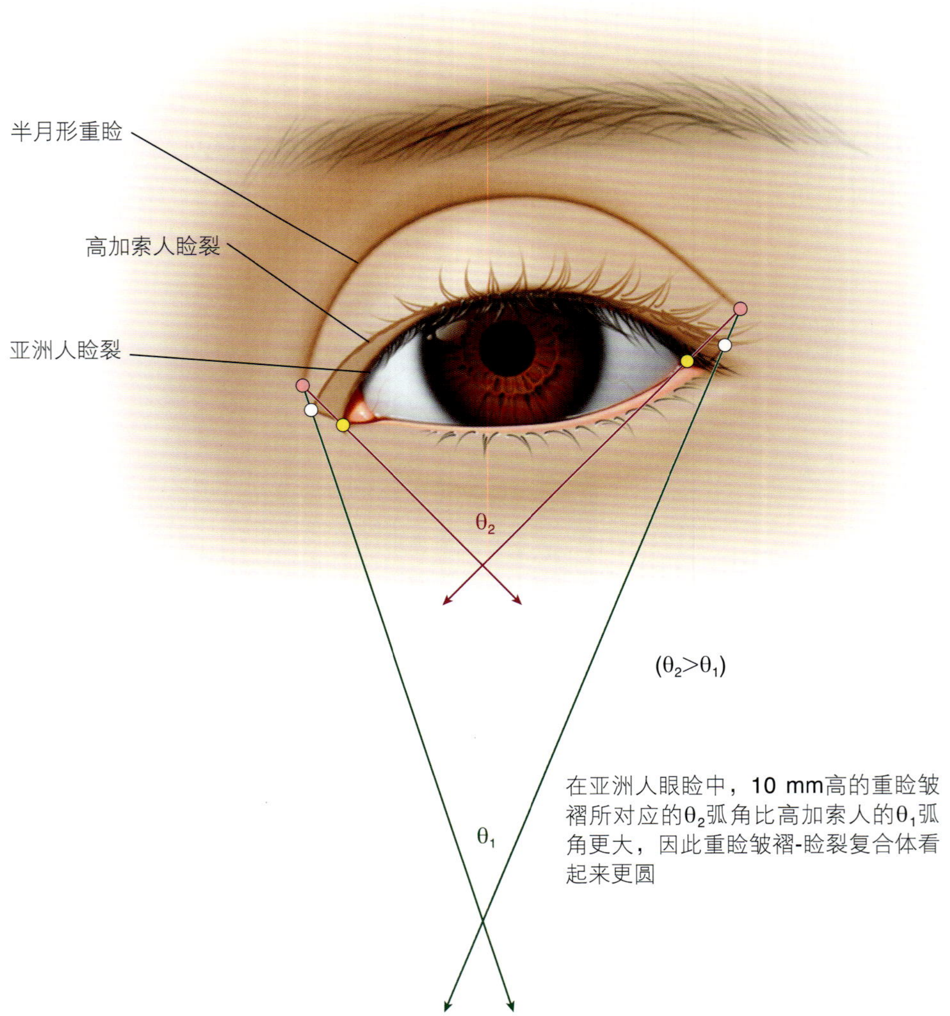

图 4-2 刻意在亚洲人上睑设计一条高为 10 mm 的重睑皱褶

睑睫毛）不变，半月形重睑皱褶高度和形状也保持相同，那么高加索人的重睑皱褶末端到眦角连线（绿色箭头）会形成一个更小的 θ_1 角。

$$\theta_2 角 > \theta_1 角$$

这有助于解释为什么半月形重睑皱褶与高加索人的上睑解剖完美契合，而应用到亚洲患者的眼睑时却会使睑裂看上去比实际更圆。

认识到亚洲人上睑的解剖存在高度变异是很重要的。一种常见的误解就是认为所有的亚洲人天生都没有重睑皱褶，然而事实却是有一半的亚洲人有天然重睑皱褶。对于每个人来说，重睑皱褶的形状和高度以及重睑和面部形态的关系都应该作为美容手术术前总体评估的一部分。

埋线法与切开法的比较

埋线法

如果将使用任何一种外用皮肤 / 眼睑压迫物（如使用曲别针或类似于日本产的外用双眼皮纤维贴），或者使用从前到后（皮肤到结膜）或从后到前（结膜到皮肤）穿行眼睑全层的埋线缝合等几种方法形成的凹陷称为重睑皱褶，即并不总是在生理性位置模仿形成的重睑皱褶。埋线法所使用的缝线通常必须为永久性的（即不可吸收缝线，如尼龙线）；在埋线法中，可吸收缝线的效果不会好。形成的重睑皱褶是被动的，而且往下凝视时容易被察觉到，看起来不自然。这种模仿的重睑皱褶是由外源性压迫（结扎）缝线经多个点以 90° 垂直于肌肉正常功能轴的角度插入和穿过正常肌肉形成的。我认为这种方法会损害肌肉的正常功能。

切开法

使用切开法要求手术医生更长的学习曲线，不过一旦医生掌握了其理论知识和实践操作方法，那么切开法就有许多优势。该方法可通过去除单睑上垂掩的多余皮肤，使睑裂暴露更加充分，也更容易掌控重睑皱褶的高度和形状，形成生理性重睑，即当患者向下注视（看不到埋线法形成的皮肤表面凹陷）眼睑处于放松状态时，重睑皱褶的动态变化应该自然地消退（变浅，消失），这样的效果无须埋入永久性缝线即可实现。该方法模拟了天然重睑皱褶，提肌腱膜的终末细小分叉沿着天然重睑皱褶形成的位置附着到皮肤深面，就像这个人本来天生就已经形成了重睑皱褶一样。该方法没必要使用锚定缝合，因此，所有缝线无论是可吸收的还是不可吸收的，均在术后 7~10 天拆除。这种模仿的方法接近天生，因为重睑皱褶是由本身上睑提肌的收缩力量形成并随着其收缩而形成。

可以通过在一个假想模型——无皱褶的手臂上形成肘部皱褶来比较这两种方法。埋线法几乎可以在前臂和上臂的任何皮肤处形成“皱褶”。如果皱褶形成太短或在手臂上形成的位置偏低，就像止血带一样，位于肘关节的前臂侧，那么这种皱褶可能不是生理性的，但你可以看到模拟肘部皱褶的凹陷痕迹。如果位置太高（位于上臂或肱二头肌处），皱褶看起来会不自然，而且可能影响肱二头肌的收缩功能。此外，可能会感觉到肌肉组织内有缝线存在。

接受埋线法的患者术后对于重睑缝线的抱怨其实并不夸张，因为我们可以看到埋线法形成过高重睑皱褶时常常导致上睑下垂，眨眼时肌肉有感觉，甚至当缝线埋藏距皮肤表面较近时会有异物感。埋线法形成的较低的重睑皱褶最终常会消失，或者会遗留酒窝样的凹陷性瘢痕。

最后讨论一下持久度的问题。埋线法发生重睑皱褶消失（失败率）的概率相对更高这一观点得到了广泛认可，这是因为该方法通常不会去除任何多余的和干扰重睑形成的组织，除非扩大延长外侧或中部的针刺样小切口以去除部分脂肪。埋线法也可能因打结过紧而失效，因为这样会引起缝线压迫效应，因此更容易切割（像用线拉奶酪一样拉豁）靶组织。

有时候，3~4 针埋线缝合中的其中 1 针可能松脱或失效，对应部分原受压的重睑皱褶可能重新恢复先前的饱满度，因此重睑皱褶可能会看起来不完整，失去连续性或者无法永久成形。

我们曾提到从历史和人口的角度，亚洲人眼睑最自然的重睑皱褶形状要么是开扇形，即上睑重睑皱褶向内眼角皮肤走行时逐渐变窄并最终与其汇合；要么是平行形，即重睑皱褶像丝带一样沿着睫毛缘（睑缘）平行走行。这些描述显然有些武断。事实上，在平行形和开扇形重睑皱褶之间有许多过渡的类型，例如重睑皱褶可能接近但未到达内眼角，这种是“类平行形”呢？还是“没有汇合的开扇形”呢？（我个人的意见是这种重睑皱褶仍然应该被认定为平行形，因为上睑和下睑总是会随着上睑缘向下延伸在内眦汇聚。）

而关于重睑皱褶的“高度”（即中间部分的高度），作者的观点是重睑皱褶高度（以毫米测量）的可变范围很窄。其应该与个体上睑板的实际尺寸（第1章中曾讨论）和睑裂大小有关。睑板上缘常常决定了重睑皱褶在上睑皮肤中部的位置。重睑皱褶可以低一点，但为了看起来“自然”，不能高于这个水平，更不要达到可能引起并发症和不理想效果的区域。

我们接下来会在关于看诊与咨询的章节中复习形状、高度、连续性和持久度这些特定指标。

遵循生理特征还是盲目随风?

在这里我想要分享一些我的个人观点。在医学领域里，绝大多数患者对医学知识的了解都远不及医生，因此当谈及治疗效果和治疗预期时，告知患者什么是适合的、正常的和自然的是医疗工作人员的职责。医生都曾对希波克拉底誓言宣誓“绝不伤害”。然而对于美容手术而言，这一点却因某些原因而转变，无论是患者还是医生，都不自觉地将自己的观点和偏好凌驾于他人之上，凌驾于传统智慧之上。除了体像障碍的患者外，有时也有部分患者想要过高的重睑皱褶却不了解其中所蕴含的风险，要求手术依照他们的想法施行，而医生竟然会遵从这样的要求。当医生面对这种非常规要求时，至关重要的一点就是医生知道这些风险并且恪守底线，将相关手术风险告知患者。医生一定不能被患者的思维带偏。特别重要的一点就是不要跟随目前的时尚前沿或媒体风潮。当无知或强势的患者遇到经验不足的医生时，知识层面的差距就会出现。

参考文献

Chen WPD. Asian blepharoplasty. Ophthal Plast Reconstr Surg 1987; 3:135-140.

第5章

看诊与咨询

我们在文中提到过亚洲民族的文化多样性和语言差异性。从民族角度而言，通常要求做这种美容手术的亚洲人包括中国人、日本人、韩国人、菲律宾人等。其中需要注意的很重要的一点是在这些民族的总人口中，超过一半的人上睑其实是有重睑皱褶的。当你看诊时，患者可能更希望术后看起来像他们的亚洲人同伴，而不是高加索人的时尚模特。

对于专业人员来说，认识到医生和患者之间可能存在的沟通分歧及误解是至关重要的[1-3]。这一点在第一次会面中尤为重要，因为我总是把弄清患者的需求并评估其是否可以实现作为我的目标。

我们观察到一个有趣的现象：在日本、中国和韩国，没有重睑皱褶的年轻女性接受眼睑美容手术是一件很平常的接受度很高的事情。母亲们鼓励自己的女儿们做这种手术，通常社会对此是接受的，而接受鼻整形手术、乳房假体植入术或颊部填充术却被认为是羞耻的。在她们看来，眼睑手术能用相对无创的方式提升一个人的美丽，“改善”面部外观，与之鲜明对比的是其他美容手术包括在身体里放入合成材料的植入物，会使身体变得“不完整”。

如果医生与患者没有达成共识，那么这部分患者或家属对眼睑手术一定程度上的随意态度可能会成为问题所在。我常常能见到一些前来咨询的患者，其之前手术是由那些有声望且技术娴熟的医生所做，但患者对术后效果却并不满意。他们辩解到，无论他们如何坚持想要“低而自然的重睑皱褶”，手术医生仍然给她们做了高位重睑皱褶（图5-1）；重睑皱褶不对称（图5-2）；重睑皱褶随着时间流逝而消失（图5-3）；或者手术

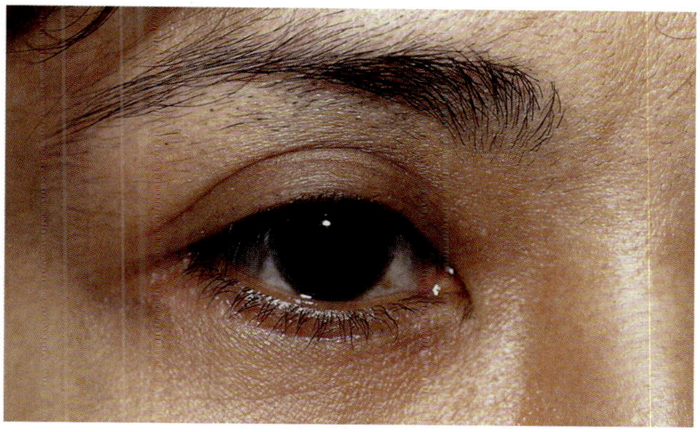

图5-1 ■ 重睑成形术后效果，由于过多地切除腱膜前脂肪，导致形成高位半月形多重眼睑皱褶

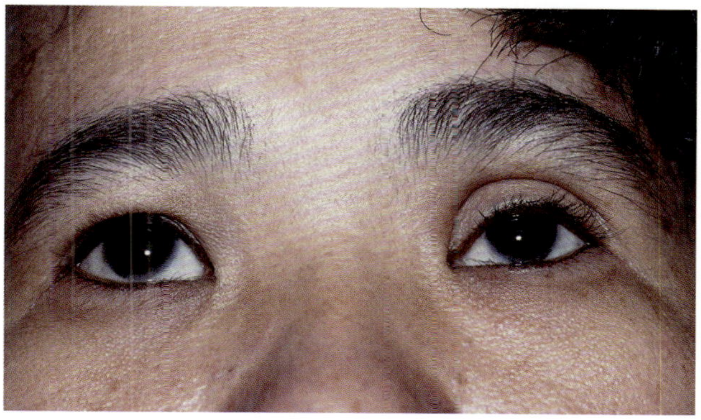

图5-2 ■ 术后重睑皱褶不对称

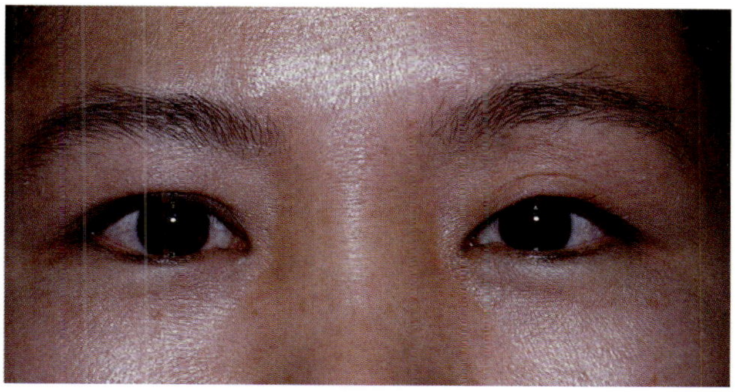

图5-3 ■ 术后左侧重睑皱褶消失

在重睑皱褶上方形成“凹陷”，这通常是由过度去除腱膜前脂肪垫所致（图 5-4）。或许对于如何做手术，手术医生都有他们自己的见解，比如给亚洲患者施行传统的重睑成形术。

术后效果欠佳的不满意患者常常在这时才表达他们的意见，比如他们“没想到会如此明显”。想要重新修复的人并不少见。上睑重睑皱褶宽度适中会显得十分自然，而且要与患者个体的眼睛和面部形态相匹配。形态、宽度欠佳的重睑皱褶可能会显得非常明显，因为眼睛是人类活动中注意力的焦点。

在美国的患者常常有双重文化背景，对于手术如何做可能已经有自己既定的想法。这种手术常常是他们经历的第一次手术。我发现很多患者希望他们的朋友不知道他们做了手术，然而也有同样多的患者在伤口愈合后会很开心地告诉其他人自己曾做了手术。有些患者希望术后没有肿胀或肿胀很轻。有些患者希望完全没有缝线，而有些患者希望的是没有切口。有些患者希望水肿在 1 周之内消退。虽然重睑皱褶的高度会随着正常愈合过程而逐渐变低，但几乎所有患者都会在术后前几周对重睑皱褶的高度感到惊讶。

看诊

我和来我办公室看诊的初诊患者之间首次面对面的交流是一次轻松的会面，在这个过程中我们互相了解彼此的观点。患者会表达他 / 她的关注点和想要达到的目标，以及要实现该目标可能的原因。

看诊中的重要事项如下：

- 眼部的基础检查：最佳矫正视力，干眼病史，外伤史，瘢痕或瘢痕疙瘩病史，睑裂的尺寸（包括垂直方向和水平方向），两眼间距，是否存在睑下垂或睑退缩，两侧有无重睑皱褶及其对称性，每侧上睑提肌的功能（收缩移动）。如果该区域之前有手术史，那么应记录眼睑每一层瘢痕的范围和所有异常的眼睑皱褶，通过多种手段评估皮肤短缺情况或中间层瘢痕形成情况。
- 让患者表述其所想要得到的手术效果，医生可以通过模拟不同重睑皱褶的形态和高度来告知患者可能实现的效果。
- 反复观察患者的面部特征，这有助于判断哪种高度的重睑皱褶更适合患者。讨论合适的的手术方法和操作步骤。患者了解以上信息后，他们可以说出更喜欢的重睑皱褶形状和高度。医生也可以提出意见或表示赞同。
- 术前讨论：反复确认术前步骤和术前准备，术后第 1 天、第 1 周、前 2 个月的护理。告知患者伤口愈合过程中可能遇到的情况。讨论手术总的成功率、二次手术的可能性、修复的发生率以及相关规定。如果患者决定手术，解释可能的

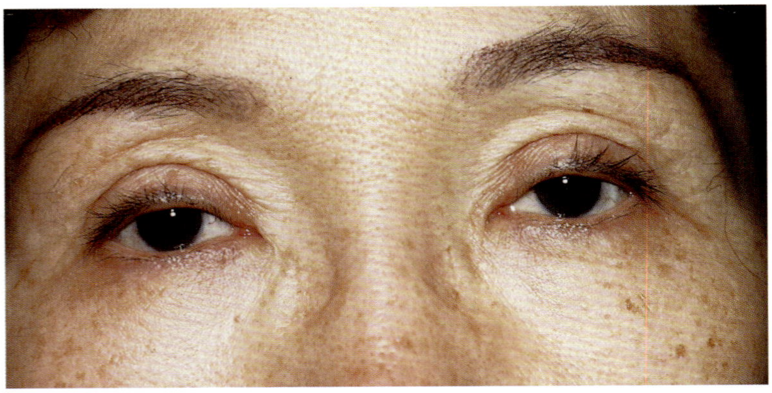

图 5-4 重睑成形术后的老年患者，去除脂肪过多。注意上睑有多重皱褶的形成

并发症（见下方）并签署手术知情同意书。

- 术前照相记录，包括患者的平视正面观、向上注视、向下注视和左、右看。对于修复的患者，我会拍摄切口瘢痕特写镜头以存档。术前指导包括避免服用抗凝药和中草药。
- 术后饮食建议——能吃和不能吃的食物。
- 部分患者术后眼部运动锻炼：时机和方案。

并发症与其他眼睑整形手术相似，可能包括出血、暂时性重睑皱褶不对称、重睑皱褶消失或部分消失、术后水肿期延长、增生性瘢痕和多重眼睑皱褶。

进一步讨论重睑高度、形态、连续性和持久性

重睑皱褶的形状有 4 个指标：高度、形态、连续性和持久性（图 5-5）。每个指标都应在咨询中进行深入讨论。

高度

在之前的章节中，我提到亚洲女性正常的睑板高度仅有 6.5~7.5 mm（极少数为 8 mm）。其临床意义在于如果武断地按照一些整形外科文献中所记载的 10 mm 高度来定位重睑皱褶，对于亚洲人来说过高[2-3]。因此，重睑皱褶的位置应该根据实际的睑板高度来定，可将其作为一个相对的指导参数来决定重睑皱褶的位置。

在我和初诊患者的第一次沟通中，我首先倾听他们的诉求并将其分类，分为能改善、暂时改善和无法改善几类。最终医生和患者需要共同决定什么是有益的，而且是值得患者去做的。我总是鼓励他们表达自己的想法，即使可能会很尴尬，而且我希望在没有压力的环境里来实现。我们会常常遇到部分患者，他们可能会对一些问题过度焦虑，而这些问题对于那些与之交流的人来说影响很小，或者部分患者可能需要在达到美观

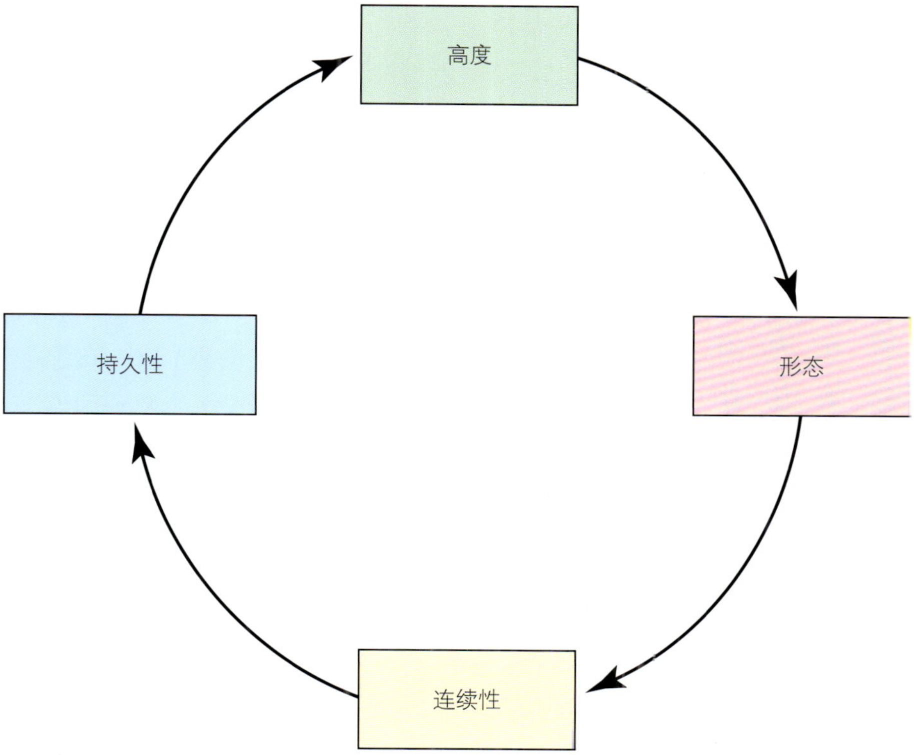

图 5-5　影响上睑重睑皱褶形状的几个相互关联的指标

效果以前就指出那些可能需要修复的特殊情况，比如上睑下垂。针对患者制订个性化的特定技术非常重要。对于任何来找我做亚洲人重睑术的患者，我都从来没有做过完全相同的手术方式。

我告知患者合适的重睑皱褶必然会在术后看起来比期望的高一些，这是组织水肿的结果。告知患者术后会有一定程度的水肿，至少会持续几周，而且重睑皱褶的形态可能随着时间而发生变化，不同的眼睑也不一样。告知患者术后至少3个月才会有稳定和满意的效果。我发现告知患者这些信息后，他们更容易接受伤口愈合的正常过程。

形态

重睑皱褶的形态很显然是术前讨论中很重要的方面。我遇到的大多数患者都清楚地知道他们自己想要的重睑皱褶形态和高度。而对于那些不清楚的患者，我会建议其选择开扇形或平行形，而非半月形，这种西方人的重睑皱褶出现在亚洲人面部时会显得极不协调。最终当然是由患者来决定。然而在我向患者解释了不同形状的重睑皱褶及其流行情况后，没有一位还会选择半月形重睑。

连续性和持久性

这是我在所有案例中都会努力去实现的两个目标。术后重睑皱褶应沿着睑裂的宽度连续形成而没有任何中断，或是形成多层眼睑皱褶。持久性是指重睑皱褶应在术后24个月后仍然保持良好形态。我提到的这两个因素，即使文献中有多种多样的技术，但是，并不是这样做的所有手术结果都是可预测和持久的。

我会告知我的患者，如果重睑皱褶的深度凹凸不平，那么有5%的可能需要修复。在我的诊所里，这个概率是真实的估算值，大多数患者对此都不会感到不适。其他医生可能会告诉患者修复的可能性为10%~20%。

先与患者一起将治疗目标按优先顺序排列，然后我会跟他们解释术前、术中、术后包含的步骤以及可能的预期效果。包括术前强制停用阿司匹林类药物、所有中草药、人参制品、药茶，这些常包含有抗凝作用的成分。

患者会得到一份书面的术前和术后指导清单，包括术后首日卧床休息、冰敷以及使用抗生素软膏、可能发生的情况以及有任何疑问时如何联系我。经过培训的工作人员会在术后第二天拨打随访电话，确定患者的情况已经稳定，并确认拆线的时间。

在患者表格中，我会记录他们面部结构的特殊情况（上睑下垂、额部眉毛过度活动、上睑沟明显）。记录告知了他们的特殊情况（比如，一侧上睑缘比另一侧低0.5 mm，另一侧上睑沟更明显），患者的回应及其偏好（稍高重睑皱褶、稍低重睑皱褶、所选择的重睑皱褶形状以及皮肤质地），以及我们是否讨论过，尽管他们阐明了自己的偏好，其想要的效果中哪些是可以实现的。如果患者皮肤厚且干燥、油性皮肤、浅表疖疮或者红斑，也都会记录在案。

图5-6展示了一位看上去眼功能正常的患者，但眼外肌运动功能检查发现其右侧上直肌麻痹（照片左侧）。由于上睑提肌也受动眼神经（第Ⅲ对脑神经）上支的支配，因此这类患者也常伴有上睑提肌缺陷。上睑提肌功能可能也有受损，而且这也会影响所有形成重睑皱褶手术的术后效果。

我们也会向患者提供术后饮食建议，以帮助术后顺利平稳恢复（这一点源于传统中医，一定程度上会使西医医生感到困惑）。

在美国加利福利亚州，无论是住院手术还是门诊手术，术前都必须要签署手术知情同意书。所有的美容患者都必须充分照相以记录他们的当前状况。典型的一组照片包括正面观、斜侧面观、向上凝视和向下凝视，而且最重要的一点就是如果患者既往有手术史，那么需对手术瘢痕或重睑皱褶瘢痕拍摄特写镜头。最后这一项在我施行的众多修复手术案例中，对患者进行充分告知

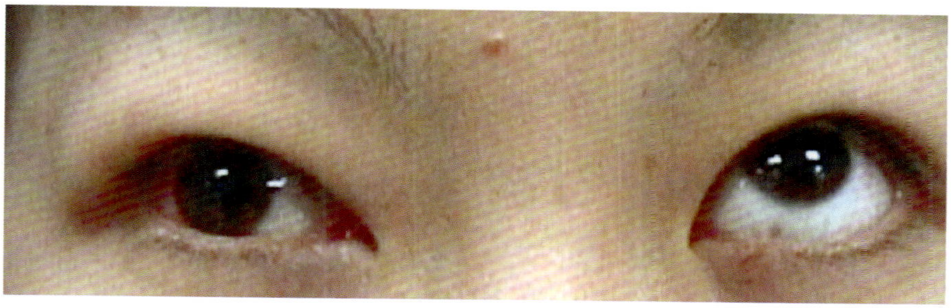

图 5-6 患者右眼上直肌麻痹，而正常人向上注视时眼球会上转

时是非常有用的。在诉讼频发的环境中，留存足够的证据才是真正最好的对策。

如果患者在咨询时表现得特别紧张，我可能会在手术前晚给他们打电话以确保一切安好。手术当日，在术前准备区，我会再次迎接患者并向他们重申手术目标。如果我告知的这个目标与患者所期待的有丝毫分歧，我都会将手术延期，虽然这种情况非常罕见。

下列是术前告知患者的术后可能出现的情况：

1. 术后 24 h 内冰敷伤口。术后第一天后开始出现轻度水肿，伴眶隔前区域轻到中度水肿。
2. 术后第 4 天开始消肿，术后第 7 天重睑皱褶外观正常，重睑高度比最终效果高 40%~50%（即在垂直方向上观察和测量的眼睑是原设计宽度的 140%）。
3. 术后 2 周后，水肿会消退 80%。
4. 剩下 20% 的水肿还需要 6 周消退，二八定律（消退 80%：2 周 / 消退 20%：8 周）。
5. 重睑皱褶的高度不会移动，仅仅会随着水肿的出现和消退而向上或向下肿胀。
6. 伤口最大张力出现在 5~6 周。
7. 愈合中的伤口可能会出现瘙痒症状。如果患者食用辛辣和（或）油炸食物可能会加剧并变红。应常规避免食用易引起粉刺的食物如巧克力、高胆固醇食物如水生贝壳类（虾、蛤、龙虾）。
8. 术后 4~12 周可能会出现伤口硬化（患者的伤口会有皮革感）。如果需要可在医生指导下局部使用皮质类固醇软膏。
9. 轻微的残余水肿完全吸收可能需要长达 6 个月左右的时间。

参考文献

1. Chen WPD. Insights from a series on Asian blepharoplasty. Presented at the 21st Annual Scientific Symposium of the American Society of Ophthalmic Plastic and Reconstructive Surgery, Atlanta, 1990.
2. Chen WPD. Asian blepharoplasty. Ophthal Plast Reconstr Surg 1987; 3:135-140.
3. Chen WPD. A comparison of Caucasian and Asian blepharoplasty. Ophthal Pract 1991; 9:216-222.

第6章

埋线法

結扎法

本章对埋线法（在亚洲语言中也被不准确地称为“非切开法”或“无切口法”）进行了综述，涵盖了历史沿革和技术演变。

日本文献中重睑美容手术的演变

日本早期的医学文献出版物推崇埋线法。1896年，Mikamo[1]首次描述了埋线法。Mikamo对一位上睑没有重睑皱褶的日本女性施行了此手术。重睑线设计距睑缘6~8 mm。用3根4-0编织丝线从结膜至外层皮肤贯穿上睑全层。通过缝线留置的天数来调整重睑皱褶的深度，时间为2~6天。

早在1926年，Uchida[2]就描述了他的埋线法重睑成形术。他对396名男性和444名女性患者的1523个眼睑采用了此术式。Uchida描述重睑皱褶的形态为扇形，即有些偏圆的重睑，设计高度为距睑缘7~8 mm。每只眼上睑埋置3根肠线，横向包含约2 mm宽的上睑组织。4天后拆除埋线。

首次提到外切开方法可以追溯到1929年，当时Maruo[3]报告了他的切开技术和缝合方法。Maruo的切开法是在上睑距睑缘7 mm处设计一个横跨眼睑的重睑切口线。伤口缝合技术是从紧邻睑板上缘上方的结膜面至皮肤面贯穿缝合。用5-0羊肠线沿着上睑板边缘褥式缝合4针，将皮肤边缘固定在其深部的睑板上。每针之间的针距为5~6 mm。Maruo还讨论了皮下剥离范围为切口上下5 mm。

1933年，当Hata[4]报告他的埋线法时，明显表现出对更高位置重睑皱褶的崇尚。重睑线设计在睑缘上方10 mm处。Hata使用3根双针5-0编织丝线从睑板穿到皮肤，用丝线将小珠子固定在皮肤表面。双针缝线之间需要1 mm的间距以便将珠子绑住。8~10天后拆除缝线。

Hayashi[5]在1938年的一篇综述文章中描述了两种重睑成形的方法。他的埋线法是模仿Mikamo的方法，但其新颖之处在于重睑线近鼻侧的设计逐渐变窄。每侧上睑埋置3根线。中央和外侧埋线位置沿重睑线或睑板上缘，而内侧固定点有意低于重睑线或睑板上缘。Hayashi的切开方法也是颇有创意的，主张切除切口区域的睑板前眼轮匝肌，使用4-0丝线间断性地以皮肤-睑板-皮肤的缝合方式来闭合伤口。这样重睑线的设计高度为距睑缘平均鼻侧5 mm、中央6 mm、外侧7 mm，实质上它是一个开扇形重睑。4天后拆线。

Inoue[6] 在 1947 年提出离断切口线与睑缘之间皮下平面的“连接组织”。用 5-0 丝线进行皮肤 - 睑板 - 皮肤的缝合，仅 2~3 天后便可拆线。

1950 年，Mitsui[7] 在进行睑板前结缔组织的研究中，阐述了对睑板前眼轮匝肌和脂肪的解剖及切除的要领，进一步改良了重睑成形手术。他的方法是分两步进行切口缝合，首先用 5 根单独的尼龙线将切口下缘皮肤缝合到睑板上缘前表面并分别打结固定。然后再用 5-0 编织丝线进行皮肤 - 皮肤缝合关闭切口。2~3 天后拆除尼龙线，7~8 天后拆除丝线。

Ohashi[8] 描述了使用电凝器进行重睑手术的操作。将电烙针沿重睑线垂直作用于皮肤表面，直至皮肤起疱，接着在重睑线之下再烧灼两排以上。1951 年，Hirose[9] 和 Ikegami[10] 简要讨论了切开法，但是没有任何新的进展。

以上方法仅出现在日本文献中，西方读者不易获得。因此，当 20 世纪 50 年代关于该手术的文章发表于西方医学期刊上时，此技术从概念上看起来很新颖（相较于西方）。自 1896 年至 1950 年期间，在已发表的日本医学文献中有 11 篇关于埋线法的文章和 8 篇关于外切开方法的文章。就此主题，许多早期的西方文献所描述的技术与日本早期出版物中的描述非常相似。

1954 年，Sayoc[11-17] 撰写了有关外切开方法的文章并首次发表于英文文献。Millard[18] 在 1955 年描述了他在韩国服役的经历。他提到当时的韩国人希望像西方人一样，拥有一双“大圆眼”而不是“吊梢眼”。Millard 认为韩国人没有双眼皮是由于皮肤冗余和眶上脂肪过多造成的。Millard 描述了给一名患者进行的手术：切除 3 mm 皮肤条，沿着切口上下边缘进行分离，修剪切口下唇的眼轮匝肌，并完全切除眶上（腱膜前）脂肪垫。虽然使用皱褶增强性丝线进行了皮肤 - 睑板 - 皮肤的缝合，但他还是认为这种缝合并非人人需要。有选择地通过小的 Z 成形来矫正内眦赘皮。Millard 的文章是 20 世纪 50 年代西方外科医生与亚洲患者之间互动的有趣例证。

1961 年，Pang[19] 描述了他的“贯穿眼睑”全层埋置缝线的重睑成形术：将 3 根双针 4-0 黑色丝线从结膜面向皮肤面缝置，打结，保留 10 天。

Fernandez[20]、Uchida[21] 和邱武才 [22] 也撰写了关于外切开方法的文章。1962 年，Uchida 阐述了亚洲人上睑不同脂肪区脂肪的分布以及变化。他的切开法包括选择性切除睑板前皮下组织，包括皮肤、睑板前眼轮匝肌和脂肪、腱膜前脂肪，甚至一些眶隔前脂肪。

1964 年，邱武才 [23-26] 主张给上睑皮肤紧致、脂肪较少的年轻患者采用更简单的结膜入路埋线法。

Mutou 和 Mutou[27] 在 1972 年也描述了埋线法。在这篇经典论文中，Mutou 和 Mutou 详细阐述了他们对重睑概念的解释，以及对于眼睑皮肤较薄、皮下脂肪稀少的患者采用的微创重睑成形术。他们在 1965 年至 1969 年期间做了 4805 台手术，约 90％是女性。其中 1/4 选择了平行形重睑，3/4 选择了“展开的扇形”（相当于重睑皱褶的高度近鼻侧变低，但是朝向眼尾逐渐变高）。作者将重睑定位点向内延伸到内眦的赘皮下，这样就可以形成扇形重睑。他们指出患者有 3 个重睑高度可选择：最低位的 4~5 mm，被称为“内双”（这里的“内”更多的是指解剖定置）；通常的是 6~8 mm 的重睑高度；最高的是 9~12 mm，可用于大眼睛的人。实际的操作步骤是用两根带双针的 6-0 缝线从结膜面进针，并在结膜下沿睑板缘上方 3 mm 处水平潜行 5 mm（见第 21 章中的线样效应），然后将线的两端重新于结膜面进针（距原针眼 1 mm 内），垂直朝向皮面出针。线的其中一端于皮面出针后再返回潜行通过皮下，与另一端汇合打结。两根线的分布是这样的：内侧结扎线横跨上睑内侧 1/3 和中央 1/3 的交界处，外侧结扎线横跨上睑外 1/3。缝线永久埋置。作者发现几乎所有病例均出现轻度短暂性上睑下垂。Mutou 和 Mutou[27] 于 1972 年最早报告了接受皮内重睑埋线手术的重睑脱失率为 1.3％。由于术后明显上睑下垂（眼睑肌肉无力和下垂）等并发症，Mutou 在 1973 年将两针法改良为一针法。这种术后出现上睑下垂的现象证实了线样效应（提肌的收缩功能受损），我在第 21 章中对此将进行讨论，这通常与缝线的高度，以及使用的永久埋入线将睑板的前、后组织缝扎在一起有关。

埋线法具有相对无创的短期优势，并且通常术后肿胀较轻（程度和时间）。主要缺点是重睑皱褶可能会随时间脱失（图 6-1）。我将在第 21 章中进一步讨论埋线法的意义。

1979 年，Yukio Shirakabe[28] 博士对 Hata[4] 的压珠法进行了改进（1933 年）。他的方法是做一个皮肤小切口，去除少量切口下的睑板前组织，然后使用 6 根双针的 4-0 尼龙线进行重睑线的固定并关闭切口，每对缝线的每一端都圈绑一个小珠子（总共 12 个珠子）。

Homma 及其同事 [29] 在其 2000 年的论文中报告，自 1986 年之后的 7 年间，Mutou 手术的 1457 名患者中重睑皱褶脱失率为 3.4%。他们指出该项技术仅适用于脂肪组织少或上睑轻度臃肿的患者。他们利用了该术式术后肿胀最小的优点，而且通过缝线的切割来形成皱褶下的组织粘连，因此没有明显的瘢痕。此手术步骤是首先翻转睑板暴露结膜，在上睑板上缘上 3 mm 处用 7-0 尼龙线从结膜面进针，横跨结膜 5 mm 出针，在邻近 1 mm 的结膜位置重新入针，穿过全层从皮面出针。然后缝线的另外一端同法穿出皮肤。先出来的一端在皮下穿过与另一端线汇合，两者在一侧皮面收紧并打结。

其他作者包括 Tsurukiri[30] 报告的脱失率为 10%。Satou 和 Ichida[31] 报告有 16.8% 的脱失率。Homma 及其同事 [29] 推测，皮肤较厚或皮下脂肪过多的人群脱失率较高。因为往往有失访患者，因此他们承认真实的脱失率难以评估。而且当第一次手术不理想时，患者往往会寻求其他医生进行修复。另一个尚未讨论的重要因素是，大多数接受埋线法的患者当出现重睑皱褶脱失时，通常会把原因归于自己的眼睛不是适应人群，因此又去寻求那些能实施切开手术的医生进行咨询。

一般而言，埋线法一直被认为是相对无创的手术，术后肿胀较少。它的主要缺点是重睑皱褶可能会随时间脱失。一旦发生，这就是明显的劣势，因为患者已经花费了时间和精力（这一局面令我们无能为力，而长久等待更是希望渺茫。参见第 21 章关于“线样效应”的讨论：即当缝扎线定位于睑板上方时，上睑提肌被永久埋置的环形缝线所束缚，上提上睑的功能会受到影响）。

还有其他一些已发表的文章描述了通过小切口去除上睑板区域的组织，同时使用埋置缝线的重睑成形术。例如，Lee、Baek 和 Chung[32] 的论文叙述了通过皮肤小切口去除组织（肌肉、眶隔前脂肪和眶隔），然后用连续八字缝合的方法将 7-0 尼龙线埋置其内，形成跨越重睑宽度的 3 个六边形闭合环。有 327 例患者接受了此项手术，

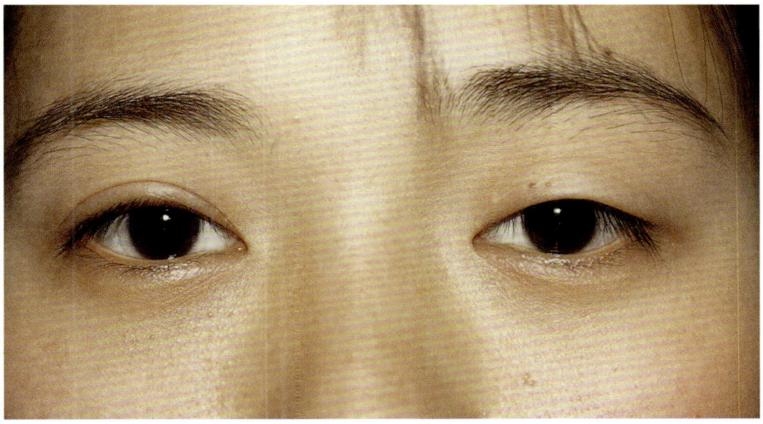

图 6-1 亚裔年轻人通过结膜埋线法（埋线缝合）进行重睑成形。1 年后右上睑的重睑仍然存在，而左侧消失

平均随访时间仅为 13 个月。

从 1970 年到 1990 年，至少有十几篇论文描述了外切口方法。其中，Zubiri[33] 发表于 1981 年的文章描述了通过测量上睑板垂直高度来指导重睑皱褶切口的定位设计，无论从逻辑上还是解剖学角度看，这种设计重睑线的方式最为正确，这样才最接近真正的重睑皱褶的位置，因此我很赞同。自从我 1995 年出版《亚洲人重睑成形术手术图谱》(*Asian Blepharoplasty：A Surgical Atlas*）后，至少有另外 40 种刊物的文章记载了皮肤小切口或半切开的改良方法，其范围包括内眦赘皮矫正术以及各种形式的重睑皱褶固定，包括“眶隔真皮”和“眼轮匝肌 - 上睑提肌”的固定。

埋线法的变式

在埋线法中，捆扎了从沿睑板上缘的提肌腱膜到被覆其上的皮下组织，没有皮肤切口，尽管有缝针穿插经过皮肤和结膜，甚至有微小切口。根据针道的进出点，我把所有在亚洲医学文献和英文医学文献发表的关于埋线法的文章分为 6 个变化形式（见附录）。

通常，首先用盐酸利多卡因（塞罗卡因）进行眼睑局部浸润麻醉。翻转上睑，用 3 根双针在结膜侧沿睑板上缘穿经结膜（步骤 1）。以下三种替代方案的其中之一就可以用来完成结膜入路手术。

备选方案1：全层缝合技术（图6-2）

在翻转上睑经结膜入针后，缝线的两端均经皮肤穿出（步骤 2）；然后一端再次从原出针点进入，通过皮下通道在另一皮肤出针点穿出（步骤 3）。两端打结并埋于皮下。

备选方案2：附加穿刺口的全层缝合技术（图6-3）

在两端缝针穿过结膜之后（如前所述方法步骤 1），缝线的一端穿过眼睑并从皮肤的小穿刺口出针（步骤 2）。另一端从穿刺口旁边的皮肤

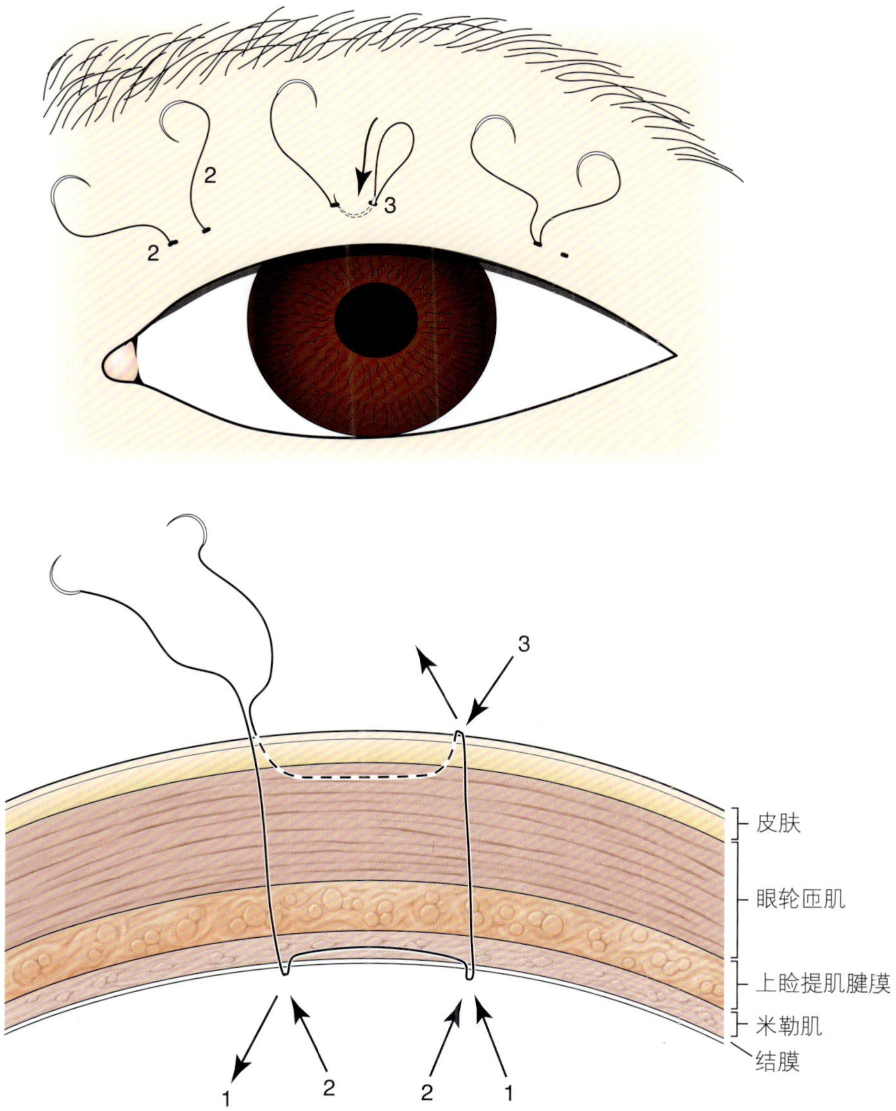

图 6-2　备选方案 1：全层缝合技术

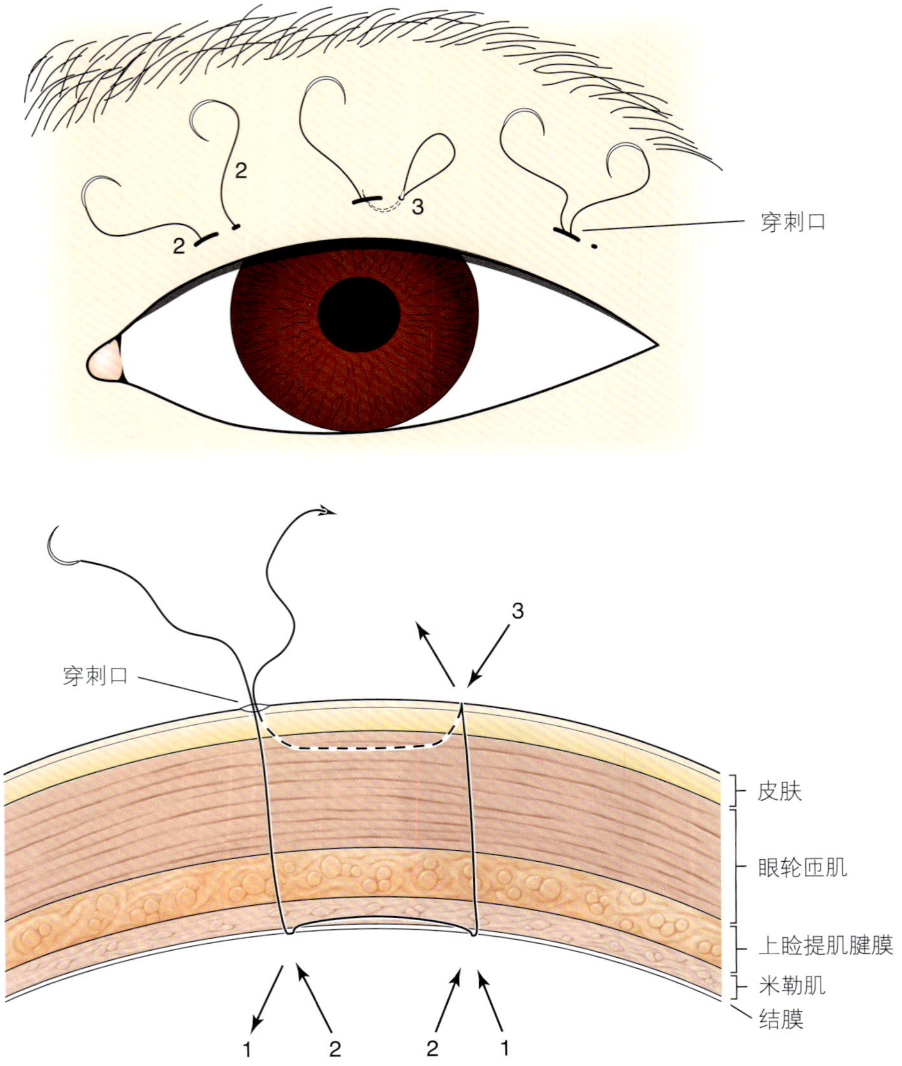

图 6-3 附加穿刺口的全层缝合技术

面穿出，并回针通过皮下在第一根缝线出针的穿刺小口处穿出（步骤 3）。缝线的两端打结并埋于穿刺小口皮下（见邱武才[24]）。如备选方案 1 中一样，将米勒肌、上睑提肌腱膜和一些睑板前眼轮匝肌缝合捆扎在一起，使睑板上缘的皮下组织和上睑提肌腱膜 - 米勒肌复合体之间产生瘢痕。该变式最常用于埋线法中。

图 6-4（上图）中的线条图显示了大约 50 年前最初发表的邱武才的方法。在他的方法中，使用的常规缝线可能是双针 5-0 或 6-0 尼龙线。第一线段（1）示意翻转上睑缘并使缝线在结膜下走行几毫米（A’-B’），其高度通常在睑板上缘上几毫米。第二线段（2）引导其中一根针紧贴睑板上缘向皮肤穿出（B’- B）。同样缝线另一端走行第三线段（3）A’- A（如果此时将缝线的两端在皮肤表面打结，将是从后上全层压缩包括米勒肌、提肌腱膜以及眼轮匝肌，除了皮肤。也无意间在 A’- A 段、B’- B 段以及提肌腱膜宽度水平压缩的 A’-B’ 段各自产生了线样效应）。实际上，第二针在 A 处穿出后，再回针（4）经皮下到 B，

从该处小穿刺口出。尼龙线两端牢固打结，并把线结下沉到小的手术切口内。习惯上缝合内、中、外三针。

图 6-4 为邱武才方法的截面图。注意包埋缝线的位置，该线结把主动收缩的上睑提肌（粉色）在高于睑板上缘的点与被动折叠的眼轮匝肌（灰色）包绕在一起。

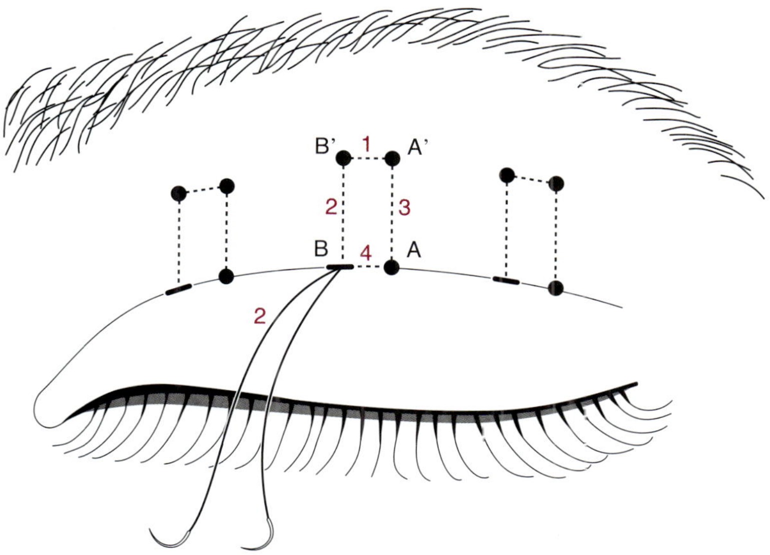

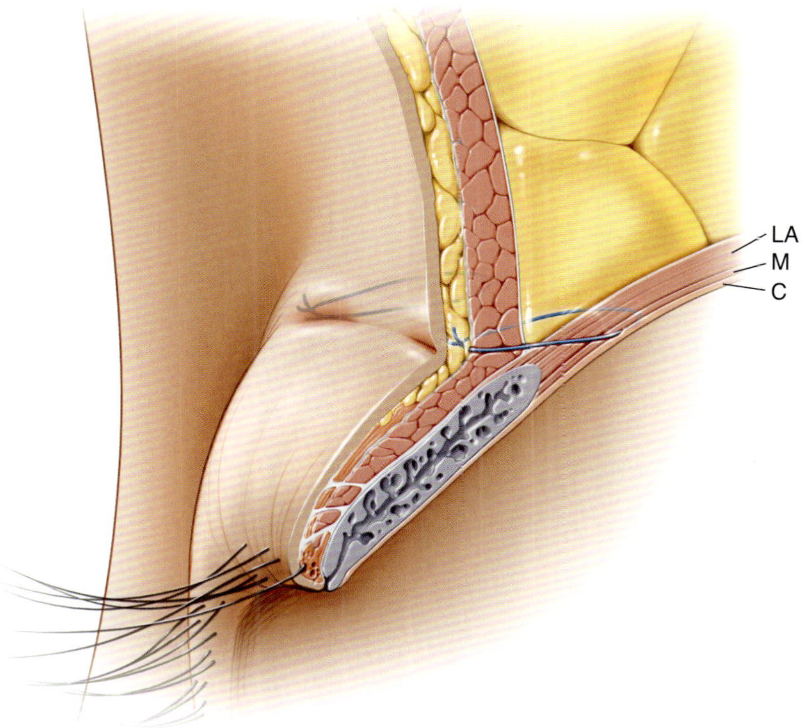

图 6-4 ■ 线条图显示了大约 50 年前最初发表的邱武才的方法。LA，levator aponeurosis，上睑提肌腱膜；M，Müller's muscle，米勒肌；C，conjunctiva，结膜

备选方案3：结膜入路肌间缝合法（图6-5）

在没有皮肤穿刺口的情况下，双针缝线的一端经结膜穿过米勒肌和上睑提肌腱膜，沿上睑板边缘进入皮下平面，针在皮下同一平面内走行一段后，反转针头穿过相同组织经结膜面穿出。然后，结膜侧的另一针通过结膜下接着与结膜面上的第一针汇合（步骤2）。缝线的两端打结并埋在上睑板边缘上方的结膜下。一些外科医生喜欢切取一小块睑板，并把结埋于此，以防止角膜或结膜刺激。

另外还有三种从皮肤入路的不同埋线法，如下文所示：

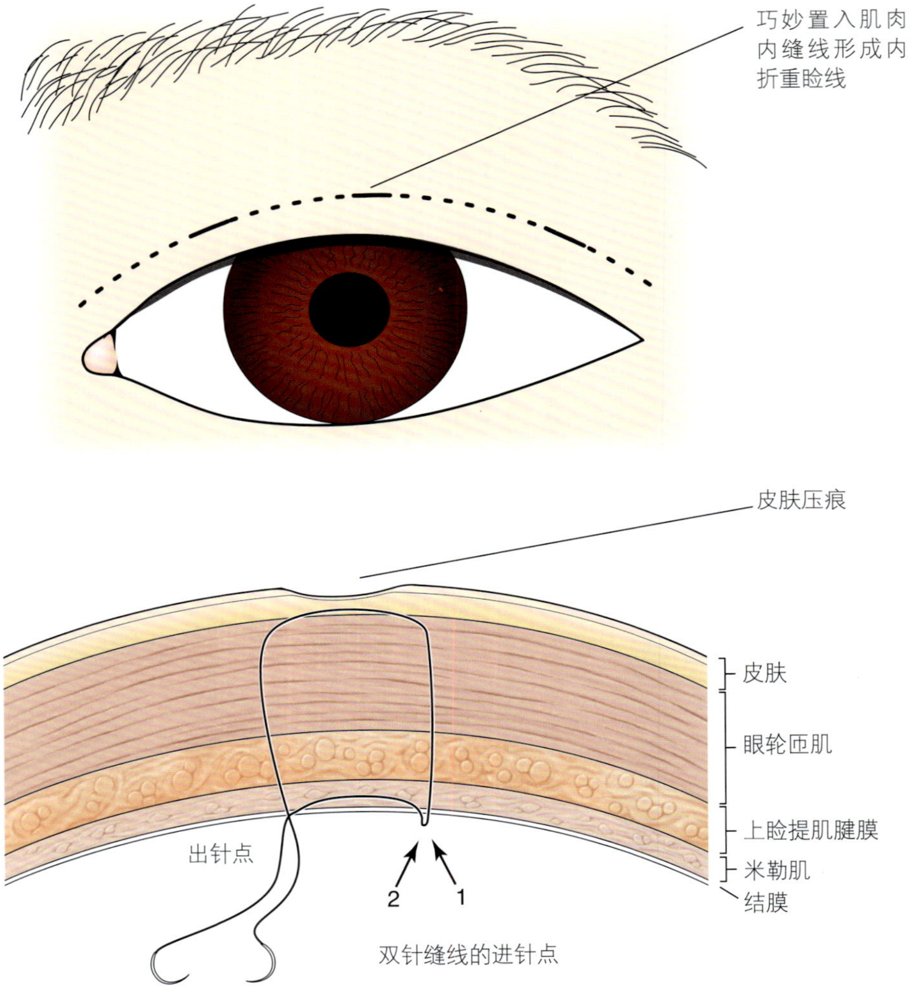

图 6-5 ■ 备选方案3：结膜入路肌间缝合法

备选方案4：皮肤入路肌间缝合法（不穿透结膜）（图6–6）

在重睑线位置的皮肤面上刺两个小口。6-0尼龙或聚丙烯线从第一个穿刺口进入，穿过上睑提肌腱膜和部分米勒肌，沿着重睑线水平走行一小段距离，然后通过第二穿刺口出皮面（步骤1）。缝线的另一端也原路进入在皮下走行，在第二穿刺口中和第一段缝线汇合；然后两端打结并埋入皮下（步骤2）。Mutou 和 Mutou[27] 利用这样的两个缝扎来形成重睑皱褶。

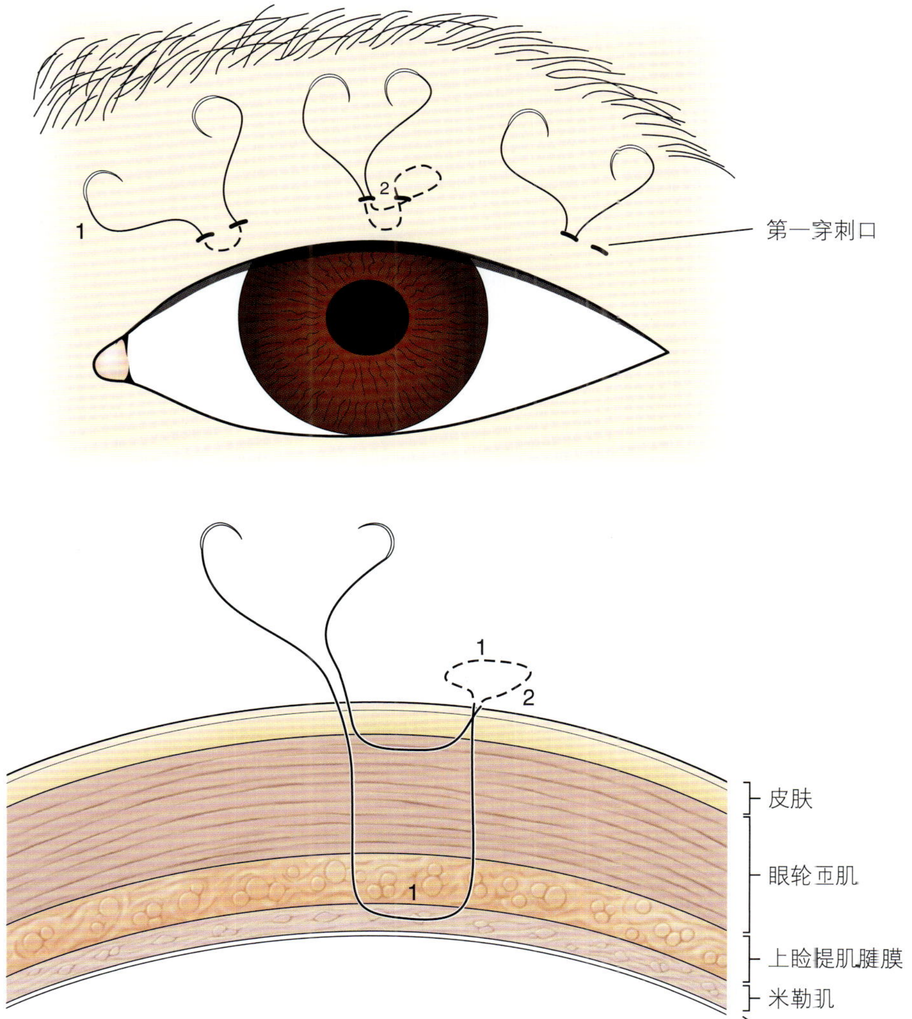

图 6-6 ■ 备选方案 4：皮肤入路肌间缝合法（不穿透结膜）

备选方案5：螺纹针和压迫法（皮肤入路皮下睑板连续缝合并螺纹针隧道法）（图6-7）

中国的 Yang[34] 报告了第五种方法，其沿着上睑板边界刺破几个小口。将螺纹针（或类似工具，如 6 号根管牙锉）刺入皮下，然后在上睑睑板前区域进行旋转（步骤 A），先从外侧切口到中央切口，再从中央切口到内侧切口。（沿睑板上缘的眼轮匝肌下平面，包含终止于睑板前的上睑提肌腱膜的前表面。）然后用 4-0 丝线连续缝合，缝挂一点睑板再返回皮肤侧。在缝合时选择 B 或 C 中的方式使得缝线成环。与此同时，将 2 mm 宽的橡胶导管半管缝线固定，压于睑板前区域。据推测，由于螺纹针道的瘢痕化和橡胶导管的压迫作用导致上睑提肌腱膜与皮下组织的粘连，从而形成重睑皱褶。原创作者报告说，其优点包括术后水肿轻微和肿胀快速消退，避免了全切的皮肤瘢痕，并且经术后 3 年对 102 例患者的观察，有 100 例有效。禁忌证包括脂肪过多、皮肤过紧或皮肤过松的患者。这种方法不适用于上睑退缩、突眼症和再次修复的患者。

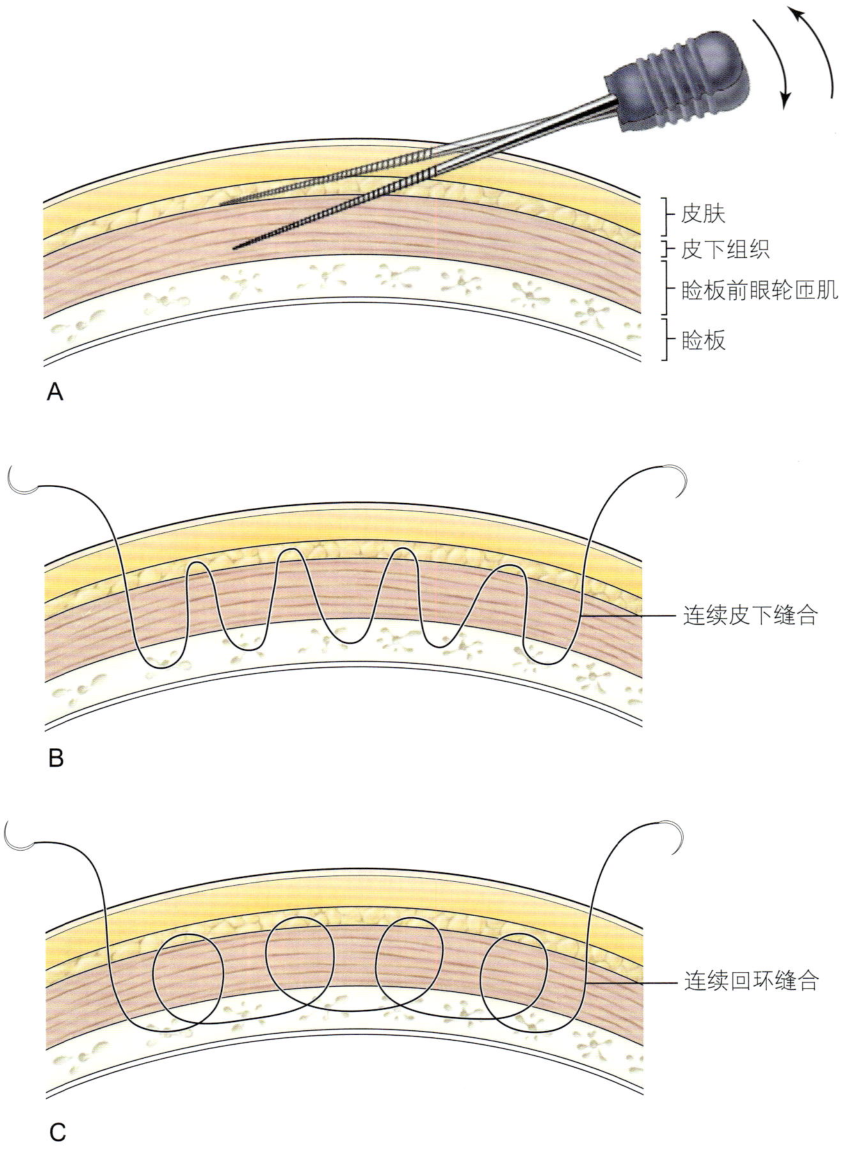

图 6-7 ■ 备选方案 5：螺纹针和压迫法（皮肤入路皮下睑板连续缝合并螺纹针隧道法）

备选方案6：皮肤入路皮内睑板缝合法（图6-8）

来自中国的 Song[35] 提出了一种方法，其使用 11 号尖刀片在上睑的内、中、外 1/3 段分别做两个穿刺口，间隔 3~5 mm；切口深度从皮肤垂直到睑板。缝针的一端从皮肤上的一个穿刺口进入，穿过睑板浅表层，再从第二个穿刺口穿出（步骤 1）。另一端缝针采取和第一针相同切口进入，沿真皮内穿行且像第一针一样从第二切口出针（步骤 2）。将缝线两端打结并埋于皮下（步骤 3）。在睑板上缘每 1/3 段重复前面的步骤。重要的是确保缝线是走行在真皮内而不是皮下，因为后者往往导致重睑皱褶的术后短时间内脱失。

在备选方案 3、4 和 6 中，两个针都通过眼睑上相同点进入和离开。备选方案 4、5 和 6 涉及经皮通道。备选方案 5 和 6 涉及睑板内通道。尽管这些缝扎技术避免了明显的皮肤切口，6 种选择中的 5 种（备选方案 3 除外）需要通过多个

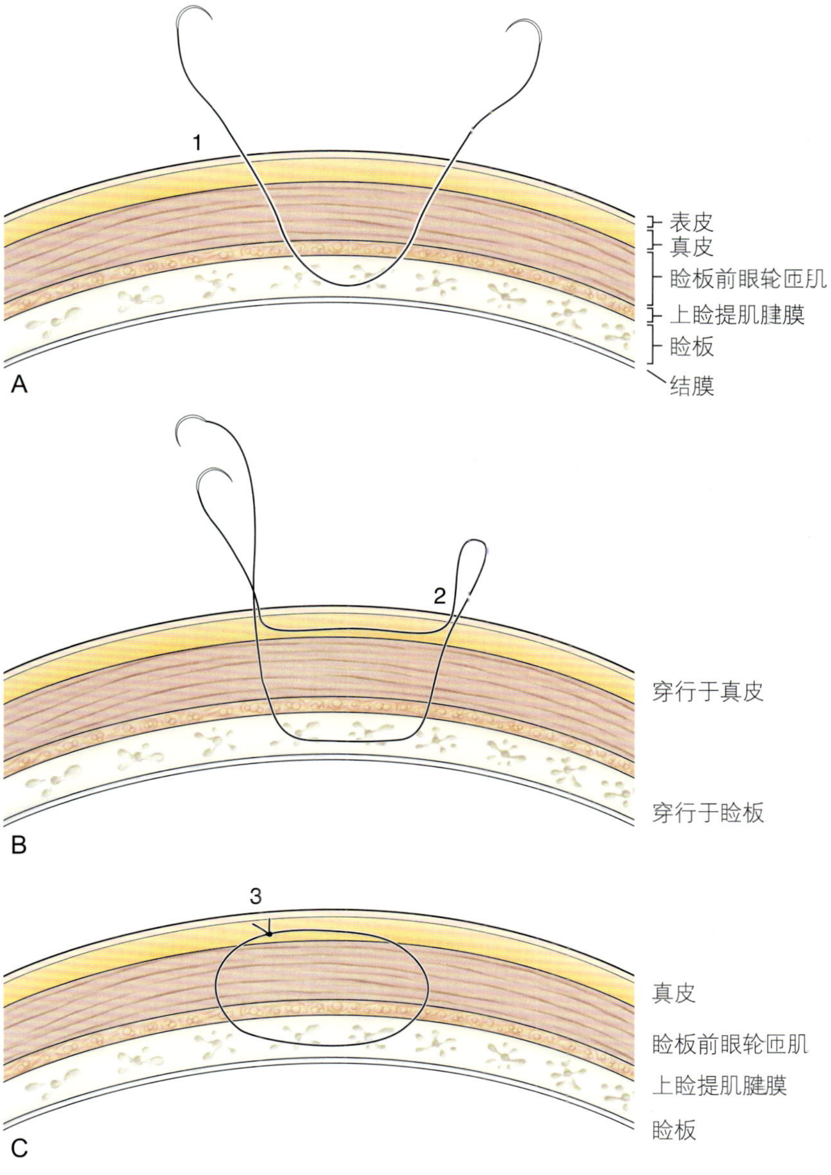

图 6-8 备选方案 6：皮肤入路皮内睑板缝合法

皮肤穿刺口或缝针反复穿过皮肤表面，所有这些都需要放置永久性埋置线和围绕上睑提肌腱膜的某段或某部分进行某种形式的缝合。

埋线法因为创伤小，其主要短期优势是眼睛术后恢复较快。我所观察的 1 年到几年前做过这种手术的患者中，经常遇到有些人可能会因失败或有异物感而抱怨，其他人可能会表现出更多早期并不明显的副作用（会在第 15 和 21 章中详述）。其他并发症可能包括与睑裂变大相关的干眼或视疲劳。修复并不困难，通常利用切开的方法去除埋入的缝线，如图 6-9 和图 6-10 所示。

图 6-9 是右上睑的术中视图（手术医生位于手术台头侧），展示了一个抱怨有眼睑疲劳和眼睛发痒的患者（他曾经使用埋线法进行过手术，但没有成功），在患者的睑板上缘上方几毫米的位置可见埋入的黑色尼龙线（图 6-10）前后来回蜿蜒，像一个 U 形发箍，每条线的长度大约 30 mm（超过 1 英寸）。术中将其拆除，并采用第 8 章、第 9 章和第 18 章中描述的方法重建重睑皱褶。患者的不适症状得以解除。

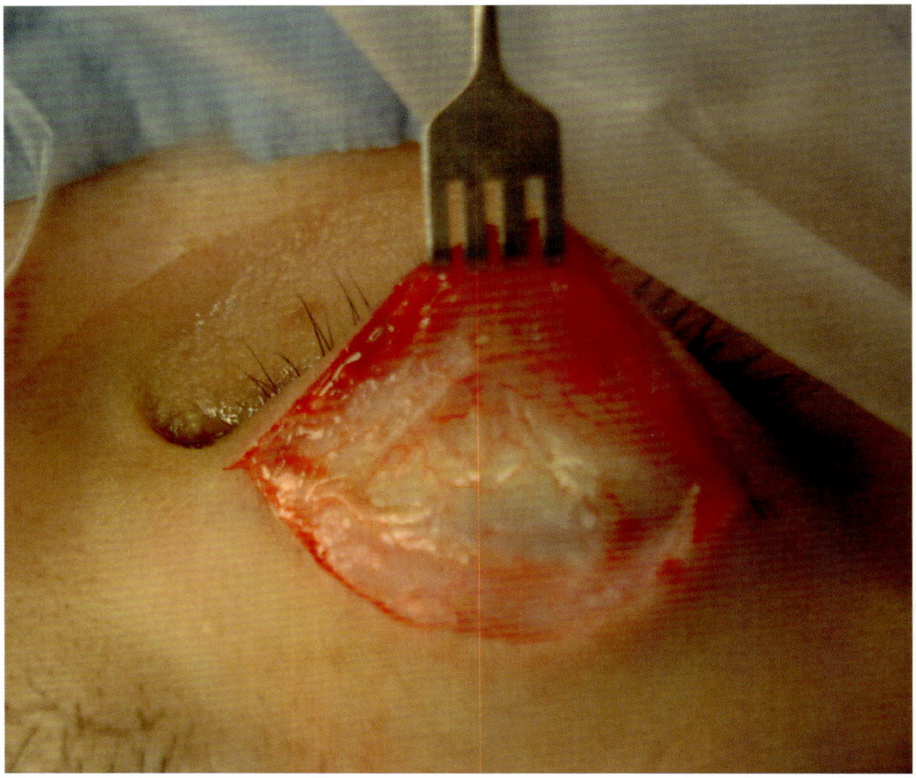

图 6-9 右上睑的术中视图（手术医生位于手术台头侧）

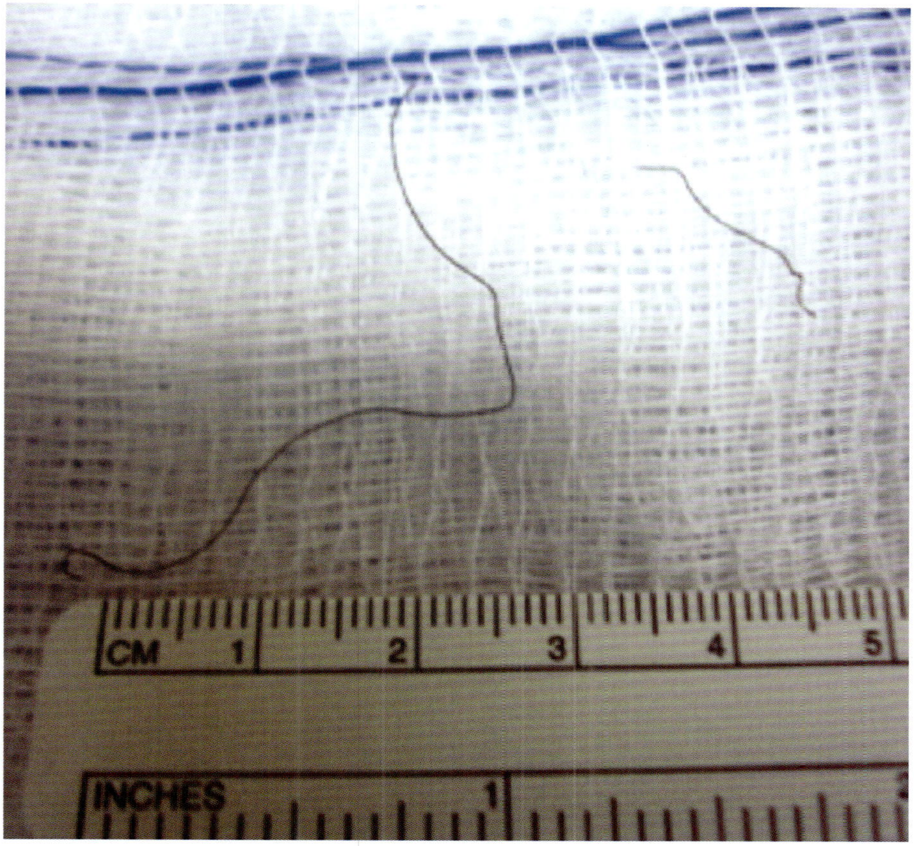

图 6-10　被取出的埋置尼龙线

参考文献

1. Mikamo K. A technique in the double eyelid operation. J Chugaishinpo 1896.
2. Uchida K. The Uchida method for the double-eyelid operation in 1,523 cases. Jpn J Ophthalmol 1926; 30:593.
3. Maruo M. Plastic construction of a ‘double-eyelid’. Jpn Rev Clin Ophthalmol 1929; 24:393–406.
4. Hata B. Application of eyelid clamp and beads in ‘double-eyelid’ operation. Jpn Rev Clin Ophthalmol 1933; 28:491–494.
5. Hayashi K. The double eyelid operation. Jpn Rev Clin Ophthalmol 1938; 33:1000-1010, 1098-1110.
6. Inoue S. The double eyelid operation. Jpn Rev Clin Ophthalmol 1947; 27:306.
7. Mitsui Y. Plastic reconstruction of a double eyelid. Jpn Rev Clin Ophthalmol 1950; 44:19.
8. Ohashi K. The double eyelid operation using electrocautery. Jpn Rev Clin Ophthalmol 1951; 46:723.
9. Hirose K. The double eyelid operation. Jpn Rev Clin Ophthalmol 1950; 45:374.
10. Ikegami T. Brief discussion on the double eyelid operation. Jpn Rev Clin Ophthalmol 1951; 46:706-707.
11. Sayoc BT. Plastic construction of the superior palpebral fold. Am J Ophthalmol 1954; 38:556-559.
12. Sayoc BT. Simultaneous construction of the superior palpebral fold in ptosis operation. Am J Ophthalmol 1956; 41:1040-1043.
13. Sayoc BT. Absence of superior palpebral fold in slit eyes (an anatomic and physiologic explanation). Am J Ophthalmol 1956; 42:298-300.
14. Sayoc BT. Surgical management of unilateral almond eye. Am J Ophthalmol 1961; 52:122.
15. Sayoc BT. Blepharo-dermachalasis. Am J Ophthalmol 1962; 53:1020-1022.
16. Sayoc BT. Anatomic considerations in the plastic construction of a palpebral fold in the full upper eyelid. Am J Ophthalmol 1967; 63:155-158.
17. Sayoc BT. Surgery of the oriental eyelid. Clin Plast Surg 1974; 1:157-171.
18. Millard DR Jr. Oriental peregrinations. Plast Reconstr Surg 1955; 16:319-336.
19. Pang HG. Surgical formation of upper lid fold. Arch Ophthalmol 1961; 65:783-784.
20. Fernandez LR. Double eyelid operation in the oriental in Hawaii. Plast Reconstr Surg 1960; 25:257-264.
21. Uchida J. A surgical procedure for blepharoptosis vera and

for pseudo-blepharoptosis orientalis. Br J Plast Surg 1962; 15:271-276.
22. Boo-Chai K. Plastic construction of the superior palpebral fold. Plast Reconstr Surg 1963; 31:74-78.
23. Boo-Chai K. Further experience with cosmetic surgery of the upper eyelid. In: Broadbent TR, ed. Transactions of the Third International Congress of Plastic Surgery. Amsterdam: Excerpta Medica; 1964:518-524.
24. Boo-Chai K. Some aspects of plastic (cosmetic) surgery in orientals. Br J Plast Surg 1969; 22:60-69.
25. Boo-Chai K. Aesthetic surgery for the oriental. In: Barron JN, Saad MN, eds. Operative plastic and reconstructive surgery, Vol. 2. Edinburgh: Churchill–Livingstone; 1980:761-781.
26. Boo-Chai K. Surgery for the oriental eyelid. In: Lewis JR Jr, ed. The art of aesthetic plastic surgery, 2nd ed. Boston: Little, Brown; 1989:611-617.
27. Mutou Y, Mutou H. Intradermal double eyelid operation and its follow-up results. Br J Plast Surg 1972; 25:285-291.
28. Shirakabe Y, Kinugasa T, Kawata M, Kishimoto T, Shirakabe T. The double eyelid operation in Japan: its evolution as related to cultural changes. Ann Plast Surg 15(3):224–241, 1985. [A historical summary paper.]
29. Homma K, Mutou Y, Mutou H, Ezoe K, Fujita T. Intradermal stitch for orientals: does it disappear? Aesth Plast Surg 2000; 24:289-91.
30. Tsurukiri K. Double eyelid plasty: reliability and unfavorable results to the patients [Abstract]. J Jpn Aesth Plast Surg 1999; 20:38.
31. Satou H, Ichida M. The reliability of buried double eyelid operation and the assessment of unfavorable results at our clinic. Panel discussion at the annual meeting of the Japan Society of Aesthetic Plastic Surgery, Gifu, Japan, October 1998.
32. Lee YJ, Baek RM, Chung WJ. Nonincisional blepharoplasty using the debulking method. Aesth Plast Surg 2003; 27:434-437.
33. Zubiri JS. Correction of the oriental eyelid. Clin Plast Surg 1981; 8:725-737.
34. Yang PY. Double eyelid operation by the twisted needle and compressive suturing technique. Chin J Plast Surg Burn 1987; 3:191-192.
35. Song RY. Further discussion on the improved suturing technique for double eyelid operation. Chin J Plast Surg Burn 1990; 6:96-97. [Intradermal and intratarsal suturing technique.]

第 7 章

切开法

切開法

对文献中有关切开法的各种研究表明，在皮肤切开后是否常规去除皮肤和眼轮匝肌的方法及偏好上存在很大差异。同样，一些手术医生更喜欢打开眶隔去除数量不等的腱膜前脂肪。

还有一些人支持只做较小的皮肤切口（或部分切口），进一步演变在于对重睑皱褶的固定方法的改进，包括皮肤 - 上睑提肌腱膜 - 皮肤固定法、下唇眼轮匝肌 - 上睑提肌固定法、眶隔皮肤固定法以及皮肤 - 睑板 - 皮肤固定法。每种方式都有自己的优点和缺点，需要根据手术技能、审美和所涉及的困难程度，以及患者的舒适度和认可度进行权衡。例如，皮肤切口和皮肤切除学派倾向于做一个准确定位重睑位置的切口。这些实践者往往关注于手术技巧和随后的伤口愈合过程，可能很少关心即刻愈合。那些例行打开眶隔的医生，只对清晰看到睑板上缘具有腱膜前区特征的解剖标志感到放心。

总之，推崇切开法的手术医生更青睐于这种方法的可预测性和持久性。目标就是能获得持久的重睑皱褶和较少的再次修复手术。这种方法尤其是无任何缝线置入的情况下就可以形成重睑皱褶，患者无论俯视或仰视都没有不适感，也不会经常听到患者抱怨关于上睑紧绷或者在睑板前区刺穿埋线的不适。使用部分切开法的手术医生倾向于制作 5~8 mm 的切口，试图通过一个比全切开小的切口来完成软组织的减除，尽管切口通常比报道的要更长。可能有个缺点，就是相较于切口的内侧和外侧边缘，切口中央部上方的皮肤会形成较深的皱褶。

在缝合方法中，缝合材料的选择变化很大。目前常用的创面缝合方法主要有：

1. 皮肤 - 上睑提肌 - 皮肤（或皮肤 - 睑板 - 皮肤）固定法。

2. 上睑提肌腱膜至下唇皮下 [或睑板上缘（superior tarsal border，STB）至下唇皮下] 固定法。

皮肤–上睑提肌–皮肤固定法

在作者喜欢的第一种方法中，缝线首先缝挂住切口下唇皮缘（图 7-1），接着是睑板上缘的上睑提肌腱膜的远端纤维，然后是上唇皮缘。这样在睑板上缘的位置就形成了皮下和上睑提肌腱膜之间的粘连，模仿上睑提肌腱膜纤维的自然插入。Fernandez[1] 早在 1960 年就描述了这种技术，并指出它形成的是“动态的和浅表的重睑皱褶”（图 7-2），而不是像皮肤 - 睑板 - 皮肤那种粘连

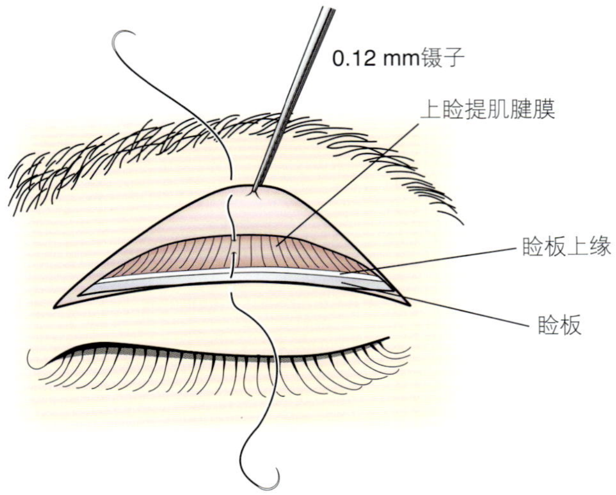

图 7-1 皮肤 - 上睑提肌 - 皮肤固定法。缝针首先穿过下唇皮肤，在睑板上缘（STB）的位置缝合上睑提肌腱膜，然后穿过上唇皮缘

方式，后者往往形成的是“死板静态的”重睑皱褶（图 7-3）（参见 Sayoc[2]1954 年的论文）。

上睑提肌腱膜至下唇皮下固定法

在第二种方法中，用 6-0 缝线如尼龙线或聚羟基乙酸线或聚丙烯线，进行几针埋线缝合，在上睑提肌腱膜与切口下唇的皮下组织之间，沿着上睑板上缘产生瘢痕粘连（图 7-4）。按照 Fernandez[1] 的说法，这种重睑皱褶是“动态”的，相比与第一种缝合方法，这种皱褶更深、更持久，而第一种方法往往深度不够。这可能是深埋的聚丙烯线固定组织的结果。Sheen[3-4] 分别在发

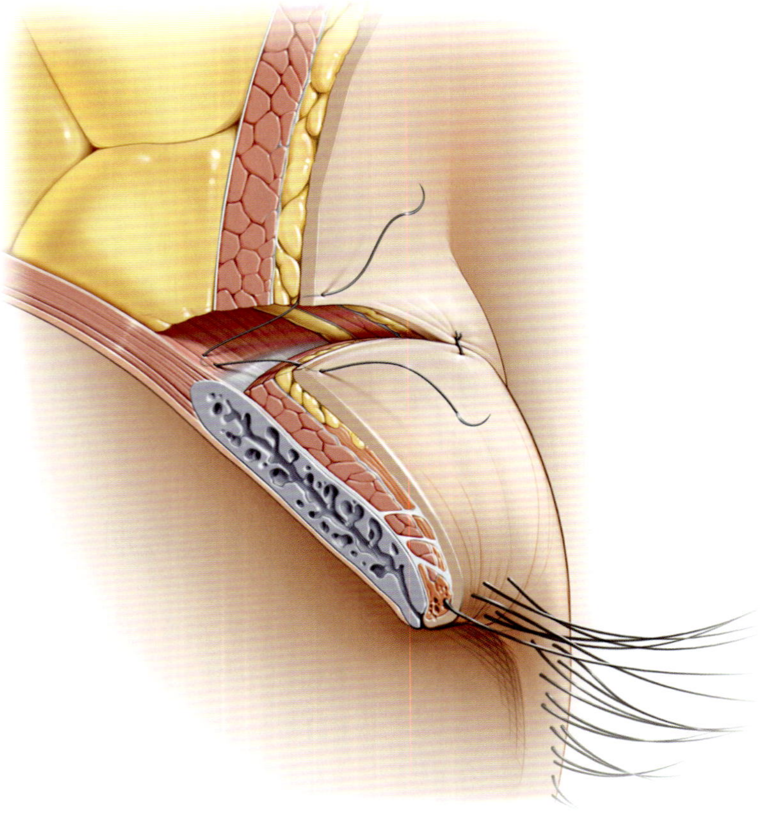

图 7-2 皮肤 - 上睑提肌 - 皮肤（skin-levator-skin，SLS）固定法，形成动态的和浅表的重睑皱褶

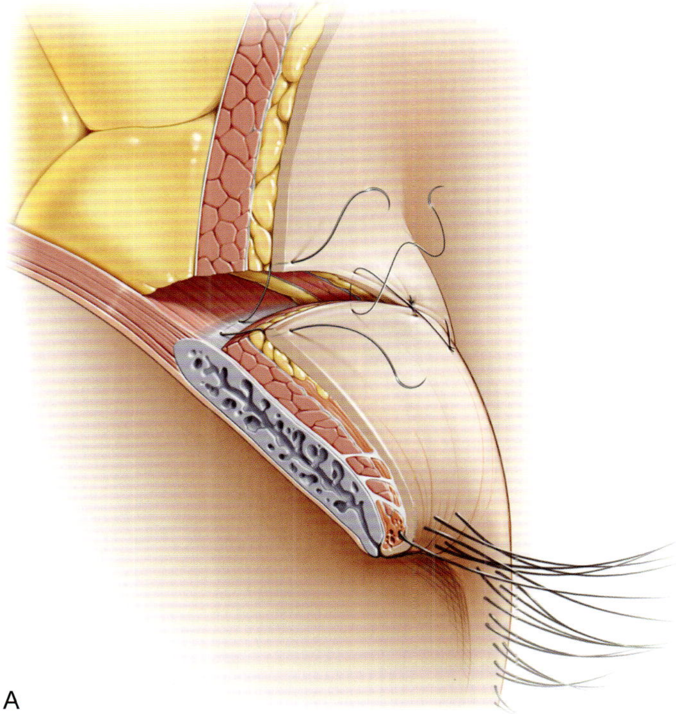

A

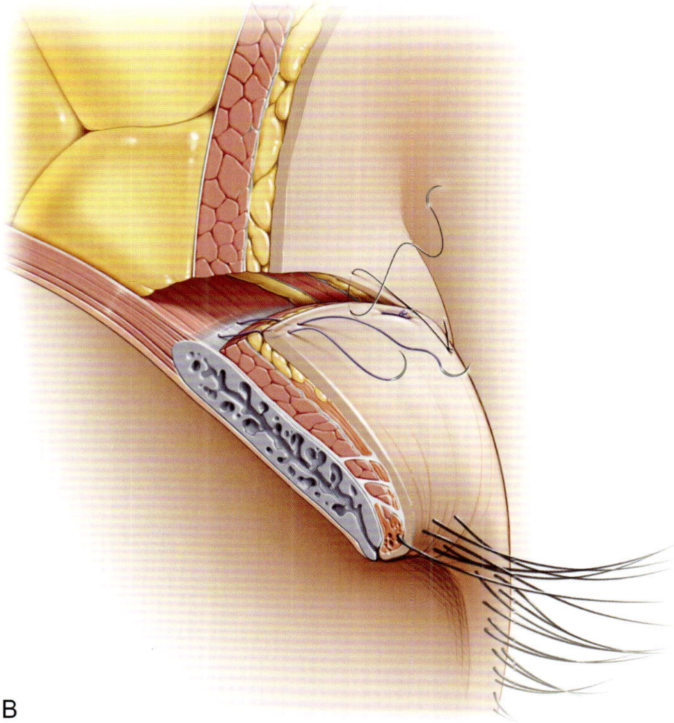

B

图 7-3 ■ 皮肤 - 睑板 - 皮肤（skin-tarsus-skin，STS）固定法，形成死板静态的重睑皱褶

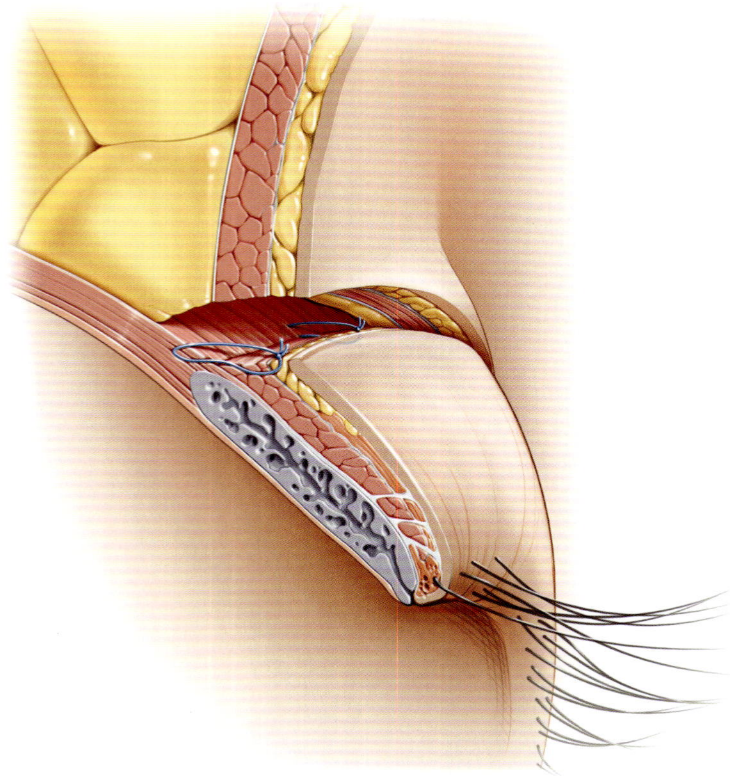

图 7-4 ■ 埋置缝线将切口下缘皮下组织（包括眼轮匝肌）固定到上睑提肌腱膜远端。按照 Fernandez[11] 所言，此法的效果是更深、更持久的动态重睑

表于 1974 年和 1977 年的文章中，描述了这种睑板上固定的缝合法在高加索人眼睑成形术中的应用，缝线把上睑提肌腱膜与切口下唇的眼轮匝肌进行缝合，实际上是下唇皮下组织。

1976 年，Putterman[5] 和 Weingarten[6] 在各自的文章中描述了从上睑板上缘到切口下唇皮下平面缝合法（图 7-5）。Park[7] 还在亚洲人的重睑手术中发表了他的眼轮匝肌上睑提肌固定法。他用 3 根 6-0 尼龙线将上睑提肌腱膜的折叠部分固定在下唇皮肤边缘的眼轮匝肌上（此处使用了永久性埋线缝合）。

Yoo[8] 简单地描述了重睑皱褶的形成，它的方法是修剪睑板前脂肪，做“衍缝”用于关闭去除睑板前组织后留下的死腔，并没有附着任何腱膜或睑板。Yoo 认为，形成重睑褶皱时，上睑提肌和皮肤之间软组织的减少比上睑提肌插入皮肤更重要。他使用 6-0 丝线连续缝合和三针间断缝合法来闭合切口。理论上来说，三针间断衍缝用于闭合皮肤和眼轮匝肌以及睑板前软组织；可是这些间断缝线的功能是不确定的，因为去除软组织后关闭死腔（如 Yoo 所指）难免会使切口上下唇皮肤在睑板上缘的上睑提肌腱膜前面愈合，最后的结果是坚挺的睑板前平台促进形成重睑皱褶，而且这样操作后很容易继发上睑提肌腱膜与睑板前组织形成粘连。此外，还存在其他阻碍因素，例如在睑板前区域上方的腱膜前空间存在组织冗余，包括眶隔部眼轮匝肌、眼轮匝肌下脂肪和眶隔以及下移的腱膜前脂肪垫。在 Yoo 报道的 48 名随访患者中，一些照片显示 1~2 年后，重睑皱褶的高度似乎明显变浅（或脱失）。

Lee、Park、Shin 和 Song[9] 等于 1997 年提出将眶隔附着在皮肤上以形成重睑皱褶。他们的观

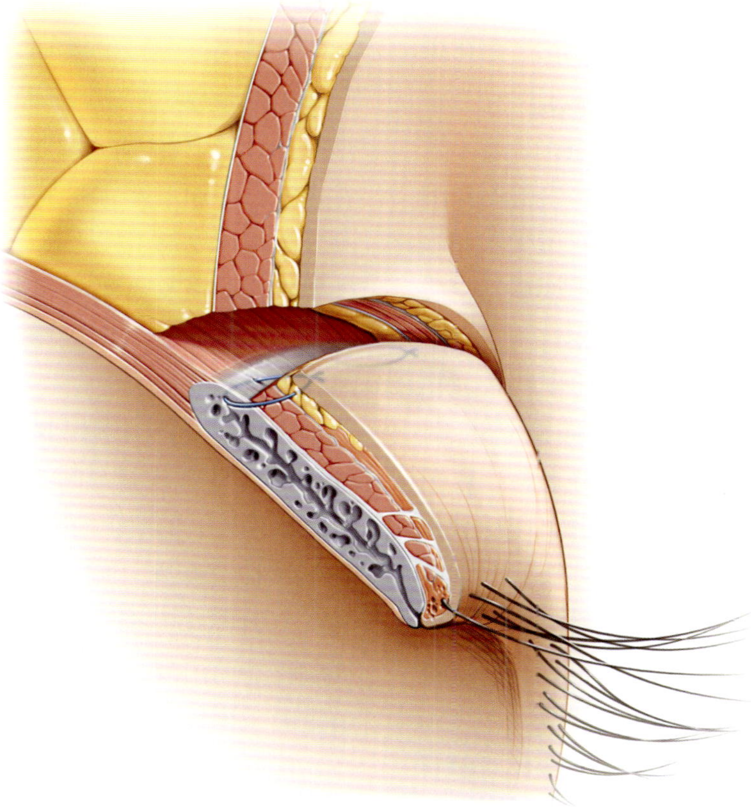

图 7-5　皮下埋置线将切口下缘的眼轮匝肌固定于睑板上缘的睑板表面

点是，眶隔前面有明显的筋膜层，起于眶隔，插入睑板前腱膜扩展部。在亚洲人的眼睑，可以看到悬垂的腱膜前脂肪和眶隔覆盖到眶隔与上睑提肌腱膜的融合线以下。作者采用眶隔真皮固定技术，将眶隔的悬垂部分从腱膜处分离，折叠，然后缝合到切口下唇肌皮瓣的皮肤上。并不常规打开眶隔，而是仅仅将融合线下方悬垂的部分眶隔筋膜缝合到切口下唇肌皮瓣的皮肤上。60%的患者要去除睑板前纤维 - 脂肪层以增加眼轮匝肌筋膜与睑板前腱膜扩展部之间的粘连。通过 512 名患者超过 3 年的随访，作者报告的优点包括术后水肿轻微、不适和疼痛感较少，以及满意的重睑形态。但也尚存疑虑：比如是否每个病例都能找到眶隔筋膜鞘？如果发育缺失而无法正常使用它们会怎样？以及在大多数患者中去除多余的睑板前组织在实际的重睑皱褶形成中充当了什么角色？

另外，Flowers[10] 于 1993 年描述了他在高加索人和亚裔人中使用“锚定重睑成形术”进行上睑成形和重睑固定的方法。他发现进行重睑成形术时，一旦重睑皱褶形成，也往往伴随着因睑板前皮肤冗余而形成多余褶皱的烦恼。他的解决方案是保留与睑板宽度相同的皮肤量（恰好覆盖睑板），切除超出睑板的多余皮肤，然后通过睑板前（切口下唇）皮瓣的真皮与上睑提肌腱膜或睑板的粘连附着重新形成紧致的重睑皱褶。本质上，睑板及腱膜同时被上提了。

在 Flowers 的方法中，需翻转睑板并测量其高度。在皮肤面从睫毛根标记同样高的距离，要比实际从睑缘测量的距离高 2 mm。Flowers 的手术原则是，眉毛至睑缘之间的上睑应该有 26~30 mm 的皮肤，以保持正常的上睑轮廓和重睑皱褶形成以及闭合。解构来看，重睑的返折凹陷大概需要 10 mm，从重睑返折至眉毛至少 12 mm，以及 3~6 mm 可见的睑板前皮肤；当重睑返折出皱褶时容许弯折部要 1~2 mm，如果该量小于 26~30 mm，则会出现返折部内折不良的问题，以及由于皮肤短缺而导致的眉位受限和眼睑闭合不充分的问题。术中去除低垂或遮挡视线的眼睑皮肤的量，可用卡尺测量，或目测，这个值的双倍（×2）才达到应该切除的皮肤量。切口位置可选择眼睑上不同的点。Flowers 还探讨了脂肪的处理及外上象限脂肪的部分切除，以及将脂肪旋转或移位到上睑凹陷区域的可能性。他认为修剪睑板前纤维连接组织，并修薄切口下唇眼轮匝肌，既有助于减轻该区域术后的水肿，又有助于皮肤和肌肉平整地黏附于睑板表面，获得平滑的外观。

此方法是用剪刀沿眼轮匝肌和上睑提肌腱膜之间分离，直到上睑提肌腱膜远端的睫毛根，因而离断了上睑提肌腱膜与皮下的所有纤维附着，用剪刀去除睑板前筋膜表面的纤维条索以及过多的眼轮匝肌。然后用 6-0 可吸收薇乔线，将睑板前皮瓣的真皮（下唇皮缘）与睑板上缘以及上睑提肌腱膜的游离端缝合。Flowers 通常在中间缝合 3~4 针，再沿着已形成的重睑皱褶在内外侧各增加 1~2 针（修剪睑板前组织及去除上睑提肌腱膜远端浅层的一部分，难免会留下游离端，这并不意味着提肌腱膜完全被切断）。此外，用不可吸收线对位连续缝合切口上下缘皮肤，每针均缝挂其下方的腱膜。

Flowers 提到的其他缝合切口的方法有：

1. 仅用尼龙线间断缝合，将所有层次合在一起，包括切口下皮缘、睑板上缘、上睑提肌腱膜游离端和切口上皮缘。不再单独用薇乔线进行皮肤—睑板—上睑提肌腱膜间的缝合。

2. 用 6-0 薇乔线直接缝合切口上下缘的皮肤，同时一并缝挂深部睑板上缘与上睑提肌腱膜游离端，不使用任何尼龙线或非溶解性线。

据 Flowers 的说法，睑板前上睑提肌腱膜对睑板前的皮肤起到一定的提拉作用，从而保持紧绷。以此类推，将睑板前皮瓣固定在睑板上，可以防止上睑提肌腱膜睑板前皮肤的过度提拉，导致睫毛外翻或睑缘过度外露。作者指出，虽然患者在术后 2 周通常看起来非常令人满意，但往往会有一定程度的上睑下垂，以及向上注视时有牵扯感，完全恢复需要 2~3 年时间。

“动态”与“静态”重睑皱褶的概念值得详述：无论是亚裔人还是高加索人，只要眼睛有自然重睑皱褶的，当直视前方时上睑都能显示出清晰明确的重睑皱褶（图 7-6A）。在向下注视时，下直肌（和上斜肌）收缩，而上直肌、上睑提肌和下斜肌均松弛。上睑的重睑皱褶随眼球旋转变浅，有时几乎完全消失（图 7-6B）。当直视时随提肌收缩而出现、俯视时随提肌松弛就变淡的这道重睑皱褶称为“动态”皱褶。

相反，即使在向下注视时（当提肌放松时）也存在，且明显可见手术痕迹的皱褶称为“静态”皱褶。这种情况更多见于粗劣地把切口上、下皮缘与上睑板边缘缝合固定在一起的手术（下唇皮肤 - 睑板上缘 - 上唇皮肤固定法，见图 7-3A，B）和接受过埋线法的患者（见第 6 章）。

但实际操作中并不那么清晰可辨，因为并不是所有的皮肤 - 睑板 - 皮肤固定法形成的都是静态皱褶；当我们进行皮肤 - 上睑提肌 - 皮肤或上睑提肌腱膜与下唇皮下平面固定时，出现的也不全是动态皱褶。

总之，我更提倡我应用的切开法[11-15]，因为我认为它是一种更精确和永久的方法。根据对患者眼睛的术前评估，我去除了少量的皮肤。以斜切入路的方式向上打开眶隔，并根据临床评估修剪极少量的脂肪，但绝不能完全去除。通常我会沿下切口边缘切除数毫米宽的一小条眶隔前眼轮匝肌。为了形成动态而浅表的重睑皱褶，我主张使用不可吸收的非反应性缝线进行皮肤 - 提肌腱膜 - 皮肤缝合来成形。在我的方法中，这些线都是要拆除的，不用任何类型的埋线。但凡对上睑提肌腱膜造成任何纤维包裹的缝线，我也从不使

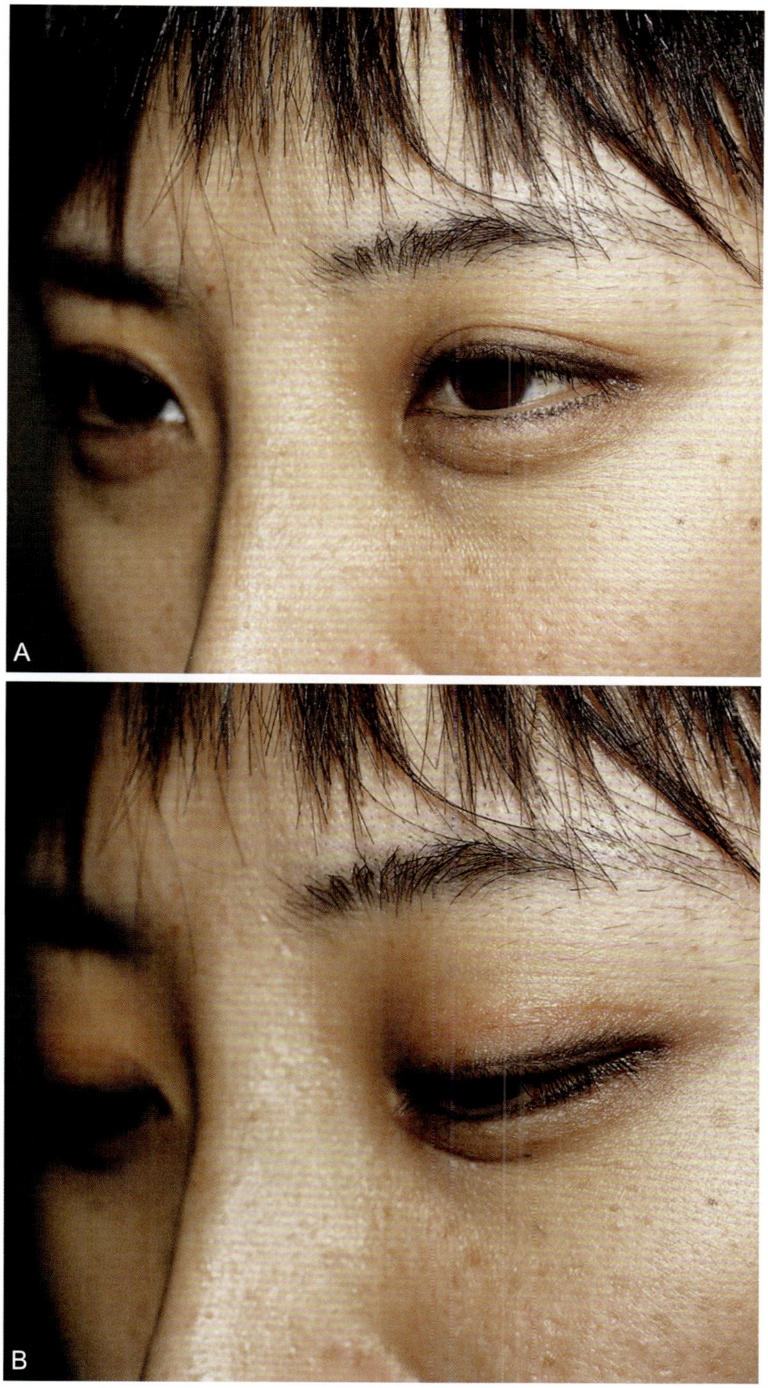

图 7-6 ■ 动态皱褶在直视时明显（A），而在向下注视时消失（B）

用（见第 21 章中的线样效应）。

参考文献

1. Fernandez LR. Double eyelid operation in the Oriental in Hawaii. Plast Reconstr Surg 1960; 25(3):257-264.
2. Sayoc BT. Plastic construction of the superior palpebral fold. Am J Ophthalmol 1954; 38:556-559.
3. Sheen JH. Supratarsal fixation in upper blepharoplasty. Plast Reconstr Surg 1974; 54(4):424-431.
4. Sheen JH. A change in the technique of supratarsal fixation in upper blepharoplasty. Plast Reconstr Surg 1977; 59(6):831-834.

5. Putterman AM, Urist MJ. Reconstruction of the upper eyelid crease and fold. Arch Ophthalmol 1976; 94:1941-1954.
6. Weingarten CZ. Blepharoplasty in the Oriental eye. Trans Am Acad Ophthalmol Otol 1976; 82:442-446.
7. Park JI. Orbicularis–levator fixation in double-eyelid operation. Arch Facial Plast Surg 1999; 1:90-95.
8. Yoo Hyun Bang. The double eyelid operation without supratarsal fixation. Plast Reconstr Surg 1991; 88(1):12-17.
9. Lee JS, Park WJ, Shin MS, Song IC. Simplified anatomic method of double-eyelid operation: septodermal fixation technique. Plast Reconstr Surg 1997; 100(1):170-178.
10. Flowers RS. Upper blepharoplasty by eyelid invagination –anchor blepharoplasty. Clin Plast Surg 1993; 20(2):193-207.
11. Chen WPD. Asian blepharoplasty. Ophthal Plast Reconstr Surg 1987; 3(3):135-140.
12. Chen WPD. A comparison of Caucasian and Asian blepharoplasty. Ophthalmic Pract 1991; 9(5):216-222.
13. Chen WPD. The concept of a glide zone as it relates to upper lid crease, lid fold, and application in upper blepharoplasty. Plast Reconstr Surg 2007; 119(1):379-386.
14. Chen WPD. Beveled approach for revisional surgery in Asian blepharoplasty. Plast Reconstr Surg 2007; 120(2):545-552.
15 Chen WPD, Khan J. Color atlas of cosmetic oculofacial surgery (with DVD), 2nd edn. Philadelphia: Elsevier-Science/Saunders, 2010.

第8章

亚洲人重睑成形术Ⅰ：第一向量

二ふた
重え
瞼まぶた
術じゅつ

我相信，改进的外切口技术可以最大限度地控制和灵活地形成最佳重睑皱褶。这是基于设定一个高基准，以达到理想的重睑皱褶高度、合适的重睑皱褶形态、流畅的重睑皱褶线和由此产生的持久的重睑皱褶效果（至少维持几年）。

所涉及的步骤如下：

1. 药物和手术设备
2. 麻醉剂
3. 手术步骤：
   - 标记手术切口和重睑皱褶位置
   - 第一向量——斜行切开面和开放眶隔（第 8 章）
   - 脂肪处理（继续至第 9 章）
   - 第二向量——切除眼轮匝肌和眶隔
   - 操作沿睑板上缘和上睑提肌腱膜前间隙
   - 形成重睑皱褶
   - 关闭切口

手术前用药和手术设备

患者通常在手术前 60 min 口服地西泮 10 mg 和一片 Vieodin（对乙酰氨基酚和羟考酮）（5 mg）。患者处于仰卧位，准备静脉道路、心电图监测护仪和可实时读数检测患者动脉血氧分压（PaO_2）的脉搏血氧计。所有患者都应用经鼻腔置管，每分钟气流 1~2 L。

麻醉混合剂和注射

制备两种局麻药混合物。

第一步：1∶10 万稀释肾上腺素加入 2% 利多卡因 1 ml，用 9 ml 注射用生理盐水稀释 10 倍。此时混合物 pH 接近中性，因为它已经被注射生理盐水缓冲稀释。肾上腺素现在稀释到 1∶100 万（标记为“稀释”）。

第二步：5 ml 2% 利多卡因（Xylocaine）含 1∶10 万肾上腺素稀释液（标记为“全效”）。

在手术准备和铺巾前，我会在每只眼睛滴一滴局部麻醉剂（0.5% 盐酸丙哌卡因），以增加患者舒适感。

我用 30 G 或 32 G 针头，在睑板上缘皮下浸润注射 0.1~0.2 ml 稀释麻醉剂（图 8-1）。在接下来的几分钟内，麻醉开始生效，因稀释肾上腺素 - 麻醉剂混合物的强大收缩血管作用，我们可以观察到眼睑皮肤变得苍白（图 8-2）。

然后，我将含有肾上腺素的 2% 利多卡因沿睑板上缘注射到眼轮匝肌下平面上，通常每侧眼注射量不多于 0.5 ml。

这种两段式局部麻醉剂注射的目的是在注射纯浓度酸性的 2% 利多卡因前，给予局部手术术野预浸润麻醉 [1]（可以在 2% 的混合液中加入碳酸氢钠，以达到同样的效果）。

当遇到疼痛阈值较低的患者，可以用眶上神经阻滞麻醉来进行补充。将 0.5 ml 麻醉剂用 30 G 半英寸长针注射于眶上切迹偏外侧的眶上间隙位置（很少需要进行眶上神经阻滞麻醉）。可给予静脉镇静或镇痛。

眼睑和面部以正常方式准备手术。眼睛再次滴用局部表面麻醉剂，这一次使用盐酸丁卡因用于较长时间的角膜麻醉。为了避免因鼻孔和面中部遮盖导致的幽闭恐惧，可以经鼻腔置管输送室内空气。然后在每只眼睛上应用不透明的黑色角膜保护器。

要点

- 使用稀释麻醉溶液有助于：
  - 减轻注射时的疼痛
  - 减少麻醉剂用量
  - 由于体积膨胀扩张较小，出血较少，造成的组织变形较少，使手术医生能将注意力集中在手术术野上。
- 使用鼻导管输送室内空气或低流量氧气有助于减少患者的幽闭恐惧。

注意问题

- 不要在暴露于单极或双极电凝的开放系统中使用鼻导管给氧，因为它可能引起着火和燃烧。
- 应用脉搏血氧测定来测量动脉血氧饱和度。术前用药和术中镇静容易引起敏感患者呼吸暂停。

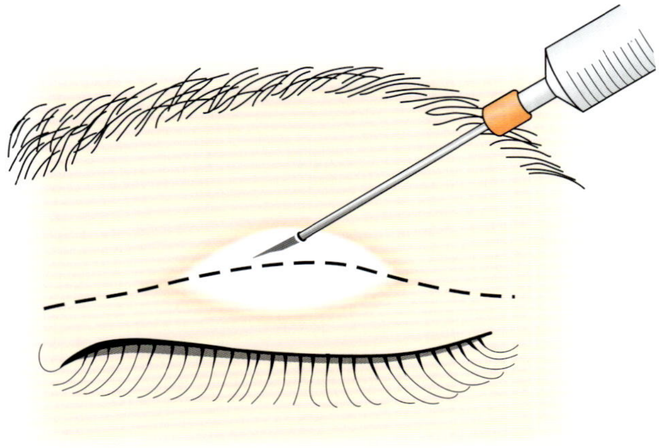

图 8-1 首次皮下注射稀释的、pH 平衡的麻醉剂混合物

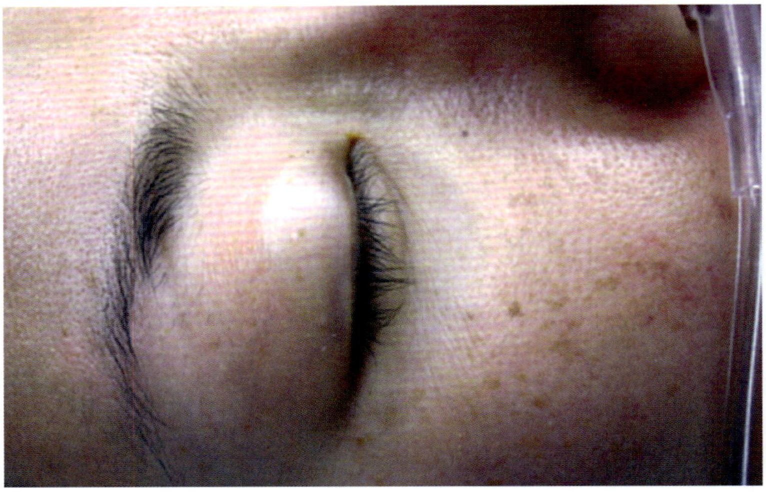

图 8-2 可见麻醉剂混合物中肾上腺素所引起的眼睑皮肤变白现象

手术步骤

睑板高度测量

睑板的高度决定了你所设计的皱褶的整体中心位置，形状取决于你如何根据患者喜好设计较低切口线的内侧 1/3 和外侧 1/3 位置。

将上睑外翻，用卡尺测量眼睑中央位置睑板的垂直高度（图 8-3），亚洲人通常位于 6.5~7.5 mm，这是低、中、高重睑皱褶线之间的范围。将削尖的木制棉棒涂上亚甲蓝可以画出理想的重睑皱褶线。皱褶高度被细致地转化到眼睑中央上方皮肤表面。

这一点位于上睑板正上边缘，并将作为沿眼睑的中央 1/3 的整体重睑皱褶高度的一个参照点，无论是设计平行形重睑，还是开扇形重睑。对于那些已经有重睑皱褶的患者，无论你是打算保留还是加强，仍应测量睑板，以确认你所看到的明显的皱褶确实是可以利用的重睑皱褶线。

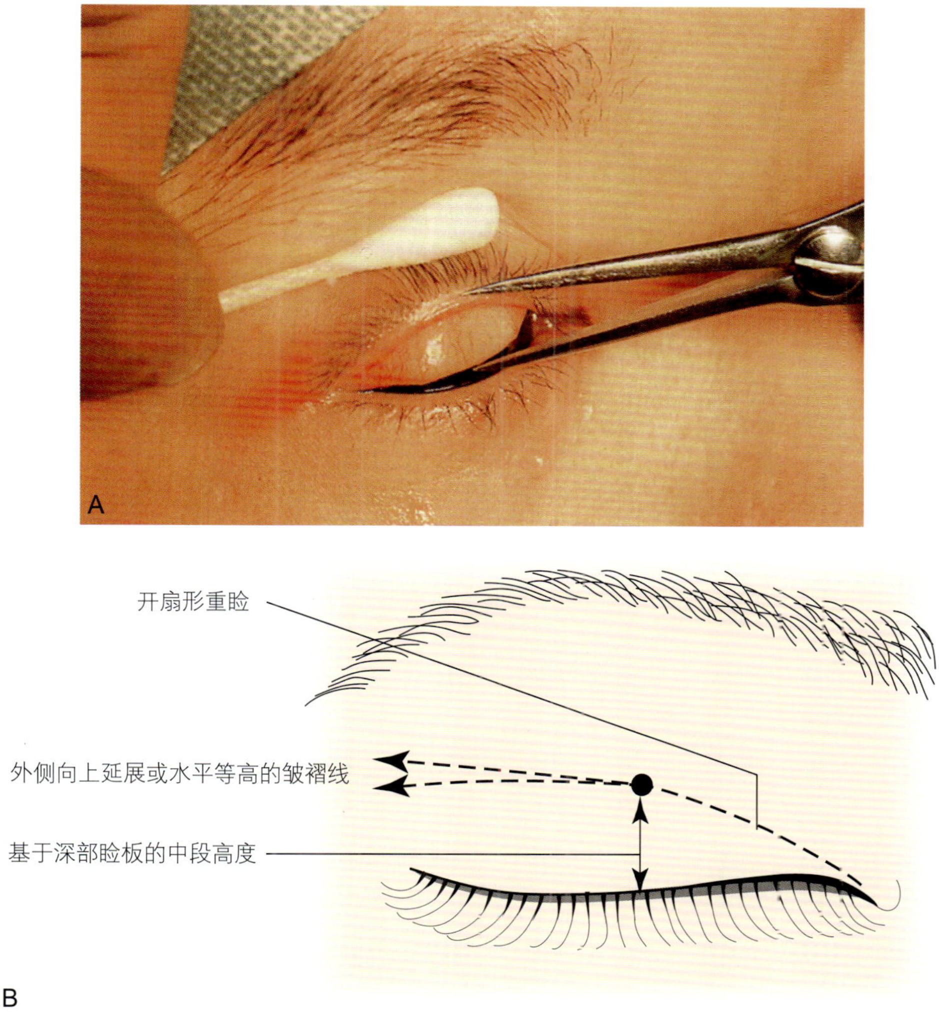

图 8-3　（A）将上睑外翻，在中央位置测量睑板高度；（B）开扇形重睑皱褶的设计。外侧部分可设计为水平等高或稍微向上延展

开扇形重睑皱褶的设计（图8-4）

切口线的内侧 1/3 标记为向内眦角逐渐变窄，或融合于上睑内侧皮折。外侧 1/3 通常被标记为一个水平的结构，虽然偶尔患者可能会要求在重睑皱褶的外侧部分稍微向上延展加高。

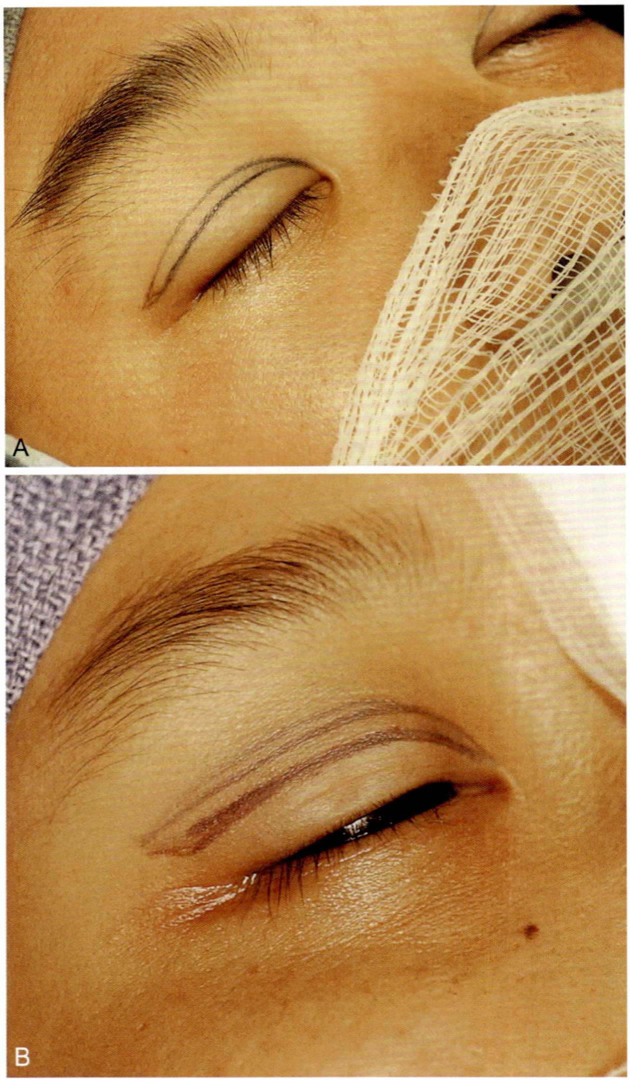

图 8-4 （A）标记开扇形重睑皱褶，外侧部分呈水平等高；（B）外侧向上延展的开扇形重睑设计

要点

- 使用细木签在下切口线上轻轻按压（新重睑皱褶位置），在做切开前指示患者向上看，以评估皱褶可能出现的方式（请注意，由于眼睑组织已注射局麻药物，皱褶将更加肿胀和距睑缘更远）。
- 与手术室中常用的标记笔相比，使用细木签上蘸有亚甲蓝的锥形尖端可以精确地绘制和重绘。
- 在切除皮肤的亚洲人重睑成形术中，切口下缘线将决定手术形成的重睑皱褶的形状和高度。去除皮肤部分为距下切口皮肤上约 2 mm，并平行于下切口标记线，然后进行标记。这个切口的上线逐渐向内眦倾斜并与内眦角融合，或与其他可能出现的上睑内侧褶皱合并。在重睑皱褶内侧通常要切除的皮肤少于 2 mm。
- 重复测量和确认切口线非常重要。

平行形重睑皱褶的设计（图8-5）

平行形重睑高度是以测量到的上睑板上缘的高度为标准（与睑缘等距）在皮肤表面设计的平行形态。

为了形成充分的粘连，需要去除一些睑板上缘上方的皮下组织。然后在设计的重睑切口下缘上方设计平行的宽约 2 mm 的皮肤条带。

要点

在设计平行形重睑皱褶时，有一种无意识的趋向，即会向内眦角汇聚形成开扇形重睑皱褶的倾向。我经常故意先画出开扇形的重睑褶皱，然后将其作为视觉引导来决定如何在上睑内侧 1/3 处设计平行皱褶，以提醒自己保持平行。

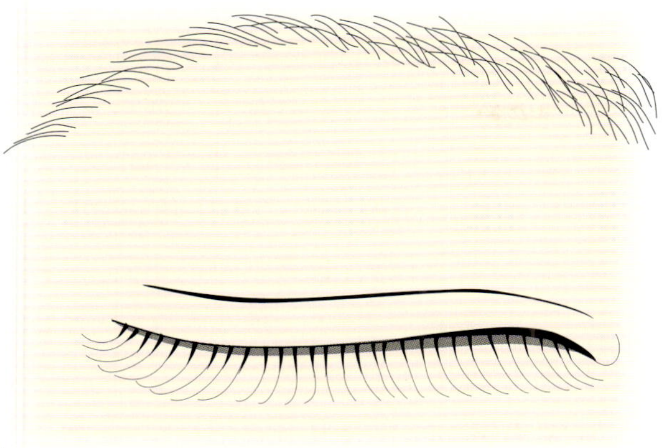
A

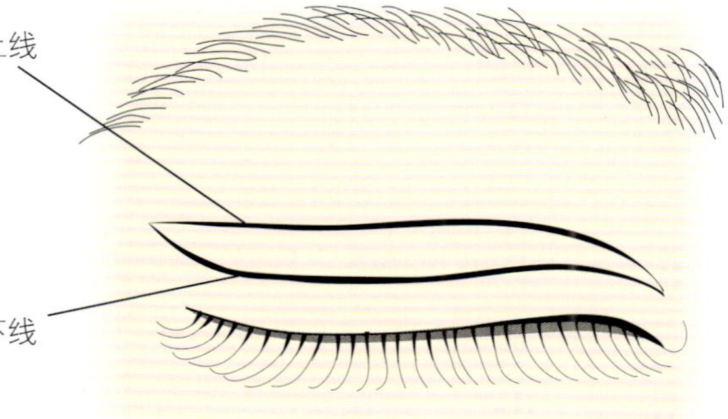

B

图 8-5 ■（A）平行形重睑皱褶的设计；（B）包括切口上、下线在内的平行形重睑皱褶的设计

注意事项

- 平行形重睑皱褶的内侧在内眦上方不要过高。
- 无论是开扇形还是平行形，重睑皱褶内侧切口都不要超过经内眦角的垂线。
- 外侧重睑皱褶设计不应该超过外眦角位置。

手术切口

然后使用 15 号手术刀片（Bard-Parker）沿设计的切口上、下线切开（图 8-6），切口深度仅限于真皮和眼轮匝肌表面筋膜。细毛细血管出血用 Wetfield 双极电凝烧灼止血。

并非所有情况下都有必要切除一条皮肤，但作者认为，去除皮肤下方部分组织有助于充分地形成重睑皱褶。基于此观点，在睑板上缘仍被睑

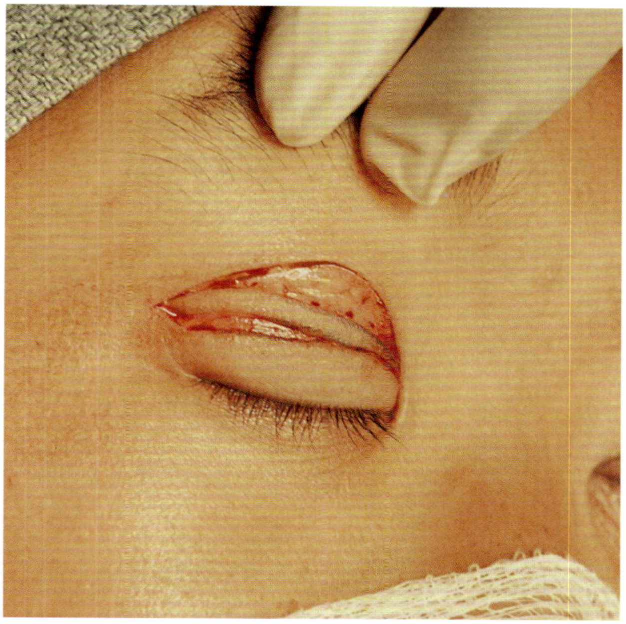

图 8-6 ■ 用 15 号手术刀在上、下两条设计线处做切开

板前和睑板上眼轮匝肌所覆盖，可能还带有眶隔的终末部分以及眶隔后上睑提肌腱膜的终末纤维。

要点

- 在做连续切开时，稳定住睑板和其上覆软组织及皮肤，精细处理是非常重要的，特别是沿着切口下缘即术后形成的重睑皱褶线切开时尤为重要，这是落实重睑皱褶设计的关键步骤。
- 连续切开可以分三步进行，这样就可以检查和重复检查切口。对于坐在患者头侧位置并习惯右手执刀的手术医生来说，右上睑最好从内侧开始操作；左上睑则可以从切口线的最外点开始切开。
- 任何出血最好应用双极电凝的精细尖端进行烧灼控制。这使得手术医生可以减少即刻的组织肿胀和避免组织平面的模糊，从而保持一个清晰的手术视野。同时，这样也保证了术者的操作保持在设计切口线内。

注意事项

操作很容易切得太深，造成小范围的顽固性眼轮匝肌出血，很快就会形成血肿，使切口线和切口平面变形，使睑板上缘的眼轮匝肌、眶隔及脂肪和上睑提肌腱膜之间界线模糊不清。还可能因此导致术后短暂的继发性上睑下垂（埋线法重睑术也很容易发生这种情况，因为针头要反复穿过眼睑的各层，例如三组埋线缝合时的六条穿梭路径）。

第一向量（通过眼睑前层的平面）：沿上切口线斜行穿过眼轮匝肌打开眶隔

完成第一步皮肤切开后，术者可以用左手指稍微牵拉切口上缘，然后用 Bovie 电凝头以一定向上角度穿过眶隔前眼轮匝肌层，虽然这条上切口线仅比睑板上缘高出 2~3 mm，但向上倾斜的 Bovie 电凝头尖端瞄准的是眶隔与上睑提肌腱膜融合部上方的位置（在亚洲人中，眶隔与上睑提肌腱膜融合部位于睑板上缘上 2~3 mm 处）。使用具有切割功能的电凝尖端轻柔地操作到达眶隔。在此过程中可能会看到眶隔前脂肪。当中央 1/3 以上的眶隔被打开时，你可以看到稍微隆起的腱膜前脂肪垫通过眶隔开口膨出（图 8-7B）。然后用钝头 Westcott 剪刀沿着切口线彻底打开眶隔，使用牵引拉钩将皮肤 - 眼轮匝肌 - 眶隔瓣由睑板上缘向下翻转（图 8-7A, B）。

要点

当将眶隔切口水平向两侧延伸时，始终要把剪刀的尖端略向上倾斜。其目的是避免无意中对脂肪垫内的血管、脂肪垫本身以及深部的上睑提肌腱膜或位于外侧端的泪腺小叶造成损伤。

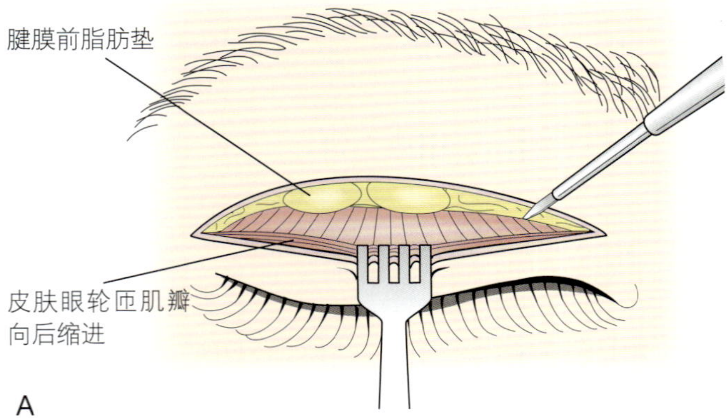

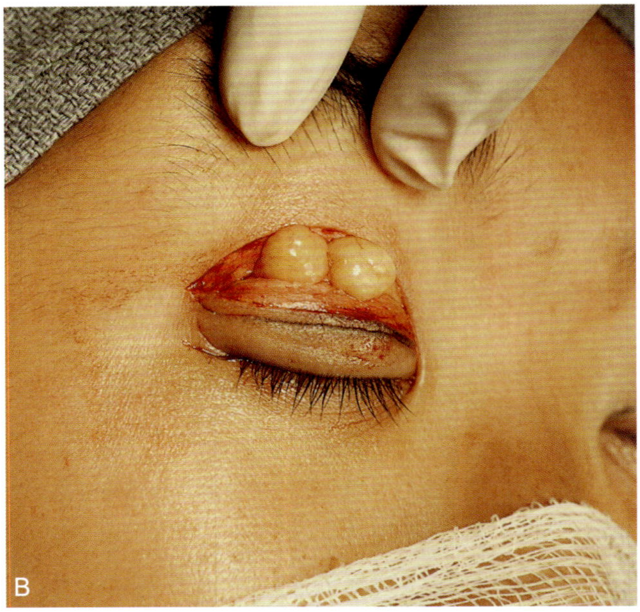

图 8-7 （A）切口上线皮肤切开后向上拉，用设置低能量切割模式的单极电凝头通过眼轮匝肌将眶隔打开；（B）沿切口线打开眶隔。从眶隔膜打开的位置可以看到上睑提肌腱膜前脂肪垫

注意事项

- 当打开内侧眶隔时，上睑提肌腱膜可能受到损伤。
- 在打开眶隔外侧延伸时，泪腺可能受到损伤。
- 在眶间隙的鼻侧上方避免应用单极电凝烧灼，以防止损伤上斜肌，烧灼到会导致滑车神经麻痹以及复视。
- 避免烧灼眶前缘上外侧的泪腺组织，这会影响泪液的产生。

参考文献

Tenzel RR, Hustead RF, Schietroma J, Hustead J. The best trick I learned this year. Presented at the Annual Scientific Symposium of the American Society of Ophthalmic Plastic and Reconstructive Surgery, New Orleans, 1986.

第 9 章

亚洲人重睑成形术Ⅱ：第二向量

本章继续阐述我所使用的亚洲人重睑成形术技术，探讨在到达腱膜前（中层）间隙后，对眼睑中层结构的处理。本章将描述从该层次的操作到缝合重睑切口的过程。图 9-1 显示了清晰的腱膜前平面，为重睑皱褶的形成做准备。

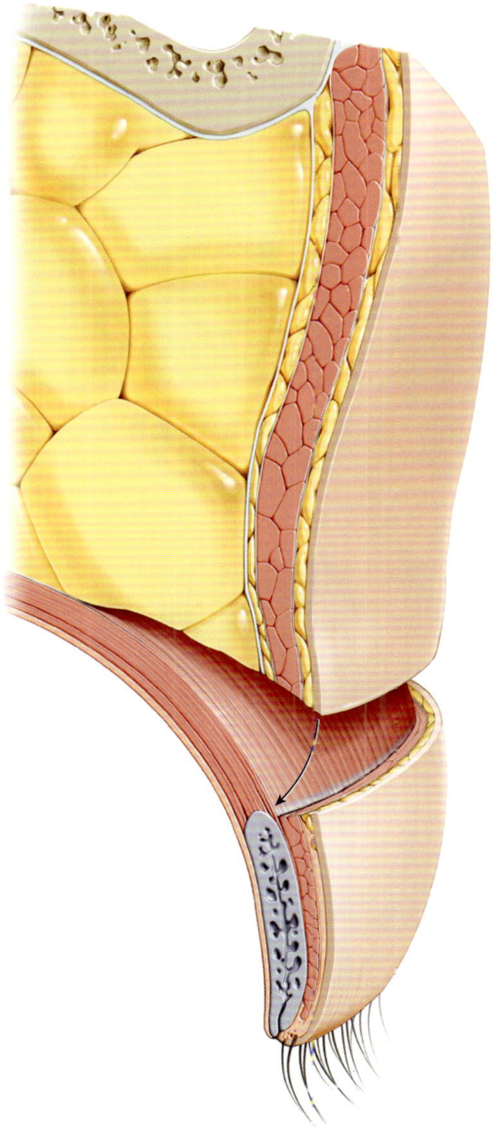

图 9-1 ■ 初次亚洲人眼睑成形术

打开眶隔后

将眼轮匝肌瓣从上睑提肌腱膜和腱膜前脂肪垫向上掀起，沿着睑板上缘固定

用 Blair 拉钩拉开切口上缘（皮肤和轮匝肌）（图 9-2A），用 Westcott 剪刀将下面的腱膜前脂肪与其浅面的眼轮匝肌分开，同时与其深面的上睑提肌分开。上睑提肌腱膜前中央组脂肪垫常通过筋膜组织与其深面的提上肌纤维附着（图 9-2B）。

重置眶隔脂肪，将其填充到上睑提肌与眶上缘前侧之间的间隙里（上睑沟）。

在图 9-3 的上半部分，用 Blair 拉钩沿切口上缘将皮肤 - 肌肉瓣拉开（术者头侧视图）。可

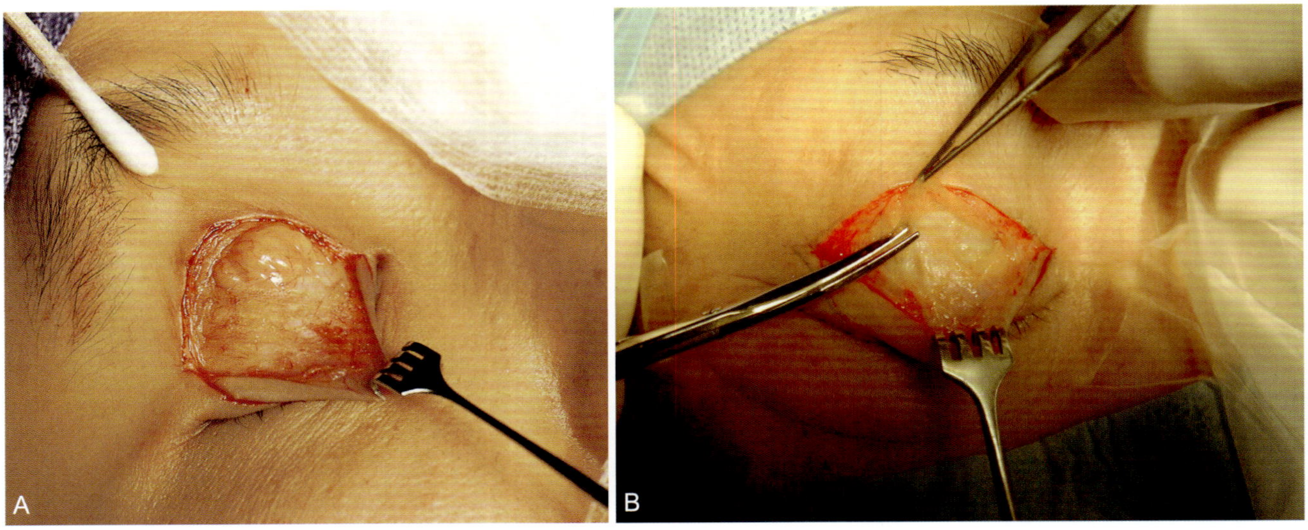

图 9-2 ■（A）用组织拉钩向下牵拉皮肤 - 眼轮匝肌 - 眶隔瓣，暴露腱膜前脂肪垫（右上睑）。（B）将腱膜前脂肪垫从深面的上睑提肌腱膜上解剖出来并向上牵拉（右上睑）

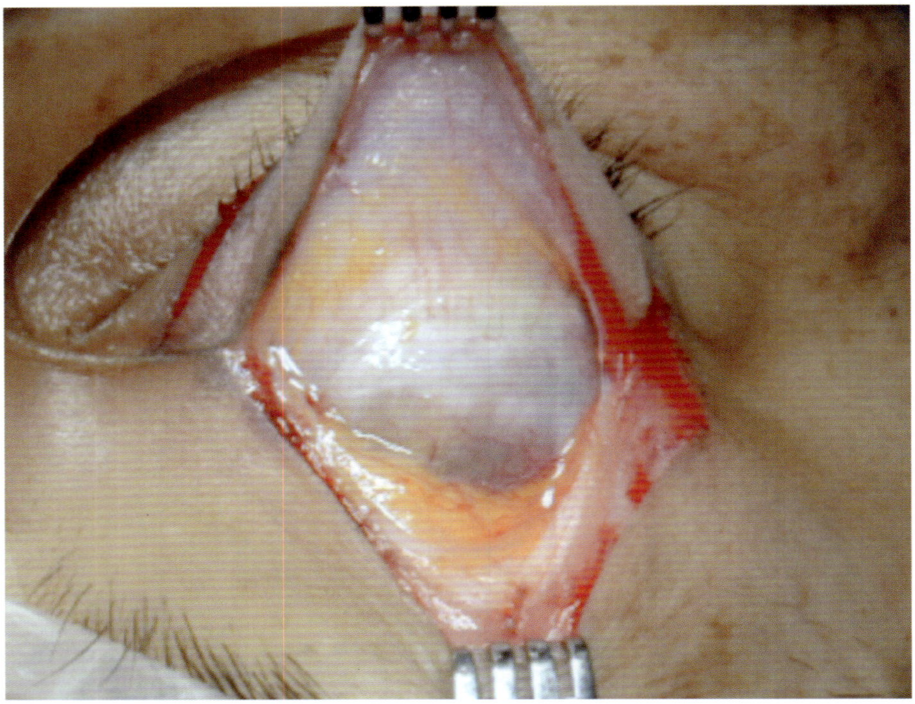

图 9-3 ■ 用 Blair 拉钩沿着切口上缘牵拉皮肤 - 肌肉瓣（术者头侧视图）

见上睑提肌完好，其表面有与之垂直走行的细小血管和上睑提肌腱膜前脂肪垫（此处血管呈水平走行）。

要点

- 将眶隔脂肪与其表面的眼轮匝肌分离后，通常用湿润的棉棒头将脂肪从其深面的上睑提肌腱膜分离出来会更加安全。
- 不要去除脂肪组织，除非脂肪在睑板上缘严重干扰重睑皱褶形成。如果睑板上缘确实有脂肪阻碍重睑皱褶的形成，可以用 Wetfield 双极电凝进行切除。

注意事项

- 掀开肌皮瓣时，避免将剪刀尖部朝向后方的上睑提肌。
- 掀开肌皮瓣后，避免切掉任何可能粘连在肌皮瓣深面的脂肪；这可能会导致脂肪内血管出血，并且会在不知不觉中减少上睑提肌腱膜前脂肪的容量。

部分切除腱膜前脂肪（图9–4）

有时在上睑非常饱满的患者，明显的脂肪位于中央或者向下移位到腱膜前。这可能会干扰重睑皱褶形成。在这些患者中，可以选择手术切除一小部分上睑提肌腱膜前脂肪，而不是用双极电凝烧灼使脂肪部分收缩。

先用双极电凝烧灼明显可见的血管，然后用单极电凝切割脂肪垫，每次 2~3 mm，再用双极电凝重复烧灼。完成这个步骤可能需要 2~3 次重复操作。

如果患者是皮肤松垂的老年人，重睑线被组织遮盖，甚至出现轻度的上睑沟凹陷，就不应该去除任何脂肪，因为这将使上睑沟凹陷加重，并导致重睑皱褶上方出现多重皱褶。所以此类患者需要将脂肪重置而不是切除掉。

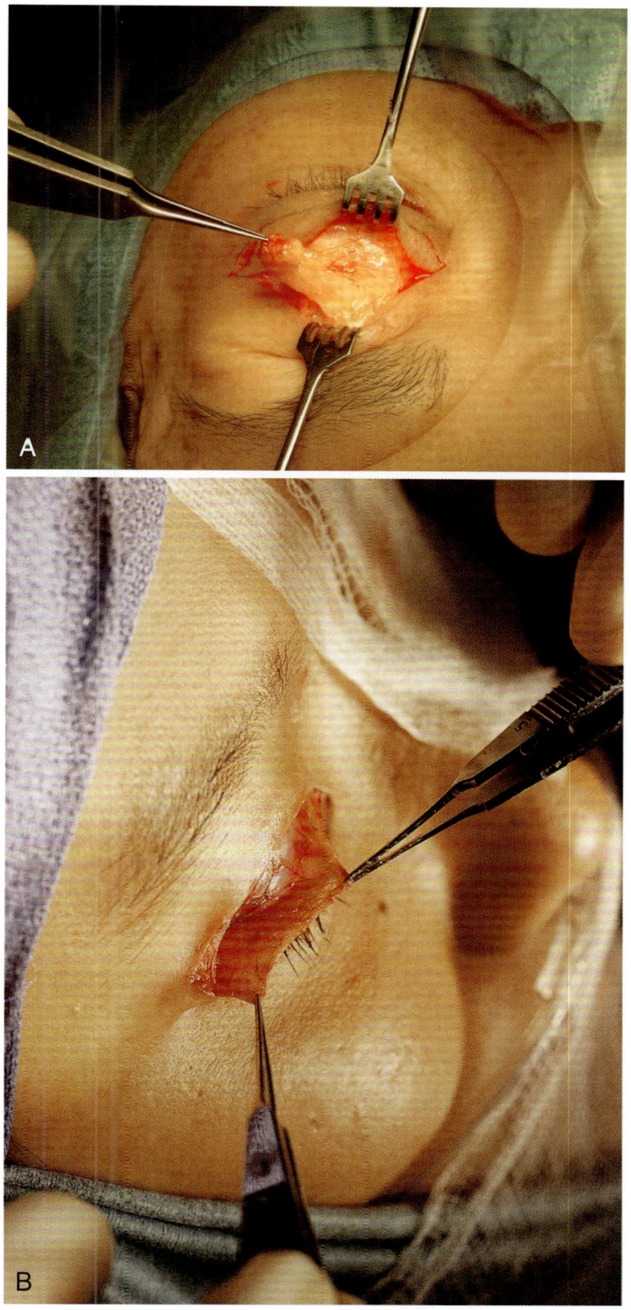

图 9-4　（A）部分切除低位腱膜前脂肪垫（左侧上睑）；（B）切除少量的腱膜前脂肪垫（右侧上睑）。脂肪切除前通常需要在腱膜前脂肪垫深面注射少量利多卡因

要点

- 如果选择处理眶隔脂肪，这个步骤需要多花些时间和精力。如果未发现横断的脂肪内血管出血，则可能导致严重后果，包括眼眶血肿和失明。
- 脱垂的泪腺可能看起来像脂肪小叶。必须明确辨认出来，并重新锚定在眶外上缘内侧的泪腺窝中。

注意事项

- 将鼻侧脂肪垫和中央腱膜前脂肪垫与泪腺小叶鉴别出来很重要。
- 横断切除泪腺可能导致不同程度的干眼症。

第二向量：沿睑板上缘切除肌皮瓣（皮肤、眼轮匝肌、隔下残余组织）（图9–5）

左手用器械夹持住右上睑肌皮瓣（或左上睑肌皮瓣内侧端）的外侧端，在切割模式下使用单极电凝器针尖沿皮瓣的眼轮匝肌与睑板上缘/腱膜交界处之间的平面进行切割。

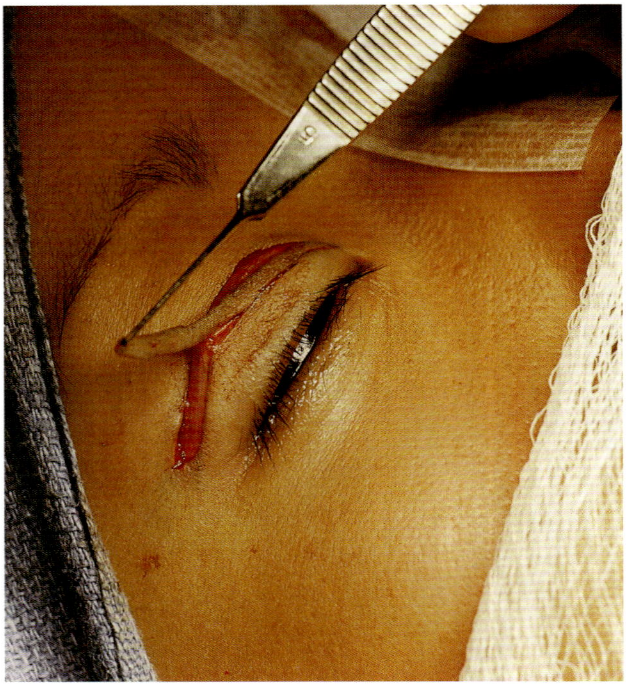

图 9-5 ■ 切除睑板上缘的皮肤 - 眼轮匝肌 - 眶隔组织瓣

要点

- 切除肌皮瓣时，眼轮匝肌会出血。在这个操作过程中应该用双极电凝尽快封闭每一个新的出血点，而不是先切除整个软组织条，再回来统一止血。我认为这会减少术后水肿和血肿形成。
- 在切除肌皮瓣这个步骤中，保留过多的眼轮匝肌会使左上睑内侧起始处有过浅的可能。在上睑内侧 1/3 处没有形成充分锚定的皱褶，就可能是由于这个微小疏忽造成的。

注意事项

- 术者要注意避免不小心造成上睑提肌腱膜末梢纤维的部分损伤离断。
- 避免截断睑板上缘血管弓，这可能导致出血，引起节段性肿胀及术后继发性上睑下垂。

深入讨论

并非每种情况下都有必要切除一条皮肤，但我认为去除该位置下方的软组织有助于形成良好的重睑皱褶。去除睑板上缘的肌皮瓣和筋膜组织 2~3 mm。通常去除的眼轮匝肌比皮肤组织量要多一些，因此在横断面上类似于一个梯形，两个平行面较窄的一侧是外部皮肤，而相对较宽的一侧是眼轮匝肌纤维。

第二解剖向量是沿皮肤切口下缘（未来的重睑皱褶线）垂直于眼睑皮肤表面。

目的是去除或削薄位于睑板上缘腱膜浅面多余的筋膜组织。这个组织平台可命名为“腱膜前平台”（preaponeurotic platform），因为它是由上睑提肌腱膜浅面的所有组织组成，包括眶隔、眶隔前脂肪（如果有的话）、眶隔前眼轮匝肌（睑板上缘上方的眼轮匝肌）、皮下脂肪（如果有的话）和皮肤。均匀、等深地去除这个组织平台，在理论上可根据横截面的形状称为梯形组织瓣。

该梯形组织瓣只涉及两个向量（移动）：第一个是经眼轮匝肌到眶隔略微倾斜的平面（第 8 章），第二个是当沿重睑皱褶线切断眼轮匝肌时切除肌皮 - 眶隔瓣。因此，出血往往出现在这两个步骤中——尽量减少术后即刻重睑皱褶不流畅和双侧皱褶高度差异的可能。

如果一层层地去除皮肤、眼轮匝肌和眶隔，所需的额外步骤（切开皮肤两次 - 切口上线和下线 - 切断眼轮匝肌两次和打开眶隔两次）以及在两层之间的交界面切除组织（皮肤与眼轮匝肌、眼轮匝肌与眶隔，以及眶隔与上睑提肌）可能都会产生更多的出血。采用整体切除腱膜前平台梯形组织瓣可减少出血的可能性。

外入路方法有几种“中间的”变式：

1. 有些手术医生喜欢使大部分眶隔膜保持完整，只在眶隔膜中央打开一个小口梳理出上睑提肌腱膜前脂肪并予以切除。这样可能会遇到一个挑战，即绝大多数脂肪垫位于中外侧，仅仅切除部分脂肪而未充分观测全部脂肪的分布情况，可能会造成重睑皱褶不平整。

2. 有术者主张在上睑三个点各做一个 5~8 mm 的皮肤切口，就像传统的埋线法一样。这种方法同样是在三个部位打开眶隔膜，选择性地去除脂肪。三个皮肤切口的总长度仍为 15~24 mm（三个部位）。这三个伤口是否会“合并”在一起形成一条形态良好的重睑皱褶，或者当眼睑处于某些位置时，是否会观察到重睑皱褶出现分段（像竹子一样）的情况。

3. 有作者报道做一个 5~8 mm 的皮肤切口，经眶隔将内侧和外侧的腱膜前脂肪垫向中央牵拉后切除。然后跟其他经典外入路方法一样，在上睑中段进行重睑皱褶固定。然而，描述这种方法的临床照片显示，皮肤切口要宽得多。采用这种方法可能会遇到一个问题，即重睑皱褶可能在中央形成较好，而在内侧和外侧形成欠佳。

切口下缘（眼轮匝肌）的处理（图9–6）

按照前面的步骤，可能还会残留有小部分眶隔前眼轮匝肌和发育良好的睑板前眼轮匝肌纤维，偶尔还可能留有一些睑板前脂肪块。其位于睑板上缘，就是术者设计形成重睑皱褶的位置。在这种情况下，建议沿切口下缘切除下方一条 2~3 mm 的眼轮匝肌（图 9-6）。这样可使沿睑板前平面的组织部分变平，也可以使切口下缘变薄。

有些手术医生经常破坏包括所有肌肉纤维在

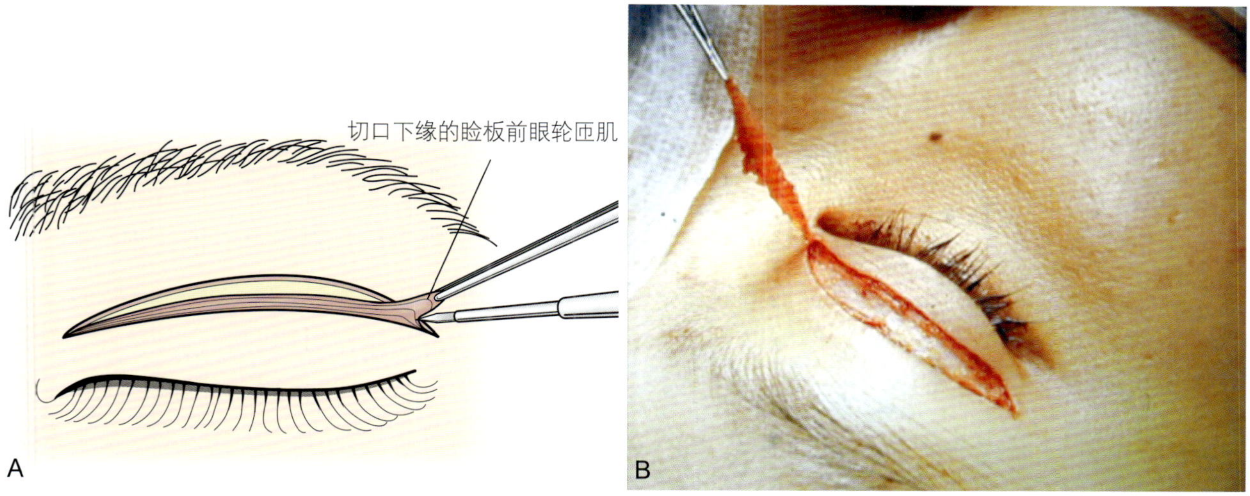

图 9-6 （A，B）沿切口下缘切除睑板上缘下方一小条睑板前轮匝肌

内的整个睑板前皮下组织，认为只有皮肤覆盖在睑板浅面的效果会更好。这可能是因为担心会与上睑提肌腱膜末梢纤维在睑板前平面相互干扰。在现实中，在亚洲人单睑的睑板前层处，几乎没有上睑提肌腱膜与真皮之间的功能残存。

我的经验有所不同，只有当睑板前脂肪过于丰富且会对手术形成重睑皱褶有影响时，我才会去除睑板前组织。我会尽量避免在睑板前平面过度解剖，因为它会导致术后长期水肿，还可能会产生多重皱褶的不良后遗症（图 5-4）。此外，对于天生有皱褶的亚洲人来说，在重睑皮折和睫毛之间组织有些饱满是很自然的（图 1-13）。

要点

只有当睑板前脂肪过于丰富并对手术形成重睑皱褶有影响时，才能去除部分睑板前组织。

注意事项

在重睑线下方留有过多的组织可能会导致重睑皱褶部分成形，或早期成形良好的重睑在后期消失的情况。

重睑皱褶的形成与切口缝合

将患者额中部和上睑皮肤上的手术单松开，以减少对切口、睑板和睑缘的向上牵拉。上睑被重新悬挂在上睑提肌 - 睑板层。上睑前层（皮肤、眼轮匝肌、眶隔）已经重新自然地覆盖在脂肪和其深面的上睑提肌、米勒肌、结膜和睑板上。这时你可以让患者向上、向下注视，观察重睑皱褶形态是否合适。

为了形成动态的重睑皱褶，应直接将睑板上缘上方的提上腱膜末梢纤维缝合到皮肤切口下缘的真皮下层，模拟天然重睑皱褶的解剖结构（由于必须将皮肤切口上缘与下缘合拢，我认为讨论将上睑提肌腱膜末梢纤维单独与切口皮肤下缘，或是与皮肤上、下缘均形成粘连的优点，仅仅是一个学术探讨）。

我用 6-0 不可吸收缝线（丝线或尼龙线），依次缝合皮肤切口下缘和皮下组织，沿睑板上缘的上睑提肌腱膜以及皮肤切口上缘。每一针缝线都间断打结（图 9-7A）。

（这里有个非常有趣的争论，是包括皮肤切口下缘及皮下组织还是只有皮下组织，与上睑提肌腱膜锚定。我的方法是要拆除缝线的。第二种方法是将皮下组织锚定在提肌腱膜上，通常会埋置不可吸收的缝线。）

除了在重睑褶皱中点处缝线外，我还要进行 2~3 针内侧缝合和 3 针外侧缝合。随着这 5 或 6 个形成折痕的缝合到位，其余的切口可以用 6-0 或 7-0 缝线直接关闭缝合。这给了形成动态折痕的最佳机会（图 9-7D）（正如第 7 章所讨论的，上睑的动态折痕是手术造成的皱褶，在俯视下消失，模仿自然的重睑褶皱。而静态折痕在俯视时仍然是明显的，被认为不太理想）。

一些外科医生用永久埋线法，沿着上睑板边缘将睑板前眼轮匝肌下缘固定在上睑提肌上，这种方法往往会产生静态折痕。一些患者抱怨说，永久埋线缝合多年后，眼睑肌肉层内持续存在异物感，这些往往不得不二次拆除。

要点

- 重睑皱褶的内侧端可能需要外加内固定缝合，因为上睑提肌内侧通常发育不成熟、不发达。缝线要固定到腱膜性纤维组织，而不是提肌腱膜肌纤维本身。
- 有内眦赘皮的患者如果选择做开扇形重睑皱褶，内侧重睑线通常可以设计融合到内眦赘皮内。
- 在进行重睑皱褶形成的缝合时，在上睑提肌腱膜上缝合的每一针都应沿睑板上缘，而不能过高，以防形成“过高、形态生硬和半月

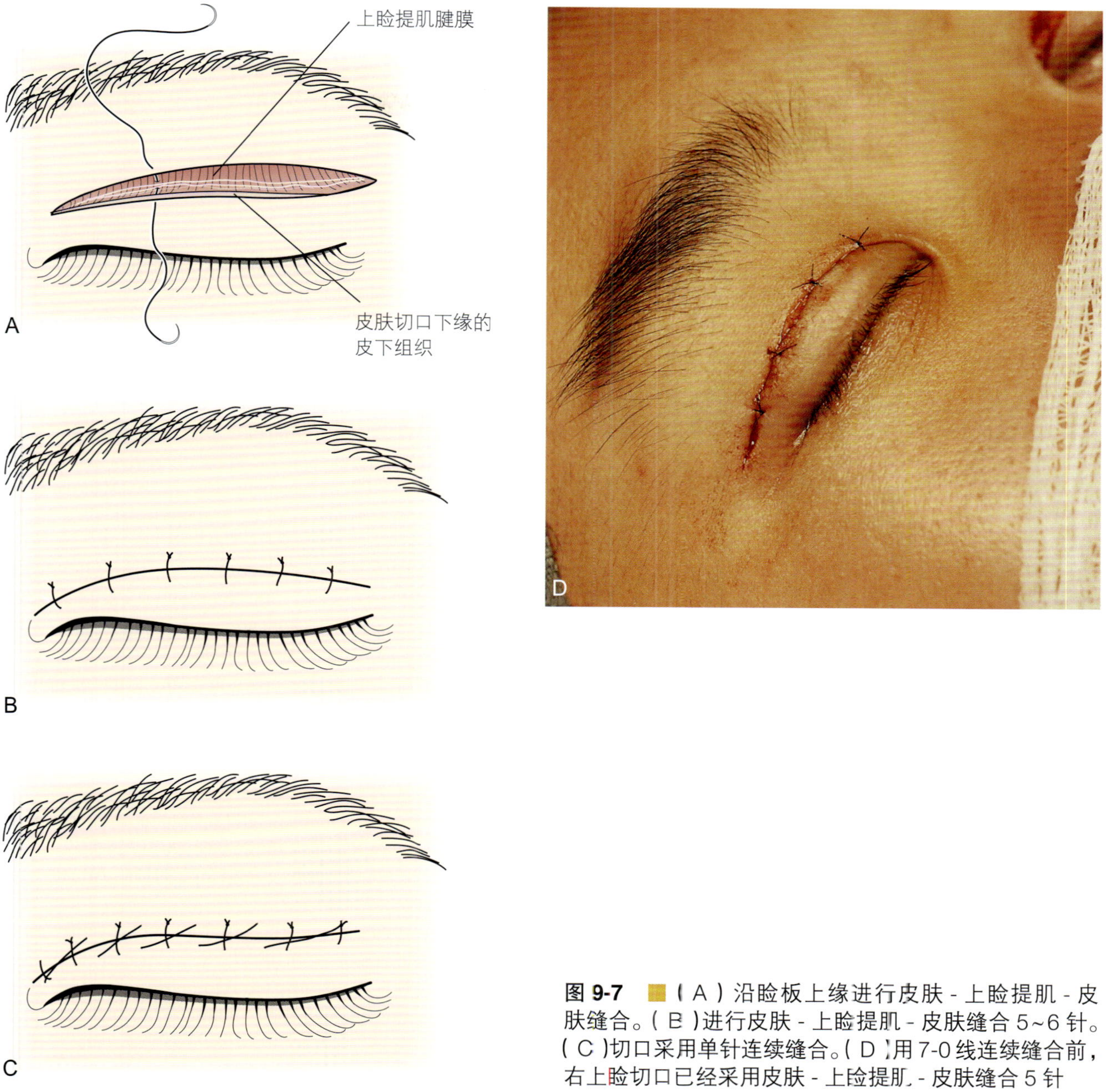

图 9-7　（A）沿睑板上缘进行皮肤 - 上睑提肌 - 皮肤缝合。（B）进行皮肤 - 上睑提肌 - 皮肤缝合 5~6 针。（C）切口采用单针连续缝合。（D）用 7-0 线连续缝合前，右上睑切口已经采用皮肤 - 上睑提肌 - 皮肤缝合 5 针

形重睑”。

- 备选技术：为加深重睑皱褶（这不是常规操作，仅针对有相应适应证的患者），可以使用双针 5-0 薇乔可吸收缝线经皮肤沿睑板上缘缝合 3 针（3 针分别定位在眼睑内侧、中央和外侧 1/3 处），并将缝线两端均穿出切口下缘皮肤。然后将缝线在皮肤外打结。1 周后剪掉皮肤外的线结，只留下埋置的薇乔可吸收缝线环，最多只有 2~3 mm。
- 切口缝合结束后，检查双侧重睑皱褶的对称性。用卡尺测量双侧重睑皱褶的高度，如果有差异，最好将较高侧皱褶向下调整，切除该侧皮肤切口下缘 0.5~1.0 mm 宽的皮肤，以纠正两侧皱褶高度的差异。这个常规只适用于个体评估。

注意事项

- 在手术结束前，如果眼睑各层组织不能自由无张力地平铺于自然平面（在缝合切口前先将前层和后层组织复位），术后可能会出现上睑退缩或继发性外翻。
- 提肌腱膜固定不牢靠，将会造成重睑形成不完全或者后期消失。
- 在提肌腱膜上固定得过深或过高，可能会导致继发性上睑下垂，下视时出现兔眼症，上视受限。
- 如果原本存在上睑下垂的患者形成重睑皱褶往往会比较差。最好先进行上睑下垂修复，然后再形成重睑皱褶。
- 如果睑板上缘处仍有多余的脂肪垫，将可能会导致重睑皱褶消失。

增强重睑皱褶的方法：McCord锚定/固定缝合（图9-8）

除了常规的皮肤缝合外，为增强或加深重睑皱褶，还可以用双针 5-0 薇乔可吸收缝线从皮肤切口下缘经皮沿睑板上缘到睑板深面缝合 3 针（3 针，分别定位在眼睑内侧、中央和外侧的 1/3 处）。然后缝线在皮肤表面打结。1 周后修剪掉这 3 个结，埋在组织中的环留置在深面。该方法适用于非反应性皮肤。

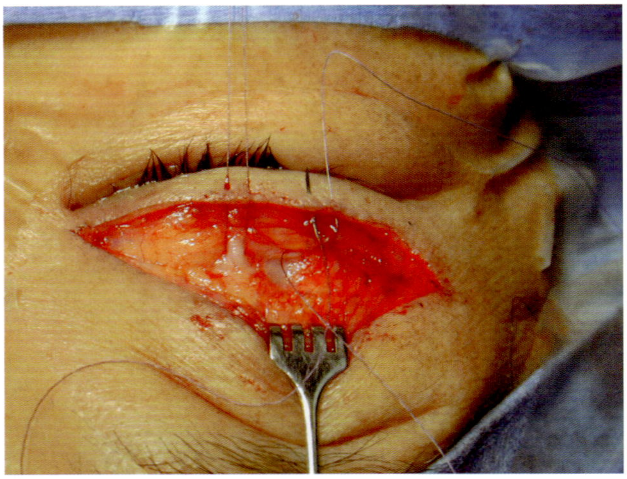

图 9-8 沿切口下缘经皮进行皮肤 - 睑板固定缝合

扩展阅读

1. Chen WPD. Asian blepharoplasty. Ophthal Plast Reconstr Surg 1987; 3(3):135-140.
2. Chen WPD. Insights from a series of Asian blepharoplasty. Presented at the Annual Scientific Symposium of the American Society of Ophthalmic Plastic and Reconstructive Surgery, Atlanta, Georgia, 1990.
3. Chen WPD. A comparison of Caucasian and Asian blepharoplasty. Ophthalmic Pract 1991; 9(5):216-222.
4. Chen WPD. Upper blepharoplasty in the Asian patient. In: Putterman AM, ed. Cosmetic oculoplastic surgery, 2nd edn. Philadelphia: WB Saunders; 1993: ch 11.
5. Chen WPD. Review of Aguilar G. Complications of oriental blepharoplasty. In: Mauriello J, ed. Management and avoidance of complications of eyelid surgery. Vol. 3. Philadelphia: Field & Wood; 1994.
6. Sayoc BT. Plastic construction of the superior palpebral fold. Am J Ophthalmol 1954; 38:556-559.
7. Hayashi K. The double eyelid operation. Jpn Rev Clin Ophthalmol 1938; 33:1000-1010 (Part 1) and 33:1098-1110 (Part 2).
8. Fernandez LR. Double eyelid operation in the Oriental in Hawaii. Plast Reconstr Surg 1960; 25(3):257-264.
9. Inoue S. The double eyelid operation. Jpn Rev Clin Ophthalmol 1947; 42:306.
10. Mitsui Y. Plastic construction of a double eyelid. Jpn Rev Clin Ophthalmol 1950; 44:19.
11. Sayoc BT. Anatomic considerations in the plastic construction of a palpebral fold in the full upper eyelid. Am J Ophthalmol 1967; 63:155-158.
12. Collin JR, Beard C, Wood I. Experimental and clinical data on the insertion of the levator palpebrae superioris muscle. Am J Ophthalmol 1978; 85:792-801.
13. Chen WPD. Concept of triangular, rectangular and trapezoidal debulking of eyelid tissues: application in Asian blepharoplasty. Plast Reconstr Surg 1996; 97(1):212-218.
14. Chen WPD. The concept of a glide zone as it relates to upper lid crease, lid fold and application in upper blepharoplasty. Plast Reconstr Surg 2007; 119(1):379-386.
15. Chen WPD. Beveled approach for revisional surgery in Asian blepharoplasty. Plast Reconstr Surg 2007; 120(2):545-552.
16. Chen WPD, Khan J. Color atlas of cosmetic oculofacial surgery (with DVD), 2nd edn. Philadelphia: Elsevier Science/Saunders; 2010.

第 10 章

亚洲人重睑成形术Ⅲ：影响术后效果的因素

最佳重睑皱褶设计

在我的经验中，通过手术形成开扇形重睑皱褶比平行形更加容易。大多数没有重睑皱褶的亚洲人都有不同程度的内眦赘皮。因此，在设计开扇形皱褶时不必切除整个内眦赘皮，但需将其充分去除，并使重睑线褶皱向内能融入其中。

对于想要平行形重睑皱褶的患者来说，需要更彻底地去除内眦赘皮：包括皮肤和皮下组织，这样不会造成异常的蹼状褶皱或者内侧不够明确的重睑皱褶。为了保持平行形的重睑皱褶，其内侧端可能需要特别锚定。

内眦成形术

内眦成形术一词常与亚洲人眼睑手术联系在一起，这反映了手术医生认为单纯做重睑皱褶并不完整。这一术语的来源与小睑裂综合征或三体综合征患者异常的反向型内眦赘皮有关。未经治疗的先天畸形（如内眦间距过宽）患者，其手术方案往往涉及复杂的 V-Y 成形术或 W-成形术等多个操作，而手术瘢痕算是两害相权取其轻。在亚洲人重睑成形术缝合内侧切口时，切除重叠的皮肤通常就可以轻松地处理内眦皱褶，如果按照文献中所描述的内眦成形术为亚洲人施行手术，产生可见瘢痕的风险将远大于任何手术效果。大多数手术医生，包括本文作者，都意识到这一点，只是简单地做皱褶缩小，而不在这些小步骤中使用“内眦成形术”这个词。少数医生真的施行或改良施行全部操作则有可能留下明显瘢痕。那些进行小修剪但仍称将手术称为“内眦成形术”的人，在广义上使用了这个词，并可能给患者和没有经验的手术医生造成长期的误导。

重睑皱褶深度

手术形成重睑皱褶的深浅与皮肤是否附着在睑板、上睑提肌腱膜、眼轮匝肌或仅在皮下组织有关；或者与使用永久性缝线紧密固定，或是使用可拆除缝线有关。表 10-1 显示了关于形成由深到浅各种重睑皱褶所需组织构成的合理建议。

亚洲人眼睑手术中常见的注意事项及切口方法

1. 重睑皱褶的位置。重睑切口的内侧端可能没有上睑提肌腱膜，只有纤维或筋膜组织。这里可能没有明显的上睑提肌纤维来进行缝合。在这种情况下，可以缝合到纤维组织或睑板前组织，其位置取决于医生期望的重睑皱褶形状。同样，在切口外侧端，可能有结构模糊的上睑提肌腱膜纤维与纤维鞘混合，缝线同样应附着在位于睑板上缘水平的相应组织上。

2. 沿上睑提肌腱膜出血。我们之前提到了睑板上缘动脉弓（泪腺动脉的变异）和外侧眶隔腱膜动脉的存在。如果在上睑提肌腱膜附近横向缝针，所有这些血管都可能会突然出血（无论是简单地在浅面缝合少量组织带过，还是经上睑提肌腱膜进行全层贯穿缝合，如埋线法）。当发生

表 10-1　九级重睑皱褶深度

深度	描述
第 8 级	闭合法（埋线法，压制产生的重睑皱褶）
第 7 级	皮肤皮下组织 - 睑板 - 皮肤（间断埋线，静态重睑皱褶）
第 6 级	皮肤皮下组织 - 提肌腱膜 - 皮肤（如果采用间断埋线）
第 5 级	切口下缘眼轮匝肌 - 腱膜固定缝合（埋线，可吸收的）
第 4 级	皮肤 - 睑板 - 皮肤（可拆缝线）
第 3 级	皮肤 - 提肌腱膜 - 皮肤（可拆，形成动态的重睑）
第 2 级	皮肤 - 眶隔 / 腱膜 - 皮肤（重睑消失率高于第 3 级）
第 1 级	皮肤 - 眼轮匝肌 - 皮肤（可拆除，重睑痕迹浅或没有重睑皱褶）
第 0 级	皮肤 - 皮肤（可拆除，先天单睑的患者通常不会形成重睑）

这种情况时，谨慎的做法是先控制毛细血管渗出或血肿形成，然后再进行下一步操作。

3. 切口下缘残留的眼轮匝肌阻碍重睑皱褶形成。这可能是由于皮肤眼轮匝肌皮瓣垂直切除（第二向量）不足，余下的眼轮匝肌仍然骑跨在皮肤切口下缘的睑板上缘处，应该去除。这种情况也可以出现在睑板前眼轮匝肌发育良好，或与纤维脂肪组织交织混合。这使重睑线切口上下的皮肤向内皱褶的概率降低。

4. 脂肪干扰。上睑提肌腱膜前脂肪可沿睑板上缘及腱膜下部浅面向下脱垂。可以部分切除或应用双极电凝修剪多余脂肪，或脂肪重置，或者联合应用以上三种方法。关键是不要过度操作，因为医生并不想完全去除所有脂肪。

5. 操作疏忽致皱褶固定点过高，这将在第 21 章的线样效应中讨论。

6. 标记向上移位。如果手术医生未使用卡尺反复验证皱褶位置，其移位可能会导致皱褶切口过高。

7. 对有潜在的或漏诊的上睑下垂（下垂的眼睑肌肉），以及术前未发现有临界上睑提肌下垂的患者。出现重睑皱褶部分或甚至沿睑板上缘完全缺失。必须先矫正术前存在的上睑下垂。术前应告知明确有上睑提肌下垂的患者，用切开法形成动态重睑皱褶的技术很可能会因其肌肉力量不足而无法折叠形成形态良好的重睑皱褶。然而，对于那些首先需要矫正上睑下垂的患者来说，切开法仍然是较好的选择。

8. 睑裂（睁眼）大的患者通常重睑皱褶较低，他们不需要较高的重睑皱褶使睑裂看起来更大。

9. 睑裂小的患者重睑皱褶高度也不需要高于平均水平。对于明显的小眼睛个体来说，最棘手的可能是经常伴有上睑下垂，上睑提肌功能很弱。后者在闭合手术切口前，可能需要使用的薇乔线行切口下缘眼轮匝肌 - 提肌腱膜固定缝合（Ⅴ级），缝线在几周内自行缓慢溶解。

10. 眼轮匝肌发育良好的患者常常会顺着眼轮匝肌出现出血和肿胀。这类患者需要特别小心操作，因为由此产生的肿胀会使组织平面变形，影响重睑皱褶的精确性，延长恢复时间。如果出血过多，术后会影响上睑提肌的功能；如果出血、水肿特别明显，对提肌功能的影响时间将会延长。

衰老的变化

老年亚洲患者无论是否有重睑，可单独出现皮肤松垂，也可出现伴脂肪脱垂的皮肤松垂，或伴有上睑下垂的皮肤松垂。评估衰老相关的变化时，可以发现有轻微的上睑下垂、皮肤冗余、自然脂肪丢失和外侧皮肤松垂遮盖（图 10-1）。皱纹是皮肤失去弹性和功能的自然改变。在处理老

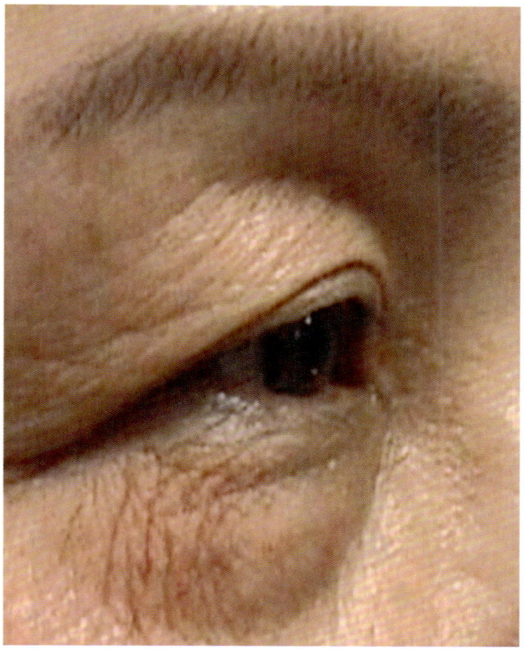

图 10-1 ■ 老年妇女，存在轻度老年性上睑下垂、睑板上沟、皮肤冗余和外侧皮肤松垂

年患者这些综合因素时，需要采取额外的步骤和预防措施。

如图 10-2 中总结的临床路径，对于术前有重睑的老年亚洲患者：

1. 单纯皮肤松垂——保留原有重睑皱褶，进行仅切除松垂皮肤的重睑成形术。

2. 伴脂肪脱垂的皮肤松垂——最好的方法是保留原重睑皱褶，修剪脂肪，仅在睑板上缘保留足够的脂肪以保证重睑皱褶的形成（过度切除脂肪将导致上睑沟加深）。

3. 伴上睑下垂的皮肤松垂——重睑褶皱常常会增宽，重睑线应根据个人的睑板高度进行重新设计，并进行亚洲人重睑成形术，包括皮肤切除和上睑提肌腱膜修复 [切除缩短和（或）前徙]。

对于没有重睑皱褶的老年亚洲患者，可以选择形成重睑皱褶：

1. 单纯皮肤松垂——通过亚洲人重睑成形术切除多余皮肤并形成重睑皱褶（如果患者要求）。

2. 伴脂肪脱垂的皮肤松垂——通过亚洲人重睑成形术切除松垂的皮肤，只修剪保留足够脂肪，保证重睑褶皱的形成。

3. 伴上睑下垂的皮肤松垂——通过仅切除皮肤的亚洲人重睑成形术形成重睑皱褶，联合上睑提肌腱膜修复 [切除缩短和（或）前徙]。

没有重睑的老年亚洲患者，希望术后仍保持单睑时：

1. 单纯皮肤松垂——通过上睑成形术切除皮肤，缝合皮肤，不固定重睑皱褶。

2. 伴脂肪脱垂的皮肤松垂——通过上睑成形术切除皮肤，切除极少量脂肪，缝合皮肤，不固定重睑皱褶。

3. 伴上睑下垂的皮肤松垂——通过上睑成形术切除松垂皮肤，上睑提肌腱膜修复 [切除缩短和（或）前徙]，缝合皮肤，不固定重睑皱褶。

当无重睑褶皱的患者想要在矫正上睑下垂的同时做重睑术，就必须先修复上睑下垂，因为上睑提肌需要有足够的下移（“功能”）和收缩能力，才能使眼睑有形成重睑皱褶的机会。对于未矫正的上睑下垂患者，若采用埋线法，只会加重上睑下垂，不能形成理想的重睑皱褶。

控制重睑皱褶深度的技巧

在一个世纪前，这一领域的先驱者在日本医学文献中发表了他们如何通过使用更粗的缝线和（或）术后线结保留更长的时间来改变重睑皱褶的深度。现在我们使用更精细的缝线（6-0 到 7-0），为了确保形成预计的重睑皱褶，部分缝线确实需要多保留几天。在我的临床实践中，有时如果我觉得先拆除一半缝线后重睑皱褶形态会更好，剩下的缝线还会保留 2~3 天。这样患者可能会出现更严重的线结反应和更明显的皮肤刺激，虽然都可以通过局部使用抗生素 / 抗炎软膏补救，但也需要平衡两者的利弊关系。

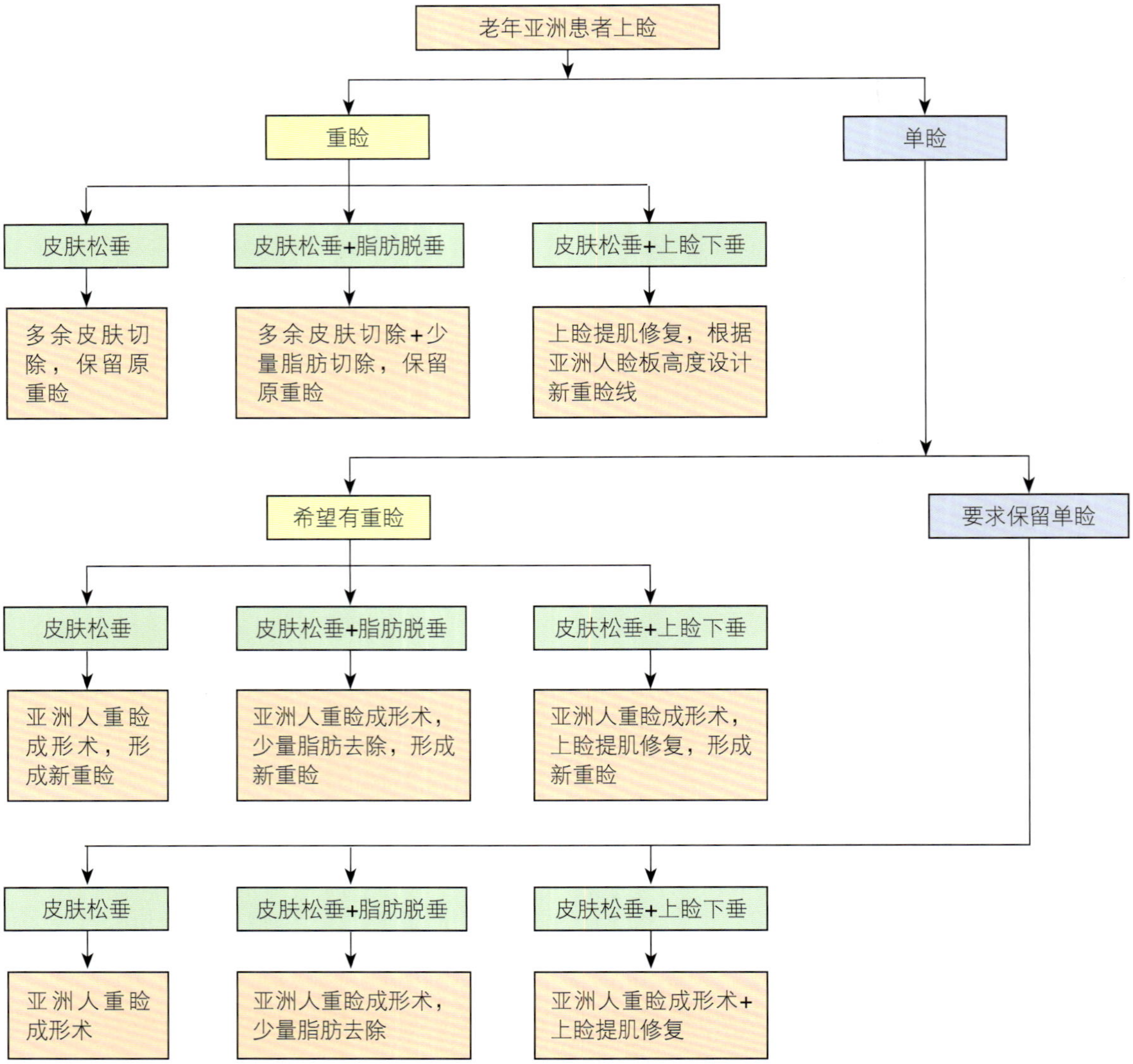

图 10-2 老年患者亚洲人重睑成形术的临床路径（引自：Chen WP. Oculoplastic surgery – the essentials. Stuttgart: Thieme; 2001: 221, Fig.15-18.）

眼部肌肉运动（垂直方向）

埋线术后患者偶尔可能非常敏感和谨慎，害怕正常睁眼，只会勉强微微睁开。在第一周复诊前，他们根本不敢运动上睑提肌。我会鼓励她们在手术后第三天正常运动眼睑，包括向上看。术后，部分上睑提肌沿着睑板上缘终止于皮下组织，早期运动能使它有机会适应新功能。神经肌肉的记忆逐渐增强，新重睑皱褶最终会是自然的和动态的。

局部护理和饮食建议

术后遵循常规伤口护理——清洁，避免切口受到阳光直射——有利于伤口愈合。传统中医推荐的饮食建议可能更适用于部分亚洲人。

第 11 章

三角形、梯形和矩形去除组织的概念在重睑成形术中的应用

本章探讨作者提高单睑患者形成重睑皱褶概率的技术：通过有效去除多余的障碍组织（适当去除各层组织，促进自然闭合），减小张力使瘢痕最小，周密完成每一步骤以减轻术后肿胀。这些步骤适用于任何形式的亚洲人或非亚洲人重睑成形术，无论是初次手术还是再次手术。

在以往的文献中[1-6]，我讨论了重睑皱褶结构的概念和为单睑患者形成可预测的重睑皱褶所必需的步骤。该方法是基于精确地测量上睑板中央部的高度，并根据该高度指导外切口线设置以形成重睑皱褶。正如本书之前章节提到的，理想的重睑皱褶可以是开扇形，也可以是平行形。无论是否有重睑皱褶，亚洲人通常都会有内眦赘皮，这不能认为是病理性的而将其彻底去除。

手术步骤

重睑设计

我在临床中是用一根木制棉签削尖的末端蘸取亚甲蓝来标记设计重睑。提前几分钟用 0.5~0.75 ml 麻药进行上睑知觉的麻醉。翻转上睑，用卡尺测量上睑中部睑板的垂直高度，高度通常为 6.5~7.5 mm。在上睑中部的皮肤表面仔细标记出相应高度。无论设计的重睑褶皱是开扇形、平行形还是外侧上扬形，该点位于睑板上缘，是重睑皱褶整体高度在上睑中 1/3 的参考点。对于已有重睑褶皱的患者，我也会测量睑板高度以确定我所观察到的皱褶——如果我打算保留或者加强该重睑皱褶——确实是可用的、正确的皱褶线。如果是开扇形重睑皱褶，我会设计切口线的内 1/3 逐渐降低直到内眦角或与上睑内侧皮折融合。切口线外 1/3 设计为平行形或者外侧上扬的形态。如果是平行形皱褶，就将睑板上缘高度标记在眼睑皮肤上。总之，睑板高度决定了手术形成重睑皱褶的整个中部的高度，形态则是取决于术者怎样设计内侧和外侧 1/3 的走行（图 8-4 和图 8-5）。

皮肤切口/皮肤去除

为了制造充分的粘连，需要去除一些皮肤和皮下组织。在下切口线上方标记一条宽约 2 mm 的皮肤条，并与下方切口线平行。在要求做开扇形的患者中，我会设计上方切口线逐渐变窄到内眦角或者汇入可能存在的内眦赘皮。因此，重睑内侧段去除的皮肤宽度常小于 2 mm。然后用 15 号刀片（Bard-Parker）沿着上下切口线切开，切开深度恰好在皮下组织浅面。用双极电凝控制毛细血管出血（上下切口线之间的皮肤条可用剪刀去除，或者更好的办法是在沿着切口上缘打开眶隔并将皮肤眼轮匝肌 - 眶隔瓣沿着睑板上缘向下翻转后切除，详见下文）。并不是每位患者都需要去除皮肤；然而，我相信去除一些深层的眼睑组织将有利于重睑皱褶的充分形成（图 8-6）。

打开眶隔

此时，睑板上缘仍然覆盖有睑板前和睑板上眼轮匝肌，有可能还有一些眶隔末端和眶隔深面向前走行的上睑提肌腱膜末端纤维。为打开眶隔，作者会将切口上缘尽量向上方退缩，用精细的单极电凝调至切开模式，沿上切口线斜形切开

眼轮匝肌和眶隔。在亚洲人群中，眶隔可能仅仅在睑板上缘 2~3 mm 处。很容易打开眶隔，暴露下方的腱膜前脂肪垫（图 8-7）。

切除眶隔部眼轮匝肌和眶隔（图9–5）

水平打开眶隔后，切除皮肤条、睑板上方眼轮匝肌及与睑板上缘铰链的眶隔。其包括 2~3 mm 宽的皮肤、大量的睑板上方眼轮匝肌和数量不等的眶隔（梯形去除腱膜前组织）。

腱膜前脂肪垫

根据上睑臃肿的程度，我可能会用锋利的剪刀去掉少量腱膜前脂肪垫，并用双极电凝严格止血（切除脂肪时，经常需要在腱膜前脂肪垫下方间隙中补充少量利多卡因。）如果患者上睑存在皮肤松弛、重睑皱褶消失甚至极小的上睑凹陷，我都不会去除任何脂肪，因为那会使凹陷变得更加明显，也可能在理想皱褶的上方出现多层皱褶（图 9-4）。

去除睑板前眼轮匝肌

为了便于新皱褶向内折叠，我会沿着切口下缘去除一条宽 1~2 mm 的睑板前眼轮匝肌。有些术者会常规去除所有睑板前的皮下组织，他们认为睑板表面最好只有皮肤覆盖。我的经验与之不同，只有当睑板前脂肪大量多余并威胁到手术形成理想上睑皱褶时，我才会去除一些睑板前组织。在亚洲单睑患者的睑板前，上睑提肌腱膜几乎没有到真皮的终末纤维交织。我会避免在睑板前进行粗暴的分离，因为我认为这会造成术后持续水肿并可能形成多层皱褶。此外，在天生重睑的亚洲人中，上睑皱褶和睑缘之间的睑板前组织都有一定程度的饱满度（图 9-6A，B）。

形成重睑皱褶并缝合切口

为了形成动态重睑皱褶，上睑提肌腱膜在睑板上缘上方的终末纤维需要固定至皮肤下切口线的皮下。我用 6-0 不可吸收缝线（6-0 丝线或者尼龙线）穿过切口下缘皮肤和皮下组织至睑板上缘的上睑提肌腱膜，然后从上缘皮肤穿出以间断缝合方式打结。

除了固定重睑皱褶中部，我会在其内侧缝合 2~3 针，外侧缝合 2 针。有了这 5~6 针适当的重睑形成缝合，其余切口可以用 6-0 或 7-0 尼龙线连续或者皮内缝合（图 9-7A~D)。

三角形、梯形和矩形去除眼睑组织的概念

在切开法重睑成形术中，睑板上缘浅面的遗留组织会干扰重睑皱褶的形成与形态。各种方法包括去除皮肤 [7]、皮肤和眼轮匝肌 [8-9]、皮肤和睑板前脂肪 [10]，以及皮肤、肌肉、眶隔和腱膜前脂肪 [11-12]，都是为上睑提肌腱膜纤维和手术形成重睑的皮下结构之间形成粘连创造一个明确的平台。

三角形和梯形去除组织能够沿着睑板上缘和睑板前形成系统而均一的腱膜前间隙。

图 11-1 是关于亚洲人单睑的示意图。如图所示：

1. 为形成重睑皱褶切除皮肤（<2 mm）时，皮肤切口上缘回缩，经睑板上方眼轮匝肌和眶隔下部斜形向上分离（在单睑的亚洲人中，眶隔常在睑板上缘 2~4 mm 与上睑提肌腱膜融合，而且可以向下延伸低至睑板表面一半的位置）。眶隔和深面的腱膜前脂肪垫很容易识别。

2. 水平打开眶隔。梯形的腱膜前组织（横断面视角）有时包括少量腱膜前脂肪、眶隔、睑板上方眼轮匝肌、皮下脂肪和上方的皮肤（2 mm），所有这些与睑板上缘铰链的组织都可以去除。梯形组织的表面被覆皮肤，深面更宽一些，包含从已经打开的眶隔向下到睑板上缘所有的腱膜前组织。

3. 可能需要沿着皮肤切口下缘修剪一小条睑板前眼轮匝肌。梯形去除组织可使得皮肤边缘更容易向其下方的提肌腱膜内卷，使皱褶更容易

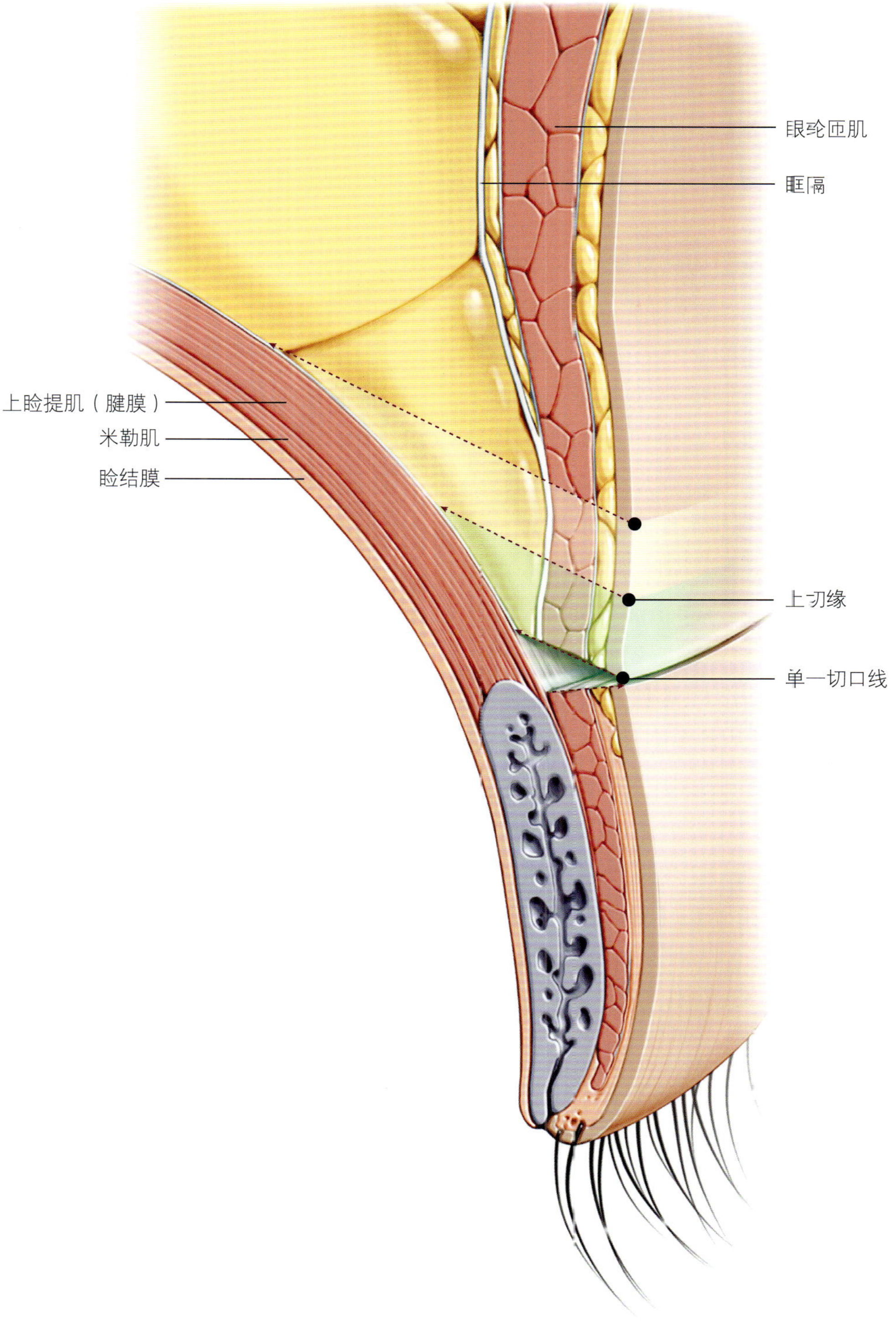

图 11-1 ■ 梯形去除腱膜前组织的横断面示意图。黑点相当于可能的皮肤切口线。箭头则表示从皮肤到眶隔入眶方向，显示了可能通过腱膜前脂肪垫的平面。在亚洲人重睑成形术中梯形去除的腱膜前组织，可能包括在上界（斜面的）和下界（垂直的）跨眼轮匝肌矢量之间，以及皮肤与眶隔之间的所有组织。可能还包括少量去除的脂肪

形成（Collin[13] 的电镜研究表明在有重睑皱褶的上睑中，上睑提肌腱膜末端纤维插入睑板前眼轮匝肌的肌间隔形成皱褶，而不是插入其他任何皮下组织。如果是这样，通过之前描述的手术方法就可以有效地形成皱褶，因为该方法可以将腱膜与睑板前平台上缘形成连接。应避免粗暴地分离和去除睑板前组织，因为这可能会导致持续的水肿和多重褶皱的形成）。

如果去除组织时不需要切除皮肤，移除组织的横断面会类似三角形。

如果患者有大量多余的皮肤，可以通过提高皮肤切口上缘的位置来增加皮肤去除量。经眼轮匝肌分离平面的斜度会减小，梯形去除的组织逐渐变成类似矩形。

在图 11-2 中上睑的横断面抽象示意图中，右界是皮肤表面，左界是眶隔鞘；两层之间是眼轮匝肌。下界是睑板上缘（superior tarsal border，STB）。粉色区域表示可以去除眼轮匝肌的量。

图解显示随着去除皮肤增多和上切口线向上离睑板上缘更远［步骤 1（U）上切口］，穿经眼轮匝肌（第 2 步）分离平面的矢量逆时针旋转，逐渐趋于水平。

步骤（1），为皮肤切口，在睑板上缘上方，包括上切口和下切口，上切口 1（U）和下切口 1（L）。

步骤（2），为经眼轮匝肌矢量线斜形切开眼轮匝肌。

步骤（3），一旦到达并打开眶隔后，即向下分离至睑板上缘。

步骤（4），显示在睑板上缘上方水平切除眼轮匝肌和多余的皮肤。

当需要去除更多的皮肤时，第一个经眼轮匝肌矢量（第 2 步）会旋转逐渐变得水平，使需要去除的组织的横断面由三角形过渡为梯形，最终变成矩形。

这可以表述如下：

三角形去除组织量＜梯形去除组织量＜矩形去除组织量

“＜”代表少于的意思。

在三角形去除组织（不去除皮肤）中：

眼轮匝肌 ÷ 皮肤=无穷大（或者 n，其中 n>>1）
（垂直测量每层组织）

因此，在年轻个体中：

$$\frac{\delta\ \text{眼轮匝肌}}{\delta\ \text{皮肤}} >> 1.0$$

当进一步需要做梯形去除或者矩形去除时，去除眼轮匝肌和皮肤的比例（垂直测量）接近 1∶1（n 值接近 1）。

在年纪较大的患者中：

$$\frac{\delta\ \text{眼轮匝肌}}{\delta\ \text{皮肤}} = 1.0\ （\text{有时} <1.0）$$

只有当皮肤确实明显过多时，这个比例才会小于 1.0，比如在老年患者中，能在不影响伤口愈合、不出现眼睑异位如上睑外翻和兔眼的同时去除多余皮肤。在这种情况下，需要去除一个“倒”梯形的组织，其去除皮肤的高度大于睑板前眼轮匝肌的高度。即使去除大量皮肤，通过眼轮匝肌的横形切口（经眼轮匝肌矢量，步骤 2）应该仍与上睑提肌保持垂直。

总的来说，在亚洲人重睑成形术中应用梯形去除组织的优点如下：

1. 当分离平面是斜面时可以轻松地进入眶隔。由于在眶隔深面有腱膜前脂肪垫的缓冲，使上睑提肌腱膜受损的风险降低。

2. 在睑板上方和睑板前区域去除腱膜前组织，是可控且标准化的方法。

3. 能够使上睑提肌腱膜与睑板上缘的皮下组织，或者与睑板前眼轮匝肌纤维间的肌间隔（睑板前平台），形成最佳粘连。

4. 能够根据个性化的睑板高度来设计形成皱褶。

5. 减少并发症发生率，包括组织不对称、

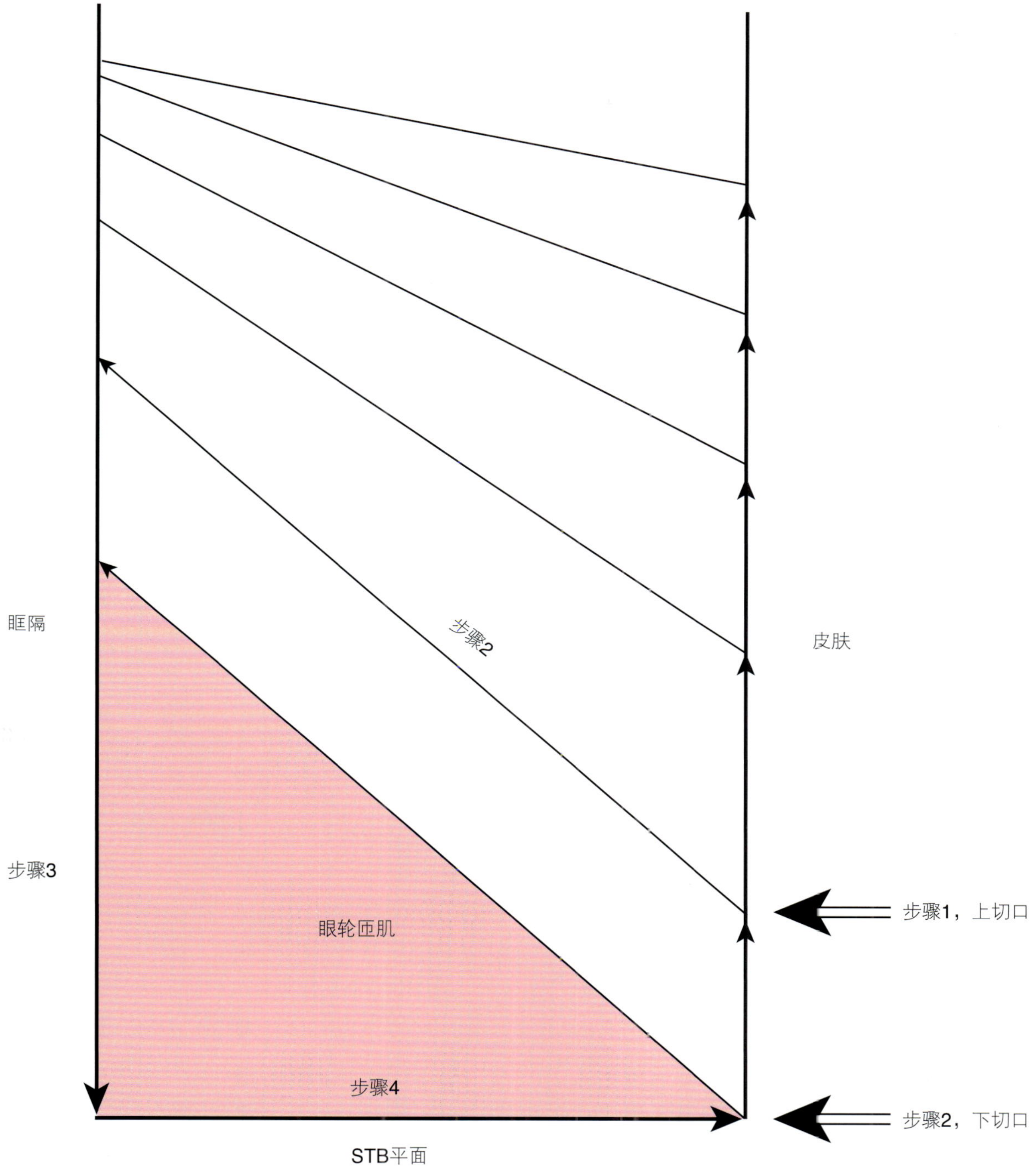

图 11-2 ■ 上睑前层示意图，睑板上方的眼轮匝肌和眶隔浅面对应的皮肤。手术第 1 步为皮肤切口，包括睑板上缘上方（STB）的上切口和下切口［1（U）和 1（L）］。第 2 步（2）表示沿着经眼轮匝肌向量平面斜形切开眼轮匝肌。第 3 步（3）中，当到达并打开眶隔后，向下分离至睑板上缘。第 4 步（4）为在睑板上缘浅面水平切除眼轮匝肌和多余的皮肤。随着去除皮肤的增多，经眼轮匝肌向量逐渐旋转趋于水平。这使得需要去除的软组织横断面由三角形过渡为梯形，最终因去除更多的皮肤而变成矩形。当需要切除更多的皮肤时，第一个经眼轮匝肌向量（第 2 步）旋转并趋于水平，从而使需要去除组织的横断面由三角形过渡为梯形，最终变成矩形

形状、高度、连续性、持久性、由于分离平面不平整造成皱褶间断、皱褶逐渐消失、多重皱褶以及持续性水肿。

参考文献

1. Chen WPD. Asian blepharoplasty and the eyelid crease (with DVD), 2nd edn. Oxford: Butterworth–Heinemann/Elsevier; 2006.
2. Chen WPD. Asian blepharoplasty. Ophthal Plast Reconstr Surg 1987; 3(3):135-140.
3. Chen WPD. Insights from a series of Asian blepharoplasty. Presented at the Annual Scientific Symposium of the American Society of Ophthalmic Plastic and Reconstructive Surgery, Atlanta, GA, 1990.
4. Chen WPD. A comparison of Caucasian and Asian blepharoplasty. Ophthalmic Pract 1991; 9:216.
5. Chen WPD. Upper blepharoplasty in the Asian patient. In: Putterman AM, ed. Cosmetic oculoplastic surgery, 2nd edn. Philadelphia: Saunders; 1993.
6. Chen WPD. Review of Aguilar G. Complications of oriental blepharoplasty. In: Mauriello J, ed. Management and avoidance of complications of eyelid surgery. Vol. 3. Philadelphia: Field & Wood; 1994.
7. Sayoc BT. Plastic construction of the superior palpebral fold. Am J Ophthalmol 1954:38:556.
8. Hayashi K. The double eyelid operation. Jpn Rev Clin Ophthalmol 1938; 33:1000-1010 (Part 1) and 33:1098-1110 (Part 2).
9. Fernandez LR. Double eyelid operation in the Oriental in Hawaii. Plast Reconstr Surg 1960; 25:257.
10. Inoue S. The double eyelid operation. Jpn Rev Clin Ophthalmol 1947; 42:306.
11. Mitsui Y. Plastic construction of a double eyelid. Jpn Rev Clin Ophthalmol 1950; 44:19.
12. Sayoc BT. Anatomic considerations in the plastic construction of a palpebral fold in the full upper eyelid. Am J Ophthalmol 1967; 63:155.
13. Collin JR, Beard C, Wood I. Experimental and clinical data on the insertion of the levator palpebrae superioris muscle. Am J Ophthalmol 1978; 85:792.

第 12 章

最佳缝合方法及伤口愈合管理

一直以来，术者都希望能够出入眼睑组织（通过已有皱褶）时不留下过多的痕迹。如果术者能精确按照术前设计进入术区，采用必要的方法，在操作过程中不造成明显创伤，且术毕时与术前相比没有造成新的损伤，如果以后有指征，还可以在前次手术的术区进行再次手术——这是最为理想的。事实上，这是一种“忍者”的方式（图 12-1）（内镜和机器人辅助手术的普及就是遵循这一前提）。当然，我们中没有人能够像这些传说人物一样厉害。然而我坚信，术者应该按照这种方式去思考、分析和有计划地付诸实施。

有许多因素可以促进伤口理想愈合。我们常常习惯把如何缝合、打结、伤口包扎和拆线作为主要因素考虑。当然这些都很重要，但是还有一些特殊手术技巧对于整个自然愈合过程同样重要，这些技巧能使伤口按照术前设计预期那样愈合，呈现自然的外观和保持正常的功能。

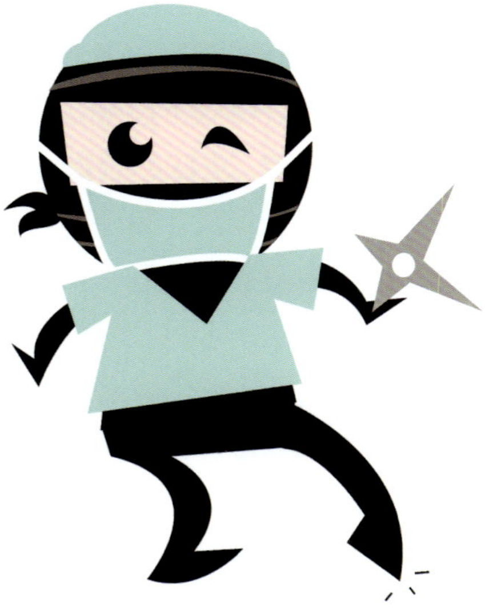

图 12-1 ■ 太阳 - 月亮漫画医生象征着工作 24/7（每天工作 24 h / 每周 7 天无休），他的脚趾是手术刀形状的，手持一把手术剪

前几章介绍了重睑皱褶切口的设计及缝合，其位置需要精心设计以符合上睑结构的生物动力学，经过重睑皱褶的切（斜）面穿过眼睑多个层次。我的观点是，通过将切口平面设计成斜面，并且将组织整块切除，可以减小薄弱层次的伤口反应。控制切口附近的微小出血，在离切口较远的地方打开眶隔，保留脂肪，梯形去除组织使去除的眼轮匝肌多于皮肤。然后在缝合前将切口上缘相对无张力地摊平，在眼睑折叠时为上睑皮肤产生皱褶提供一个最佳旋转点。同样，沿着皮肤切口下缘切除一小条多余的皮下组织能让切口无张力缝合。因此，术者应制订高标准，为伤口理想愈合创造条件，并减小手术创伤。

之前已经讨论过切开法中不同的缝合方式。其中包括将皮肤与睑板缝合粘连，将皮肤粘连缝合至上睑提肌腱膜或沿睑板上缘，以及将切口下缘眼轮匝肌与上睑提肌腱膜远端粘连缝合。

这些都是基本的整形外科缝合技术，但有的术者在细节方面可能没想这么远（事实上，在某些方面被有人批判为“过于细致”）。我甚至认为医生持手术刀的方式，或者做皮肤切口时刀尖与皮肤面的角度，都是很重要的。

动态重睑皱褶与静态重睑皱褶

动态重睑皱褶是指在向前直视和向上注视时皱褶是明显的，而向下注视时皱褶逐渐消失，向下注视角度与皮肤表面呈 90° 角时皱褶几乎消失。在上述这三个位置，即 90° 角观察患者向上注视、直视以及向下注视时，静态重睑皱褶都非常明显。因此，动态重睑皱褶更类似于自然重睑皱褶。

为了形成动态重睑皱褶，睑板上缘上方的上睑提肌末稍纤维必须与切口下缘的皮下层相连。因为必须将切口上缘皮肤与下缘皮肤缝合，我认为在学术上需要探讨形成粘连时是仅仅将末端腱膜纤维缝至切口下缘皮肤，还是需要与切口上下缘皮肤都缝合。需松解和复位所有可能粘连的手术皱褶，使上睑皮肤沿着下方睑板前皮肤无张力衔接。开始缝合前，让患者向上和向下注视，检查重睑皱褶的形成与形态是否理想。

皮肤 - 睑板 - 皮肤缝合可以形成动态皱褶。我用 6-0 丝线或者尼龙线将切口下缘皮肤缝合到睑板上缘的上睑提肌腱膜，然后与切口上缘皮肤间断缝合。除了皱褶正中的 1 针，我会在内侧缝合 3 针，外侧缝合 2~3 针。在这 6~7 针形成皱褶的定位缝合基础上，其余切口可以使用 6-0 或者 7-0 尼龙线连续或皮下缝合。连续缝合只包括真皮层，不用带上任何眼轮匝肌纤维。其目的是避免眼轮匝肌的血肿形成并为关闭皮肤切口位置提供最佳平面。采取这种方法，缝线都会拆除。

单独将切口下方的皮下组织或者眼轮匝肌固定至上睑提肌腱膜，常常需要埋入不可吸收缝线。我临床中遇到过一些患者，他们抱怨埋入缝线形成的静态皱褶，以及因眼睑内埋入异物产生的异物感和刺激。

重睑皱褶形成和皱褶动力学

睑板前平面和腱膜前区之间相互的动态作用

我们可以将上睑分为三个区域：眼睑皱褶（作为连接区域或者旋转的微球，见第 23 章）、其下方的睑板前区及其上方的眶隔前区（图 12-2）。手术医生在形成或加强重睑皱褶中的目标应该是：

1. 通过适当去除可能阻碍皱褶向内折叠的多余腱膜前组织，减少覆盖在睑板前的软组织，或者通过缝合勒紧这个转折区（相比之下，这种方法效果较差且更容易消失），使皱褶向内折叠（通过微球）。通过形成一个清晰的划分区域，可以达到理想的转折或者微球连接。

2. 可通过（a）沿皮肤切口下缘切除部分眼轮匝肌，或者（b）直接缝合结扎，通过结膜至皮下组织的埋线或者通过外层皮肤至上睑提肌腱膜的埋线来加强睑板前区（皱褶下区）。

3. 通过保留和重置上睑沟或者眼眶上象限内的大多数腱膜前脂肪，维持眶隔前区（皱褶上区）的饱满度。不应过度去除皮肤，避免皱褶上区的前层组织短缩。

以上三点为牢靠的睑板前平台和睑板（睑板 - 皱褶单元）提供向量向上的力，并且能够在其上方眶隔前软组织区域下滑动，不需要多用力且也不会在皱褶上方遇到任何组织的阻力。眶隔前区可以在睑板前区上方自由滑动，在二者中间就形成皱褶。

在理论上，重睑皱褶被认为是上睑提肌腱膜末梢插入眼轮匝肌的肌间隔及沿皱褶线处的皮肤最高点而形成的。这并不是说在主要皱褶线上方绝对不会有上睑提肌腱膜的末端纤维。梯形组织去除法（第 11 章）是进行皮肤 - 腱膜 - 皮肤缝合，在眼轮匝肌横断面（沿上方弯曲的皮肤 - 肌肉切口平面）的 1~2 mm 区域处，与睑板上缘处的上睑提肌腱膜形成粘连，从而又形成之前描述的“限制带”，即为眶隔在上睑提肌腱膜鞘的后方投影，也是重置的腱膜前脂肪下界。手术皱褶就在此处形成。因此，尽管上睑皱褶切口是沿睑板上缘通过皮肤 - 腱膜 - 皮肤缝合形成的，上睑皱褶可能会在该缝合处形成。另一种解释该理论的方法就是上睑提肌腱膜与皮肤切口上下缘缝合相连，重睑皱褶会在这里形成。

眶隔上 / 眶隔前区的一些因素可能会导致皱褶不能向内折叠。如果过度去除腱膜前间隙内的脂肪，由于眶隔已经被打开，上睑提肌腱膜就会与眼轮匝肌有直接的物理接触，导致腱膜前间隙变小，进而促使瘢痕增生和该区域组织硬度增加。如果随意处理组织，伴组织损伤或出血过多，就可能增加瘢痕组织及继发硬化。如果在眶隔上区

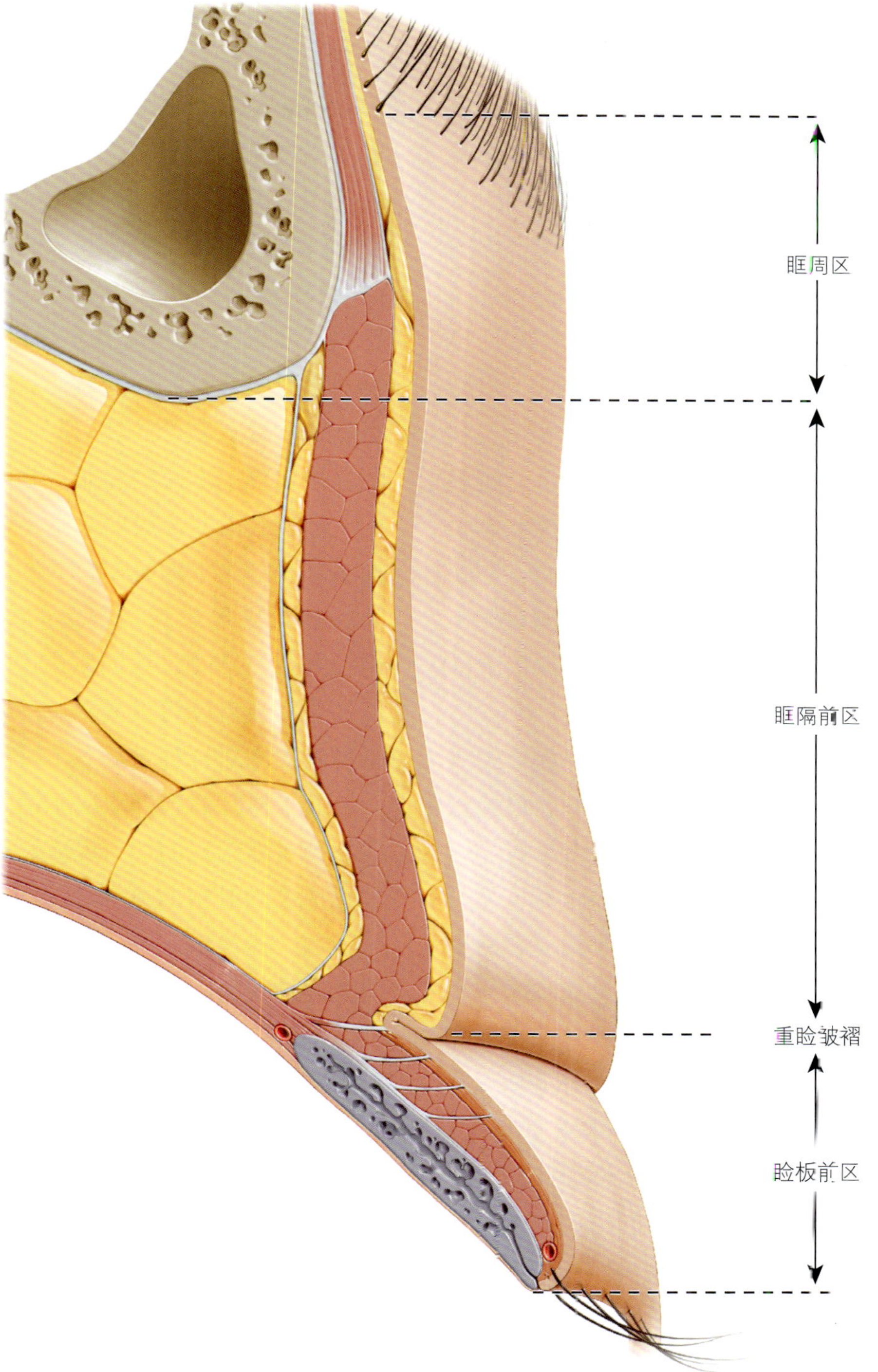

图 12-2 理论上，上睑和皱褶可以分为三个区域：重睑皱褶（作为连接区或可伸缩的轴点）、其下方的睑板前区、其上方的眶隔前区

去除过量皮肤以及这些区域形成的瘢痕，则会导致眶隔前组织（皮肤、眼轮匝肌、眶隔，可能还有余下的纤维脂肪组织）更紧，使睑板前 - 眼睑褶皱单元可能无法在上旋时形成皱褶。这些看似温和的因素叠加起来就会明显影响皱褶的形成。

在天生就有重睑皱褶的高加索人群中，眶隔与上睑提肌腱膜的融合位置较高，它限制了腱膜前脂肪向下覆盖。这个皱褶可能是由上睑提肌腱膜末稍纤维向下方插入眼轮匝肌间隔、真正的皮下粘连或者从上睑提肌的“延伸”形成，同时通过上睑提肌腱膜浅面的眶隔后壁向后上方折返来限制脂肪下界（后者可能容易在从未接受过眼睑手术的西方人中导致明显的上睑沟）。这些因素再加上眶隔前区域柔软而菲薄的皮肤，使坚固的睑板复合体能轻松上旋，形成重睑皱褶。

在单睑的亚洲人群中，有很多不同因素使形成重睑皱褶变得非常困难：睑板前软组织（皮肤和肥厚的眼轮匝肌）一般更柔软、更加冗余；眶隔与上睑提肌腱膜和睑板融合的位置较低；腱膜前脂肪的位置较低；眶隔前区的组织可能非常丰满，在眼眶中的位置也更加前突（相对而言，亚洲人的眼睛并不深邃，这是由于眶上缘向前突出不明显所致）。这些因素都极有可能导致单睑的发生。

遵循亚洲人重睑皱褶形成的方法，保留中央的腱膜前脂肪，减少睑板前下缘软组织，沿睑板上缘去除组织，并适当去除腱膜前平台组织，以便于皱褶向上卷缩。当上睑提肌可以相对于无与之黏附的腱膜前脂肪垫（中间层）及其前方的皮肤 - 眼轮匝肌向上滑动时，其滑行动态拉力（向量向上）是最有效的。本质上讲，就是让睑板和皮肤能够向上套缩进多层软组织复合体（腱膜前脂肪、眶隔、眼轮匝肌、皮下脂肪和皮肤）中。如果切除脂肪使腱膜前间隙消失，将会使这一过程变得更加困难；如果组织损伤、出血过多以及继发性含铁血黄素沉积，在前层组织皮肤 - 眼轮匝肌 - 眶隔和后层上睑提肌 - 米勒肌 - 结膜之间会形成瘢痕。由此产生的僵硬的多层复合组织形成非常臃肿的组织，对睑板向上卷缩形成重睑皱褶是个挑战。在临床上，我们可能会观察到眶隔前区的皮肤 / 肌肉 / 前层结构形成一条坚硬的板结，并形成一条静态的皱褶。

有时，术后肿胀可能会遮盖形态良好的重睑皱褶；当肿胀消退后，睑板能够自如地对抗眶隔前软组织向上移动并呈现良好的皱褶形态。

埋线法通过勒紧睑板上缘覆盖的软组织，使皮下组织与上睑提肌腱膜（通过前面的皮肤或者后方结膜入路）通过牢固压合而形成皱褶。这会使睑板向上滑动到眶隔前软组织深面过程的力量梯度逐渐增加。该方法没有去除多余的软组织，短期内还是有效的（可能达到 5 年）。然而，随着年龄增长以及软组织冗余逐渐增加，由于该方法中使用埋线不可避免的剪切力，使重睑皱褶被遮挡或者随着时间变浅（消退）（埋线的效果可能随着时间推移而逐渐减弱，这不是由于缝线溶解、松动或缝合处断裂引起，更多的是因为埋置的缝线切割了本应结扎在一起的多层组织）。

重睑皱褶的形成取决于沿着睑板上缘在上睑提肌腱膜纤维上精确定位缝线的位置。用适量的间断缝合来形成均匀连续的向内折入的重睑皱褶。缝合打结时，我们应该避免在组织中产生过度的张力或者勒得过紧。此后的连续缝合仅仅是将皮肤边缘对合整齐。

缝线材料的选择取决于手术医生的偏好，需要权衡可能出现的切口反应、患者的舒适度，以及形成重睑皱褶的愈合情况。这决定了拆除缝线的天数，也决定了形成重睑皱褶成功率和皮肤反应之间的权衡。

术后伤口的清洁和包扎是标准化的，包括抗生素和抗炎药（激素），以及眼膏的使用。

油性皮肤患者可以预防性增加口服抗生素和进行抗粉刺的皮肤准备。而且基于传统中医理念，可以根据不同亚洲人的民族饮食习惯给予一系列的饮食建议。

其他可能影响愈合的最常见因素包括患者的自身组织（基因型和表现型）、暴露的外界条件（阳光暴露情况、个人卫生）、过往的阳光损伤或者创伤应激史、皮肤情况比如湿疹和牛皮癣，以及最近是否在眼睑深层及浅层进行手术以及如何实施的。

手术技巧、细节和精髓

早期的日本文献记载了通过采用外科结在皮

肤表面施加压力来增强皱褶形成。压力过大会导致压迫性缺血以及伤口愈合不良。埋线经常会透过皮肤表面显形，可吸收缝线可能会在溶解过程中产生肉芽肿性线结反应。

动态重睑皱褶的切口良好愈合表现为外形美观且效果持久，向下注视时痕迹不明显，无切口变宽或变色，无凹凸不平。

缝合方式。在亚洲人重睑成形术中，我采用两种缝合方式：

1. 皱褶加强缝合——常用 6-0 编织丝线（黑色）沿着睑板上缘切口将皮肤–上睑提肌腱膜–皮肤进行 5~6 针间断缝合。在这些缝合处，新形成的重睑皱褶应很容易地向内折叠。这些线结在 1 周后拆除。

2. 7-0 丝线连续缝合关闭皮肤缘，也是在 1 周后拆除。

我从不用埋线或者采用可吸收线缝合。丝线质地柔软，能够保证缝合不会过于僵硬（像尼龙线或者聚丙烯缝线那样）而可能引起刺激。比起肠线、薇乔线或者 Dexon 线，丝线的反应性更小。

缝线打结和连续缝合操作。线结可以放置在切口皮肤边缘交界处的正上方，或者斜向一侧或另一侧。可利用连续缝合的一段，使其环绕在间断缝线结上方或下方以固定线结位置。

内侧眼睑皱褶的处理技巧。内侧眼睑皱褶经常需要切除多余的皮肤。在关闭切口时，重复打结可以在跨切口处产生更大的压力，从而更好地形成开扇形或者平行形皱褶。

在形成平行形重睑皱褶时，尽管朝向内眦的切口是按照平行形的走向去设计和执行的，但如果内侧皱褶显得很生硬突兀，则应该降低皱褶高度。不然，它会改变理想的皱褶形态（将其转化为开扇形）。

外侧切缘的处理。该处皮肤常常较厚，其深面的眼轮匝肌纤维较多且较为强壮。这可能会使切口变宽。需要对个体进行详细评估，同时更加精细地缝合切口，用不引起反应的缝线比如尼龙线，并将缝线留置时间延长以使伤口愈合得更好。

警告。切缘不应在张力下闭合。这在重睑皱褶切口上方或下方包扎过紧时更容易出现。如果切口在有张力的情况下缝合，会出现并发症包括高位重睑、兔眼以及睑板或上睑缘外翻。

在术中不同阶段反复测量并确认皱褶高度有助于减少双侧不对称的情况。

术后护理

术后早期应每天清理伤口并涂抹抗生素软膏。眼部应避免压迫性或者密闭性包扎。一般不需要预防性使用利尿剂和激素。根据采用的缝合材料，一般术后 7 天拆除缝线。我的方法是如果皱褶形成较慢，就将间断缝合的线结（皮肤 - 上睑提肌腱膜 - 皮肤）留置时间延长，这样似乎能够帮助上睑提肌腱膜沿着睑板上缘与切口线产生理想的粘连。

大约 80% 的术后肿胀应该在缝线拆除后 1 周或者术后 2 周消失。余下 20% 的肿胀会逐渐在 2 个月内消失。当淋巴和血管循环重建后，睑板前组织水肿消失，重睑皱褶逐渐向睫毛缘靠近。告知患者即使所有步骤都顺利，手术形成的重睑皱褶形态也会需要 3~6 个月趋于稳定。

如果患者需要进行修复手术，例如重睑皱褶没有确切形成，我会等待至少 6 个月后再进行，因为皱褶会持续变化成熟。我并不主张为在外院做过手术的咨询患者做二次修复手术，除非距前次手术时间已经有 12 个月以上。

患者会收到如下简明术后指导。

亚洲人重睑成形术后注意事项

- 卧床休息 24 h。
- 冰敷 1 天。
- 不要阅读、看电视或使用电脑，不要玩电子游戏。
- 保持切口和面部清洁：用清水清洗面部和切口，每天 3~4 次（译者注：亚洲人折线前，伤口不要湿水）。

- 避免在切口和缝线上涂抹化妆品。
- 涂抹抗生素药膏，每天 4 次，涂抹 7 天。
- 患者当天可以淋浴 。
- 避免泡温泉或者游泳。
- 避免剧烈运动或者活动至少 1 周。
- 避免使用阿司匹林或者任何含布洛芬的药物。
- 避免进食辛辣食品、巧克力、乳制品和油炸食品 2 个月。

单睑患者进行增强皱褶的眼部运动

从术后第 3 天开始，建议部分患者进行上睑运动 2 周，即从向下注视到向上注视，眉部和额部肌肉不要参与，头不要向后倾斜。该运动可以辅助部分患者开始形成重睑皱褶。应刻意推延上睑提肌的运动，使重睑皱褶向内折叠而不会撕裂血管导致术后血肿。

最后一点需要进一步解释。一些患者可能因为对疼痛的耐受度低而不能向上注视，有点甚至不能平视，这可能是皮肤缝线造成的局部刺激牵拉。她们可能在术后整整 1 周都保持头部后仰的姿势，不进行任何上睑提肌活动或者向上注视。如果术后 10 天内没有向上注视，重睑皱褶可能会形成不佳。这种形式的眼部运动最好缓慢地进行，即“眼部太极”，由作者自创（就像在打缓慢而优雅的太极拳）。术后早期向上注视锻炼很重要，可以收缩上睑提肌，辅助形成重睑皱褶。每日进行缓慢的眼睑运动能够使睑板前区和眶隔前区的水肿减轻。这样运动也能加强肌肉记忆，由于部分单睑患者不能完全向上注视，更有小部分患者可能伴有上睑下垂，尽管大都是轻度的且临床症状不明显，但她们的上睑提肌功能常常小于 10 mm。这样的肌肉记忆训练对于患者可能是全新的。这能够帮助他们开始意识到自己经常会过度应用额部和眉部的肌肉。

手术医生应做好准备，可能会接到患者恐慌的电话，应消除他们的疑虑。我随访患者的频率常常会超过医疗需求，以缓解他们的焦虑情绪。

精细处理重睑皱褶形态和定位，其重要性再怎么强调也不过分。其是由重睑线的设计以及在上睑提肌腱膜上的间断缝合定位所决定的。术者一定要小心避免将重睑线定位过高、过深或者过于粗糙。避免去除过多的腱膜前脂肪。拆线时，不管是同时拆除所有线结还是分两次拆除，时常会发现切口上有些组织硬结和缝合牵扯（图 12-3）。在有些案例中，由于在张力下固定缝合

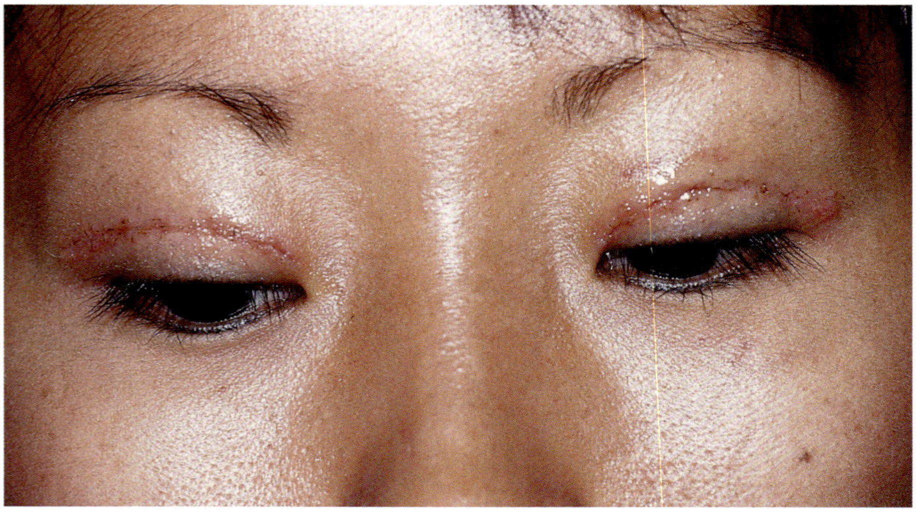

图 12-3 术后 1 周常见的伤口硬结

重睑皱褶，皮肤反应可能比预期更加强烈。当我遇到这种情况时，我会在切口局部使用短效的氟米龙（FML）眼膏。这些硬结一般会在接下来的几周内消退，像增生性瘢痕等反应可能需要的时间更长。根据文献报道，上睑几乎不会出现瘢痕疙瘩。我同意这种说法，我从来没有在重睑皱褶处见过真正的瘢痕疙瘩形成。然而，在皮肤较厚的内眦部位进行内眦成形术、眦间固定术和 VY-成形术等会形成非常明显的瘢痕，还有可能形成瘢痕疙瘩。

患者仍可能存在各种担忧或抱怨，包括：

1．术后数小时、数天或者数周内，出现重睑皱褶不平顺。这常常是由于双侧上睑不同程度的肿胀造成的。睑板前区的肿胀会使皱褶增宽（通过增加皱褶高度），眶隔前区和眶周区的肿胀可能会向下压迫，使皱褶高度减小。睡觉时双侧睑的位置常常可能影响术后重睑皱褶的高度：受压侧会相对更加水肿，因此该侧睑板前组织较饱满，导致重睑皱褶可能看上去更高。

2．术后 1 周拆线时，重睑皱褶可能看起来折叠不充分。可能是由于肿胀未完全消除，或者拆线产生的新肿胀可能暂时使皱褶变浅。

3．术后重睑皱褶仍可能显得被覆盖或遮挡：这很可能是因为眶隔前组织肿胀压迫皱褶，或者眉的位置不对称所致。

4．在术后 2 天后出现出血和血肿。这并不经常发生，常常是因为手术几天后进行了过量的体育活动所致。

5．感染，蜂窝织炎，丹毒，伴有皮肤发红、瘙痒和压痛。

6．瘙痒，常因过敏性皮炎或考对局部抗炎软膏的反应所致。

7．眼睑内侧 1/3 的重睑皱褶折叠不理想：皮肤 - 上睑提肌粘连可能不牢固，上睑提肌可能在内侧形成重睑皱褶不良，或者肿胀可能暂时阻挡皱褶向内折叠。皱褶仍可能在 2~3 个月后出现。

8．手术后期抱怨：

- 切口内侧 1/3 的组织变硬（此处真皮较厚）
- 缝合致囊肿形成
- 术后早期使用化妆品致黑头（粉刺）形成
- 切口裂开（罕见）
- 睑板前区持续性肿胀（如果采取本书接下来讲述的亚洲人重睑成形技术，该情况出现概率极低）
- 球结膜水肿（罕见）

总之，亚洲患者接受上睑美容手术的术后护理要求医患双方都要耐心和理解。患者应知道亚洲人眼睑皮肤的正常愈合过程，这样他们就会留有合理的时间窗来观察伤口愈合过程。医生也应带着同理心来体会患者的心理需求和焦虑，应充分安抚患者，并且在长期的术后恢复过程中给予合理可靠的医学意见。

图 12-4~12-15 是术前、术后对比照片，展示了典型亚洲人重睑成形术的预期效果。

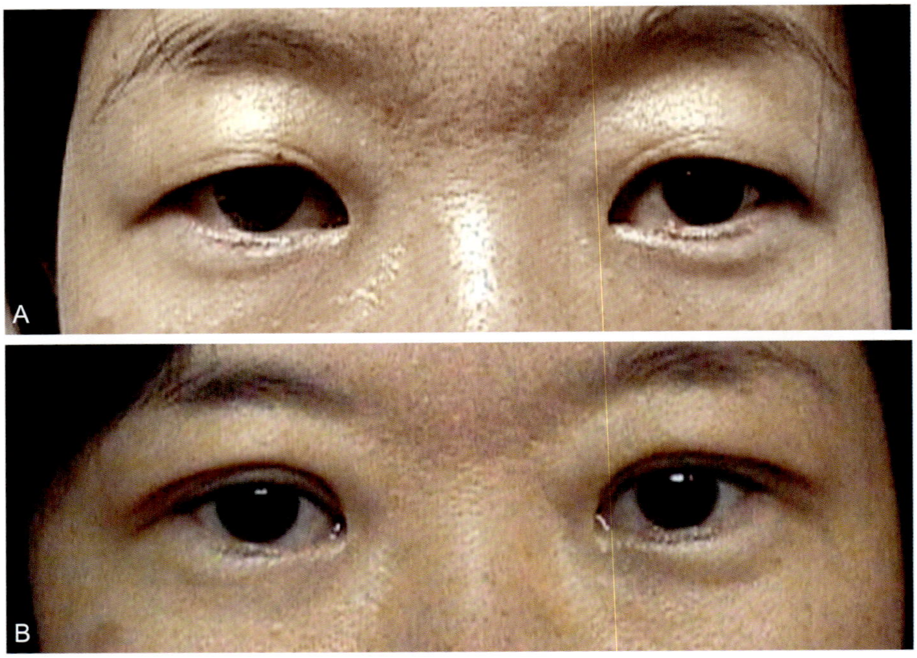

图 12-4

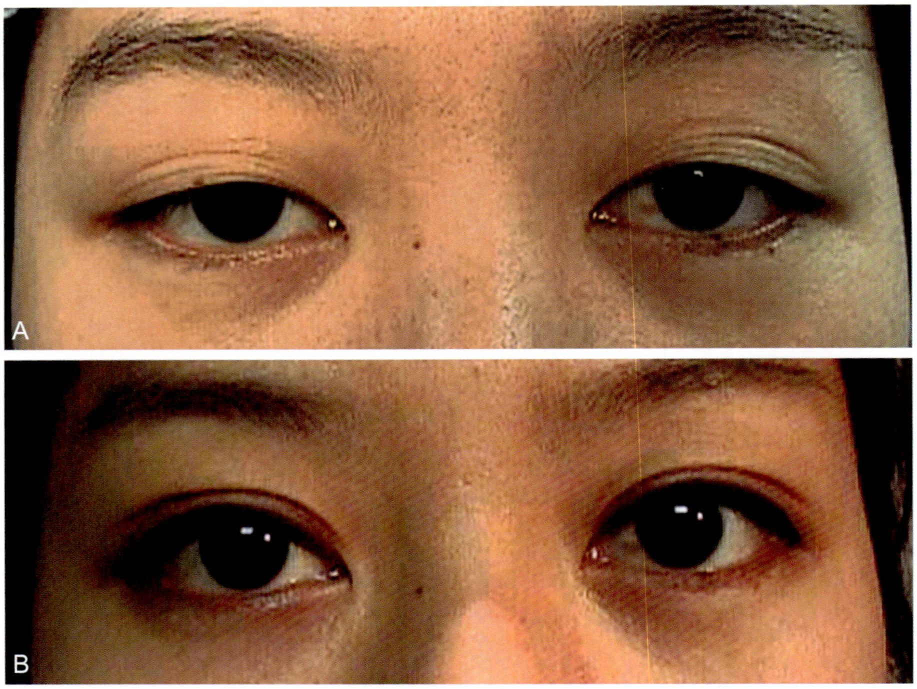

图 12-5

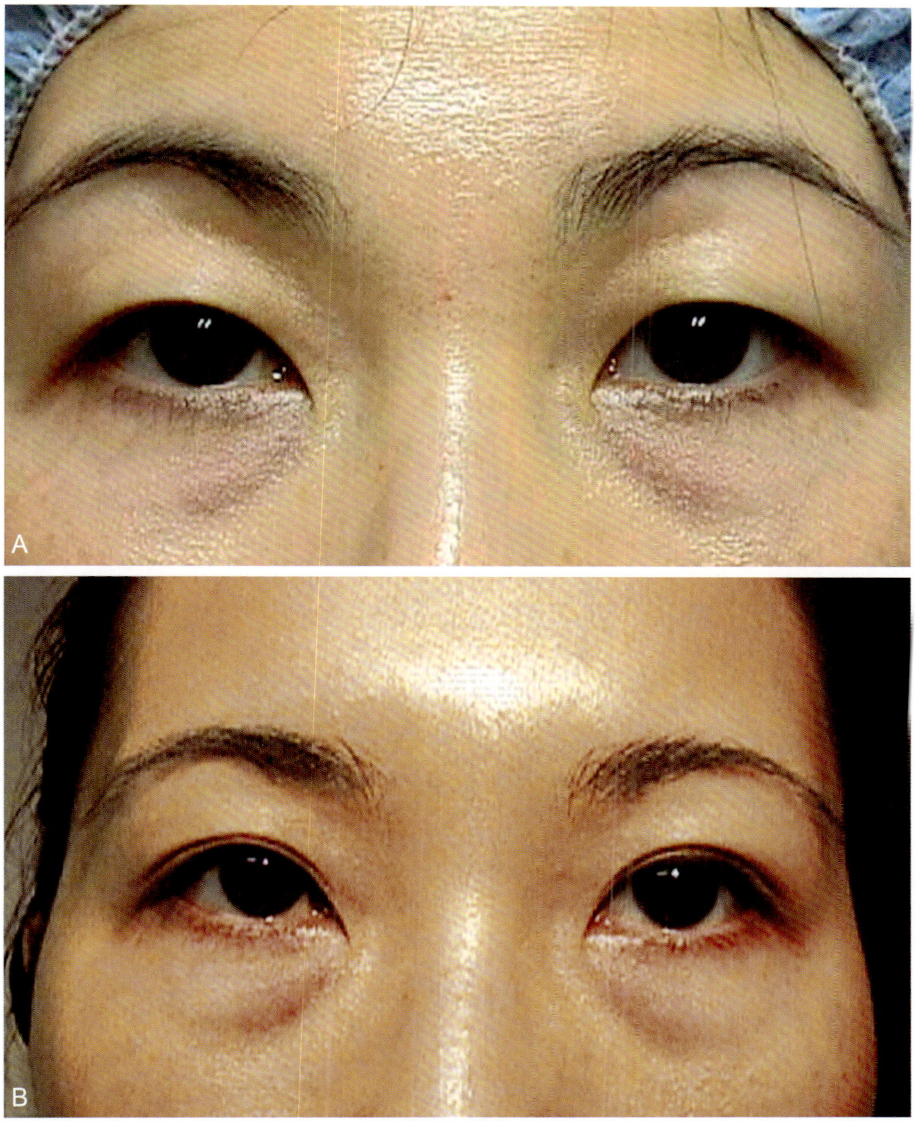

图 12-6

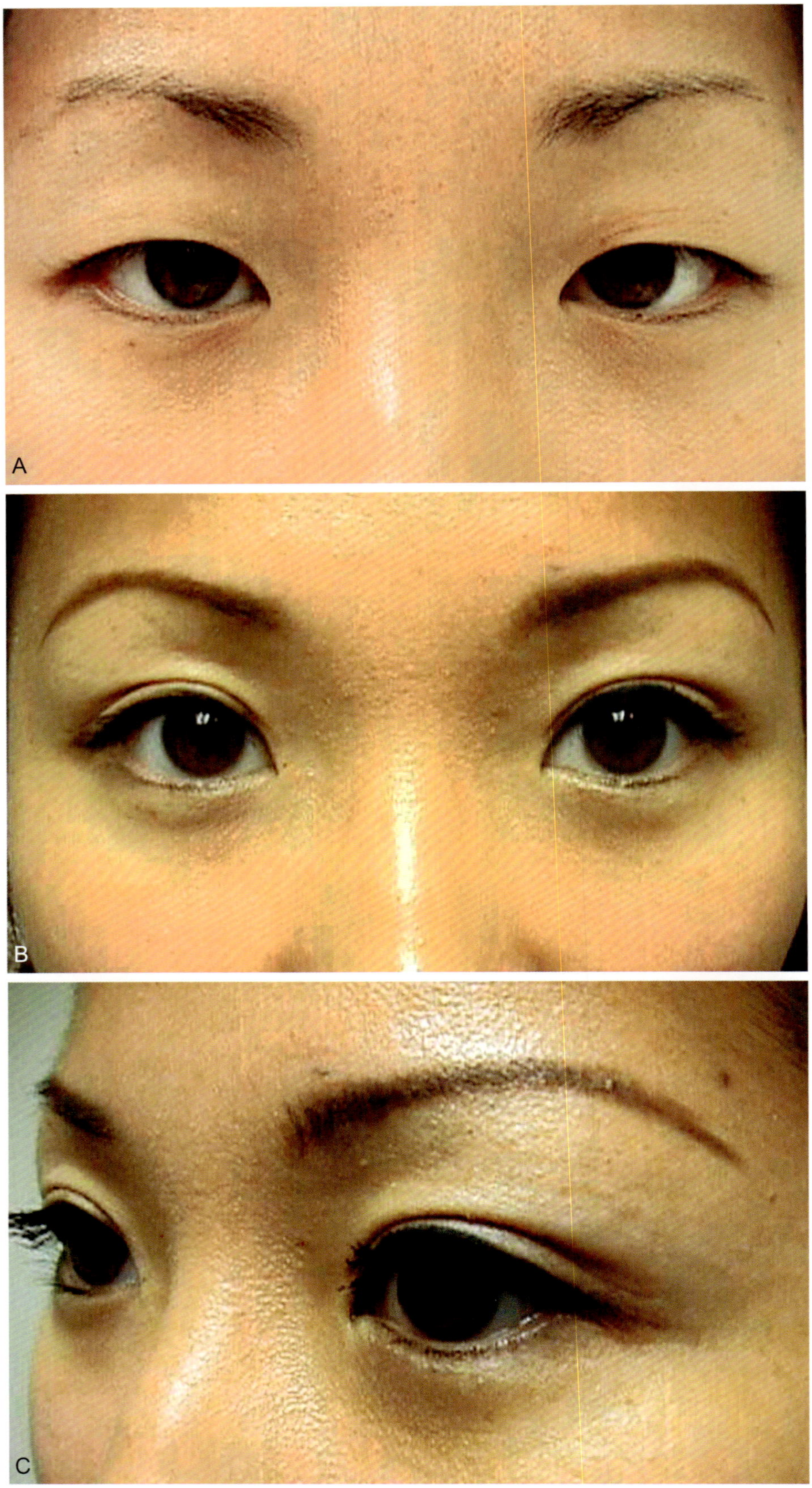

图 12-7

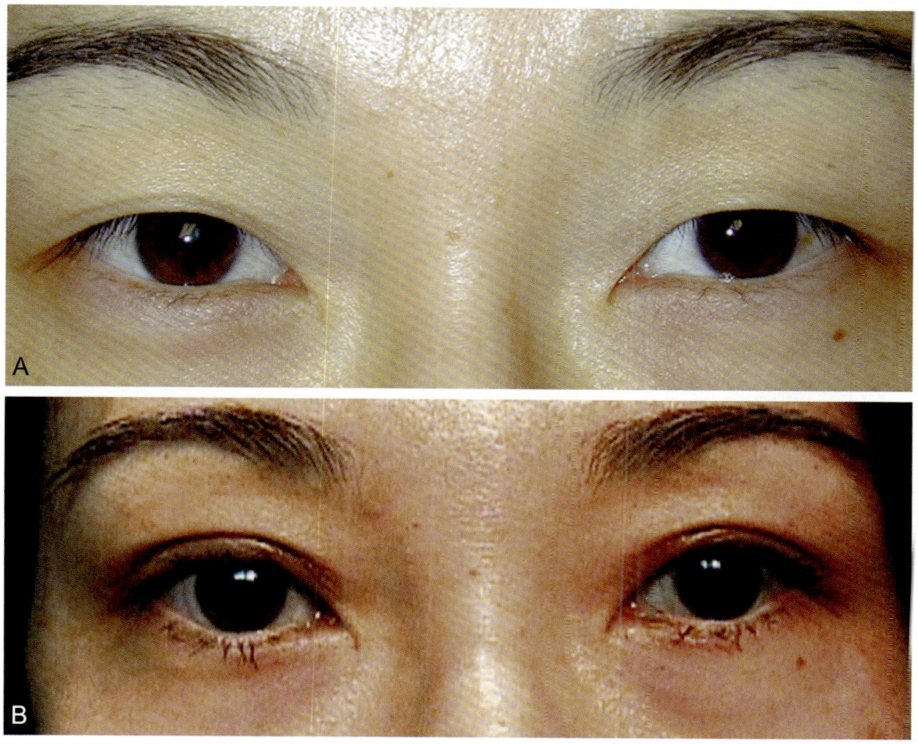

图 12-8

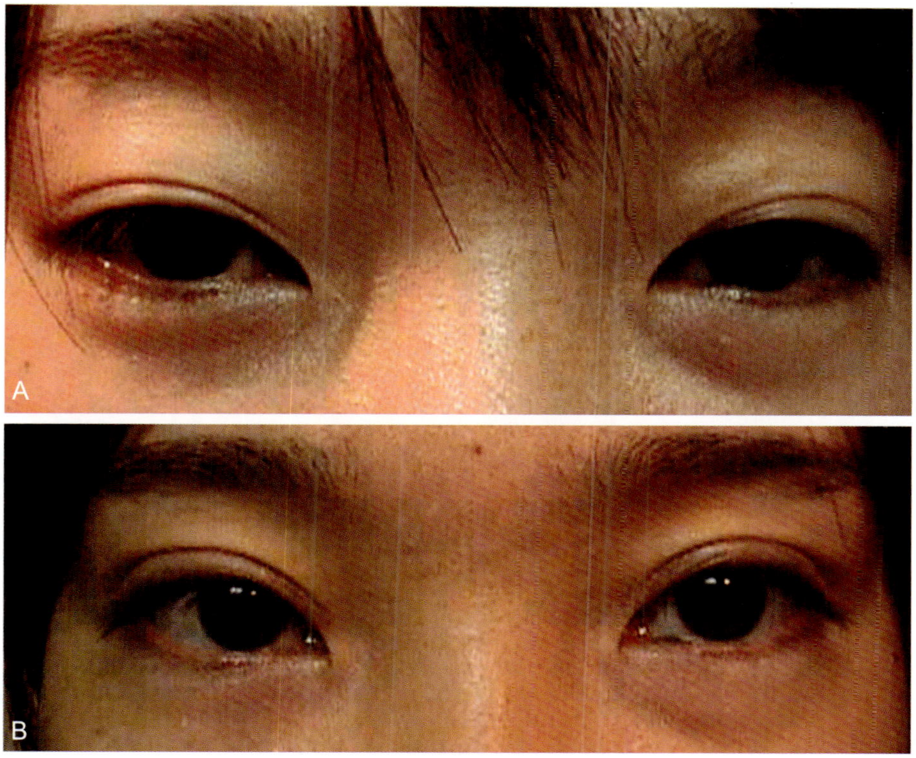

图 12-9

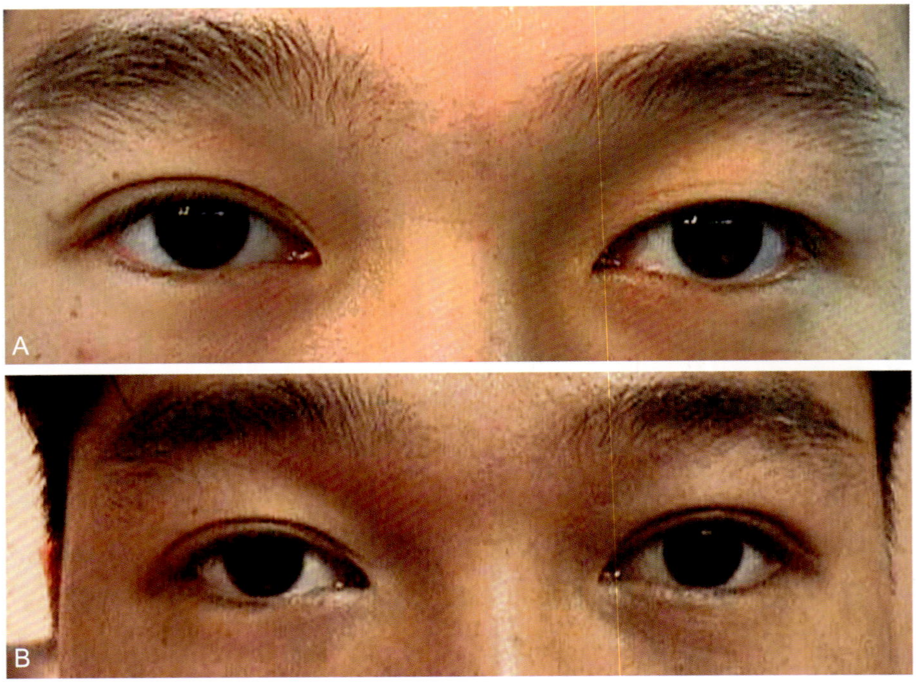

图 12-10

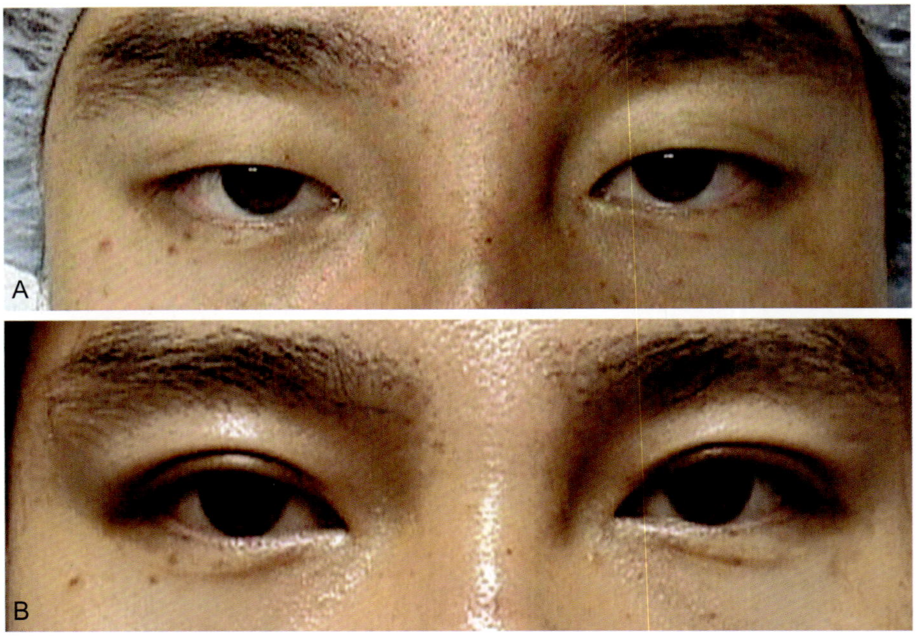

图 12-11

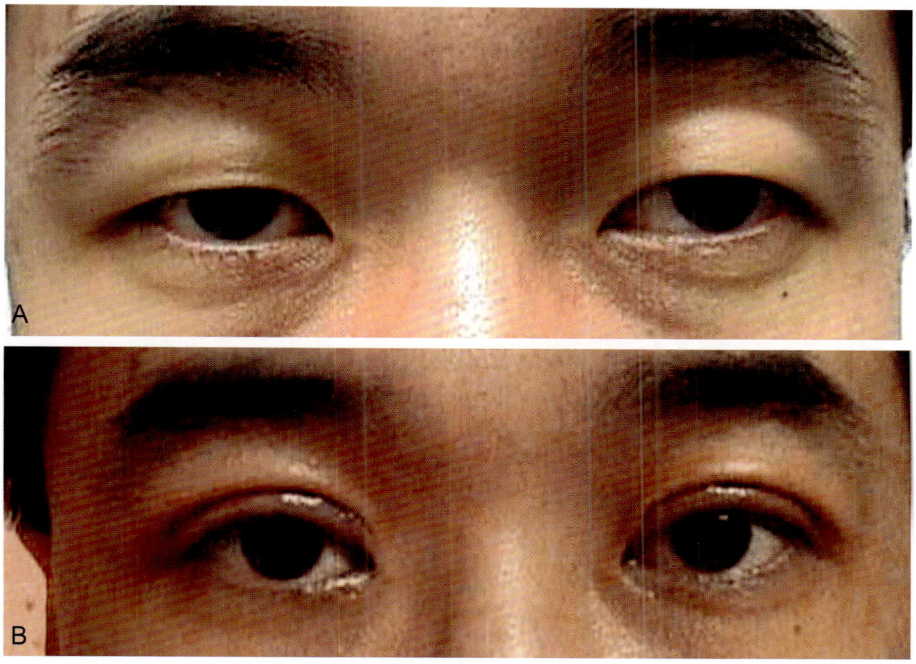

图 12-12　术前和术后 1 周

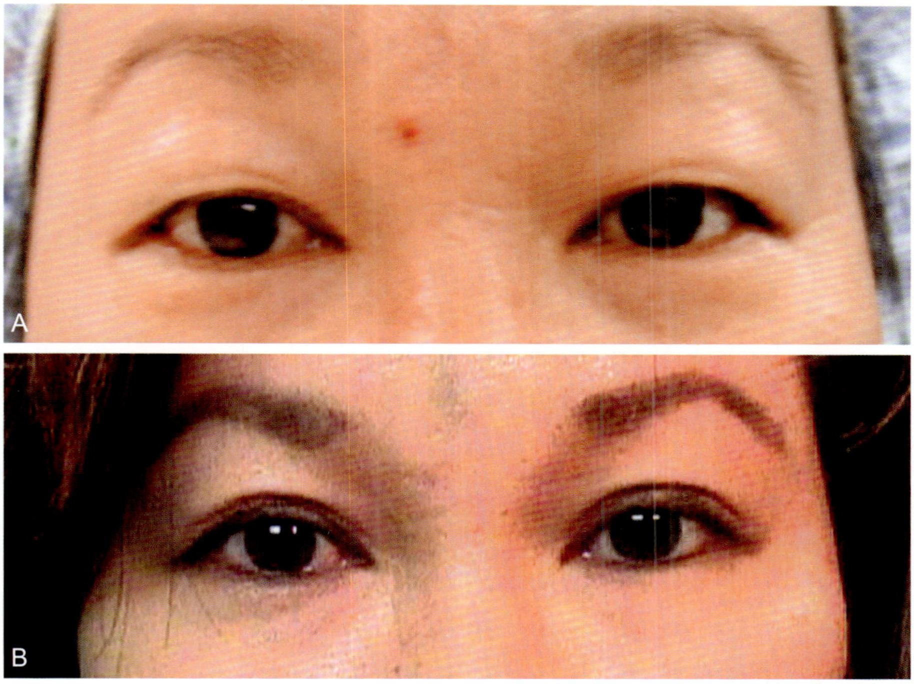

图 12-13

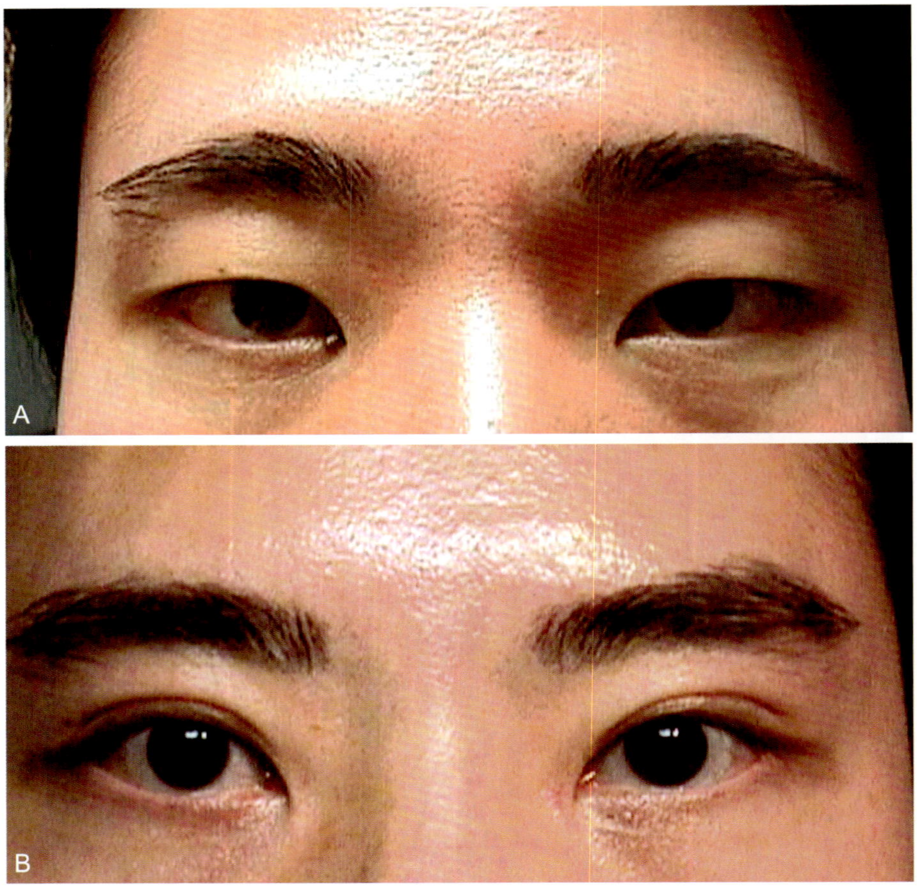

图 12-14

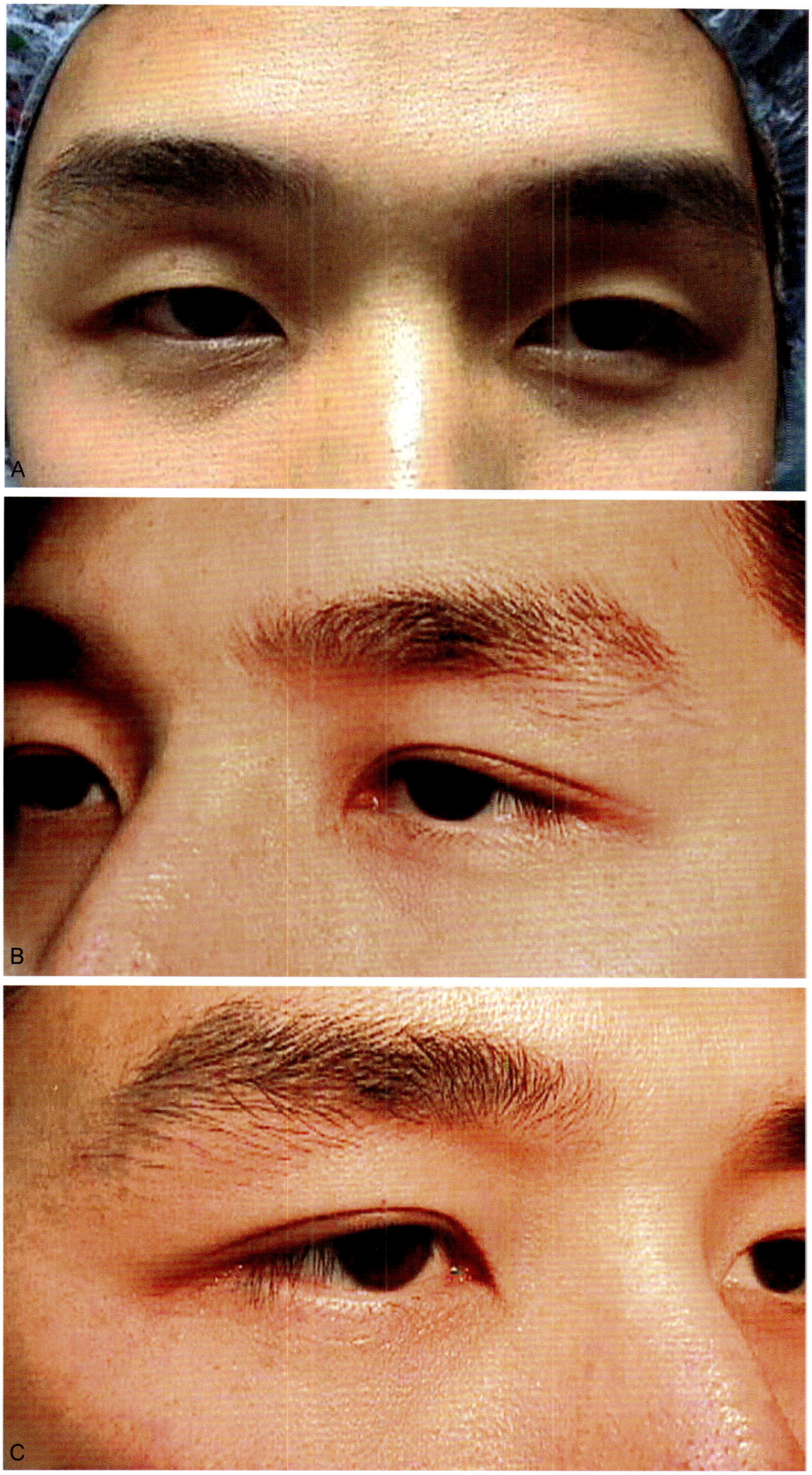

图 12-15

第 13 章

亚洲人初次重睑成形术的手术效果（手术前后对比）

本章仅以教学为目的来展示各种案例照片。患者的手术效果因人而异，并无确定性，也无法保证能实现本书照片中的手术效果。

案例 1（图 13-1 A~C）

（A, B）年轻人，睑裂大小正常，无重睑皱褶。

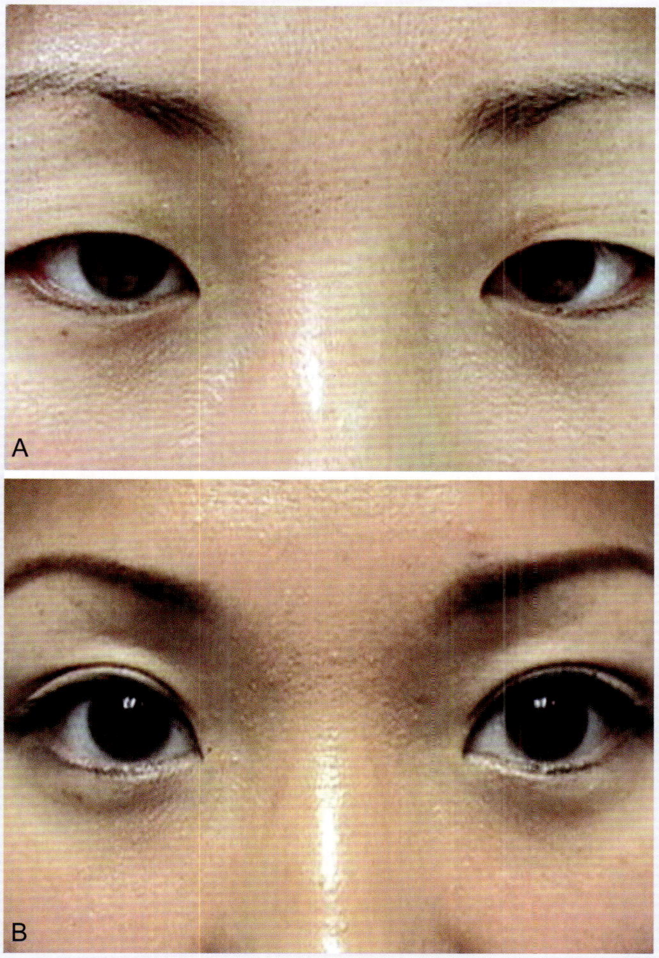

案例 1（图 13-1 A~C）续

（C）术后，高度适中（经典）的平行形重睑。

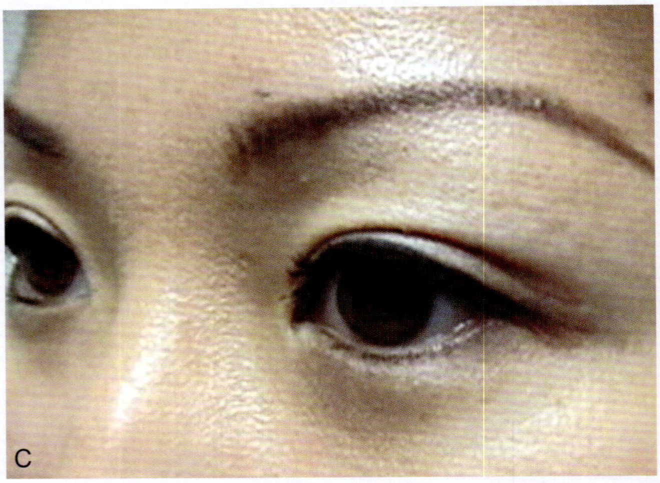

案例 2（图 13-2 A, B）

（A）年轻人，多层皱褶，但无重睑皱褶。

（B）重睑皱褶稍高，开扇形。

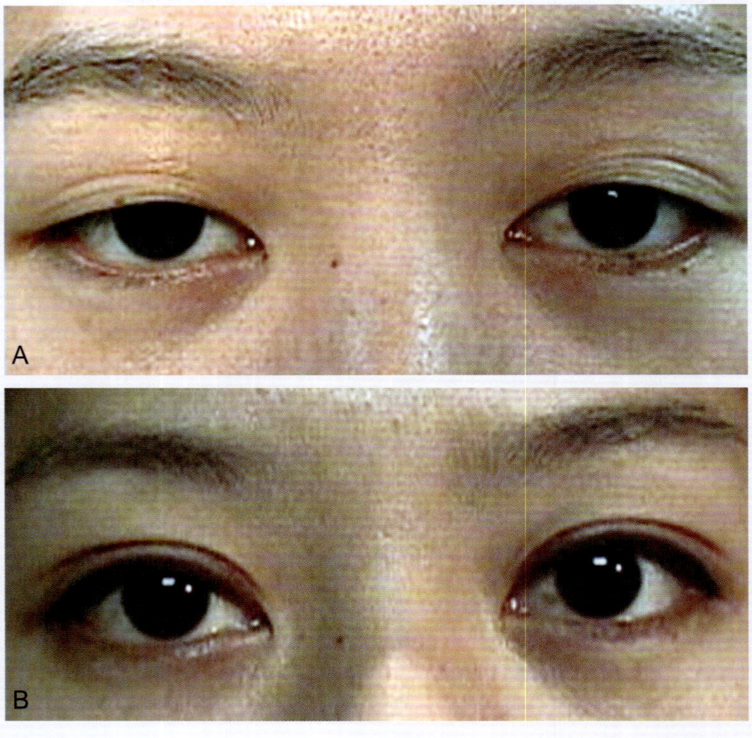

案例 3（图 13-3 A, B）

（A）中年女性，重睑皱褶缺失伴皮肤松垂。
（B）术后效果：重睑皱褶低于平均高度，平行形。

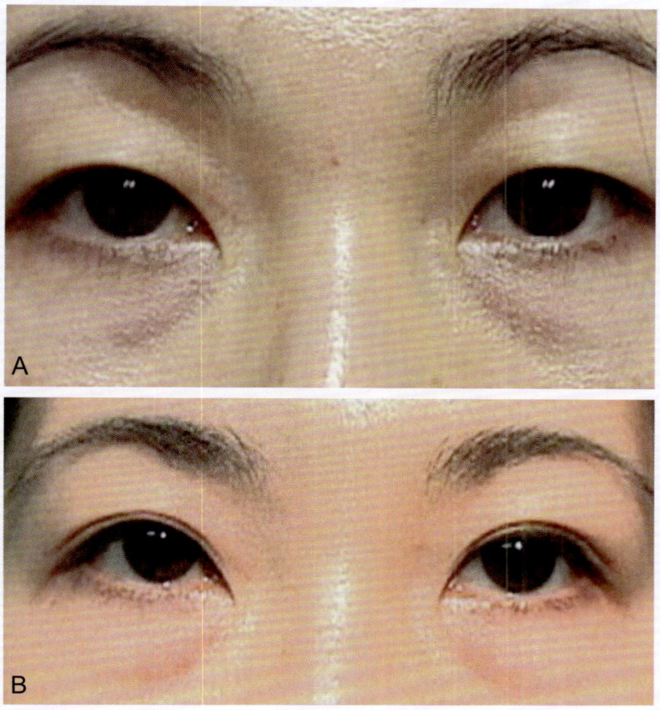

案例 4（图 13-4 A, B）

（A）中年女性，单睑，外侧皮肤松垂呈三角眼外观。
（B）亚洲人重睑成形术后，开扇形。三角眼外观消失。

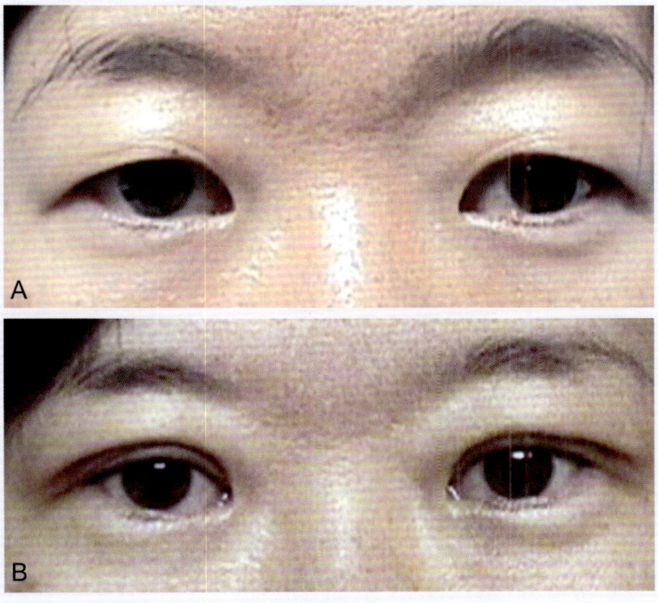

案例 5（图 13-5 A, B）

（A）年轻人，无重睑皱褶。

（B）术后效果：重睑皱褶稍高，平行形。注意尽管上睑组织明显红肿，内侧仍有重睑皱褶。

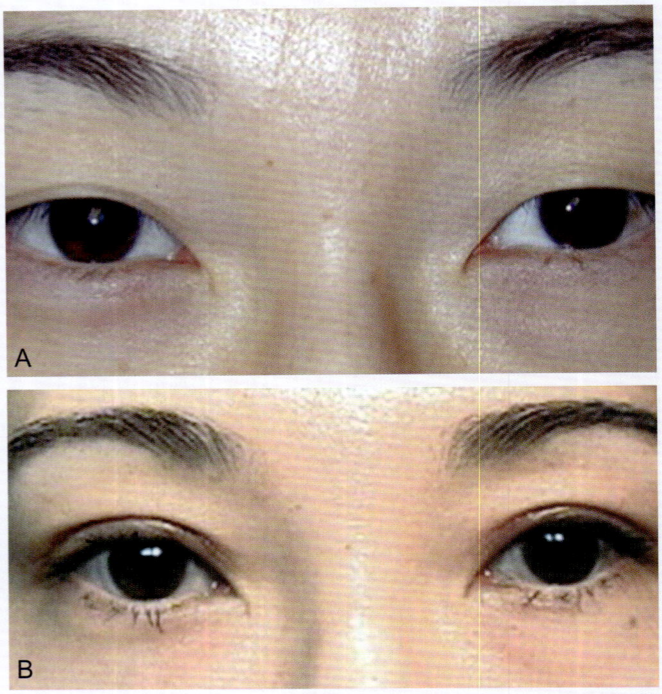

案例 6（图 13-6 A, B）

（A）年轻人，双侧重睑皱褶不一致、不对称；右侧为平行形，左侧呈开扇形。

（B）患者要求重睑高度大于平均水平，平行形。

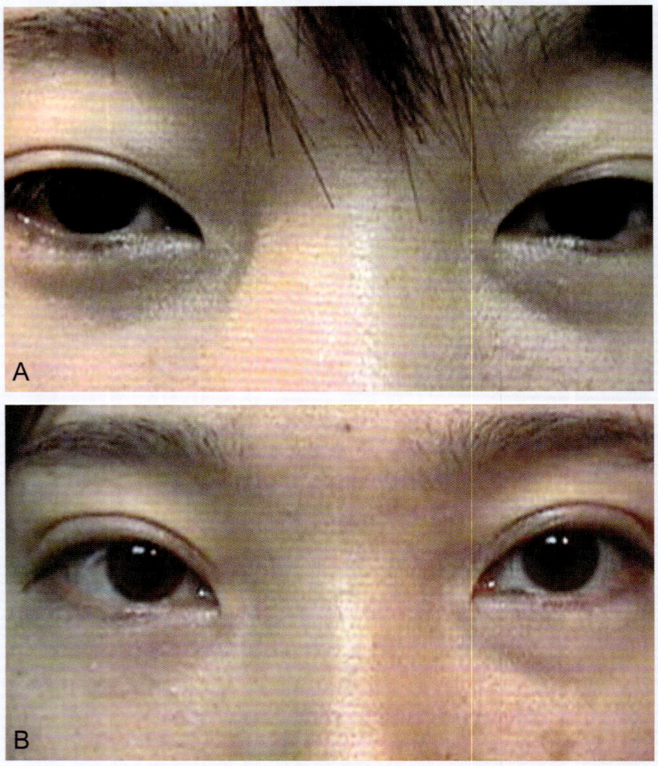

案例 7（图 13-7 A~C）

（A）青年男性，无重睑皱褶，右眼呈轻度三角眼形态，伴双侧视野遮盖。
（B, C）自然的开扇形重睑，保留内眦赘皮。

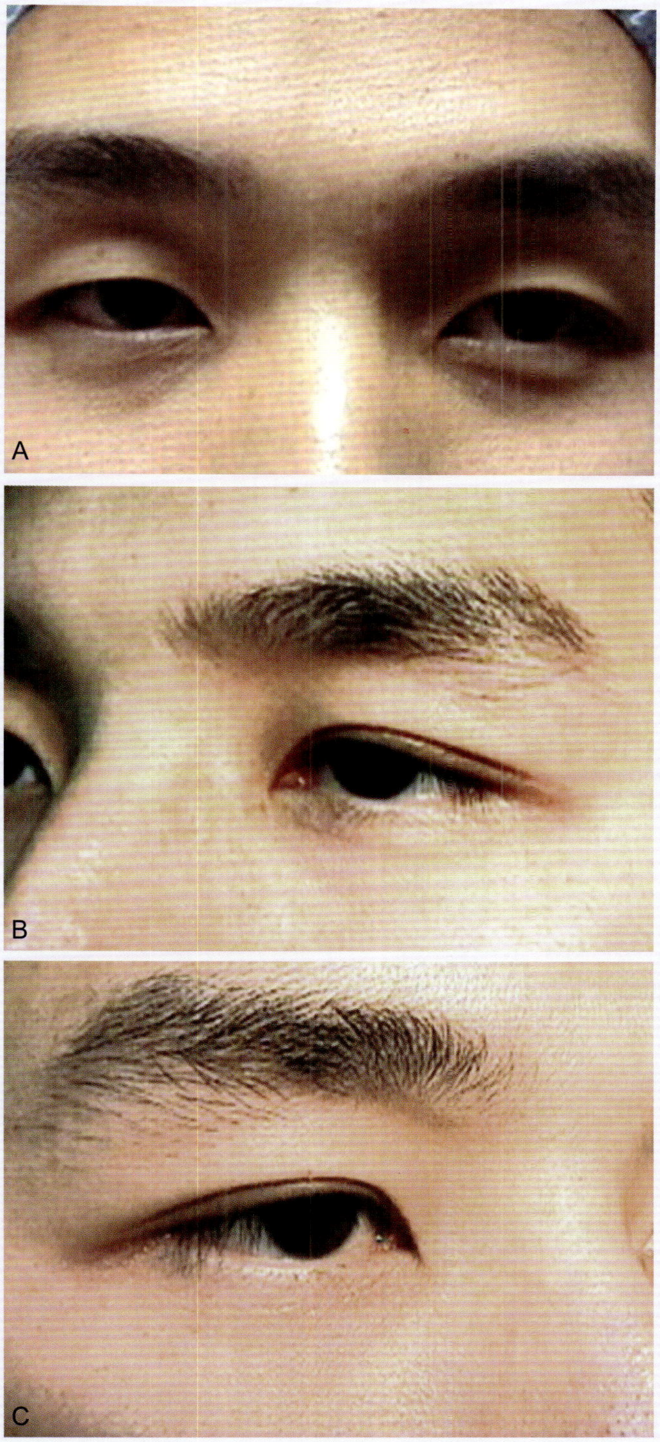

案例 8（图 13-8 A, B）

（A）青年男性，左上睑无重睑皱褶。

（B）手术效果：在左上睑形成与右侧对称的重睑皱褶。

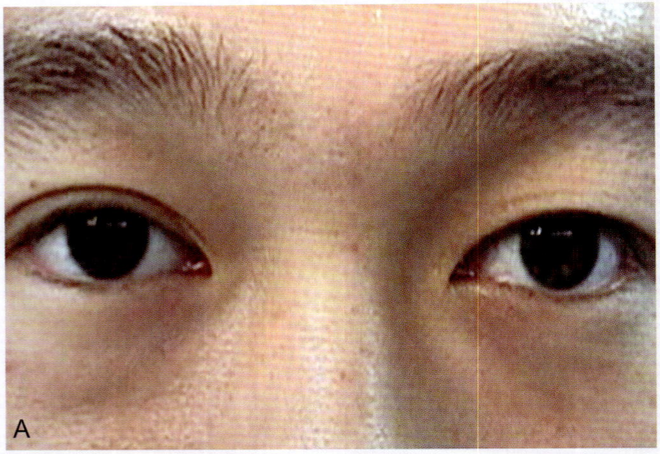

A

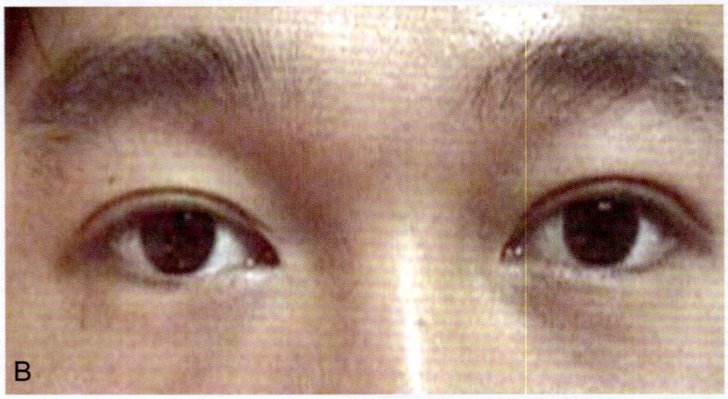

B

案例 9（图 13-9 A, B）

（A）青年男性，双侧上睑无重睑皱褶，睑裂狭窄。

（B）术后效果：形成平行形重睑皱褶。

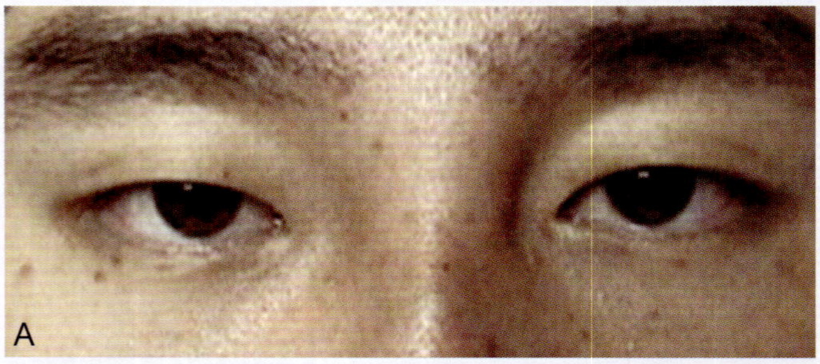

A

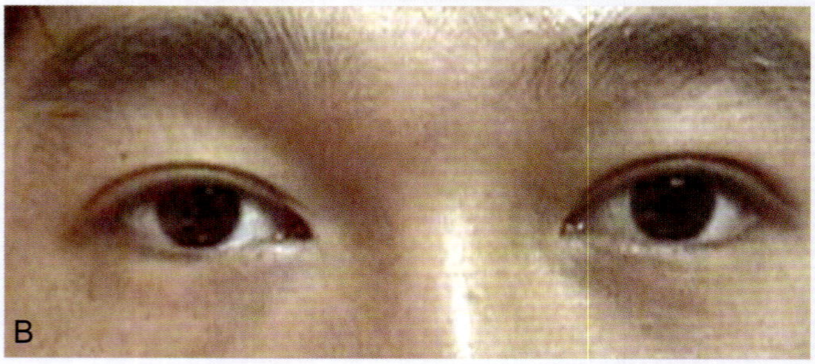

B

案例 10（图 13-10 A, B）

（A）青年男性，无重睑皱褶，睑裂略呈矩形。眼睑无下垂（眼部肌肉正常，无上睑下垂）。

（B）术后效果：形成较低的平行形重睑皱褶；术后 1 个月，仍需进一步恢复。

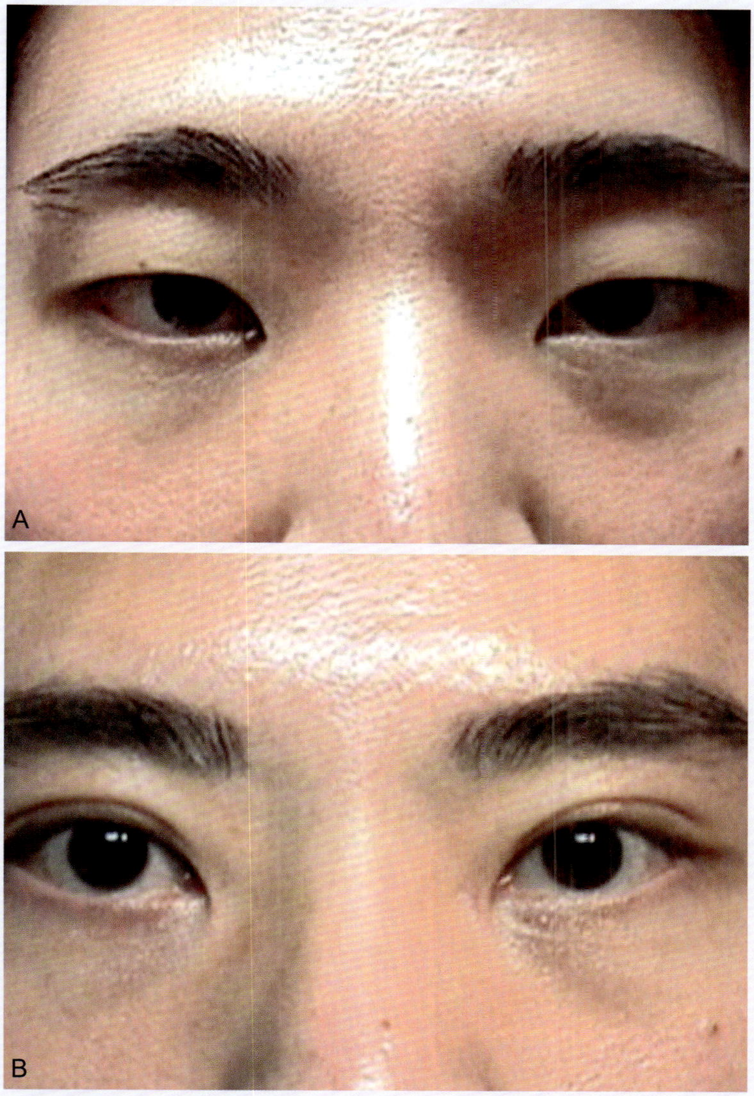

案例 11（图 13-11 A, B）

25 岁女性，因“双侧睑裂大小不对称”行亚洲人重睑成形术，术前和术后效果。

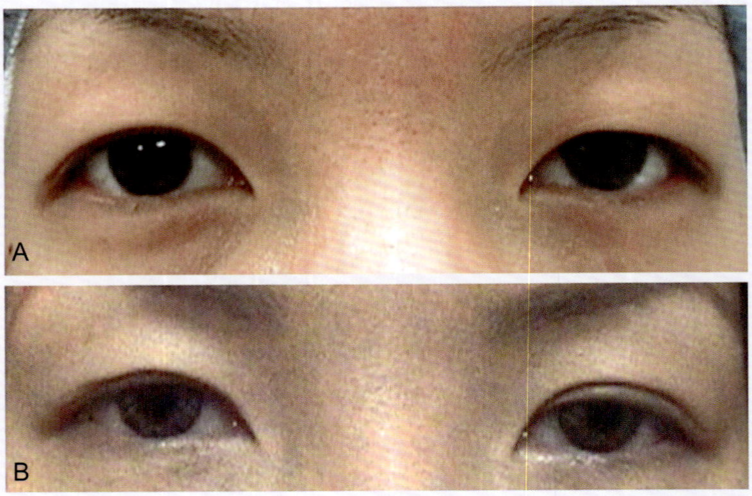

案例 12（图 13-12 A, B）

41 岁男性，术前和术后效果。

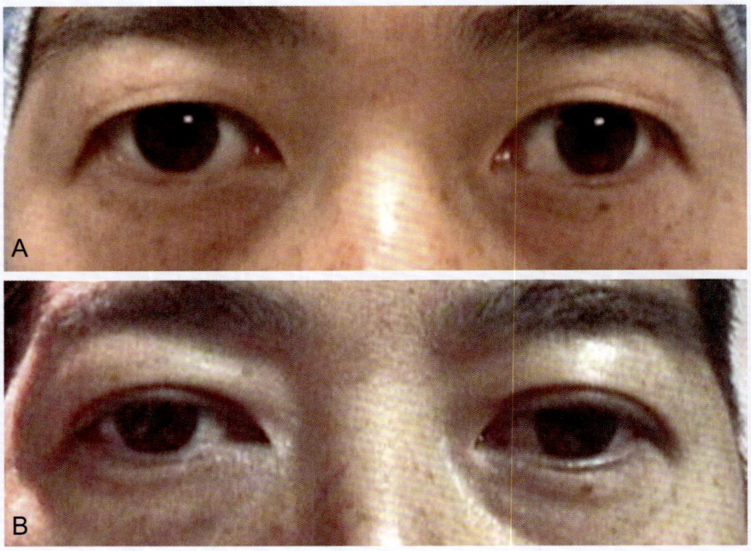

案例 13（图 13-13 A, B）

37 岁男性，术前和术后效果。

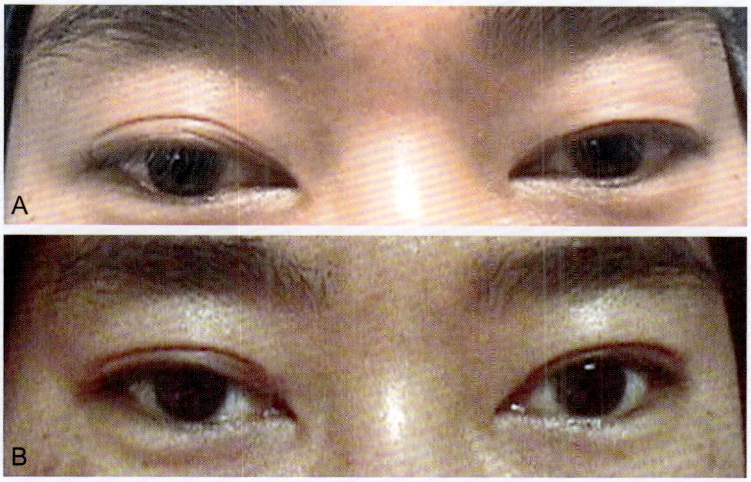

案例 14（图 13-14 A, B）

19 岁男性，术前和术后效果，右侧重睑皱褶高度降低，左侧重睑皱褶高度增加。

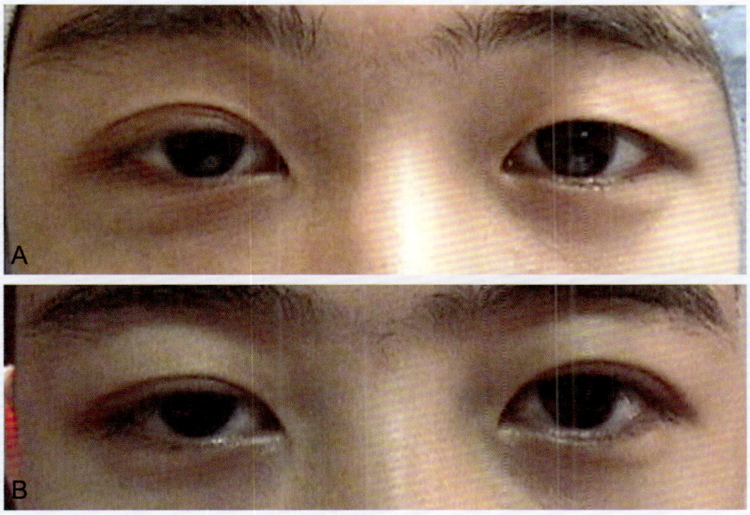

案例 15（图 13-15 A, B ）

27 岁女性，要求做平行形重睑皱褶，术前和术后 10 天的效果。

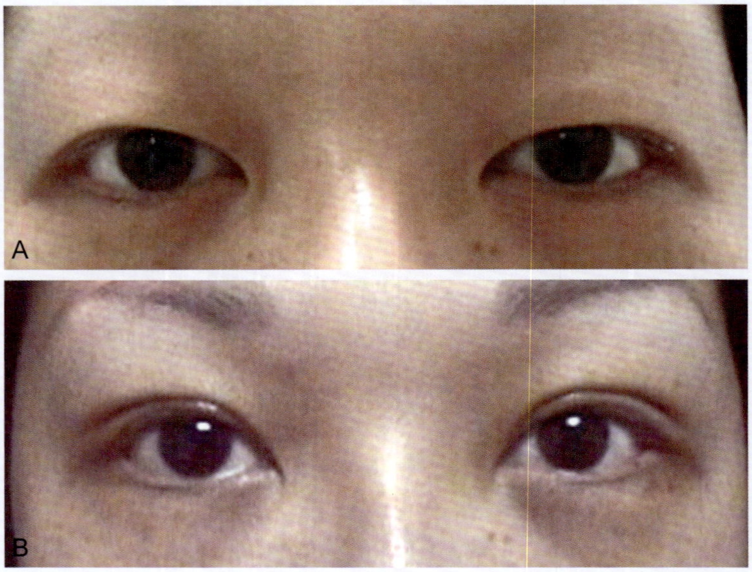

案例 16（图 13-16 A, B ）

27 岁女性，要求做平行形重睑皱褶。右侧上睑提肌前徙 13 mm、左侧前徙 14 mm 后睑裂无明显改善。术前和术后效果。

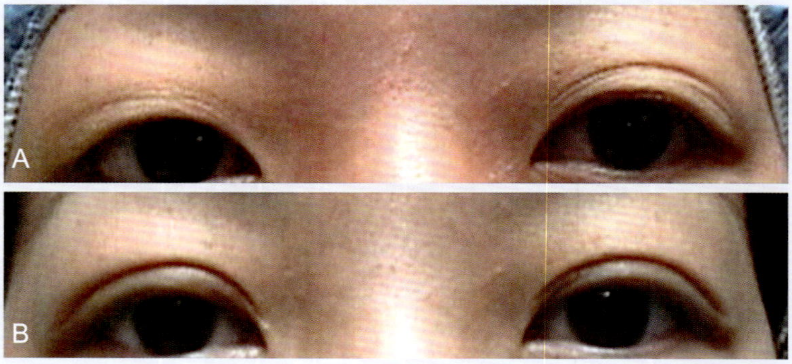

案例 17（图 13-17 A, B）

28 岁高加索女性，眼睛具有亚洲人特征，伴上睑臃肿，术前和术后效果。

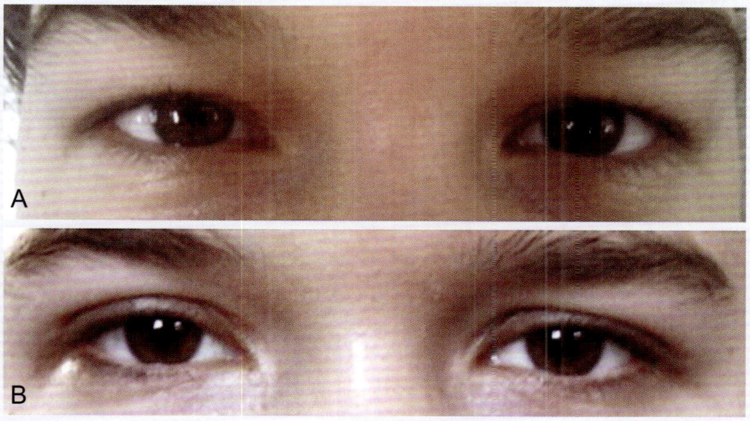

案例 18（图 13-18 A, B）

46 岁女性，术前和术后 1 周的效果。

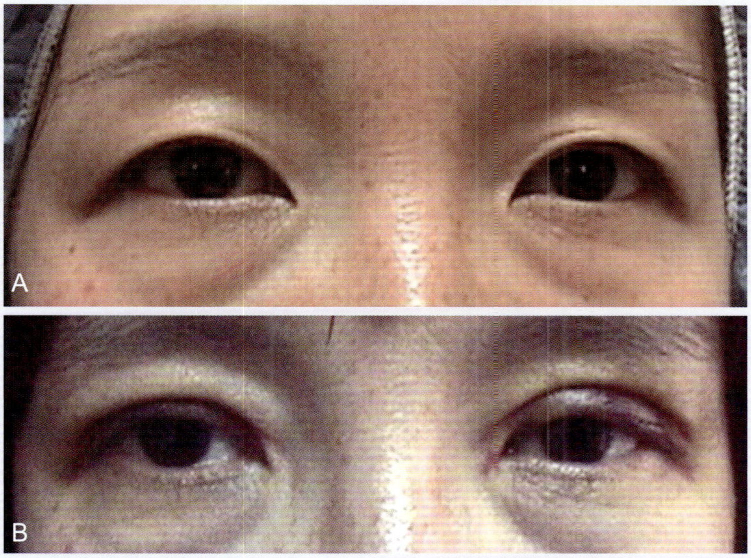

案例 19（图 13-19 A~D）

24 岁女性，右上睑多层皱褶，左上睑的开扇形皱褶被组织遮盖。（A, B）术前照片。（C, D）同一个患者的术后效果：两侧均有明显的开扇形重睑皱褶。

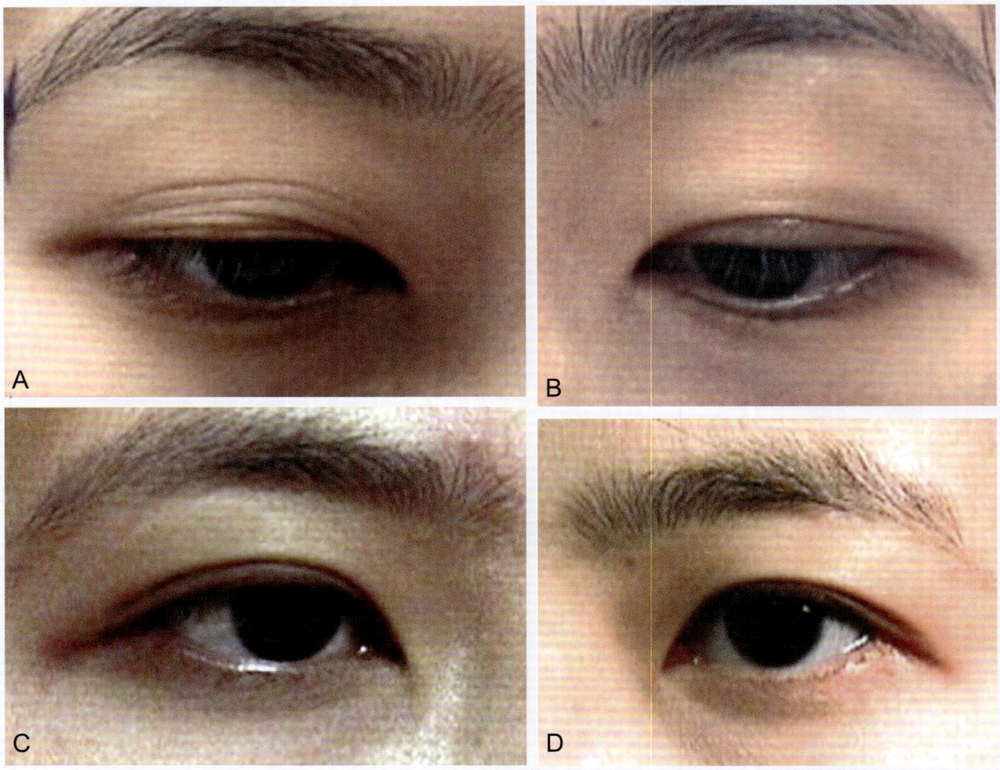

案例 20（图 13-20 A, B）

30 岁女性，术前和术后 1 周的效果，双侧下睑外眼角处残留少量淤青，可自行消退。

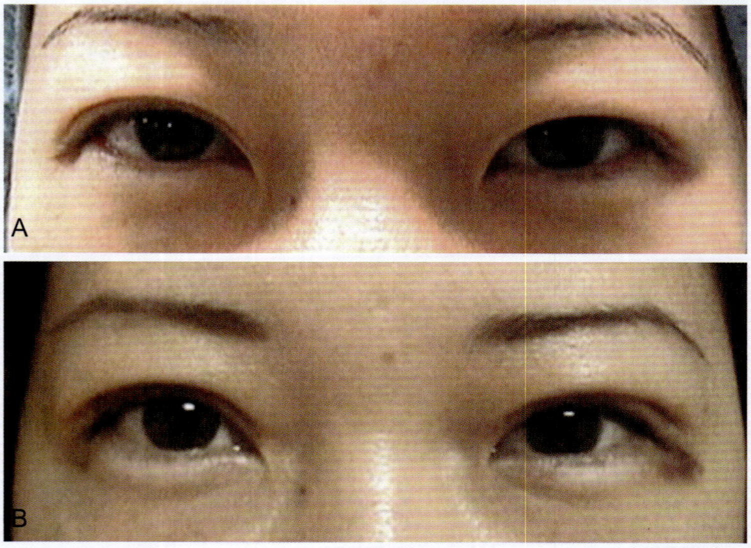

案例 21（图 13-21 A, B）

12 岁女性，右上睑有不规则的软组织隆起伴重睑皱褶缺失。已进行手术治疗。术前和术后 1 个月照片显示该侧上睑仍然臃肿。

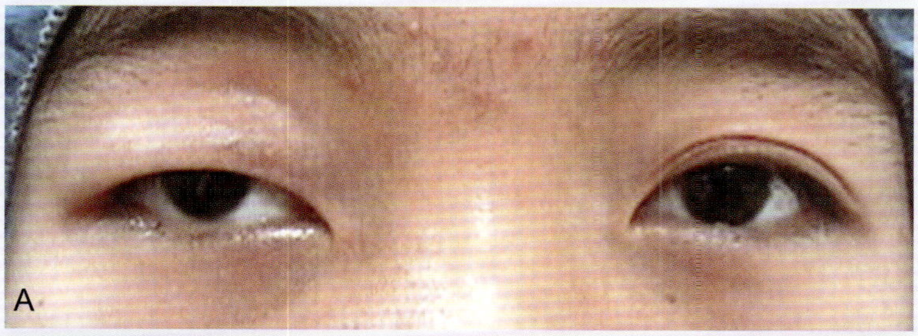
A

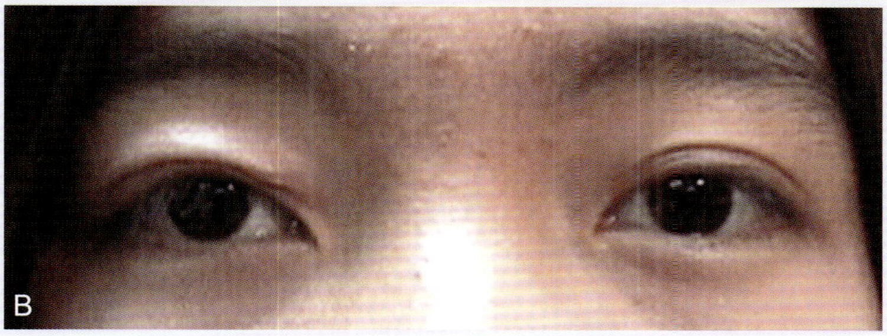
B

案例 22（图 13-22 A, B）

35 岁女性，双侧上睑可见不对称的多层皱褶，术前和术后效果。

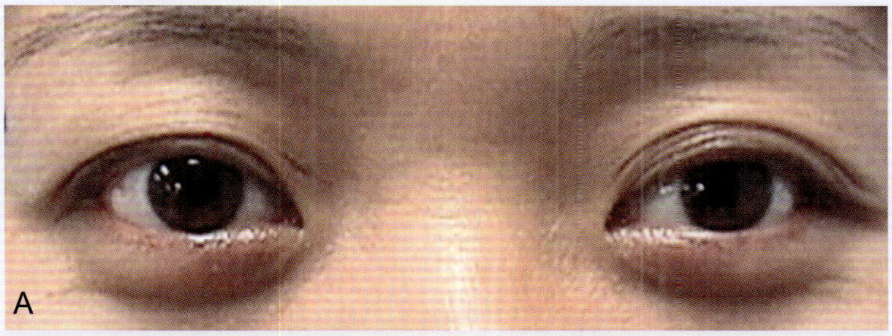
A

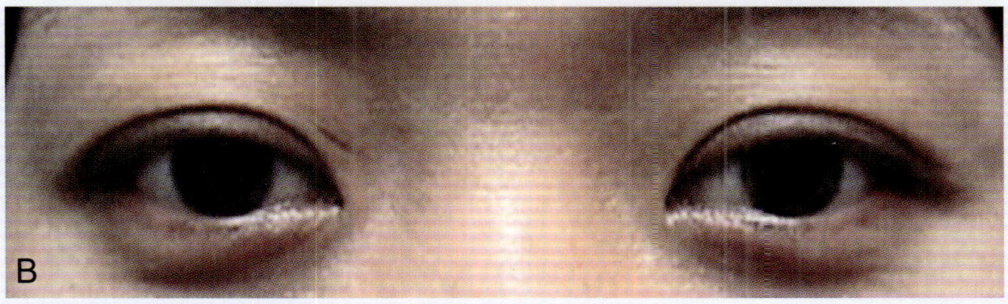
B

案例 23（图 13-23 A, B ）

54 岁女性，术前和术后效果。

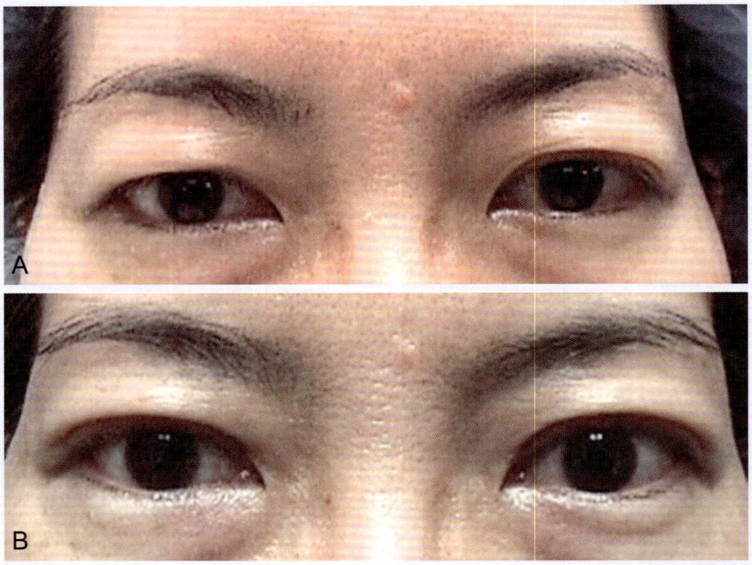

案例 24（图 13-24 A, B ）

27 岁男性，双侧上睑皱褶不对称，术前和术后效果。

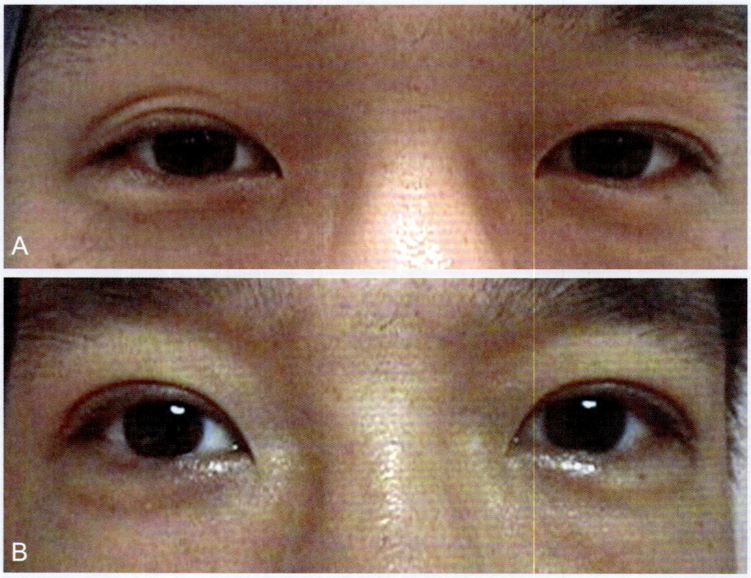

案例 25（图 13-25 A, B）

25 岁男性，双侧上睑无重睑皱褶，右侧上睑下垂，术前和上睑下垂矫正术后 2 个月的效果。

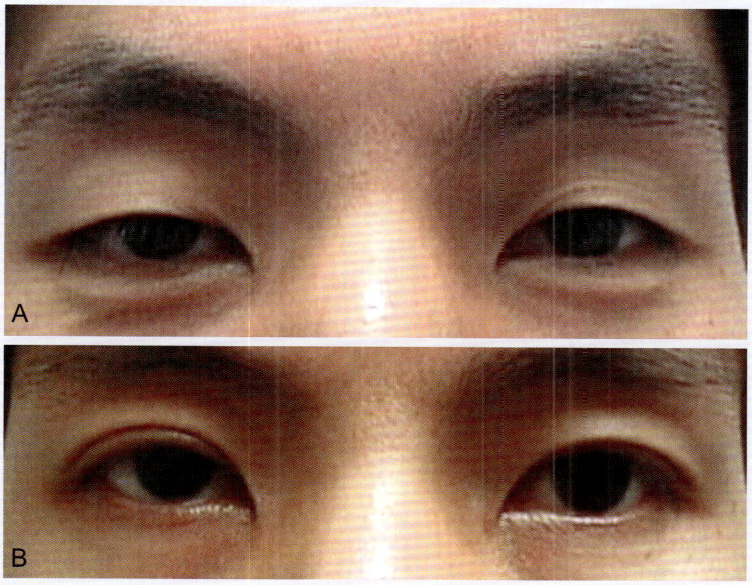

案例 26（图 13-26 A, B）

33 岁女性，双侧上睑重睑皱褶较高且不对称。她喜欢较低的开扇形重睑皱褶，无须行上睑下垂矫正术。

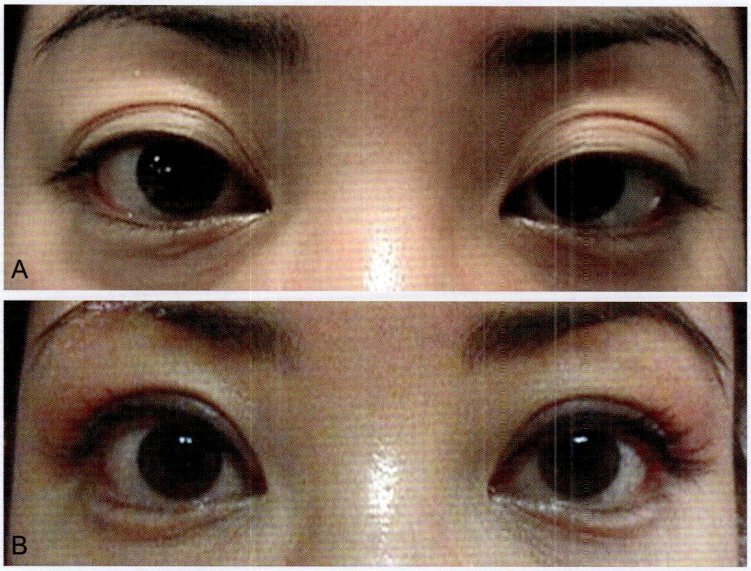

案例 27（图 13-27 A, B ）

25 岁女性，术前和术后效果。

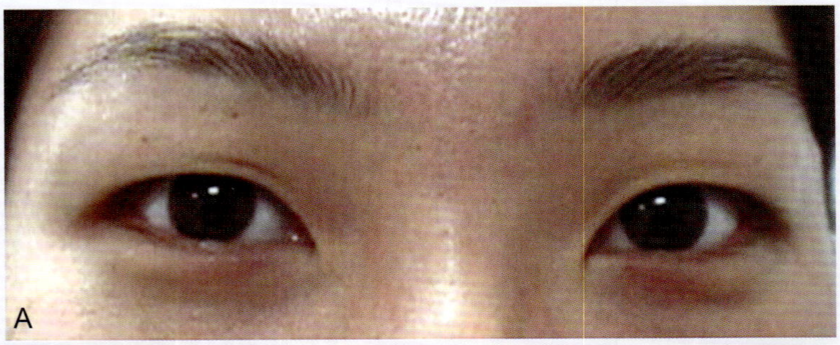

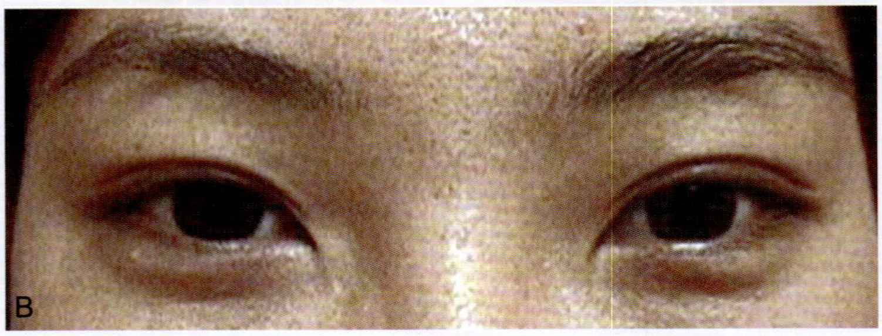

案例 28（图 13-28 A, B ）

47 岁女性，要求做平行形重睑皱褶，术前和术后 2 个月的效果。

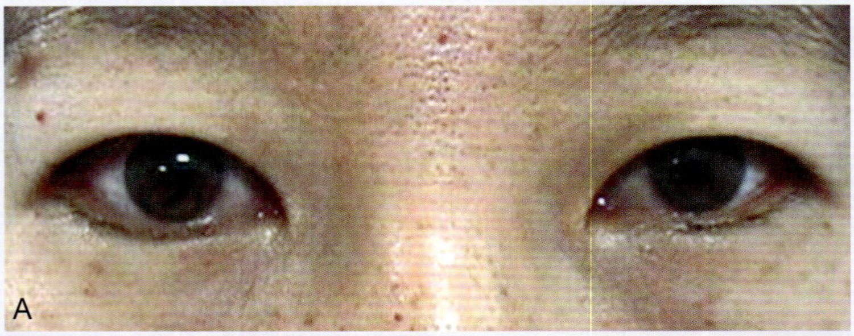

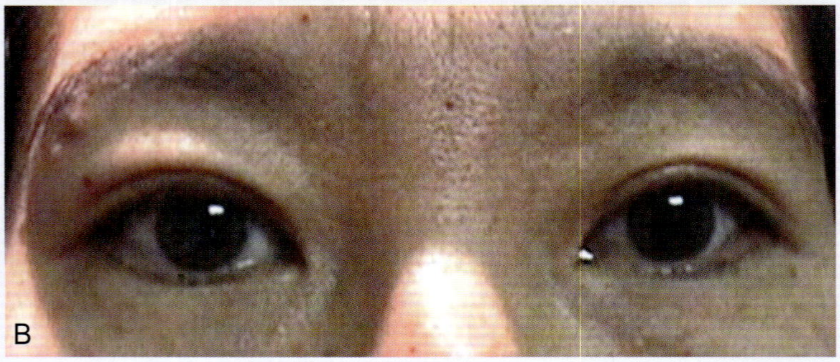

案例 29（图 13-29 A~D）

34 岁女性，（A）术前和（B，C，D）术后效果。

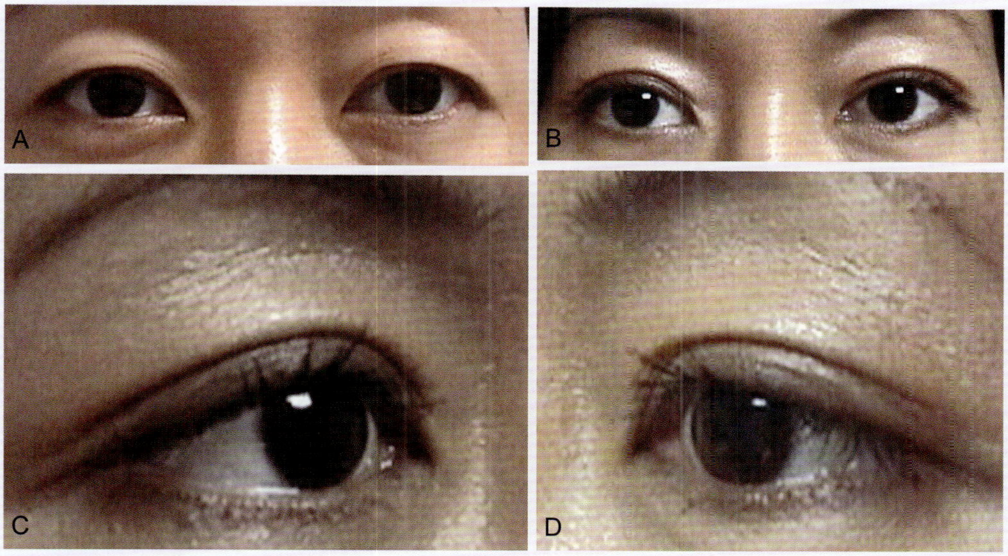

案例 30（图 13-30 A，B）

28 岁女性，术前和重睑皱褶形态改善的术后效果，重睑皱褶由开扇形变为平行形。

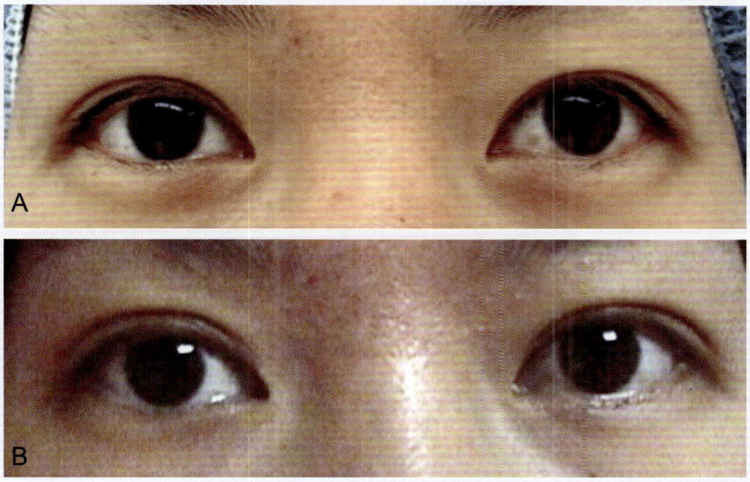

案例 31（图 13-31 A, B）

63 岁女性，术前和术后效果，眼功能和外观都得到极大改善。

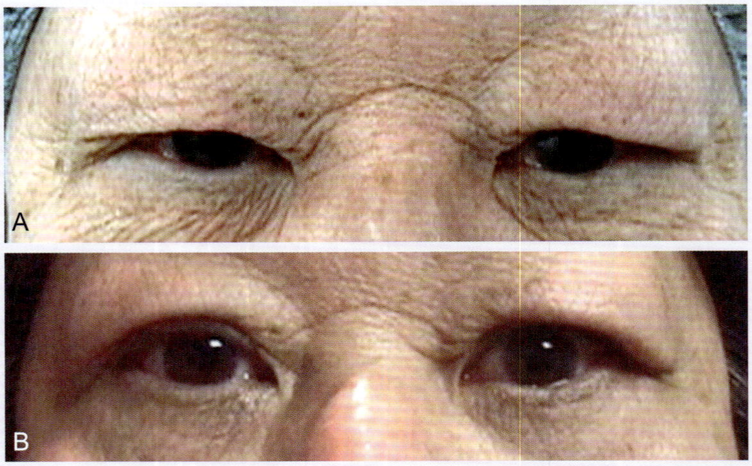

案例 32（图 13-32 A, B）

62 岁女性，术前和术后效果，眼功能和外观都得到很好的改善。

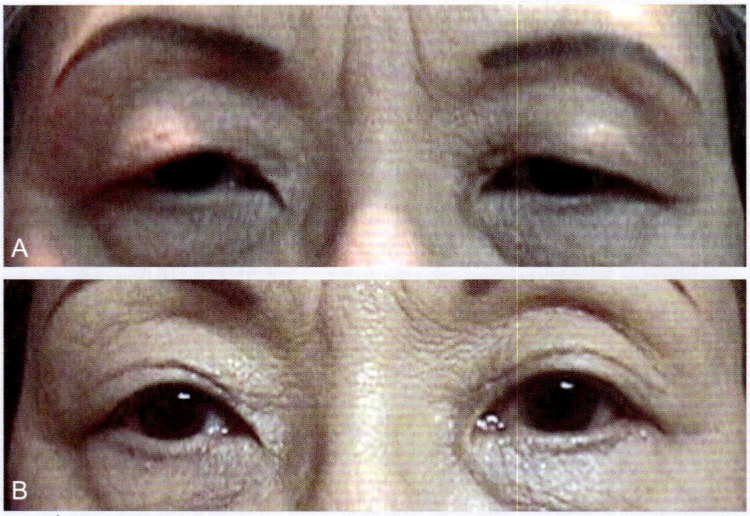

案例 33（图 13-33 A~C）

37 岁女性，（A）术前、（B）术后 1 个月和（C）术后 4 个月的效果。

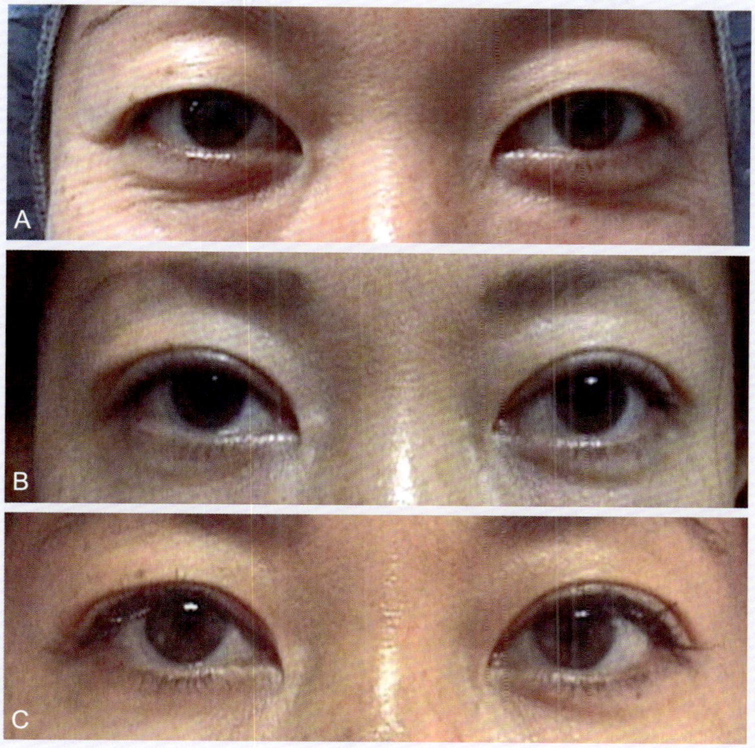

案例 34（图 13-34 A, B）

38 岁男性，术前和术后效果。

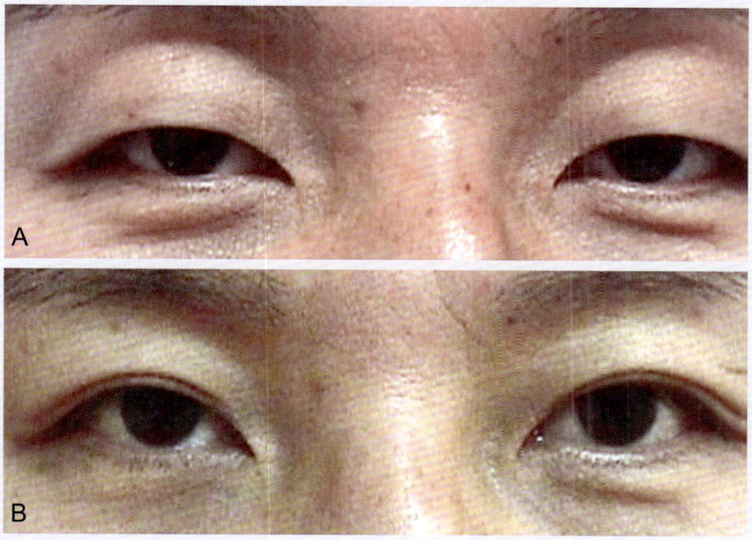

案例 35（图 13-35 A~C）

18 岁女性，（A）术前、（B）术后 2 个月和（C）术后 3 年的效果。

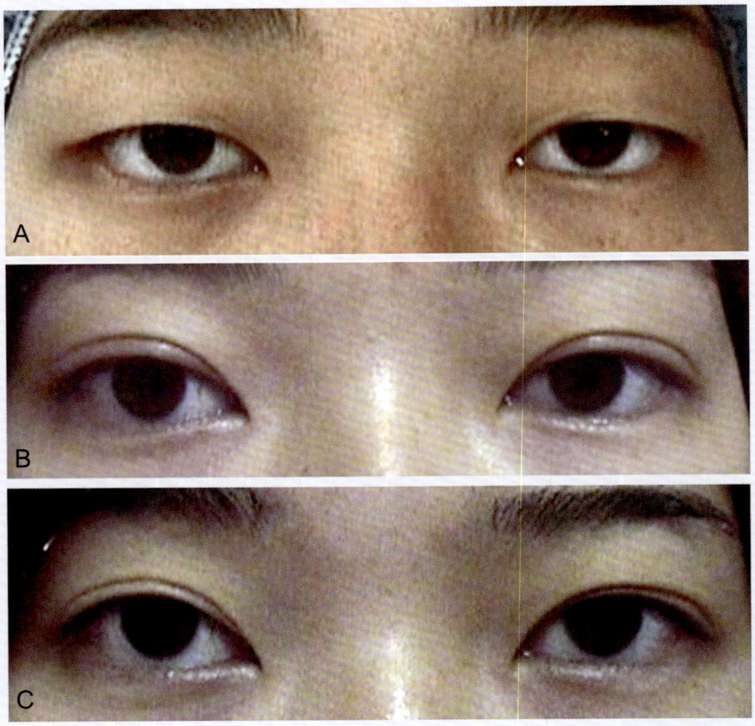

案例 36（图 13-36 A, B）

75 岁女性，术前和上下睑成形术的术后效果。

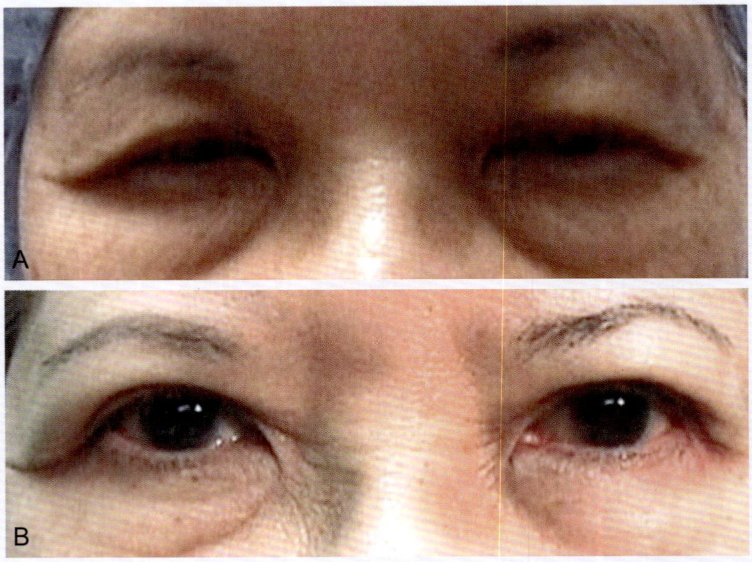

案例 37(图 13-37 A, B)

39 岁女性，睑裂呈三角形，术前和术后 1 周的效果。

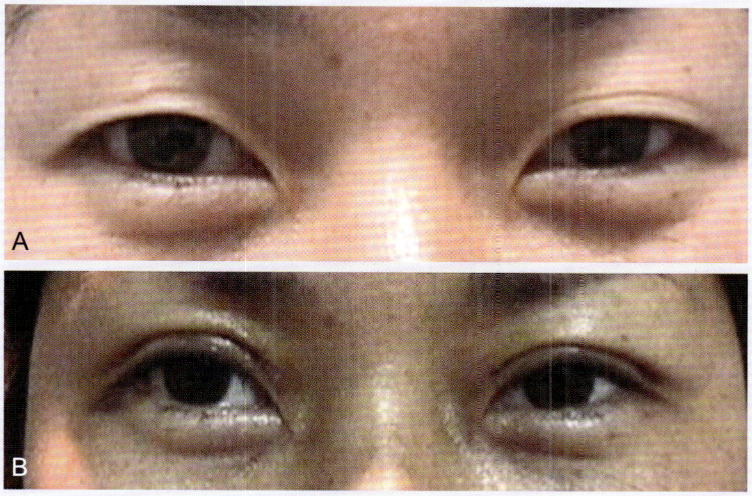

案例 38(图 13-38 A, B)

41 岁女性，术前和双侧上睑下垂矫正术后的效果，原重睑皱褶保留。

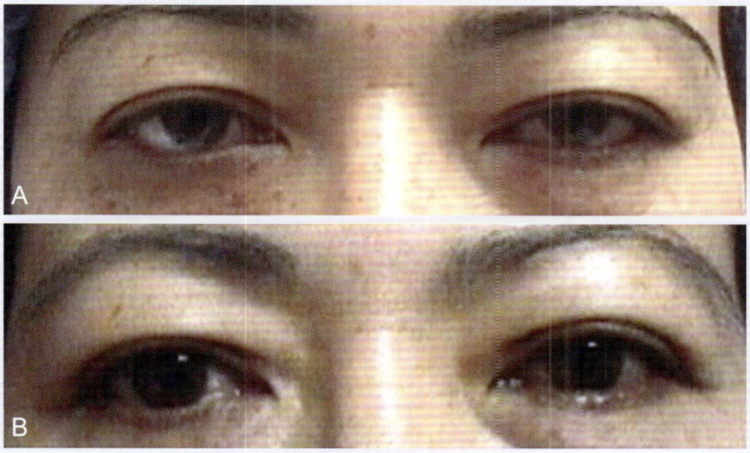

案例 39（图 13-39 A, B ）

32 岁女性，术前和术后 1 个月的效果。术后无明显上睑下垂表现。

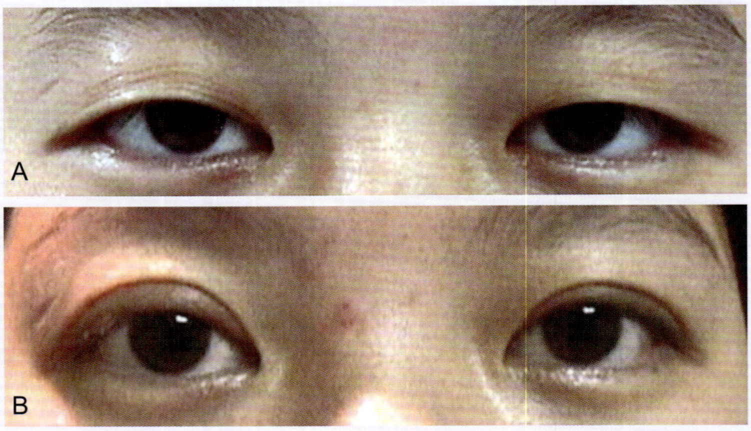

案例 40（图 13-40 A, B ）

22 岁男性，术前和术后效果，形成开扇形重睑皱褶。

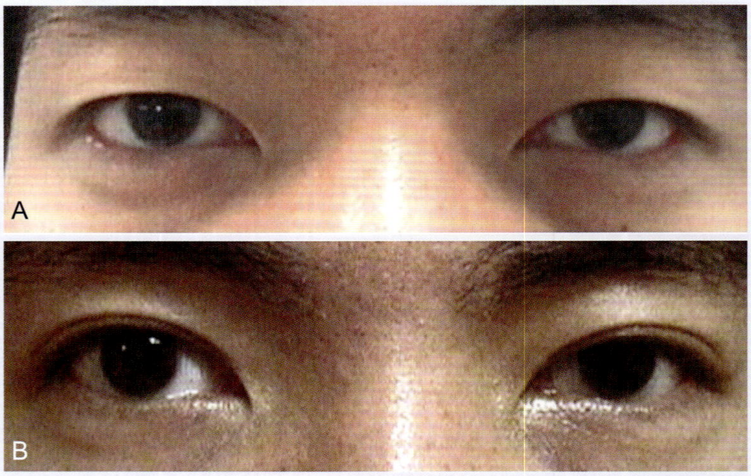

案例 41（图 13-41 A, B）

（A）23 岁女性，上睑无重睑皱褶，右侧睑裂较小，身高 152 cm，喜欢平行形重睑皱褶。伴轻度内眦赘皮。

设计：睑板薄弱，仅有 6 mm 高。设计高度为 6 mm 的平行形重睑皱褶。

右上睑可见大片膨出的腱膜前脂肪，向下覆盖睑板上缘。可以从深面光滑完整的腱膜处分离出来，并剪除。去除量比正常肌肉皮肤条多一些，因为看起来腱膜前脂肪在眼轮匝肌深面向下延伸。

内眦赘皮的处理

重睑线切口内侧端可见轻度"猫耳"，沿着切口下缘走行。将其折叠到重睑线上方支肤边缘，并适当切除。切口两边用 6-0 丝线缝合固定。需要延长切口上缘以便于切除部分皮肤和保护覆盖深面的眼轮匝肌。拉紧线结并将其置于切口上缘。切口对合整齐，在无张力的情况下逐渐愈合。

左上睑：依然需要去除较多的肌肉皮肤组织。内侧"猫耳"的处理方法与右侧相同。

（B）术后 1 周的效果。

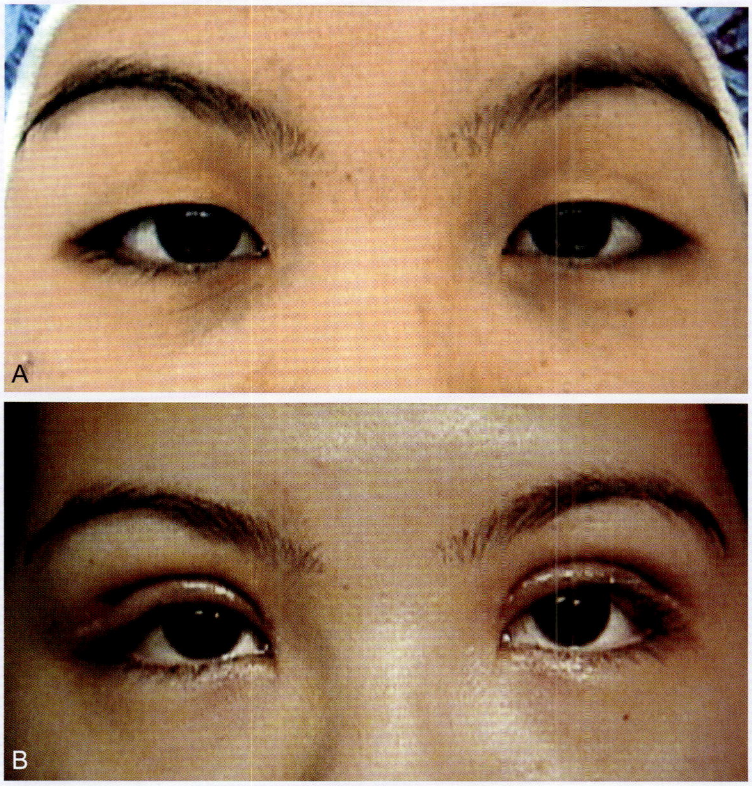

案例 42（图 13-42 A, B ）

（A）22 岁女性，右上睑为不连续皱褶，左上睑无重睑皱褶且睑裂较小。患者喜欢外侧上扬的平行形重睑皱褶。上睑提肌功能右眼 9 mm，左眼 12~13 mm。身高 160 cm。

设计：睑板高 8 mm，设计内侧稍窄的平行形重睑皱褶，去除多余皮肤 2 mm。去除睑板上缘下方适量的腱膜前脂肪，尽管术前检查并没有明显的临床表现。去除部分肌肉条。

（B）术后 1 周的效果。

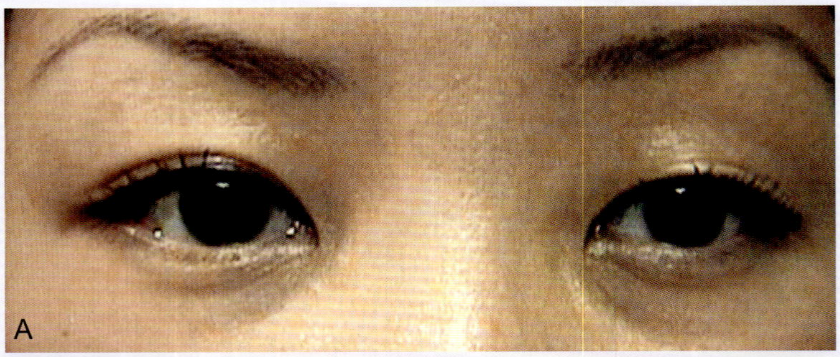
A

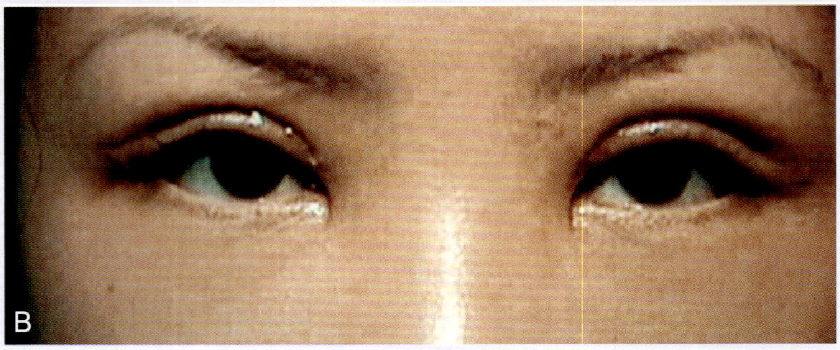
B

案例 43（图 13-43 ）

34 岁女性，伴轻度眼睑退缩。上睑缘位于角膜边缘。双侧上睑有多条不完整的线条。要求做开扇形重睑皱褶。身高 160 cm。

设计 / 操作：睑板 9 mm，设计 7 mm 开扇形重睑皱褶，去除 2 mm 皮肤。右上睑外侧 2/3 脂肪堆积达 3+，左上睑外侧 2/3 脂肪堆积达 2+。切口外侧末端下方的眼轮匝肌有丰富的血管分布。

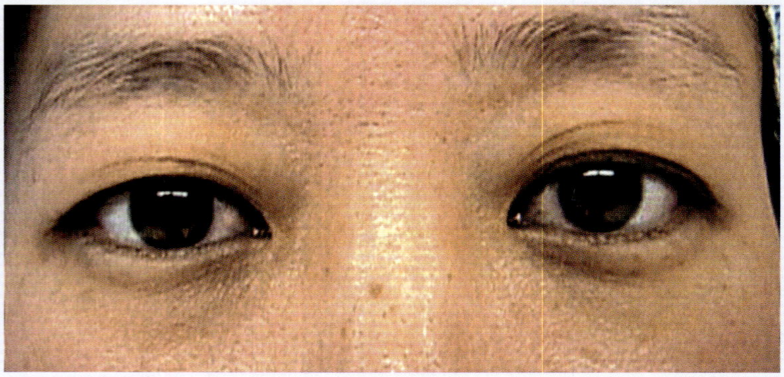

案例 44（图 13-44 A, B）

27 岁女性，眉毛高挑，双眼脂肪适中，左睑裂略大。身高 170 cm。要求做开扇形重睑皱褶。

设计 / 操作：双眼设计重睑线为 6.5 mm 的开扇形重睑皱褶。于睑板上缘附近可见散在脂肪和腱膜前脂肪，均需切除。还需要切除睑板上缘前的纤维组织。用 6-0 和 7-0 丝线固定形成重睑皱褶。

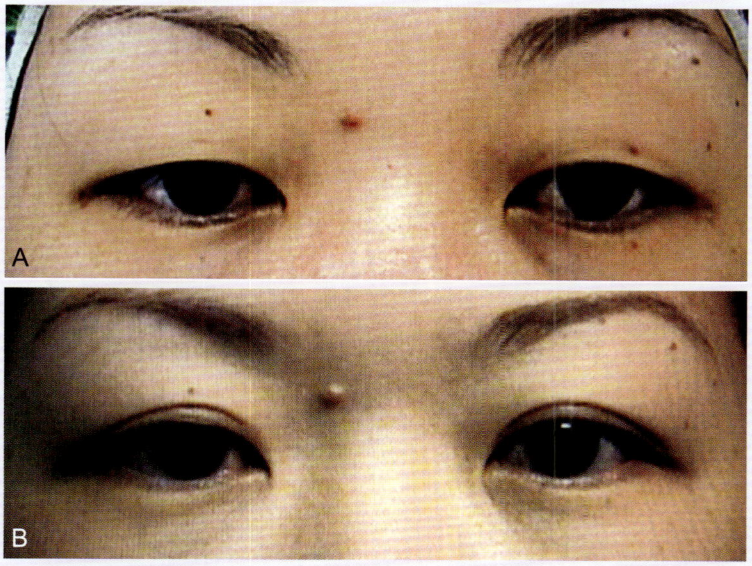

案例 45（图 13-45 A, B）

（A）28 岁女性，上睑无重睑皱褶，要求做较低的开扇形重睑皱褶。身高 160 cm。眉毛活动度活跃，头部向后倾斜。

设计 / 操作：睑板 8 mm，设计重睑线高度 7.5 mm，皮肤去除量 2 mm。双侧上睑有明显的腱膜前脂肪，需要去除。睑板上缘周围软组织臃肿，需要切除。

（B）术后 1 周的效果。

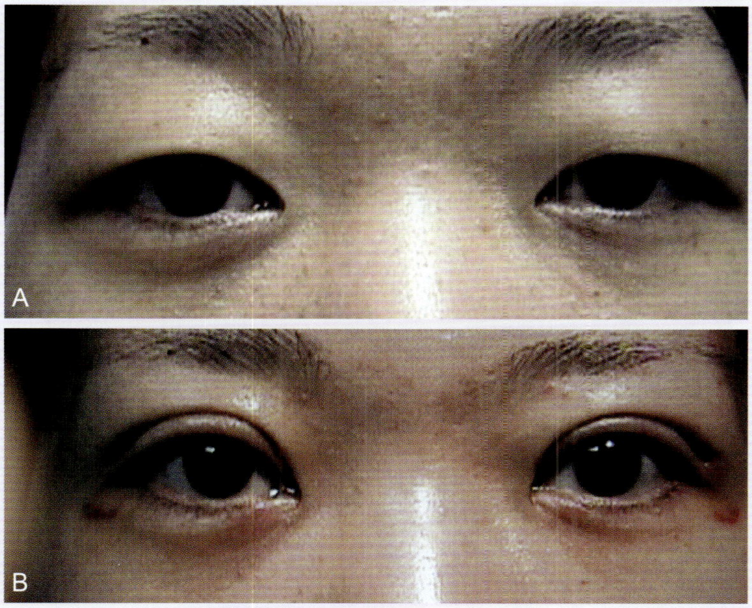

案例 46（图 13-46 A, B）

（A）23 岁女性，右侧上睑经常粘贴双眼皮贴，左侧偶尔使用。右上睑外侧皮肤松垂，左上睑外侧重睑皱褶不连续。要求做开扇形重睑皱褶。

设计 / 操作：睑板 7.5 mm，设计 7 mm 的开扇形重睑皱褶。

右上睑：减少膨出的腱膜前脂肪，沿睑板上缘切除一条纤维脂肪组织。

左上睑：重新检查设计的重睑皱褶并确定是 7 mm。处理方法同对侧。

（B）术后 1 周的效果。

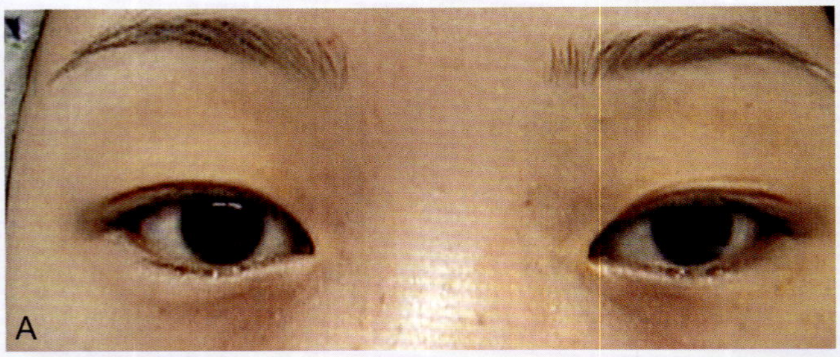
A

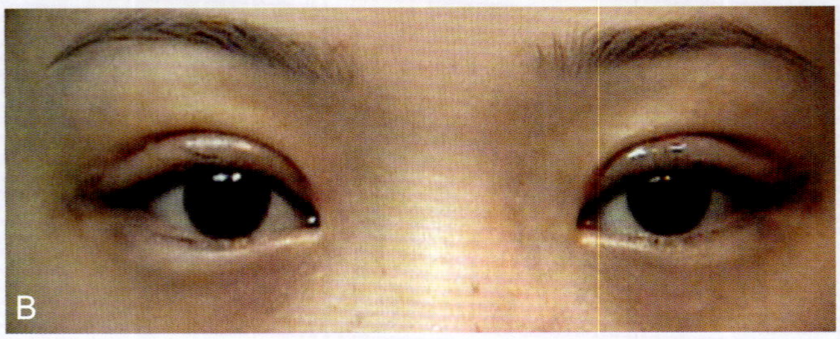
B

案例 47（图 13-47 A, B）

（A）28 岁女性，经常通过使用双眼皮贴和化妆来辅助重睑形成。贴双眼皮贴后，睑板前皮肤已经变成粉色。要求做平行形重睑皱褶。

设计 / 操作：睑板 8.5 mm，设计 7.5 mm 平行形重睑皱褶。腱膜前脂肪出现纤维化且位置较低。用双极电凝烧灼来减量。切除血管丰富的皮肤肌肉条。在恢复期间，由于血肿的原因导致一侧重睑皱褶比另一侧更高一些。

（B）术后 1 周的效果。

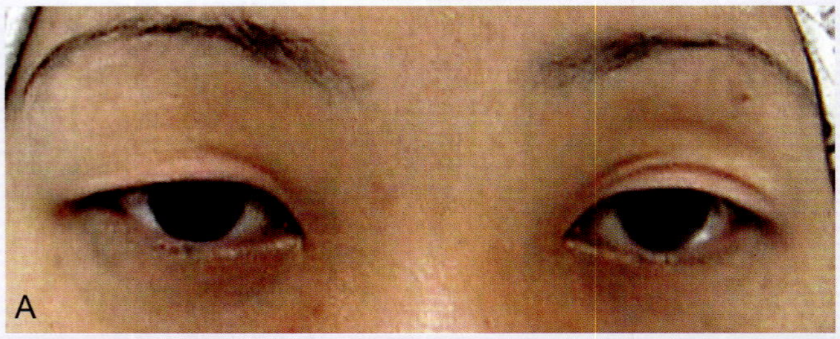
A

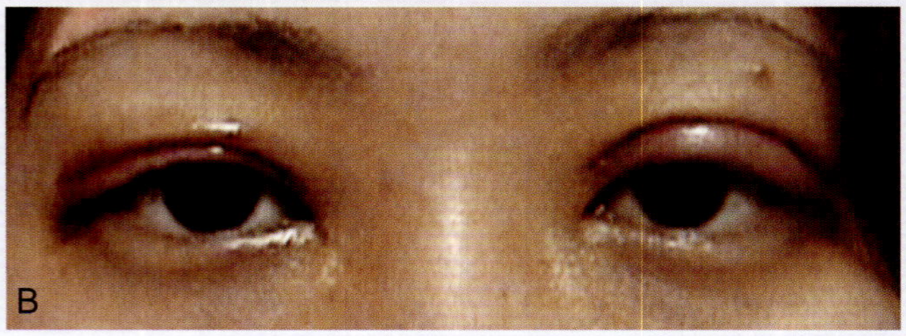
B

案例 48（图 13-48 A, B）

（A）25 岁男性，上睑无重睑皱褶，上睑皮肤松垂致睑裂呈三角形。要求做自然高度的开扇形重睑皱褶。

设计 / 操作：睑板 7.5 mm，设计 7 mm 开扇形重睑皱褶。腱膜前脂肪无堆积。清除腱膜前臃肿组织形成重睑皱褶。

（B）术后 1 周的效果。

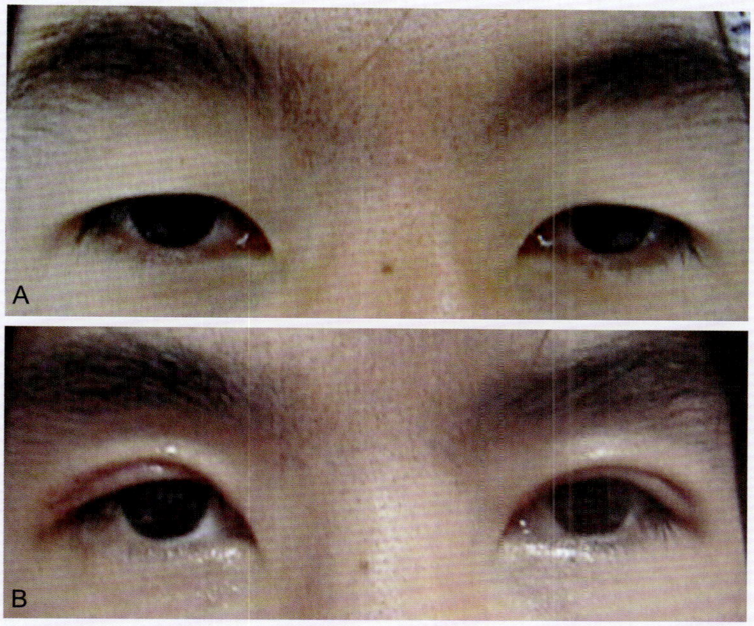

案例 49（图 13-49 A, B）

35 岁女性，上睑组织松垂的开扇形重睑。要求做更明显的重睑皱褶。身高 165 cm。

设计 / 操作：睑板 7.5 mm，设计 7.5 mm 开扇形重睑，去除 2 mm 皮肤（注意右利手医生或者右主视眼的医生标记左侧重睑皱褶的长度应该略短。两侧设计需要相互比较）。

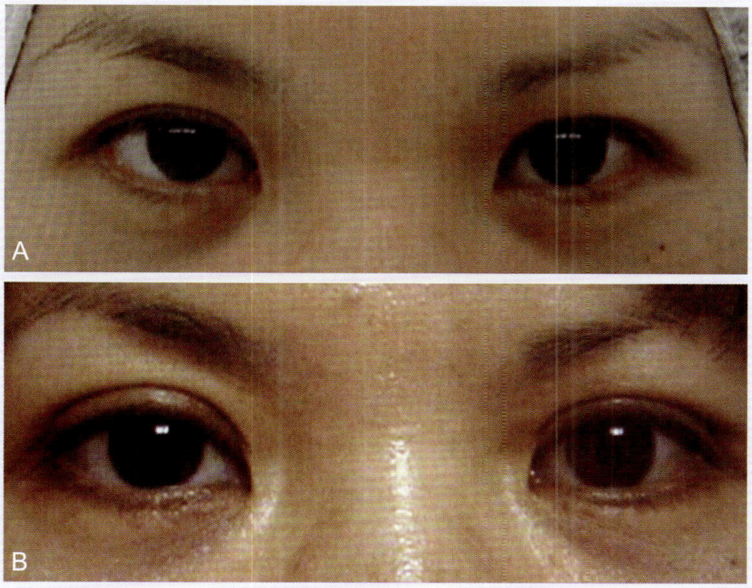

案例 50（图 13-50 A, B ）

18 岁女性，上睑无重睑皱褶，伴有轻度上睑下垂，左侧更明显。要求做正常高度的开扇形重睑皱褶。身高 160 cm。

设计 / 操作：睑板 8 mm，设计 7.5 mm 开扇形重睑皱褶。去除部分脂肪，必须松解切口下唇皮肤边缘和眼轮匝肌与腱膜之间的粘连，以便于固定 6-0 丝线。

左上睑：切除内眦“猫耳”皮肤，并将线结埋入皮下。

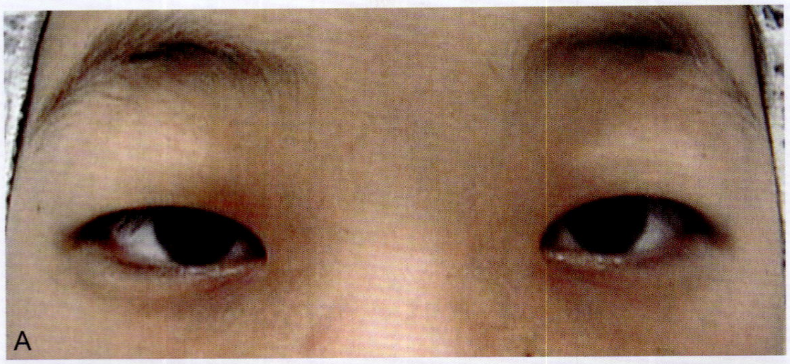

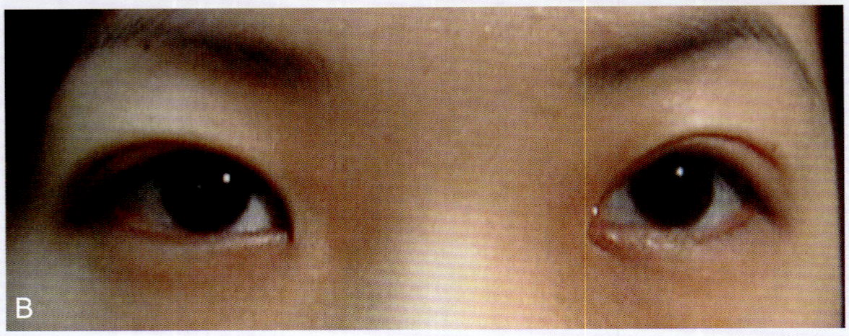

案例 51（图 13-51 ）

21 岁女性，上睑无重睑皱褶，伴内眦赘皮。要求做自然的平行形重睑皱褶。

设计 / 操作：睑板 7 mm，设计 7 mm 平行形重睑皱褶。用双极电凝去除大量腱膜前脂肪。沿睑板上缘切除部分眼轮匝肌下脂肪。用 6-0 丝线间断缝合形成重睑皱褶。

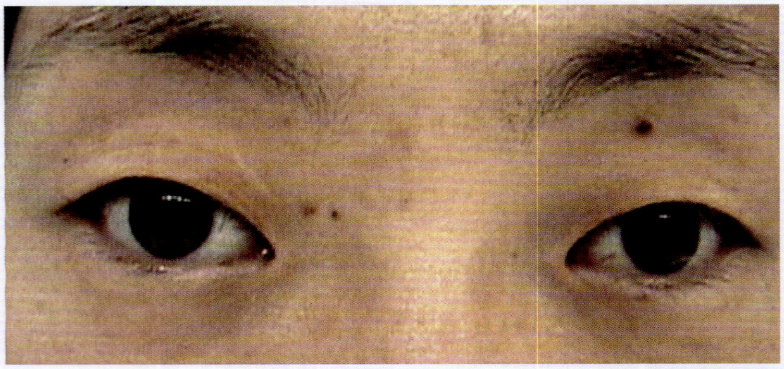

案例 52（图 13-52 A, B）

（A）26 岁女性，右上睑无重睑皱褶，左上睑可见距离睫毛根部 3 mm 处存在较浅的假性皱褶。身高 163 cm。要求做开扇形重睑皱褶。

设计 / 操作：睑板 7 mm，设计 7 mm 开扇形重睑皱褶，切除 2 mm 宽皮肤冗余。双侧切除部分腱膜前脂肪。

（B）右上睑重睑皱褶形态较好。

左上睑内侧需要 6-0 丝线间断缝合增强固定。

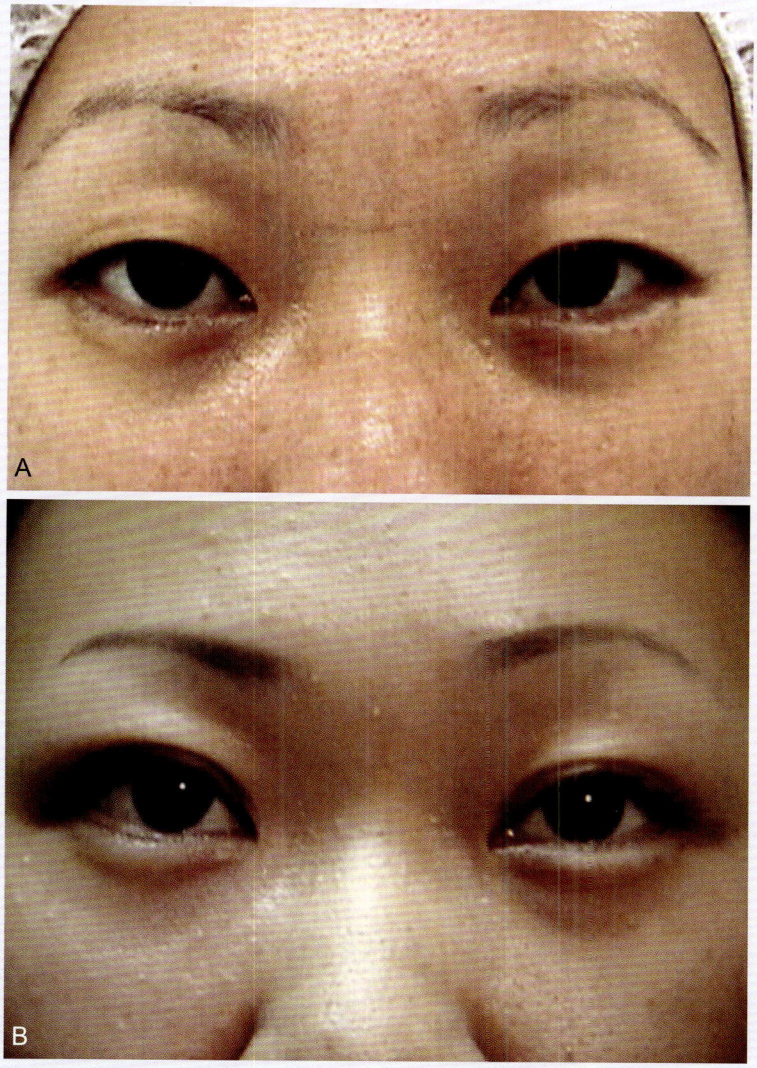

案例 53（图 13-53 A, B ）

（ A ）19 岁女性，使用胶水使重睑皱褶成形。双侧上睑皮肤松垂，脂肪堆积。喜欢开扇形重睑皱褶。

设计 / 操作：睑板 7.5 mm，设计 7 mm 开扇形重睑皱褶，双侧去除 2 mm 皮肤冗余，斜面入路眶隔组织。

右上睑：有大量脂肪需要部分切除，形成 7 mm 重睑皱褶。

左上睑：也需要去除部分脂肪。重睑皱褶下降为 6.5 mm，这是由于两侧脂肪去除量不同导致皮肤张力的明显改变。

（ B ）术后 1 周的效果。

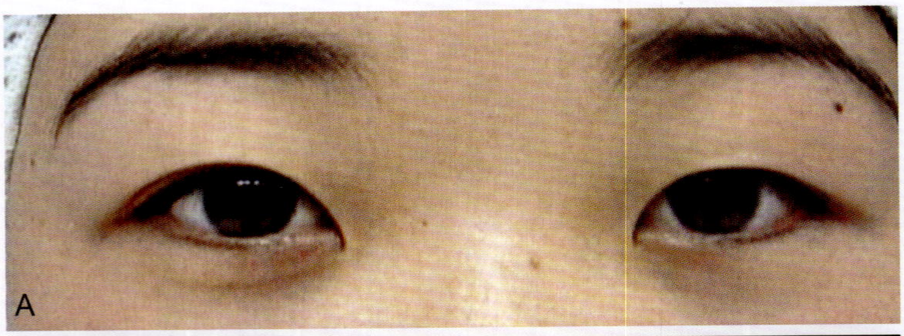
A

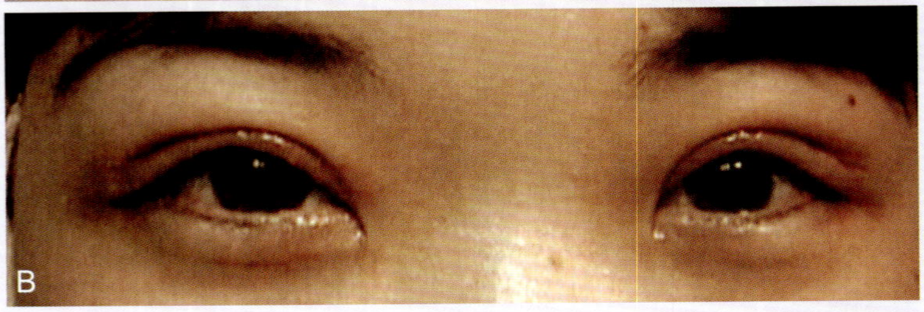
B

案例 54（图 13-54 ）

30 岁女性，双侧上睑无重睑皱褶，喜欢标准高度的开扇形重睑皱褶。身高 170 cm。

设计 / 操作：睑板 8 mm，设计 7 mm 开扇形重睑皱褶，切除 3 mm 皮肤。无须去除脂肪。眶隔和上睑提肌腱膜之间有融合粘连，需要沿着上睑板上缘用电凝标记“微小沟槽”来确定睑板上缘的位置，用 6-0 丝线间断缝合。重睑成形较好。

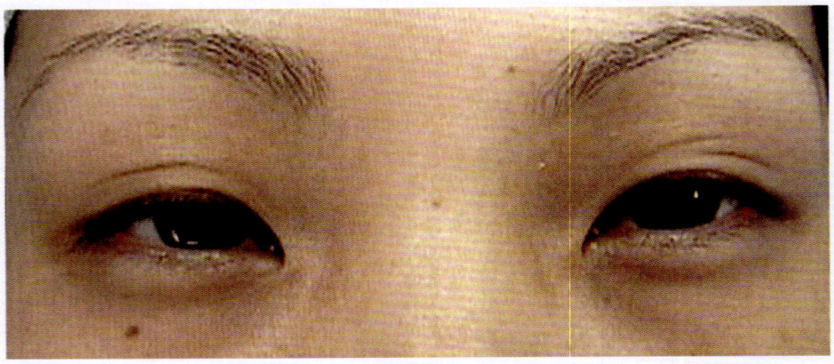

案例 55（图 13-55 A~C）

24 岁女性，由作者进行的初次亚洲人重睑成形术。（A）术前外观。

左上睑在重睑皱褶切口上方残留一条皮肤皱褶，形成两层皱褶。

（B）第一次术后效果。

修复设计 / 操作：睑板 7 mm，设计 7 mm 开扇形重睑皱褶，去除 1.5 mm 皮肤瘢痕组织。沿切口上缘斜向上分离进入腱膜前间隙。找到腱膜前脂肪，几乎无损伤，尽管我知道在之前手术中已被部分去除掉。沿着睑板上缘重睑皱褶去除一条皮肤眼轮匝肌和多余的纤维脂肪组织。形成重睑皱褶。（C）左上睑修复术后的效果。

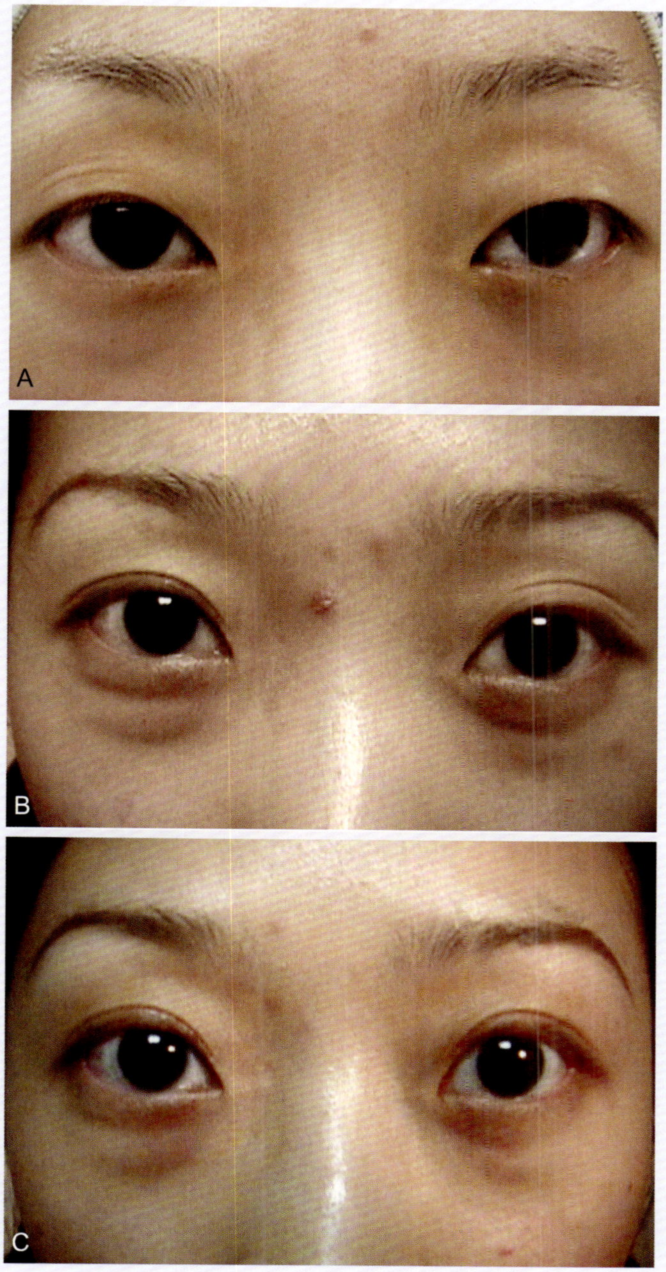

案例 56（图 13-56 A~C）

（A）35 岁男性，上睑臃肿脂肪膨出。皮肤松垂遮盖角膜 4 mm，但上睑缘只遮盖角膜 2 mm。身高 165 cm。要求做开扇形重睑皱褶。

设计 / 操作：睑板 9 mm。首先设计 7 mm 开扇形重睑皱褶。皮肤较厚与眼轮匝肌、眶隔，腱膜前脂肪极少。用 6-0 和 7-0 丝线固定形成重睑皱褶。

（B）术后 6 个月右上睑皱褶消失，要求改善。

设计 / 操作（修复）：上睑组织及提及腱膜前间隙的腱膜前脂肪组织均臃肿。这部分未有损伤。切除皮肤眼轮匝肌条，包括瘢痕组织；沿睑板上缘形成微小凹槽。用 6-0 和 7-0 丝线缝合。（C）术后 1 周的效果。

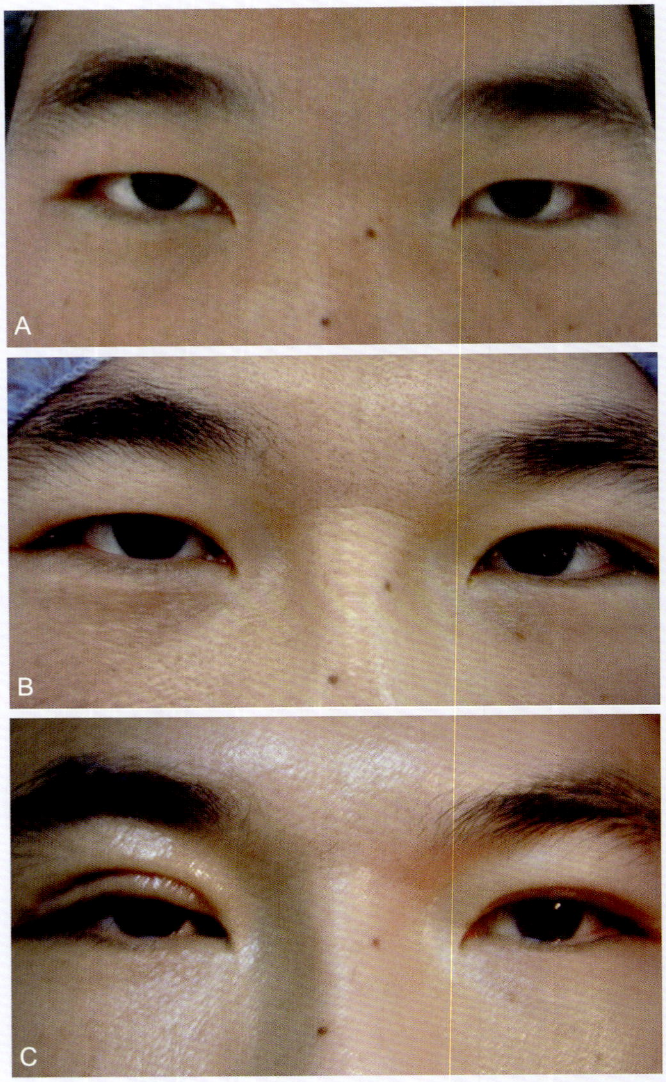

案例 57（图 13-57 A, B）

23 岁女性，使用指甲锉刀作用于上睑皮肤形成重睑皱褶。多层不明确的皱褶。要求沿最高皱褶线做平行形重睑皱褶。

设计 / 操作：睑板 7 mm，设计 7.5 mm 平行形重睑皱褶，去除 2.5 mm 皮肤和少量的脂肪。去除皮肤眼轮匝肌条，形成重睑皱褶。

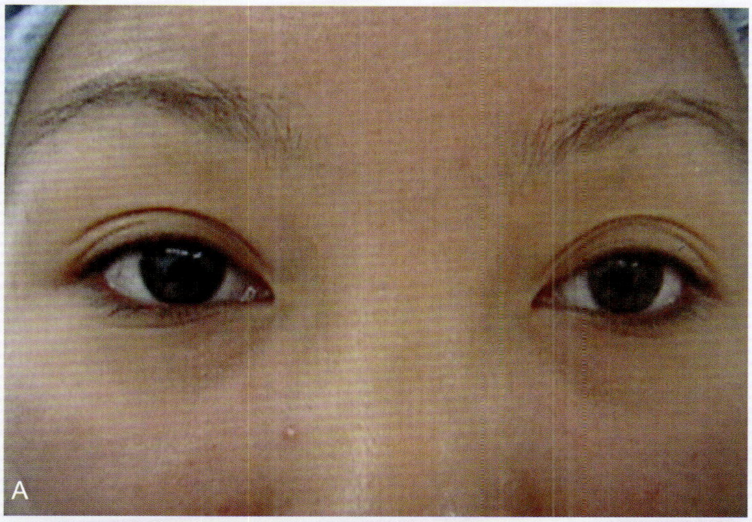
A

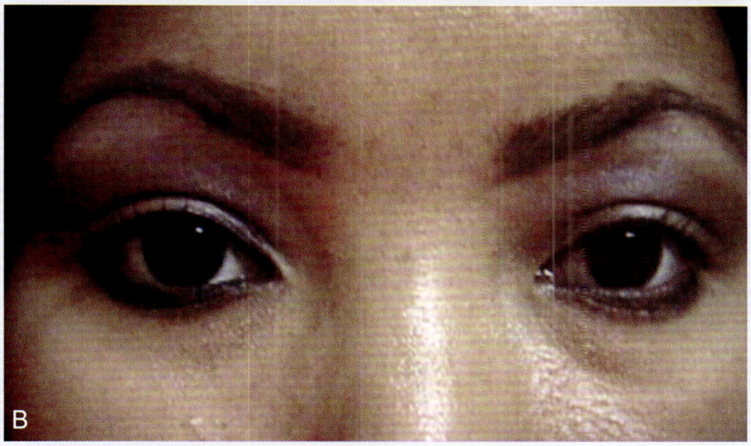
B

案例 58（图 13-58 A, B ）

34 岁女性，中国 / 夏威夷，身高 163 cm。右上睑的开扇形重睑皱褶，有松垂。左上睑在多层不明确皱褶上方可见上睑沟。皮肤被晒得较黑。

设计 / 操作：睑板 6.5~7 mm。

右上睑去除 2 mm 皮肤，左上睑去除 3 mm。皮肤很薄，眼轮匝肌血管丰富。双侧腱膜前脂肪极少，上睑可见凹陷。术中需要充分释放这些组织并将其重新分布，可形成形态较好的重睑皱褶。

（B ）术后效果（患者佩戴了彩色隐形眼镜）。

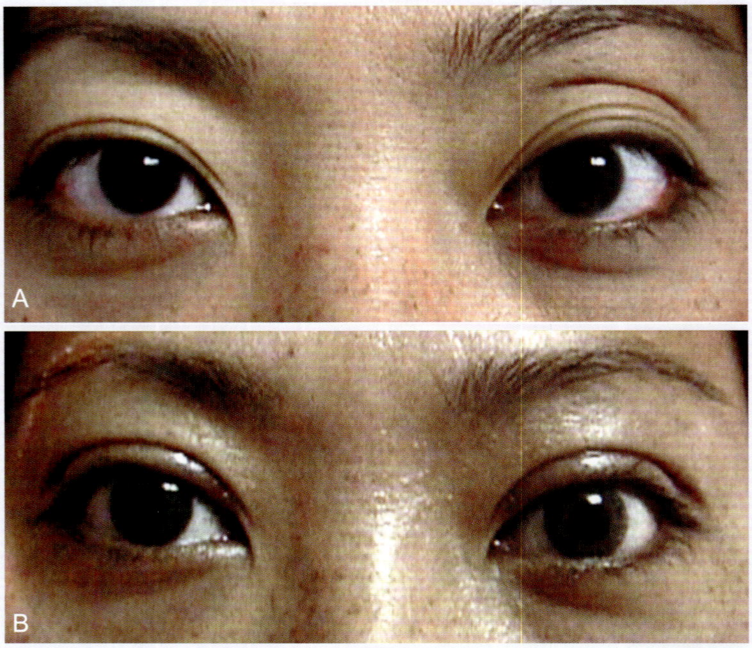

案例 59（图 13-59 ）

30 岁女性，右上睑无重睑皱褶，左上睑偶尔有重睑皱褶。要求做双侧略高的平行形重睑皱褶。

设计 / 操作：睑板 8.5 mm，设计 7.5 mm（ 7+0.5 ）平行形重睑皱褶，去除 2 mm 皮肤。

右上睑：腱膜前脂肪很松软，向前膨出。眼轮匝肌血管丰富。切除皮肤眼轮匝肌肉条。

左上睑：腱膜前脂肪向下覆盖在外侧腱膜表面。保留此处血管。

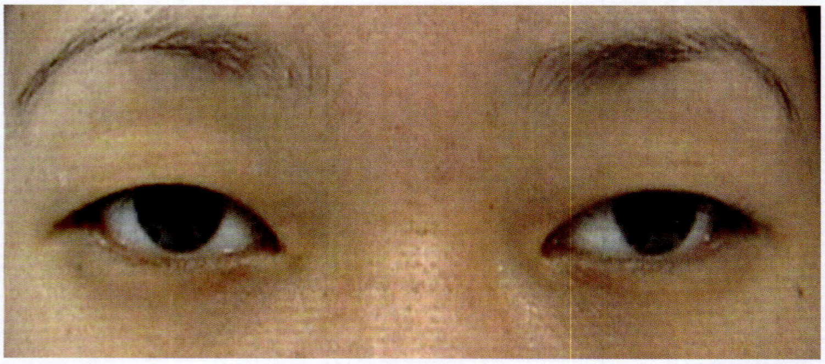

案例 60（图 13-60 A, B）

22 岁女性，身高 170 cm。16 岁前都是单睑。（A）现在出现不完整的重睑皱褶。每天使用双眼皮贴。

设计 / 操作：睑板 7.5 mm，设计 8 mm 平行形重睑皱褶。上睑皮肤因利多卡因引起水肿。去除 2 mm 皮肤和肌肉条。眼轮匝肌非常松弛，血管很丰富。采用向上斜面入路通过眶隔。腱膜前脂肪向下越过外侧半睑板上缘。这部分组织需要释放并重新定位。切除皮肤肌肉条和右侧眼轮匝肌下缘。形成重睑皱褶。

（B）术后 1 周的效果。

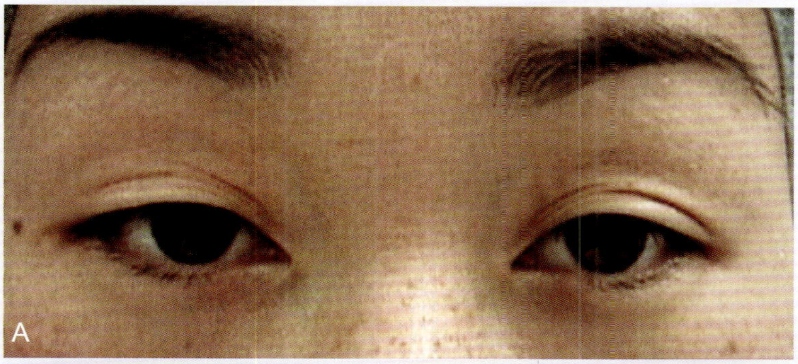
A

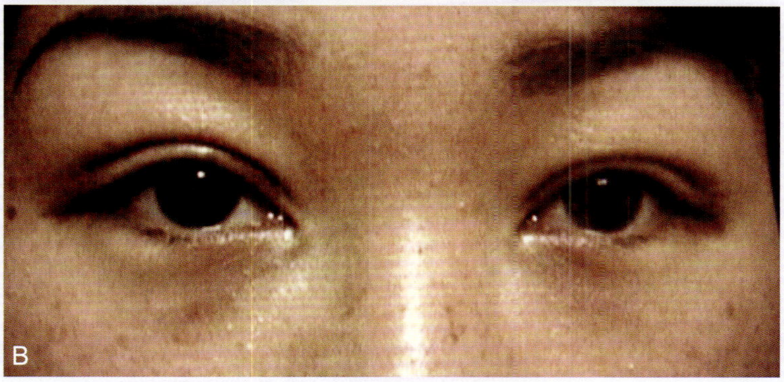
B

案例 61（图 13-61）

22 岁男性，双侧上睑无重睑皱褶。左侧睑裂比右侧稍大。要求做较低的平行形重睑皱褶。

设计 / 操作：睑板 8.5 mm，设计 7 mm 平行形重睑皱褶。眼轮匝肌表面血管很丰富。腱膜前脂肪少。去除皮肤肌肉瓣，但不要过度修剪腱膜前组织。用 8 针 6-0 丝线固定重睑皱褶，加 7-0 丝线连续缝合。

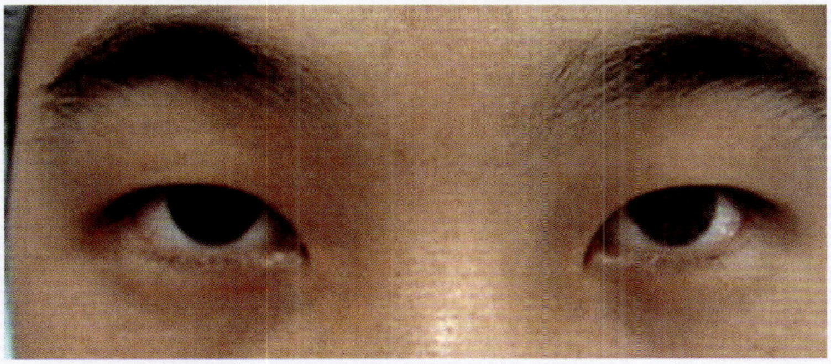

案例 62（图 13-62 A, B ）

（ A ）31 岁男性，无重睑皱褶。上睑皮肤松垂，面部较大。身高 178 cm。

设计 / 操作：睑板 8.5 mm，设计 7 mm 平行形重睑皱褶。皮肤很薄且松弛。眼轮匝肌血管丰富，纤维化的腱膜前脂肪向下膨出。切除皮肤眼轮匝肌肉条 3.5 mm。形成流畅的重睑皱褶。

（ B ）术后 1 周的效果。

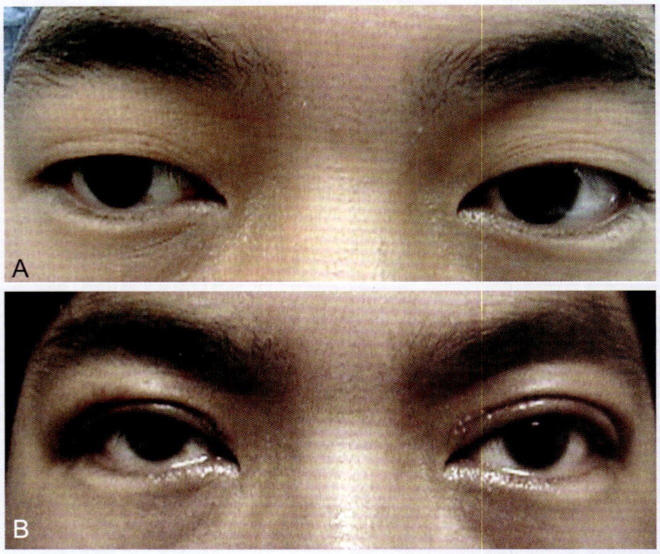

案例 63（图 13-63 A, B ）

31 岁女性，无重睑皱褶。要求做正常高度的开扇形重睑皱褶。

设计 / 操作：睑板 7.5 mm，设计 7.5 mm 开扇形重睑皱褶，去除 2 mm 皮肤。腱膜前脂肪向下移位，需释放并重新固定到上睑沟。切除皮肤肌肉条。形成重睑皱褶。

（ B ）术后 1 周的效果。

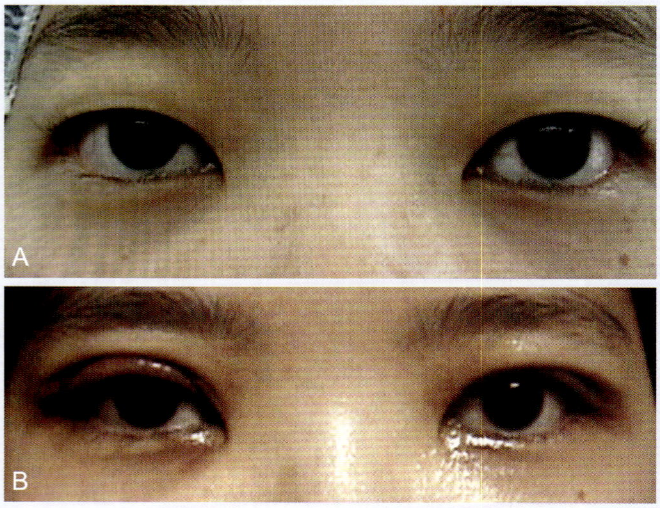

第 14 章

不良因素

对不良结果进行修正是所有手术医生必备的技能之一。导致术后效果不佳的已知因素包括：重睑皱褶切口线设计不准确、使用排异反应强的缝合材料、术中出血过多、脂肪去除过度、切口缝合过松或过紧，以及少数手术医生知识缺乏和技术使用不当（图 14-1）。

经常有一些无形的因素会超出手术医生的控制范围。例如患者对术后伤口护理指导的依从性不够；手术后过早剧烈运动，导致睑缘水肿时间延长；潜在高血压导致术后再出血；体重增加；反复多次进行修复手术的患者，伤口愈合不可预测；尽管部分患者术后效果是符合要求的，但仍对效果不满；或者有的患者有不切实际的想法，希望双眼皮术后能带来改变，比如在某一领域开创事业。

即便医生知识丰富和技术娴熟，偏离理想效果的事仍可能在无意中发生，甚至是未被注意到，也许是由于与患者有关的事件和与医生有关的事件之间的巧合。因此，即使是最好的手术医生，也可能出现术后不良的结果。

医生可能并不知道患者存在贫血、血小板计数低、凝血功能不佳等情况，或正在服用阿司匹林或草药。手术过程中出血将明显加重并影响手术进程，需要使用单极或双极电凝进行止血处

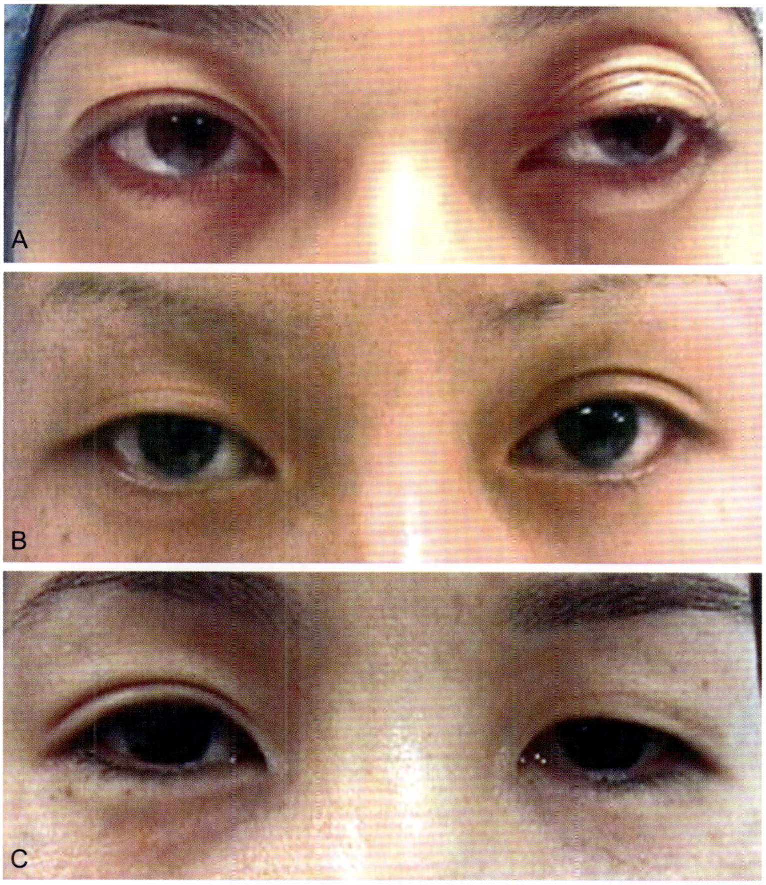

图 14-1 ■ 重睑不对称的案例

理。在局部麻醉下的患者可能变得更加紧张，导致血压升高、血肿形成。寻找出血点进行的分离操作和烧灼止血常常导致术后上睑下垂，进而减弱了眼睑形成预期重睑皱褶的能力。组织水肿会导致折痕不流畅，重睑皱褶出现竹节样分段，或双侧重睑皱褶不对称，甚至可能导致切口线看起来歪歪扭扭，即使手术医生的操作完美无瑕。过度焦虑的患者可能会突然出现幽闭恐惧，并在切开或切除等关键步骤中随意乱动、不配合，导致不理想的效果。亚洲人重睑成形术中主刀医生需要全神贯注，甚至是友好、健谈的患者，或者手术室里工作人员的一些无关的问题，都能使主刀医生分心。

某些特殊情况的不良结果与医生的操作绝对没有任何联系，例如：

- 一位身材苗条的年轻女性接受了亚洲人重睑成形术并且很成功。她很高兴，从神经性厌食症的临界状态恢复后，体重明显增加了 30 磅，继而导致一侧重睑皱褶变浅、消失，需要再次切除她新长的眶隔前脂肪垫来重塑重睑皱褶。
- 一位牙医接受了亚洲人重睑成形术并且效果非常理想。术后 6 个月时，重睑皱褶看起来仍然很好。患者在野外露营了 1 周，被不知名的昆虫叮咬了上睑缘上方，导致重睑皱褶变浅，睑板前组织肿胀变宽，从而使重睑皱褶变高。这需要手术修复使重睑皱褶重回较低的位置。
- 一名 30 岁的律师在术后第 1 周的后半周出现丹毒。双侧重睑皱褶变红，睑板前组织变宽，并伴有颊部皮肤出现鳞屑疹。口服抗生素后感染迅速消退。

以上几个病例解释了为什么我现在不愿意在亚洲人重睑手术中使用“并发症”这个词，“效果欠佳”一词更为恰当，因为以后可能会有更好的技术修复达到满意。我们认为临床上的并发症多指与严重疾病相关，通常已知的危险因素（年龄、疾病状况、血管状况、对麻醉的耐受性等）早已存在于个体中，但会随着病情的进展而使结果复杂化。在美容性眼睑手术，尤其是亚洲人重睑手术中不太明晰，可能没有任何明显的出血和危险因素，但是仅仅因为各种因素的相互关联（我们会在后面的章节中进一步详细探讨），可能复杂到公然挑战专业医生的术前检测，对此我们难以厘清是否由于对某些情况关注不够而导致术后结果不良。不断观察、检测和正确操作来最大限度地提高成功率，是我们永远追求的目标。

在我的临床实践中，我继续为上述患者提供咨询，这些患者在其他医院接受了看似简单的其他手术后，因对术后效果感到不满意而来寻求解决的方案。

接下来的详细讨论总是回到患者和医生交流的某些方面，比如：手术的特定部分或结果是否被假定、遗漏、未被提及或误解。这包括从预期的麻醉类型，到不适程度或过度肿胀，直到诸如重睑皱褶高度的选择等重要问题。

不变的是，我们还是回到最重要的 4 个参数：高度、形态、重睑线是否连续及是否持久（图 14-2）。

重睑高度

重睑皱褶太高或太低都代表着某个特定问题。高深重睑常被认为是过度切除腱膜前脂肪所致，常表现为睑板上缘凹陷或“饥饿”样外观，这很难修复（图 14-3）。对于术前上眶缘下有轻微凹陷的患者，切除过多腱膜前脂肪可导致明显的上睑凹陷，并在高位重睑上方形成多重皮肤返折（图 14-4）。在这种情况下，想通过去除更多的皮肤来消除这些返折，而不解决这些凹陷的问题，通常会导致更严重的畸形。

如果重睑皱褶高于理想的高度，重睑下唇在睑板前通常会表现出明显的皮肤增厚外观，除了不美观外，还会导致上睑提肌运动障碍（详见第 21 章高级篇）。

在非生理结构部位设计过低的重睑线，将无

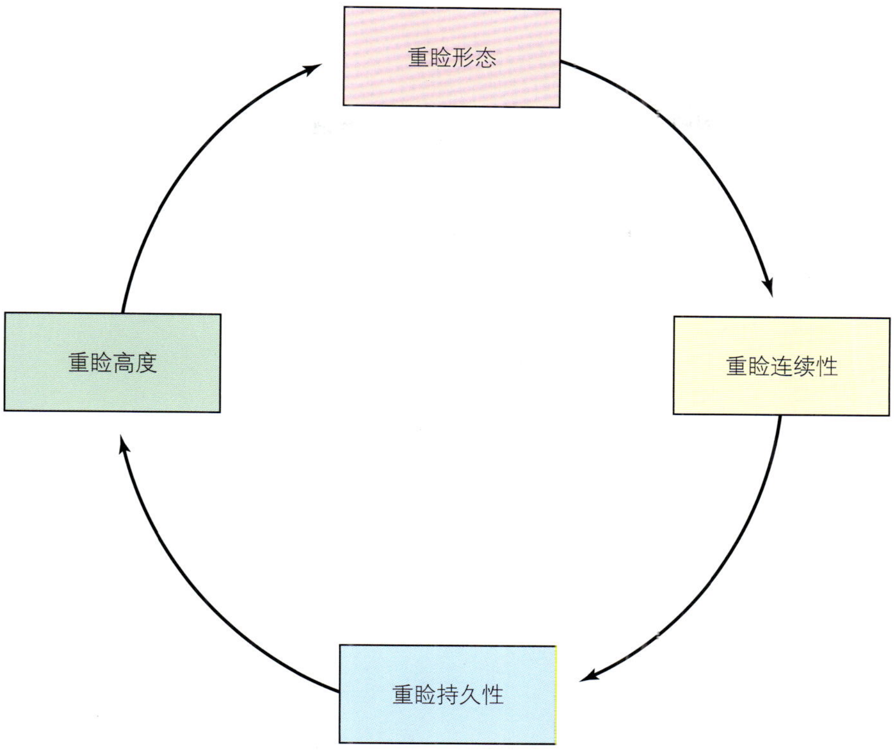

图 14-2 ■ 决定正常重睑皱褶和欠佳结果的参数之间的关系

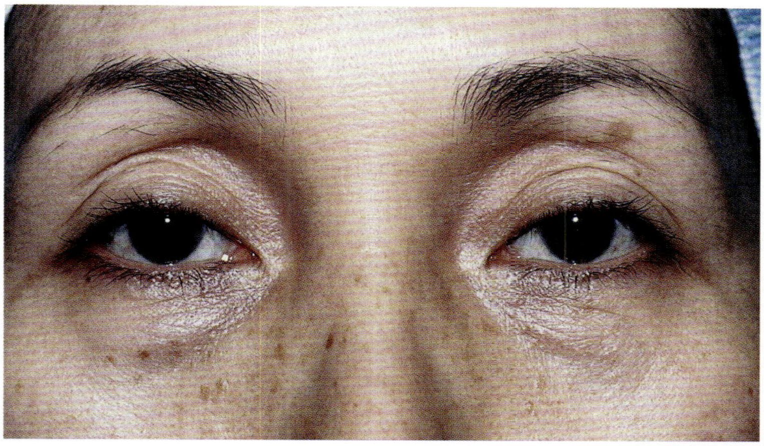

图 14-3 ■ 过度切除腱膜前脂肪导致的上睑凹陷

法形成明显的重睑皱褶。这可能导致睑板前区域形成手术瘢痕。幸运的话，瘢痕会随着愈合而逐渐淡化。

造成不良结果的常见因素之一是对容易发生容量不足的患者切除了过多的脂肪。脂肪去除过多会导致上睑容积减少，造成上睑凹陷。通常手术医生会在上睑提肌腱膜上高位缝合形成重睑，继而高位重睑皱褶融合到加深的上睑凹陷中。

图 14-5 为临床上常能遇到的高位重睑皱褶情况，通常为半月形。如果有皮肤富余并且弹性良好，可以通过降低高位粘连修复成平行形重

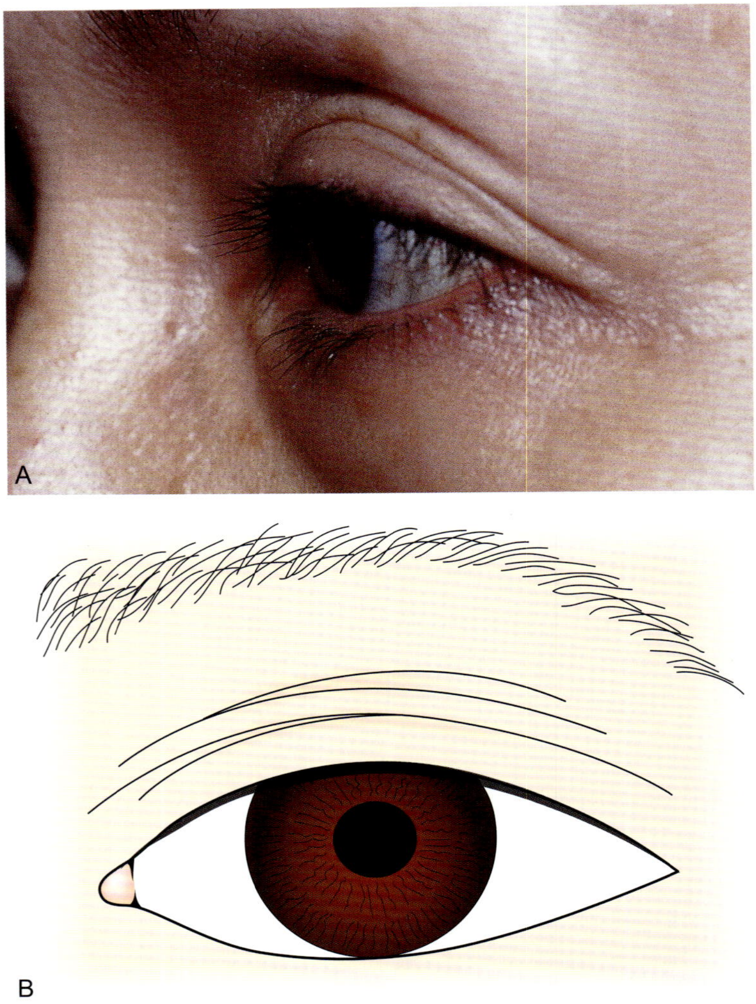

图 14-4 ■ 眶隔脂肪切除过多导致的多重皱褶和假性重睑皱褶

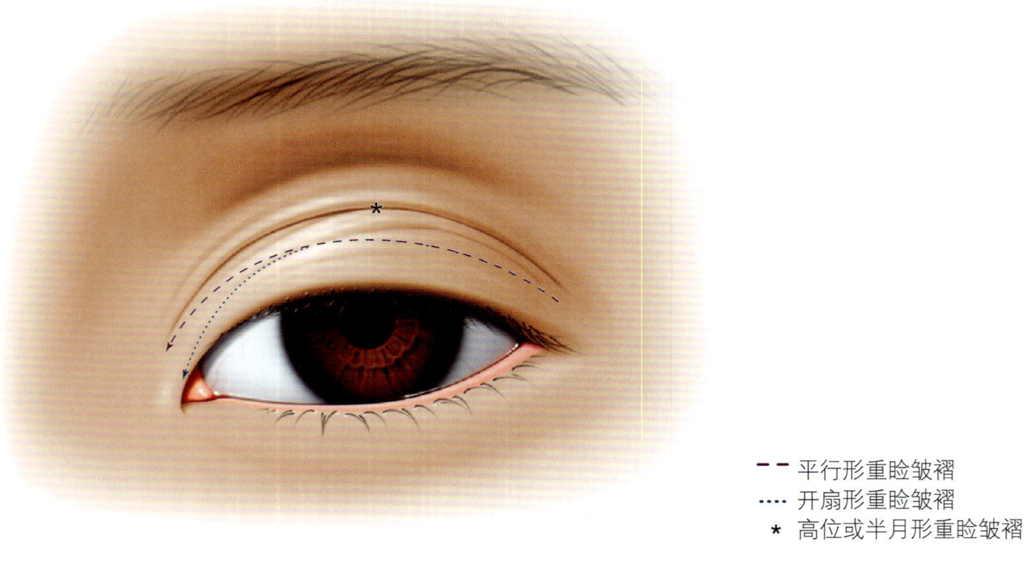

图 14-5 ■ 半月形高位重睑皱褶

睑。如果修复成开扇形重睑，则更具有挑战性（图中点状线和箭头）。

精确设计重睑皱褶的中央高度是设计平行形或开扇形重睑的关键，并可以避免出现半月形重睑。

即使术者在术前对每侧都做了测量，但由于术中注射、切开导致的局部组织肿胀，或者术中出血以及患者术后回家发生出血导致的组织肿胀，都会造成重睑高度的不对称。重睑高度出现变化可能是术后正常恢复过程的一部分，不能据此预判最终的结果。手术过程中切除组织轻微的不对称也会导致最终效果不对称。

重睑形态

如果亚洲人的重睑做成半月形（半月形），会使面部看起来不协调（图 14-6）。给已经有低重睑的患者做开扇形重睑，如果设计的新重睑皱褶在内侧段没有被有意固定融合于原有的窄重睑，而是位于其上方，结果可能导致在重睑内端出现分叉（图 14-7）。如果重睑线的内侧部分过度向下变窄并低于原褶皱，则可见一种罕见的低位重睑线分叉畸形。作者曾遇到一个患者，其重睑线外侧自外眦位置过度上扬，渐入眉毛区域的较厚皮肤。要避免“外侧过度张开畸形”，因为那里没有真正的提肌腱膜纤维供皮肤相附着。

最不令人满意的是手术结束时发现给患者做了一个半月形重睑。这种重睑中间最高，向内、外侧眼角逐渐变低。这种高加索人种的半月形重睑形态并不适合亚洲人的眼睛，其给人以上睑松垂的外观，以及睑板前组织臃肿肥厚的感觉。

如果术者和患者在术前没有对重睑形态进行沟通，可能会导致对重睑皱褶形态的不满。重睑形态的选择应该放在术前告知的第一位。如果受术者对这方面不了解，医生应该介入和患者一起讨论每一种重睑形态的优缺点。无论如何，最终还是应该由患者来决定他们的选择。

从缝合方式看（图 14-8），如果将皮肤和上睑提肌腱膜缝合太紧，将会出现皱褶内陷外观，这种重睑皱褶在睁眼时可见，在向下看和闭眼时也都能看到。由于向后上方埋缝线，对上睑提肌有缩短作用，这就解释了为什么患者常常明显睁大睑裂和轻微凝视，并伴有一些不适；而水平方向埋线缝合会使上睑提肌在水平向一定宽度地折叠卷曲，可能会减弱上睑提肌肌力。

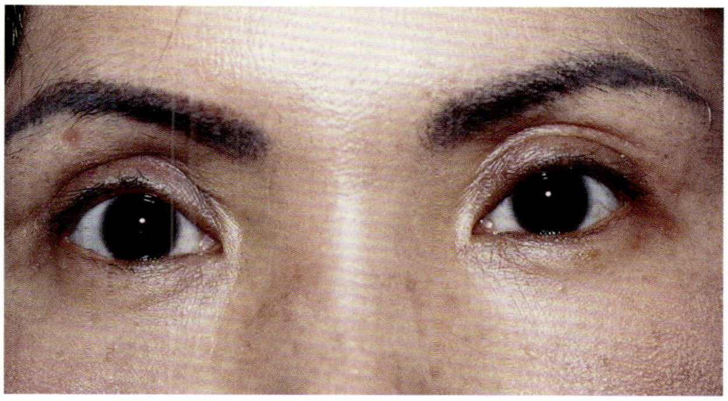

图 14-6　过高的半月形重睑皱褶

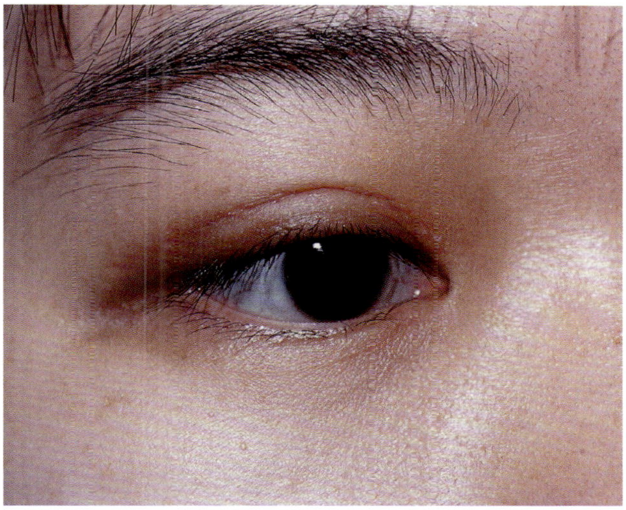

图 14-7　术后 1 个月重睑上方分叉。随着时间的推移和组织水肿的消退，重睑分叉可能会合并到内侧稍高位的皱褶中

这些缝线的长期效应通常是使上睑提肌偏移和肌力下降，表现为轻微的继发性上睑下垂和（或）兔眼外观。有趣的是，如果缝线非常紧，由于缝线对眼睑组织的切割作用（就像用线切奶

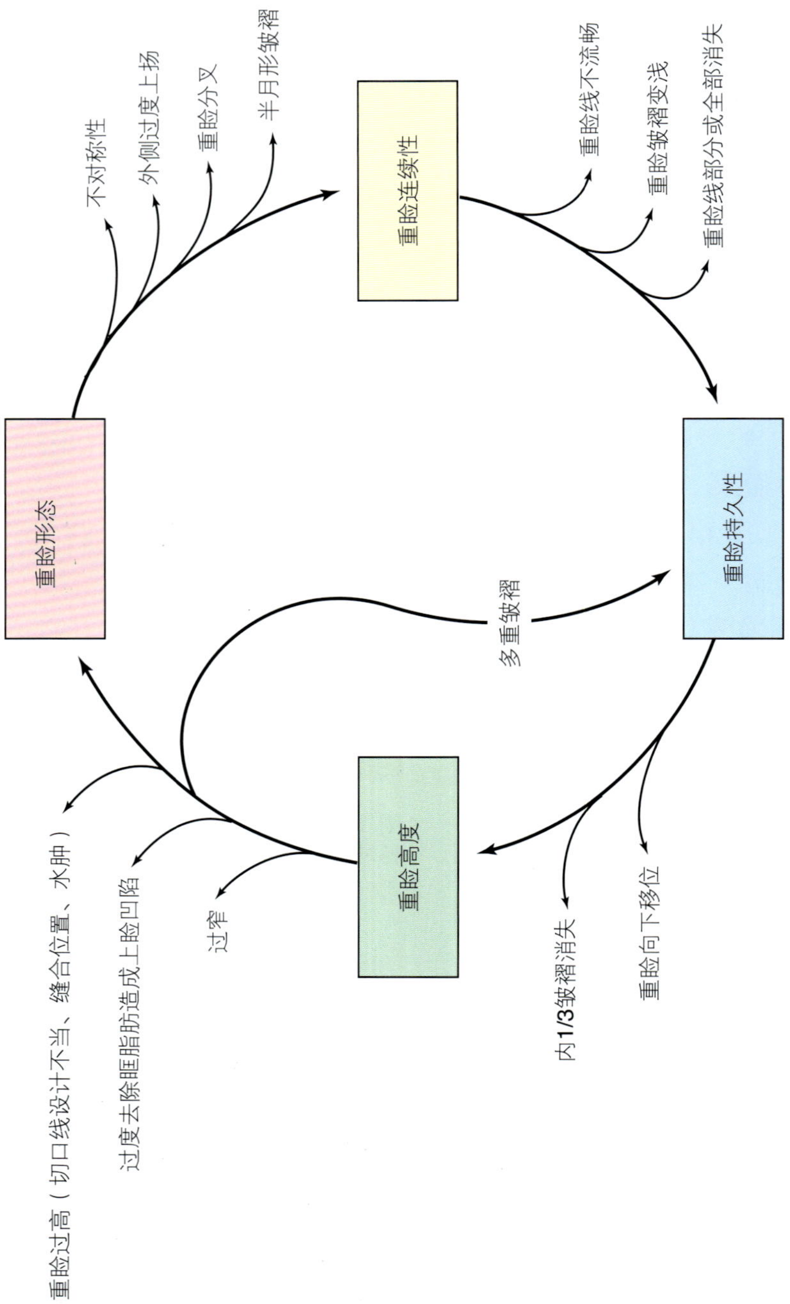

图 14-8 效果不佳的参数、病因学和相互影响之环状图

略一样）而最终失去预期效果，那么限制效应可能会有所减弱，尽管某些患者的功能损害可能更持久。

图 14-9 显示高位的三点永久内固定埋线，皱褶高度距睑缘 10~12 mm，眼睛向下看或闭眼时，眼睑上有明显的突起。

图 14-10 展示了一种埋线方法，通常使用三组双针 5-0 或 6-0 尼龙线缝合。

第一个通道（图中的 1）翻转睑板使缝线在结膜下穿行几毫米，其位置要高于上睑板上缘（A’-B’）几毫米。第二通道（2）将一个针指向皮肤面，紧贴上睑板上缘（B’-B）出针。同理，缝线的另外一针沿第三通道（3）从 A’ 到 A 出针。如果此时将缝线的两端打结在皮肤上，那将是一个向后上方偏斜的全层缝扎，包括米勒肌、上睑提肌腱膜以及眼轮匝肌。这也无意中在 B’-B 和 A’-A 每个轴向产生类似 Faden 的效应（见第 21 章），上睑提肌宽度在 A’-B’ 线水平缩窄。实际上，在 A 处离开皮肤的第二针再次（4）从皮下穿过到 B 出针，B 处有一小皮肤切口（A-B）。因此，沿上睑提肌的横轴有 A’-B’ 和 A-B 两个水平收紧点，尼龙线被“牢固地”打结，线结埋入皮肤小切口内。通常使用此方法在内、中、外做三点缝扎。功能上，沿着上睑提肌的功能轴垂直方向的 6 个位点制造了一个线样（损伤）效应，上睑提肌的 6 个水平段（A’-B 和 A-B）被无意中缩短了。

重睑连续性和持久性

重睑流畅性是指重睑成形术后重睑皱褶的顺滑度和均匀分布的重睑深度。有时候高度适中的重睑皱褶可能会随时间推移而降低或变浅，这可能发生在重睑皱褶的某一部分或整个皱褶上。有时皱褶可能外观变短甚至仅剩部分存在。缝线方法通常会导致皱褶的消失，这是由于埋置的缝线会随着时间推移而松脱，可能是由于慢性切割或无法克服本应精确去除的多余皮肤、眼轮匝肌和脂肪形成的厚度。当一段重睑皱褶消失了，整个重睑线就会不完整。有时，无论埋线法还是切开法，整个重睑皱褶都会完全消失，尽管我们仍然常看到埋线法留下的埋藏在组织内的残余缝线。

与连续性相关的问题在以下几个方面与重睑皱褶的持久性相关。如果重睑皱褶没有很好地与其下的上睑提肌腱膜进行流畅的连接，它可能会表现为不连续或断裂的皱褶，并在手术后很快出现。连续的重睑皱褶最初可能形成得很好，但随后变浅，导致皱褶不明显，甚至完全消失——本

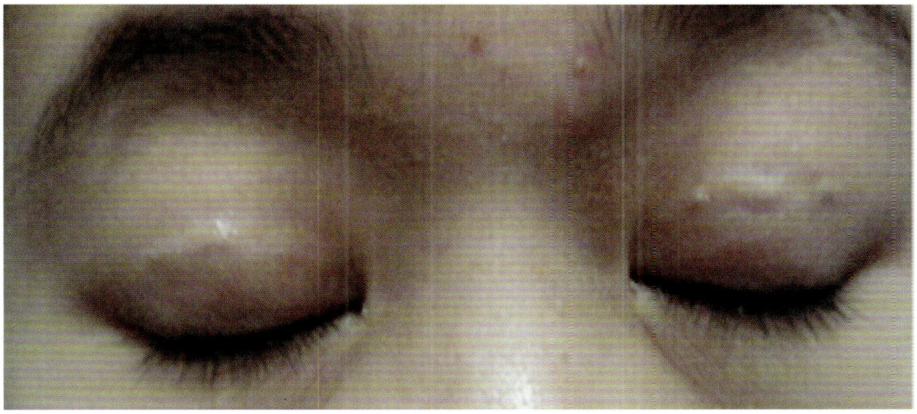

图 14-9 ■ 显示高位的三点永久内固定埋线，皱褶高度距睑缘 10~12 mm，眼睛向下看或闭眼时，眼睑上有明显的突起

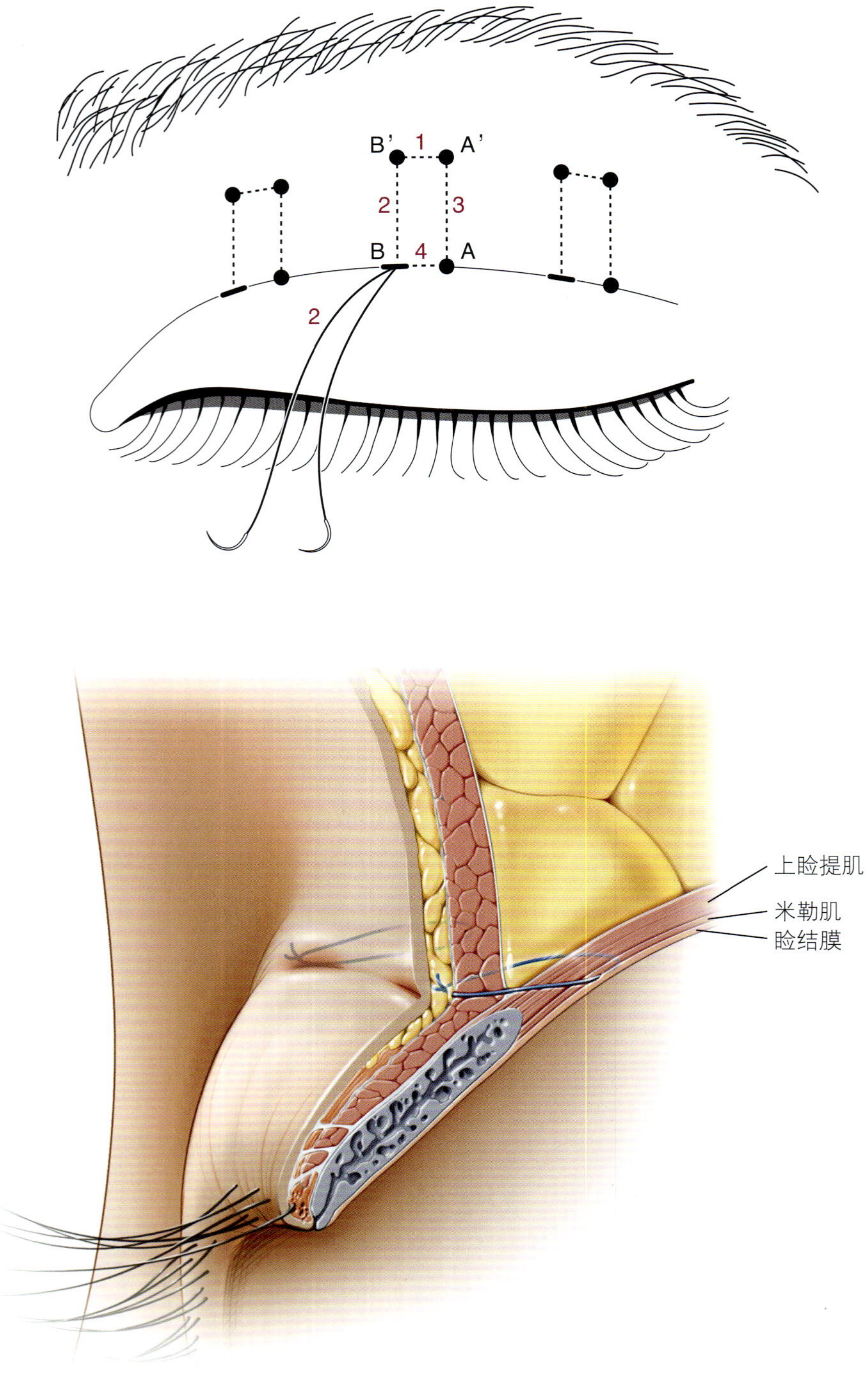

图 14-10 ■ 埋线法。详见正文

质上是一个非永久性的皱褶；或者后期皱褶可能以分段的方式断裂，变得不连续但持久存在（图 14-11）。采用埋线法时，重睑皱褶消失的发生率较高。

有多重皱褶的患者大都经历了不止一次手术。多重皱褶的产生是由于手术后无法预测的瘢痕形成，以及对上睑睑板前区域组织的过度分离引起（图 14-12）。

与其他医学专科一样，一个手术要经得起时间的考验，至少也要经过几年的随访。持久性指的是随着时间的推移，重睑皱褶仍保持完好。实际上经常会看到细微的重睑线下移。有多个因素可以导致这一结果。其一是如果上睑提肌腱膜与皮肤粘连不够牢固，或者埋线缝合的线结松脱，则重睑皱褶的连接会逐渐松弛。在术后最初的水肿消退后，重睑皱褶会下移，表现出低于正常位置的附着。可能残余的睑板前脂肪置入睑板上缘水平而导致重睑皱褶变窄。有时术中或术后出血过多会导致肿胀消退延迟，这可能会导致部分原本位置良好的重睑皱褶消失。

重睑皱褶内侧 1/3 的成形是很有挑战性的，因为某些患者此处解剖结构难以形成重睑皱褶。

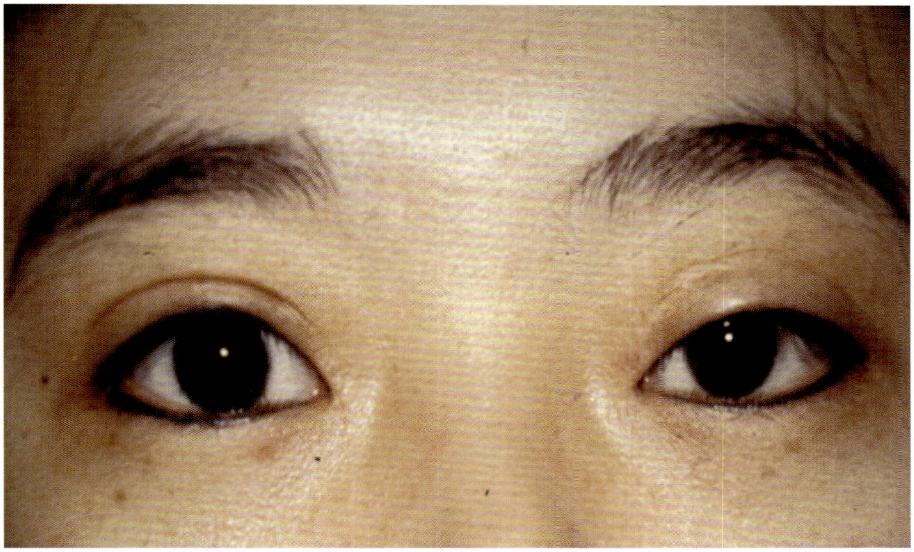

图 14-11 ■ 切开法重睑成形术。右眼重睑皱褶约 80% 保留，左眼重睑皱褶消失了

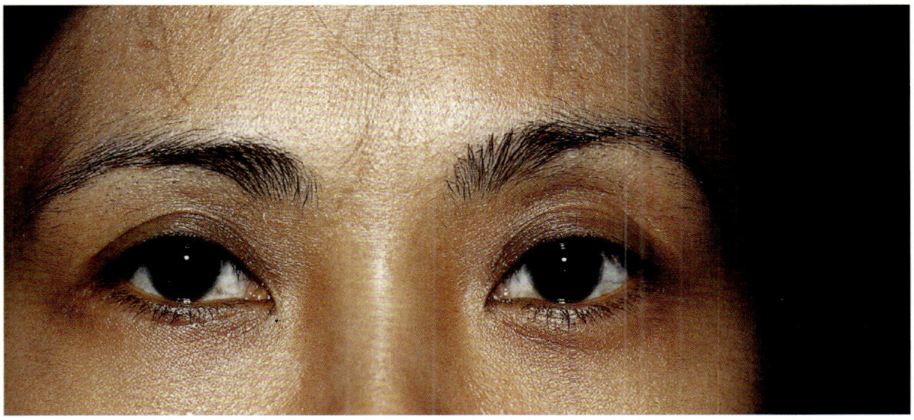

图 14-12 ■ 术后左上睑睑板前区域出现多重皱褶，造成这种不良结果最可能的原因是睑板前区域手术操作损伤过大

上睑提肌腱膜的内侧段本来就缺如或纤维化，导致用缝线和腱膜固定变得很难。它可能没有足够的向上矢量或在眼睑的前后层之间缺少滑动（纳米球作用，见第 23 章）。

上睑提肌的提升和眼轮匝肌层的放松不是两个 180° 相反的运动矢量。内侧上睑褶皱可能过于明显，需要部分去除，才能形成更好的皮肤返折。有趣的是，患者可能会抱怨重睑皱褶内段（内 1/3）“太高了”，而实际上重睑皱褶在此处是逐渐消失的。

对重睑皱褶的高度缺乏精确控制常常会导致重睑形态改变。与重睑深度及粘连位置的不精确一样，重睑形态没控制好同样会导致不对称。粘连位置及深度不精确都可以导致重睑不连续。重睑流畅性缺失明显地会导致无法实现重睑的持久。重睑皱褶不持久会伴随着重睑皱褶变浅、消失或下移变窄。这些相关因素之间的循环影响是非常明显的。

第 15 章

修复参数

效果不佳的参数、病因学和相互影响

在影响手术结果的所有参数中，最重要的参数可能就是重睑皱褶的高度，即睑缘中点到重睑皱褶的距离。重睑皱褶的高度要根据睑板的中央高度来设计，不能更高。在亚洲人中，重睑皱褶高度通常在 6.5~7.5 mm。在这个范围内设计的重睑线，术后重睑外观自然并且容易成形。如果设计高度高于睑板，术后重睑外观通常不自然，向上注视受限，多与睑板前淋巴水肿有关，表现为“肥胖”的眼睑边缘，即“肉条”。重睑切口设计低于正常最低范围，通常会造成难以掩盖的睑板前皮肤瘢痕，或淋巴淤滞并最终形成多层皱褶和皮肤返折（图 15-1）。

下一个重点是重睑形态设计，即开扇形还是平行形。开扇形重睑很常见，并且适合于绝大多数亚裔人种。开扇形重睑的显著特征是重睑线逐渐内收向内眦过渡，并止于内眦角。当重睑线向内侧延伸时，切口线皱褶可能会与患者已存在的内眦赘皮融合。开扇形重睑似乎在中国南方以及马来西亚、泰国、越南和柬埔寨等东南亚人种群中更为普遍。而平行形重睑在中国北方和亚洲北部地区更为常见。重睑皱褶以固定宽度的弧形从眼睑的内眼角到外眼角。从美学上看，它更适合脸型较大的人，比如长方形或方形脸的人，或者是高个子且脸大的人。在南亚也可以看到平行形重睑，在北方同样可以看到开扇形重睑。

如果重睑皱褶形态设计良好，但高于正常范

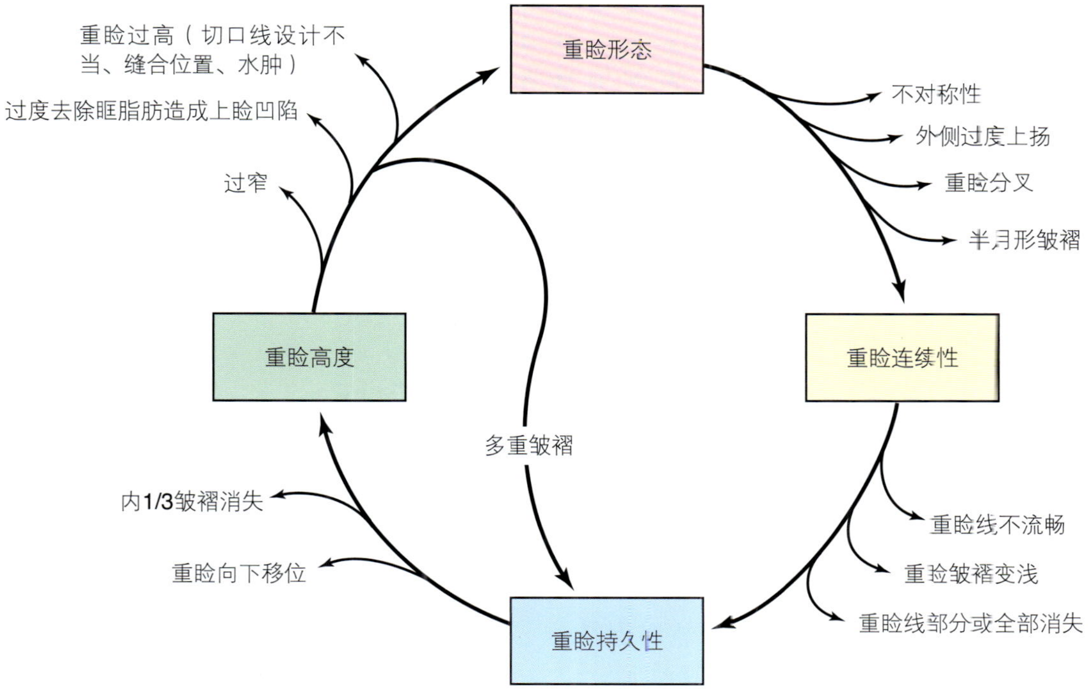

图 15-1 效果不佳的参数、病因学和相互影响之环状图

围，那么重睑外观将显得突兀和不自然。当重睑皱褶设计不遵循特定的几何轮廓形状，重睑皱褶明显显假，比如重睑线内侧上挑或外侧下压（二者均有悖常规）。这需要比较两侧眼睑设计的对称性，如果一侧重睑皱褶形态与另一侧有所不同，那就不理想了（尽管相对于其他不满意，这个并不严重）。有时，手术医生会发现一侧无意间形成了半月形重睑皱褶。在有皮肤储备可用的情况下，可以在适当的时机修复到想要的形态。

在重睑皱褶设计和形成过程中，特别是对于开扇形重睑，如果医生不引导重睑线内侧端与内眦赘皮融合，将会导致重睑皱褶分叉——即产生位于内眦皱褶上方或下方的分叉皱褶。

设计过高的重睑切口因手术入路过高，会自然而然地导致术者在腱膜前间隙遇到大量的腱膜前脂肪。因此给手术医生制造了无意中去除多于正常量的腱膜前脂肪的机会。这将导致：

1. 眶隔部凹陷加重（睑板上方凹陷加深）。

2. 在切口线上方的眶隔部形成多重睑或皱褶的概率大大增加。这样会同时存在多条重睑皱褶，而不是最初设计的那一条重睑皱褶线。

3. 包含皮肤和肌肉的前层和后层形成板结粘连的概率大大增加。

由此可见，过量的脂肪切除对重睑皱褶的最终形成具有倍增和连环的影响。这不仅无助于重睑皱褶的形成，对上睑的美观也没有什么好处，而且使后续的修复手术变得更具挑战性。

重睑皱褶成形过程中与流畅性有关的因素：所有的努力必须是一致的、审慎的，根据不同睑裂高度采用不同的技术来应对不同的上睑情况。如果通过这种努力，重睑皱褶在大部分长度上形成良好，但是在一个小的位点没有成功，导致重睑皱褶不连续或部分形成皱褶（或部分皱褶消失），重睑皱褶将变得不明显，可能在内侧、中间（不太常见）或者外侧。

持久性是指形成的理想重睑皱褶能够保持3~5年以上。如果全部重睑皱褶在6个月后消失，通常是由于腱膜前的软组织条带清除不足，软组织屏障（包括脂肪）沿着本该形成理想重睑皱褶的区域复原。此情况也可发生于睑板前切口过低。

因此，假设重睑设计在正确的高度和层面，重睑流畅性则更多地与重睑皱褶固定的总体效果相关。持久性包括为确保流畅性所做的努力，不但与长期的成功相关，也与针对个体差异的某一特定方法的效力有关。

上面提到的不良因素相互影响之环状图中显示的任何一个因素都是具有挑战性的，每个因素出现微小缺陷，都将导致不完美的结果。若几个不良因素同时存在，则会给修复带来更大的挑战。为了修复而切除多重皱褶或高位重睑皱褶而导致的严重皮肤不足、眼睑闭合不全和角膜暴露的情况并不少见。同样，游离脂肪注射移植可能导致机械性上睑下垂、注射移植的脂肪增生或形成团块。继发性上睑下垂是修复手术常见的一种后遗症，可以是瘢痕导致重睑高位固定，或眶隔前组织层变硬，使负荷增加形成机械性上睑下垂。累及上睑提肌腱膜中段的瘢痕粘连可导致上睑闭合不全和上睑下垂，以及眼睑闭合不全和角膜暴露。

希望凭借知识、技术和仔细的术前讨论，医生能够避免导致不良结果的那些因素（如第14章所讨论的）。然而，总有一些患者会寻求修复，本章将讨论作者在治疗此类患者时遇到的一些问题及解决方案。

下面讨论各种不良结果的修复技术。

重睑不对称

到目前为止，最常遇到的问题是重睑不对称。这包括重睑折痕高度不等（图15-2）、形态和流畅性不协调、逐渐移位（重睑线下移、部分或完全消失），或者在眼睑的内1/3处变浅（图15-3）。

重睑皱褶高度不对称

当一侧重睑皱褶高于另一侧时，通常高的一侧是不正常的。检查是否存在继发性的上睑下垂很有必要，因为上睑提肌腱膜和睑板上缘存在裂开，只剩少许和睑板上缘连接（图 15-4）。矫正下垂就可以消除重睑皱褶看起来偏高的问题，而不需要重新定位重睑皱褶的高度。

导致重睑皱褶高于正常的原因包括：切口线设计不当、形成重睑皱褶的缝线在上睑提肌腱膜上固定位置不正确或睑板前持续水肿。如果重睑线过高的情况在术后 6~9 个月仍然存在，可采用以下方式进行修复。

高位（宽）重睑皱褶的修复

翻转睑板，测量睑板中央高度（见第 7 章），作为重睑皱褶高度的参考值。此最高点对应的皮肤面到睫毛根的距离会比睑板高度略小，这种皮肤的毫米级差异可以连同之前的切口瘢痕一并去除，但要保证不会造成皮肤量短缺，以及眼睑完全闭合不受影响（图 15-5）。其有助于松解切口上缘皮下组织与上睑提肌腱膜的粘连。沿着睑板上缘附着在上睑提肌腱膜的瘢痕组织应该全部切除以形成新的重睑皱褶。

如果翻转的睑板上缘对应的皮肤表面高度高于设计的重睑皱褶高度，那么就应该检查对侧上睑的皱褶高度，看看重睑皱褶是否设计得过低。

低位（窄）重睑皱褶

修复过低的重睑皱褶（指靠近睑缘的皱褶）比修复过高的皱褶要难得多。修复主要根据皮肤

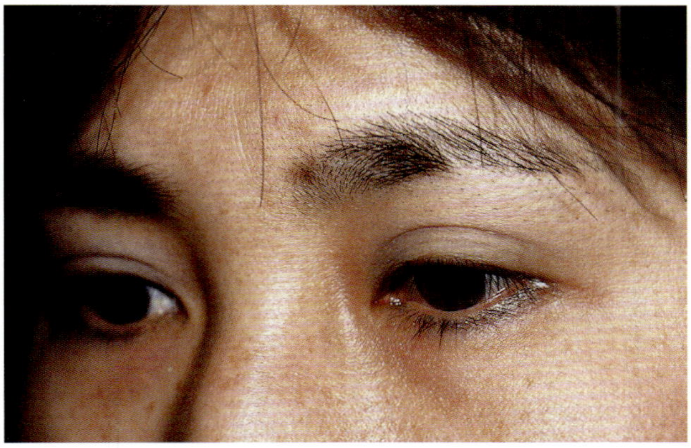

图 15-2 ■ 重睑皱褶不对称（左高右低）

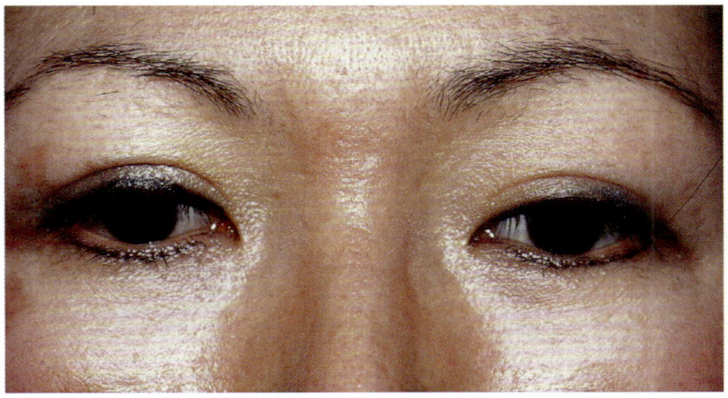

图 15-3 ■ 左上睑内侧 1/3 重睑皱褶变浅

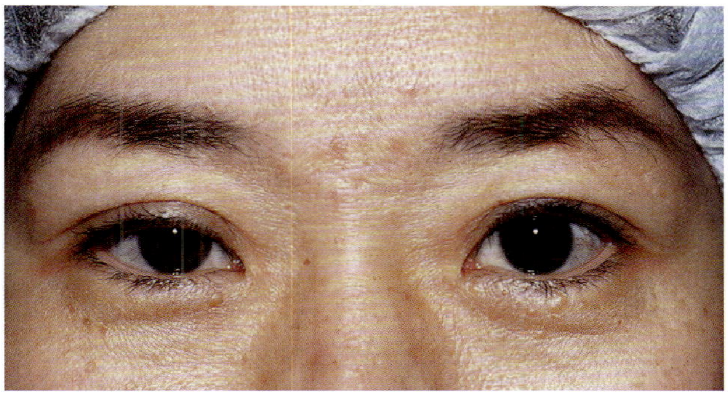

图 15-4 ■ 右侧继发性上睑下垂，重睑皱褶高于左眼。上睑下垂矫正后，重睑不对称也得到矫正

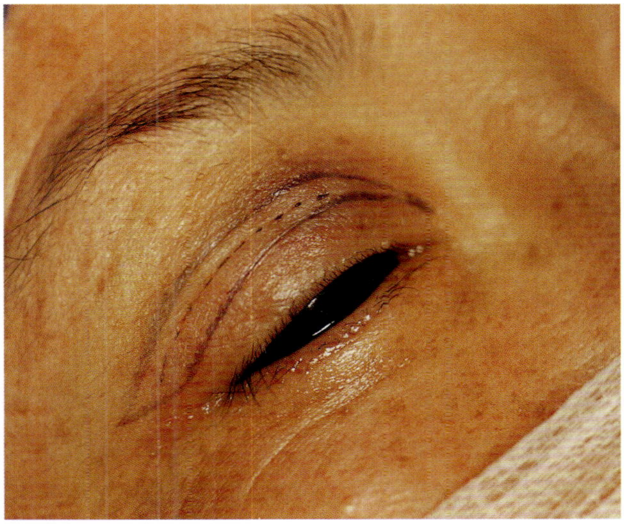

图 15-5 ■ 患者重睑皱褶线高于可接受程度（虚线），将采用亚洲人重睑成形术进行修复

是否有余量而定。

低位（窄）重睑皱褶的修复

对于有皮肤冗余的患者，最好的方法是简单地切除与低位皱褶有关的瘢痕，恢复至少6个月后再进行新的重睑手术。在我的经验中，切除瘢痕的同时修复重睑往往会导致重睑皱褶高度控制不理想（译者注：此说法仅是作者意见，供参考）。

若皮肤紧绷、无冗余时，不能进行简单的切除，因为这可能导致瘢痕性睑外翻或明显的瘢痕（图15-6）。对于伴有瘢痕皮肤的低位重睑，一个可接受的方案是，全部切除重睑皱褶和毗邻的睑板前皮肤，全厚皮片移植，并同期行重睑重塑。关于此术式，应该事先告知患者，重睑皱褶至少会在6个月内偏高。

如果植皮区域需要跨越睑板前和睑板以上区域，重建重睑至少要推迟到6个月以后（图15-7）。

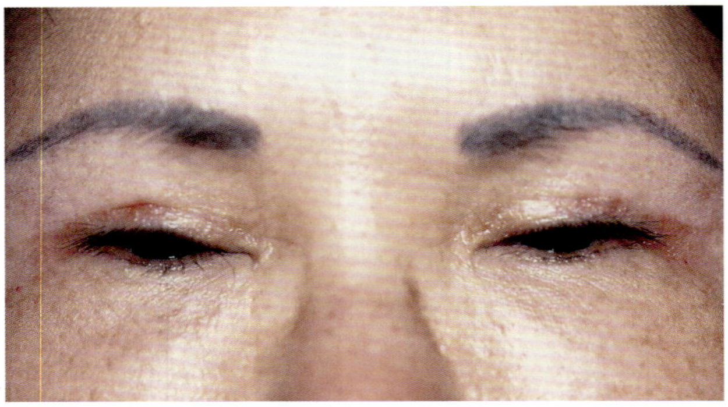

图 15-6 轻度瘢痕挛缩和明显瘢痕

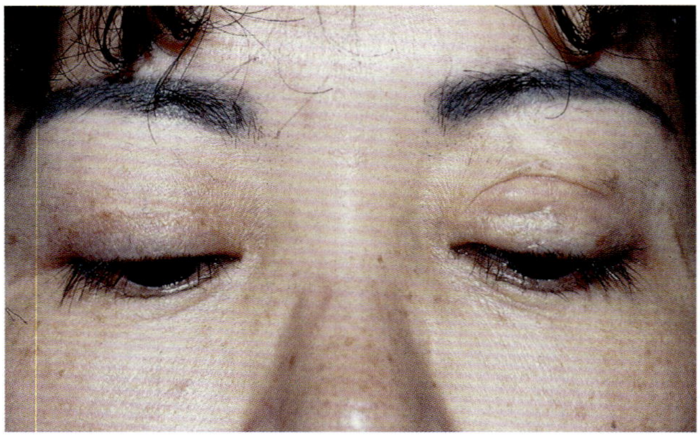

图 15-7 瘢痕挛缩和角膜暴露患者需要行睑板前区域皮肤移植。计划植皮术后至少6个月后行重睑成形术

重睑皱褶后期消失

重睑皱褶后期消失包括重睑皱褶变浅、重睑线移位、内侧1/3皱褶消失以及整个皱褶消失（图15-8）。

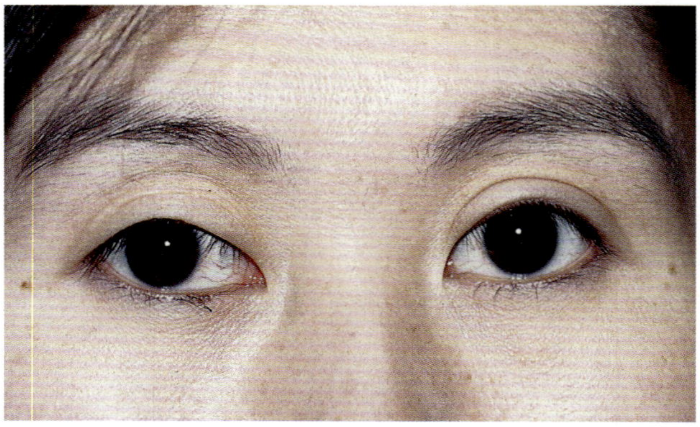

图 15-8 右上睑重睑皱褶完全消失

后期变浅的修复

只要有一些冗余的健康皮肤可以利用，无论是部分还是全部皱褶变浅（图15-9~15-11），都可以按照第7、8和9章描述的亚洲人重睑成形术施术。术中最常见的情况包括：皮下瘢痕粘连严重，睑板和提肌腱膜衔接部的眼轮匝肌、眶隔或脂肪垫（睑板前或腱膜前）层次不清晰（图15-12）。

重睑皱褶节段性消失表现为重睑皱褶不流畅，彻底修复一般效果比较好。必须去除皮肤和睑板缘上方正常提上肌腱膜之间所有的瘢痕组织。患者通常会存在上睑内侧1/3（或更少）的皱褶不明显（图15-3）。这通常是由于第一次手术时皮下粘连不足造成的，可以通过在重睑线内侧1/2间断缝合至少3针重睑成形缝合来避免（图15-13）。该区域可能需要去除更多的皮下软组织，以便皮下组织与提肌腱膜形成牢固的连接。

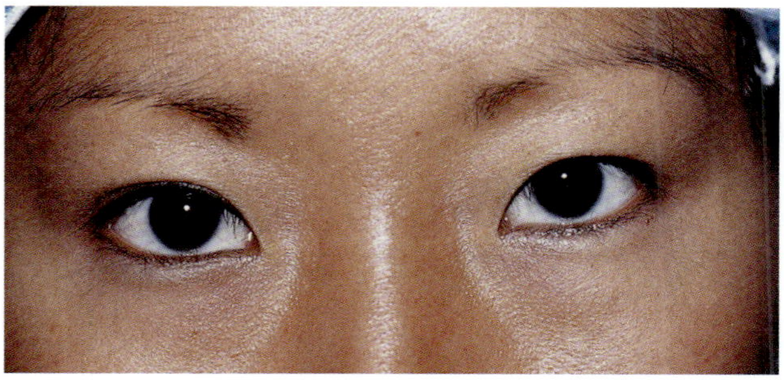

图 15-9 小切口埋线重睑术，几年后重睑皱褶部分遮挡，甚至部分消失

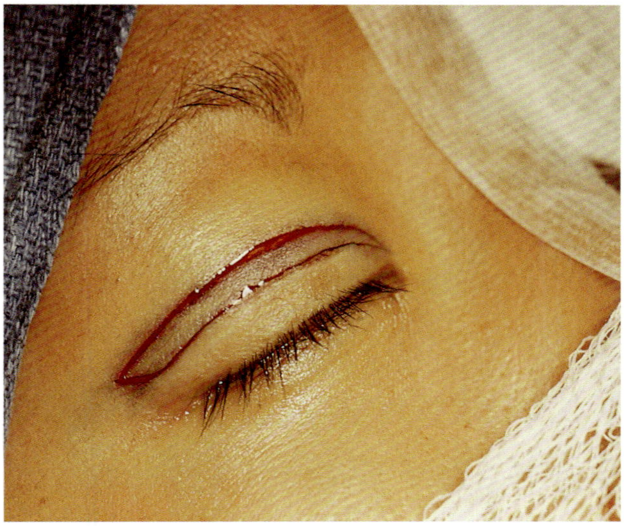

图 15-10 开扇形重睑皱褶的切口线设计，皮肤已经切开

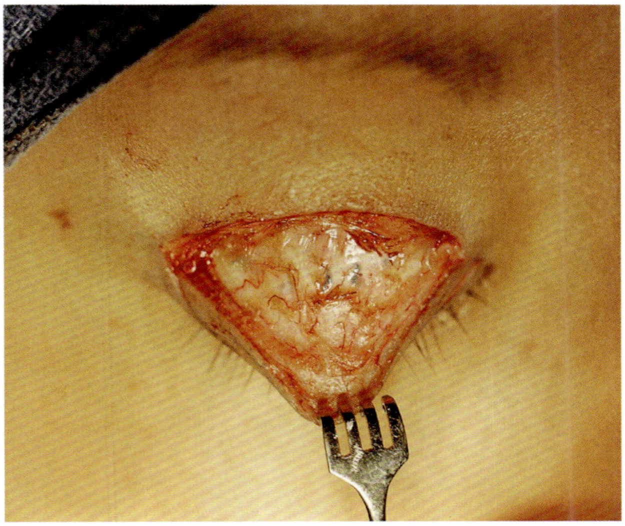

图 15-11 手术中意外发现前次手术上睑提肌腱膜与皮下缝合的线结

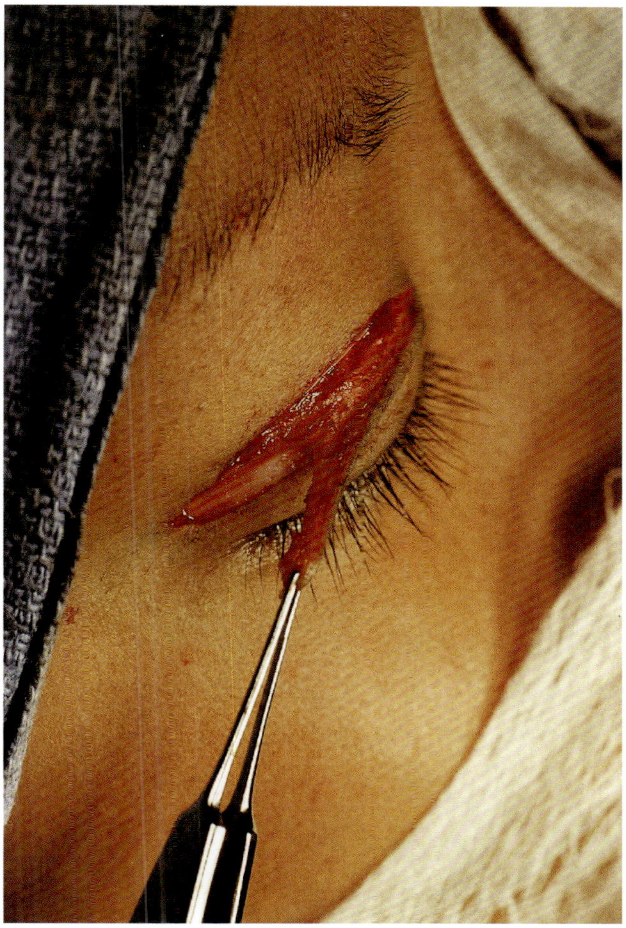

图 15-12 沿睑板上缘去除的冗余组织，包括皮肤、眼轮匝肌、瘢痕组织和眶隔

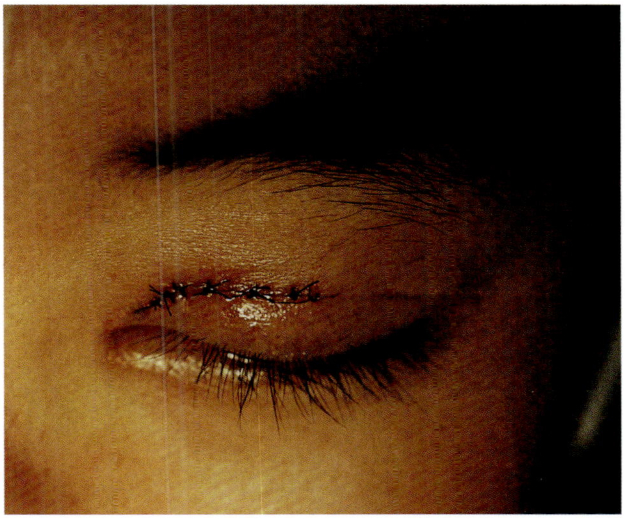

图 15-13 为修复重睑内侧 1/3 弧形欠佳，采用内半段切开法间断缝合来修复

多重皱褶

有些患者可能双侧上睑都存在多重皱褶。这些情况可以分为两类：第一类为上睑初始有多个不明显的皱褶，后期演变为相互拮抗的、明显的皱褶；第二类为原本没有任何皱褶，后期出现多重皱褶。

术后重睑皱褶与原有皱褶的相互拮抗

第一类患者可能本来就有几条程度差不多的重睑皱褶（图 15-14），或者有一条明显的皱褶，伴有几条不太明显的皱褶，在手术后变得更加明显。根据我的临床经验，产生此问题的患者多数遭受了以下情况：睑板前和腱膜前层次粗暴分离（图 15-15），过度去除睑板前组织以去除睑板前所有脂肪，或是过度切除腱膜前脂肪垫。这种情况的多层皱褶大多位置较低，常位于睑板前区域。

多重皱褶修复

假如皮肤量足够，以解剖学为基础的亚洲人重睑成形术，以睑板高度作为重睑皱褶定位的参考，依然是将几个皱褶压缩成一个相对更明显的重睑皱褶的最佳方式。通常将紧邻的几条皱褶完全切除就可以得到好的效果（图 15-15）。若多重皱褶患者存在严重的皮肤不足，优先采用全厚皮片移植进行功能修复而不是美学修复。当进行皮肤移植手术时切除多余皱褶，以后二期再行重睑手术。

无先天皱褶的患者手术后出现多重皱褶

几乎所有术前为单睑的患者出现多重皱褶都是由于腱膜前脂肪垫去除过多造成的。这些患者的主皱褶往往比较高，多余的皱褶都位于睑板以上区域；它们实际上是腱膜前脂肪切除后留下的位于多重皮肤皱褶间的空隙。

睑板上方凹陷伴或不伴多重皱褶

已经存在的上睑凹陷会由于腱膜前脂肪的切除加重，或因为手术而医源性加重。

睑板上方凹陷的修复

医学文献中关于矫正睑板上方凹陷的方法很多，包括植入硅胶假体及在凹陷区注射胶原蛋白、硅油或颗粒脂肪。作者尚未找到一个能矫正因眶隔脂肪过度去除导致上睑凹陷的持久的好方法。在结膜上穹窿间隙移植真皮脂肪已有一些成

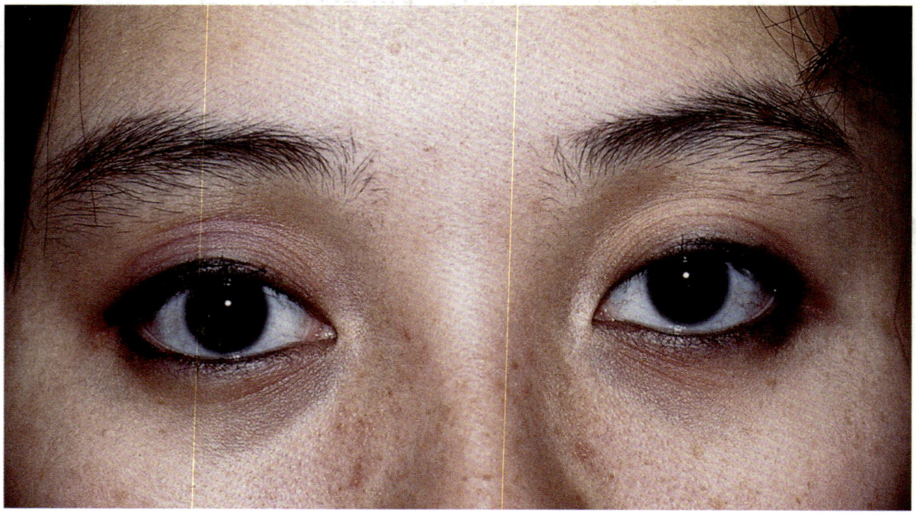

图 15-14 多重浅皱褶的亚洲患者

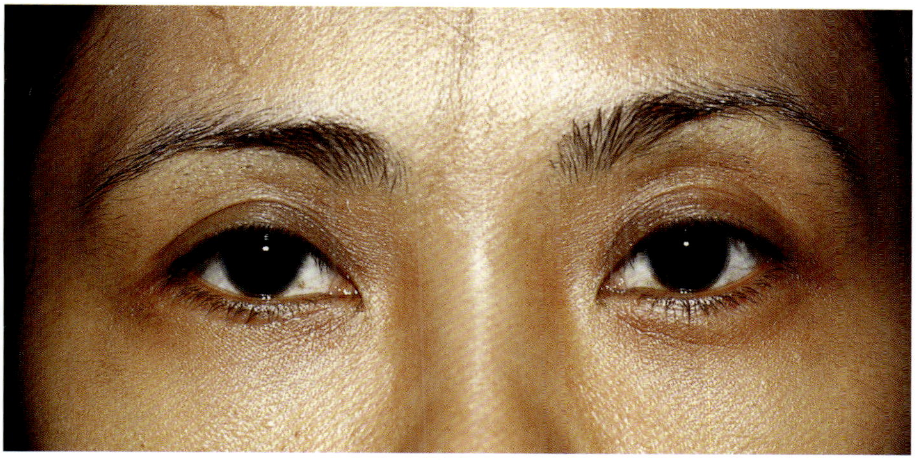

图 15-15 一位特殊的亚洲患者，重睑术后存在双上睑睑板前和睑板上区皮肤的多重皱褶

功案例。在作者的临床实践中，对于存在上睑凹陷且皮肤量足够的多重皱褶患者，可以根据睑板高度修复成一条新的重睑皱褶。

半月形重睑皱褶

出现半月形重睑皱褶的患者通常会对结果不满意。刚入门的医生可能会按照传统眼睑成形手术技术设计重睑皱褶，将重睑皱褶设计为眼睑中央最高、两侧向眦角逐渐走低。这样往往导致眼睛看起来是圆圆的。这在亚洲人尤为明显，因为他们的睑裂比高加索人要窄。同样距离睫毛根 10 mm 的重睑线，呈弧形走向眦角，亚洲人的弧度大于高加索人（图 15-16），因此“圆眼”也更明显。这有悖于大部分亚洲人的想法。相比之下，鼻侧窄起、外侧轻微上扬的开扇形或平行形重睑线，使睑裂横向更宽，纵向看起来更开，眼睛显得更大。

半月形重睑的修复

基于睑板高度的亚洲人重睑成形术认为设计高度为 6.5~8.5 mm 的开扇或平行形重睑线比较好。通过皮肤切口入路精准缝合悬挂上睑提肌腱膜的方法可以更好地控制重睑皱褶成形。

1．**重睑皱褶高度在 10 mm 或以下**。如果要修改的皱褶最大高度为 10 mm 或更小，可通过以下方法调低重睑皱褶的中间段：

A．**有一些皮肤余量的患者**。在距离最近一次手术 6~9 个月时，测量睑板中点高度对应的皮肤投影位置。在理想的重睑线和现有的半月形重睑皱褶之间标记的皮肤宽度通常不超过 2~3 mm。去除半月形皱褶与理想重睑线之间 2 mm 的皮肤（图 15-17）。这样可以去掉半月形重睑皱褶的中间 50% 高度。这种方法可以将半月形重睑皱褶转变成开扇形重睑皱褶。

沿着半月形重睑皱褶上缘进行轻微剥离，分离皮下组织与眶隔及上睑提肌腱膜的粘连。内侧 25% 的半月形重睑皱褶常常会变成大家偏爱的开扇形重睑皱褶的一部分。中段 50% 修改降低，接续为平行形的重睑皱褶；外侧 25% 被切除和改形，通过调高锚定点使重睑皱褶能平行或轻微上扬。这是通过剥离外眦周围的皮下组织来实现的。如果半月形重睑皱褶外侧段与外眼角之间皮肤很少时，则挑战性会更大。我发现切除外侧 25% 的皱褶并直接缝合，在 6 个月后再行外侧重睑皱褶修复也是有效的。

B．**皮肤量不足的患者**。除非彻底切除半月形切口与新切口之间（基于睑板高度）的皮肤和深层瘢痕，否则半月形重睑皱褶很难修复。在新设计重睑线位置之上采用全厚皮片移植纠正皮

图 15-16 ■ 亚洲人距睑缘 10 mm 的半月形重睑皱褶会给人“圆眼”的不良外观

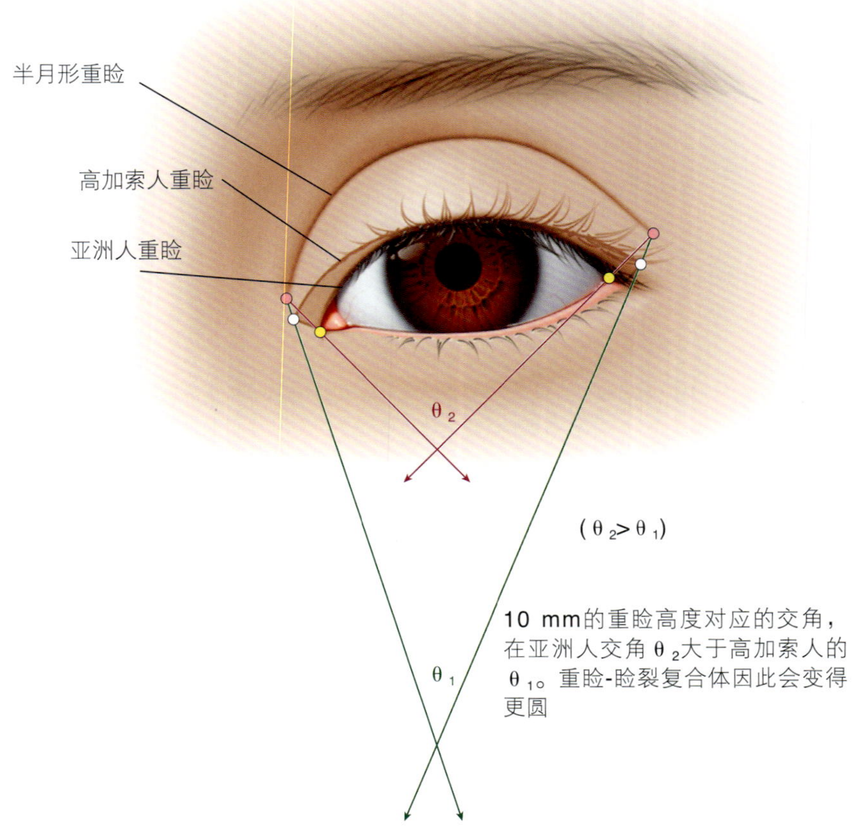

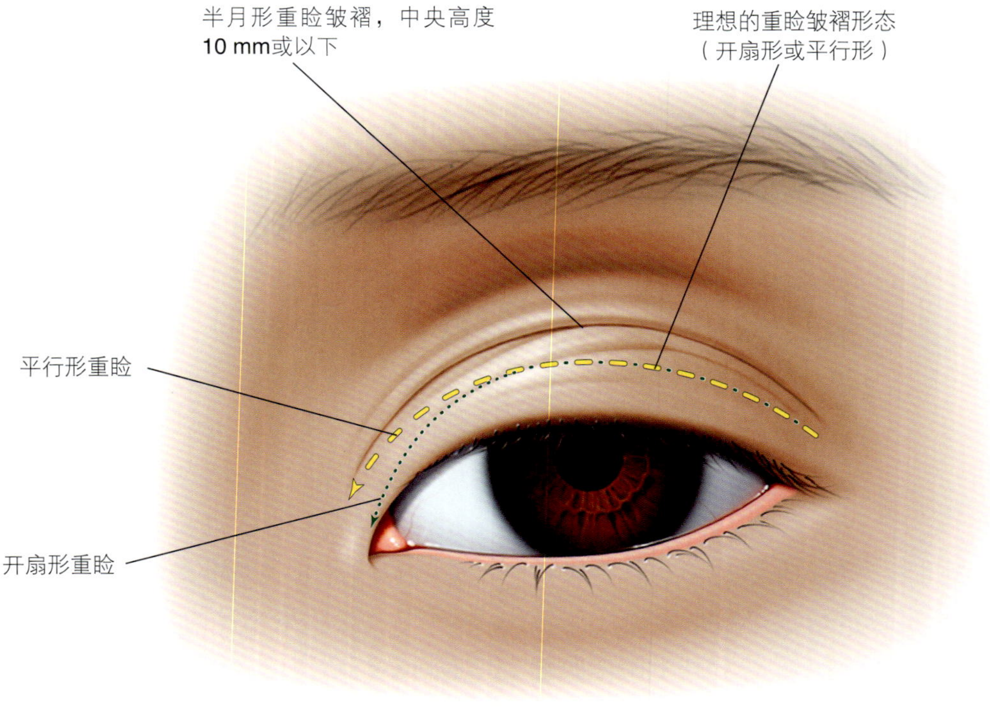

图 15-17 ■ 将距睑缘 10 mm 以内的半月形重睑皱褶修复为开扇形或平行形重睑皱褶的术中设计线

肤量不足，然后再重建新的重睑皱褶（图 15-18、图 15-19），新的重睑皱褶位于移植皮片和睑板前皮肤交界处。

2．**距睑缘 10 mm 以上的重睑皱褶。**如果半月形重睑皱褶距睑缘高度超过 10 mm 将是极具挑战性的情况。我曾见到重睑皱褶距睑缘高达 12~14 mm 的患者（图 15-20）[亦见图 1-15 和第 1 章；不自然、过高、显凶（“uhh”）综合征]。这样的修复需要动用靠近眉毛的较厚皮肤，这个部位不易掩饰，而且发生瘢痕增生的风险增加。

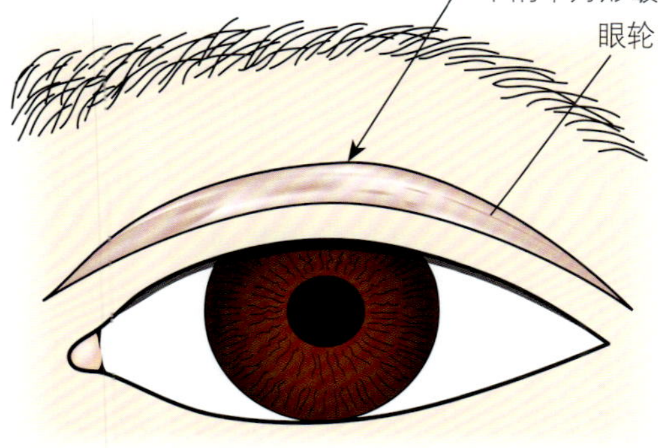

图 15-18 ■ 手术修复距睑缘 10 mm 以内的半月形重睑皱褶，伴有皮肤量不足，半月形重睑皱褶切口瘢痕线和新重睑线之间的睑板前的极窄条皮肤是必须切除的（阴影部分）

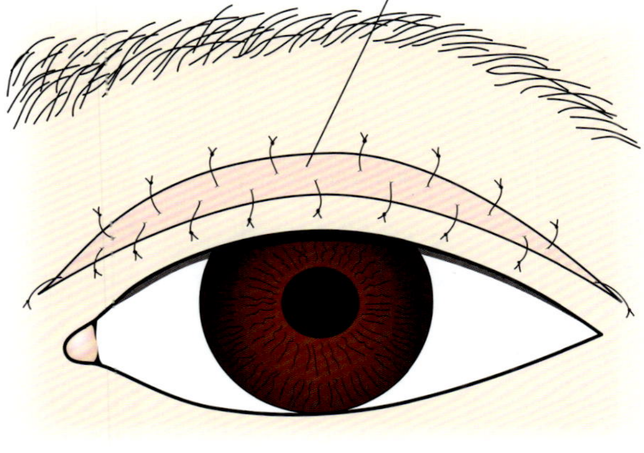

图 15-19 ■ 全厚皮片移植

A．**有一些皮肤冗余的患者。**高位半月形重睑皱褶（距睑缘超过 10 mm）有皮肤冗余的情况很罕见，可以尝试采用矫正小于 10 mm 半月形重睑皱褶的同样术式进行修复（见上文）。

B．**皮肤量不足的患者。**遗憾的是，大多数重睑皱褶到睑缘高度超过 10 mm 的患者已被过度去除皮肤，用于重建所剩极少。需要采用全厚皮片移植进行修复（如上所示），而且移植皮片的上缘会非常明显（请参阅第 18 章）。

重睑皱褶的整体修复

我临床中碰到的最有难度的是少数确实想要整体修复之前手术形成的重睑皱褶的患者。对于这些患者，我使用了各种方法，有些方法效果很好（参见第 16 章，病例 31），在下一部分我将对这些方法进行评述。

重睑修复措施的有效性

显著改善

显著改善是通过切除原有皱褶和瘢痕，应用自体颞肌筋膜、阔筋膜或脱细胞异体真皮（尸体来源）来矫正上睑退缩来实现的。

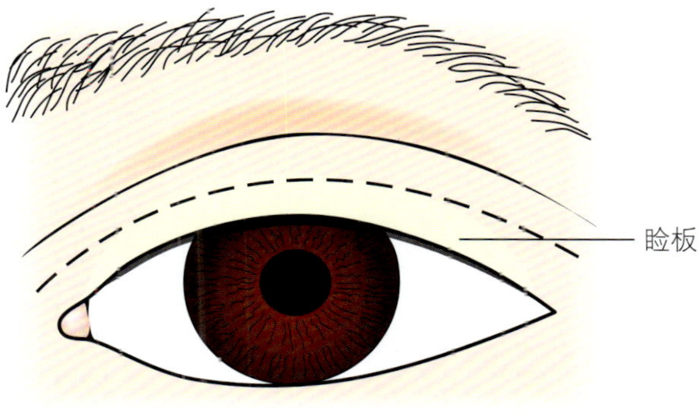

图 15-20 ■ 距睑缘 10 mm 以上的半月形重睑皱褶（实线），几乎是亚洲人眉眼间距的一半。虚线表示基于睑板中央高度的理想重睑皱褶。眶隔脂肪去除过多，在高位半月形重睑皱褶上方会出现凹陷（阴影部分）

部分改善

达到部分改善是通过切除重睑皱褶和瘢痕，应用带蒂的眼轮匝肌肌瓣来阻断腱膜与皮下组织的粘连。

部分改善也可以采用以下方法：切除重睑皱褶和瘢痕，应用1/4英寸的无菌胶条粘贴皮肤切口。嘱咐患者术后1周内尽量不做上视动作来避免上睑提肌腱膜收缩。

轻微改善

1. 轻微改善是通过切除折痕和瘢痕并单纯采用牵引缝合线（反Frost缝线）来实现的。

2. 使用小的肌腱剪刀在皮下松解粘连通常也可以得到轻微改善。

重睑修复方法总结

当医生拥有足够的专业知识后，对以前无法解决的不良结果也可予以逻辑分析，就像生物化学家分析复杂生化反应的不同因素那样。当不同因素被清晰、准确地描述出来时，就有可能制订出一个合理方案来对问题进行修复。无疑，该方案应该绝不会导致现有问题出现任何恶化。

图15-21是一个关于不良因素和处理方案的列表。竖列是引起重睑皱褶、眶隔前区域（睑板上方）各种问题的因素。横行是引起重睑皱褶下方、睑板前区域出现问题的因素。由于不良结果很少局限在某一个区域，表中每格均列出了上眶隔前区和下睑板前区的修复方案。虚线表示重睑皱褶。

该表格最初于大约25年前设计，旨在为那些没有其他修复方法可供使用的高难度案例提供一个基础框架。就这一目标而言，其仍然具有其一定的指导意义。需要强调的是，在眼睑区域进行全厚皮片移植（full-thickness skin graft，FTSG）要求术者具有非常熟练的技巧。

图15-22显示了3个区域——睑板前、眶隔前和眶周。在靠近上睑缘的睑板前区（1区）（图15-21表格中所示），可能的差异包括重睑皱褶过高、皮肤切除过多导致的皮肤量不足、睑板前瘢痕增生和多条皮肤皱褶。

切口线标记不准确，或者悬挂操作时锚定点过高（包括可去除或永久的埋置缝线），都有可能导致重睑皱褶过高。上睑提肌损伤导致插入睑板的腱膜裂开，可导致部分上睑下垂和重睑皱褶过高。

因没有经验或不知道重睑皱褶定位在哪里，导致睑板前皮肤去除过多，如果不经意间去除过多的皮肤，最后缝合切口时会导致睑板和睑缘外翻。这是个高难度问题，如果不能自行恢复，通常需要后续皮片移植来修复。

过度分离睑板前区域常伴随产生瘢痕和慢性水肿以及后续形成多层皱褶线。文献报道有些作者主张完全切除睑板前皮下组织和眼轮匝肌，只留下皮肤和睑板形成粘连。随之而来的通常是慢性水肿。解决方案可能包括切除瘢痕、重睑皱褶修复或全厚皮片移植（FTSG）。

在范围更大的眶隔前区（2区）存在更多的危险。最常见的是过度去除眶隔脂肪形成的高位重睑皱褶，表现为明显的上睑凹陷或眼窝凹陷。在过去的10年中，曾经火热的通过脂肪移植来补充上睑容积不足的方法已经被不可预见性纤维化和移植后脂肪增生的不断报道而降温。尽管形成不良肿块的发生率仍然很高，但游离脂肪制备技术的不断进展已经使移植脂肪的稳定性得到提高。

通过注射透明质酸[Juvederm（乔雅登）、Restylane（瑞蓝）]来增加容积已经被广泛使用，它的维持时间也得到了延长，比如Radiesse（瑞得喜微晶瓷）（含钙基微球），据报道可维持时长达9~12个月。然而，我认为填充这些产品会通过机械阻抗来妨碍眼睑的生物力学。

如果有一些皮肤余量，通常可以修复已经形成的多重皱褶。必须松解粘连并重新定位组织平面。

		眶隔前区域				
	重睑线上解决方案 / 重睑线下解决方案	上睑凹陷	多重睑	皮肤不足	皮肤增厚板结	上睑提肌腱膜瘢痕
睑板前区域	多重皱褶	补充脂肪	松解粘连，修复至最初的重睑皱褶	调整弧度 + 全厚皮片移植（FTSG）	调整弧度 + 全厚皮片移植（FTSG）	矫正睑下垂
		修复，调低重睑皱褶	修复，重新设计重睑皱褶	修复，重新设计重睑皱褶	修复，重新设计重睑皱褶	修复，重新设计重睑皱褶
	皮肤不足	脂肪填充	松解粘连，修复至最初的重睑皱褶	弧度调整 + 全厚皮片移植（FTSG）	弧度调整 + 全厚皮片移植（FTSG）	矫正睑下垂
		全厚皮片移植（FTSG）	全厚皮片移植（FTSG）	全厚皮片移植（FTSG）	睑板前全厚皮片移植（FTSG）	全厚皮片移植（FTSG）
	片状瘢痕	脂肪填充	松解粘连，修复到最初的重睑皱折	弧度调整 + 全厚皮片移植（FTSG）	弧度调整 + 全厚皮片移植（FTSG）	矫正睑下垂
		切除、修复或全厚皮片移植（FTSG）	切除、修复或全厚皮片移植（FTSG）	切除 + 全厚皮片移植（FTSG）	切除、修复或全厚皮片移植（FTSG）	切除、修复或全厚皮片移植（FTSG）
	重睑皱褶过高，水肿，肥厚	脂肪填充	松解粘连，修复到最初的重睑皱褶	Bebeled 修复 + 全厚皮片移植（FTSG）	Bebeled 修复 + 全厚度的皮肤移植（FTSG）	矫正睑下垂
		修复，调低重睑皱褶	修复，调低重睑皱褶	修复，调低重睑皱褶	修复，调低重睑皱褶	修复，调低重睑皱褶

图 15-21　亚洲上睑整形修复方案表

图 15-22 ■ 三个区域：睑板前区（1 区）、眶隔前区（2 区）和眶周区（3 区）

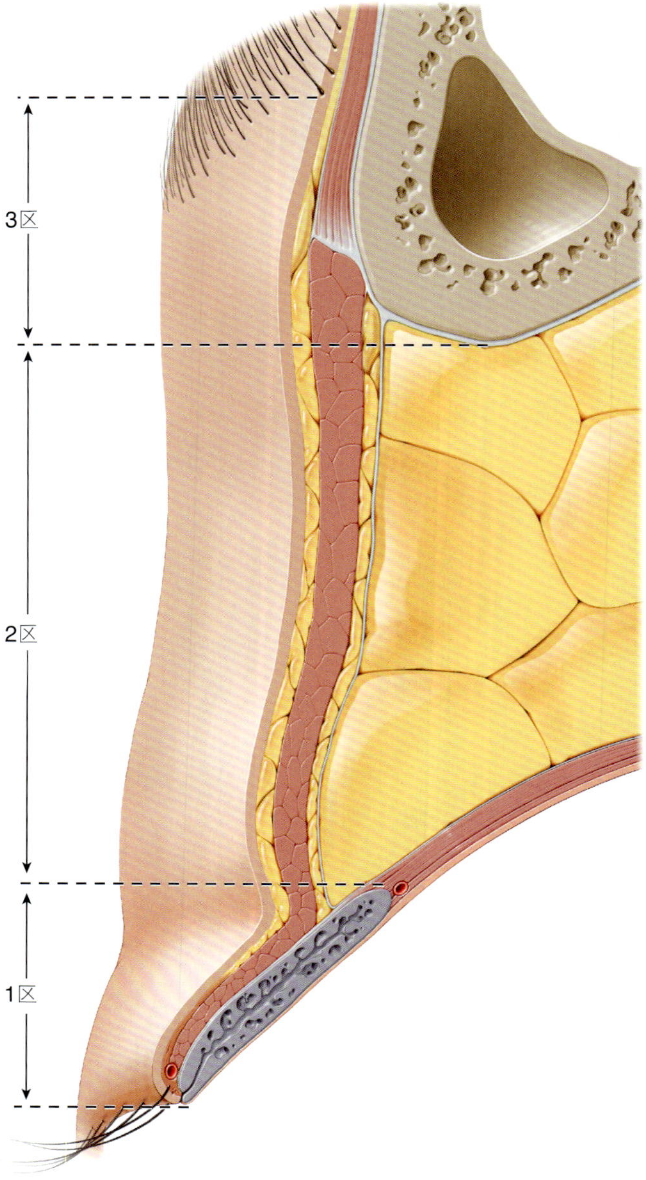

过度切除造成皮肤短缺，它可以导致向下看时的兔眼症状，就像持续存在的上睑下垂那样。

如果皮肤缺乏严重影响眼睑闭合和睡眠时的闭眼保护机制，那么通过皮皮片移植来保护视力是很有必要的。

过度的解剖或眶隔前组织的粗暴处理会加重眶隔前皮肤与其下的上睑提腱膜之间的瘢痕形成。这将使滑移区（腱膜前间隙）瘢痕化而造成皮肤不能跟随深层的上睑提肌一同运动。

有些人的眶隔前区存在一层致密而活动度差的瘢痕组织，这将导致前层的皮肤 - 眼轮匝肌层无法向上提起，而眼睑后层也无法提起，实质上整个眼睑都无法向上提起。由于上睑提肌受到限制，可以出现重睑皱褶变浅甚至上睑下垂（图 15-23）。在术中评估的基础上，可以通过瘢痕切除后移植正常皮肤（因皮肤不足），并结合对上睑提肌的松解及必要修复来达到效果。

在某些合适的情况下，可以采用第 18 章所

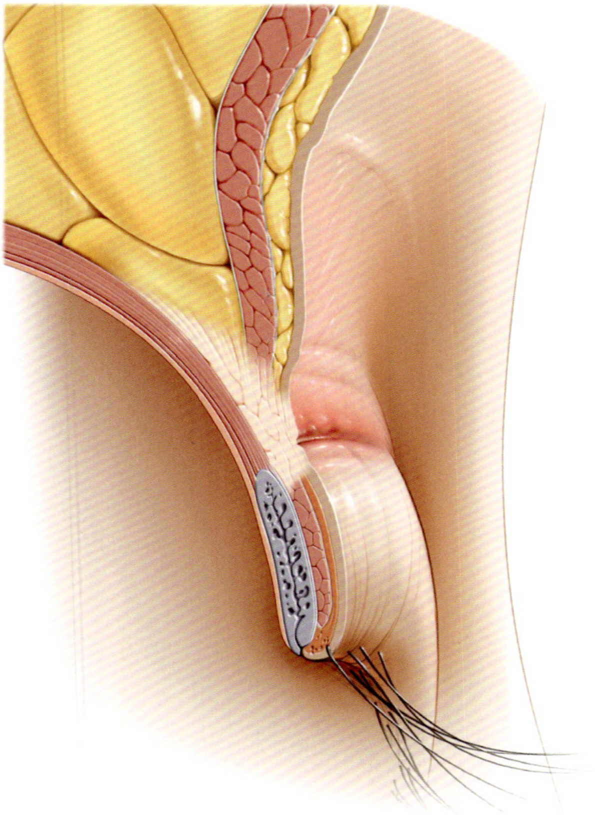

A

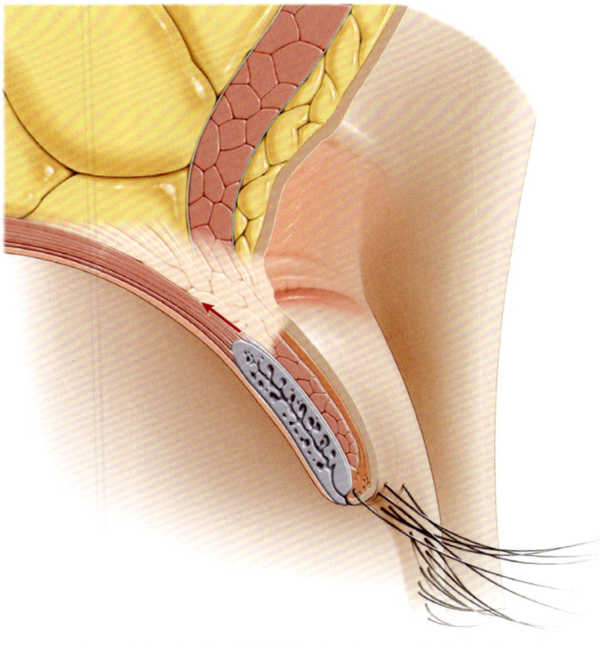

B 向上注视受限，皱褶成形不良，可能的上睑下垂

图 15-23 (A) 眼睑向下看或休息(闭眼)；(B) 睁眼平视。上睑提肌因负荷增加而受损

述的高级修复技术来补充皮肤，并将过于高的重睑皱褶重新修复到较低的位置。

这些绝不是你能看到的唯一并发症。图 15-21 中对每个可能的解决方案组合的详细分析远远超出了我这本书最初设想要达到的目的。这将在很大程度上取决于每个患者所表现的临床特征。

像其他任何高难度的干预措施一样，松解异位粘连和重置重睑皱褶高度都需要丰富的知识及临床技能。每一个病例都需要仔细评估，权衡修复后预期效果与术后可能出现的更严重的并发症，同时需要患者对解决问题所涉及的步骤的相互理解。有些时候，解决方案可能把一个问题改善到患者能够欣然接受的程度。对采用各种修复方法的不可预见性结果进行全面的讨论并在术前作为知情同意告知患者，应该成为一项良好的临床工作常规。

延伸阅读

Chen WPD. Management of the eyelid crease: advanced techniques. In: Chen WPD, Khan J. Color atlas of cosmetic oculofacial surgery (with DVD), 2nd edn. Philadelphia: Elsevier Science/Saunders; 2010: ch 15.

第 16 章

不理想案例的修复

本章展示了需要修复的各种情况（不良结果），之前的手术包括埋线法和（或）切开法重睑成形术。亚洲人眼睑与高加索人眼睑的对比，甚至是亚洲人群自身的多样性，这些因素使得亚洲人眼睑手术成为一门有趣而富有挑战性的艺术。

案例 1（图 16-1）

图示要修复或微调的患者在注射局部麻醉剂后出现的皮肤发白，前期手术导致局部皮肤发紧，不利于注射麻药的扩散。

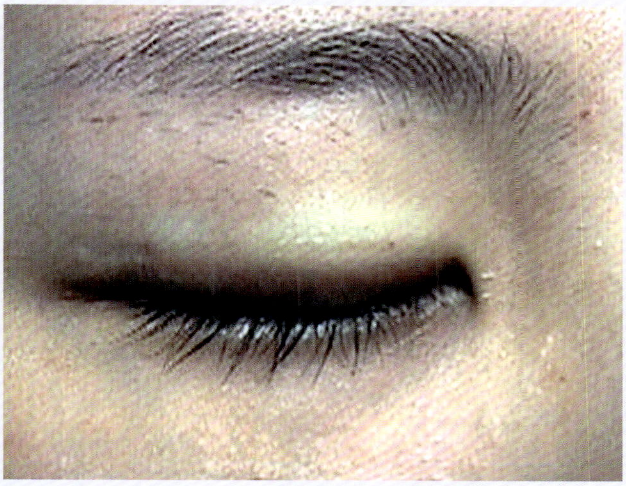

案例 2（图 16-2 A, B）

25 岁女性，之前手术造成重睑皱褶过高和双侧形态不对称。（A）修复前和（B）修复后。

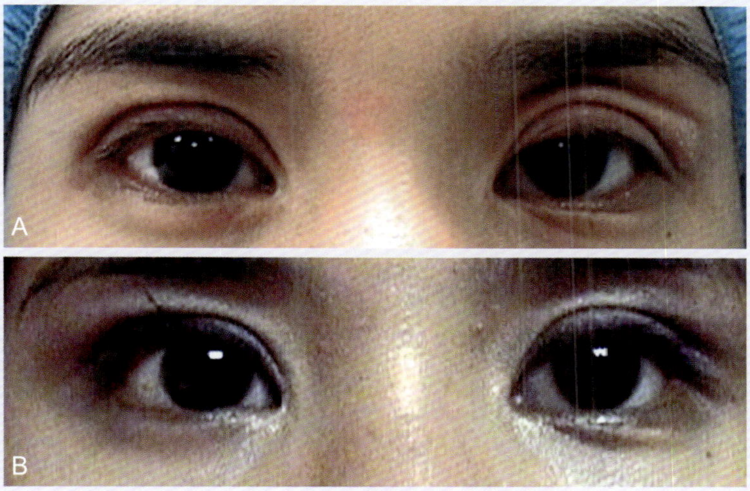

案例 3（图 16-3 A~C）

22 岁女性，10 岁时行重睑成形术。（A）上睑存在倒睫（睫毛向内倒）。（B，C）术后状态。

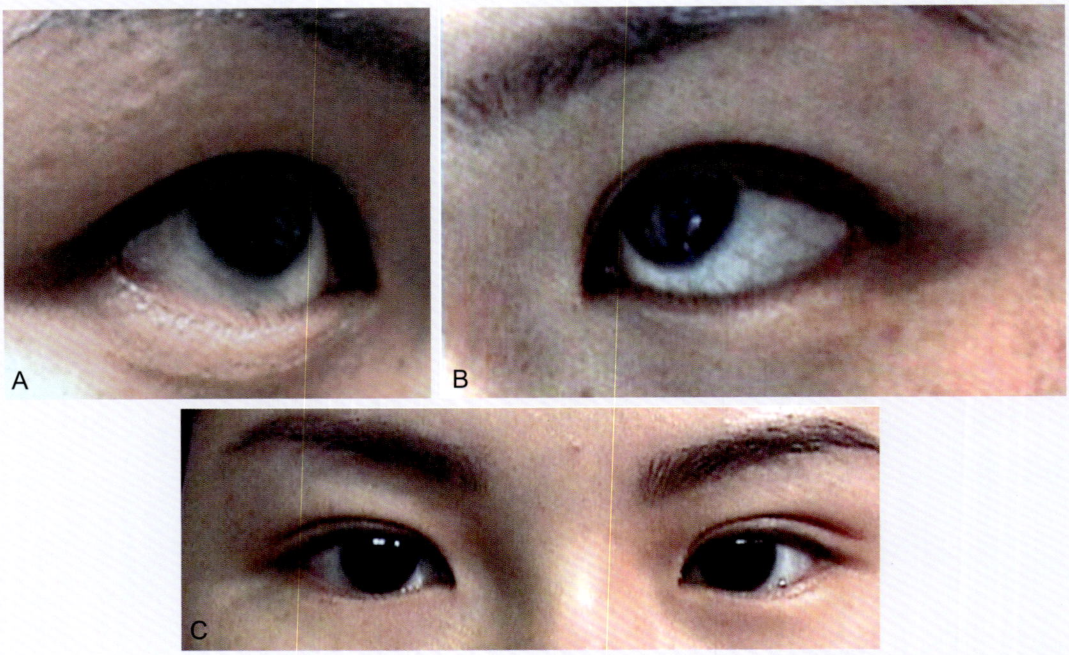

案例 4（图 16-4 A, B）

32 岁男性，既往曾行埋线重睑术。（A）右侧重睑皱褶变低为内双，左侧重睑皱褶消失。修复时，重睑皱褶设计为 7 mm。（B）修复术后照片。

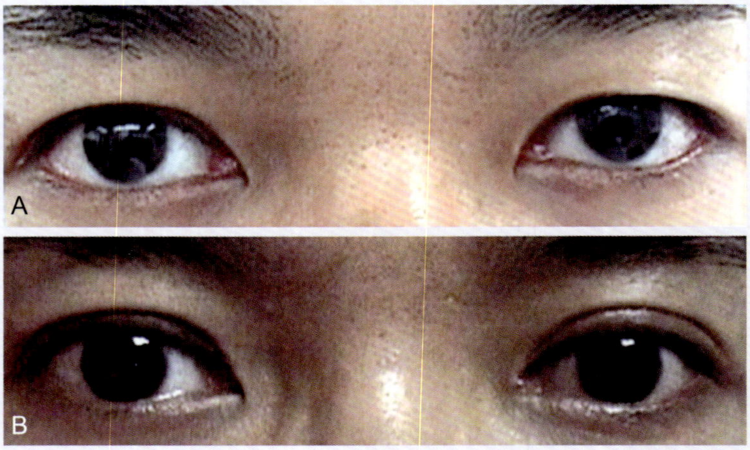

案例 5（图 16-5 A, B）

47 岁女性，既往曾行切开法重睑并同时去除皮肤。她希望修复成高度更明显的重睑皱褶。（A）修复前。（B）修复后。

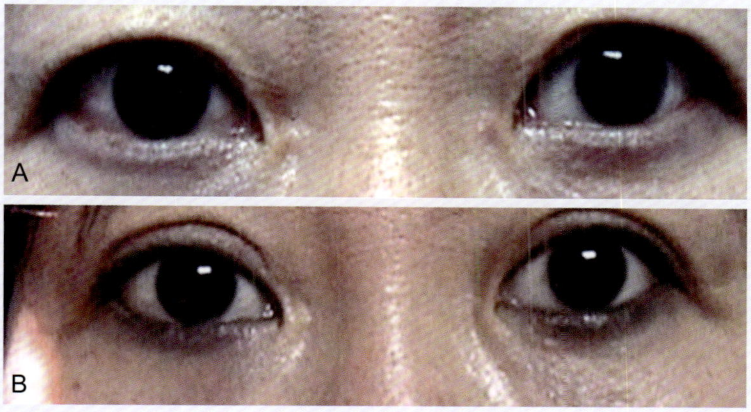

案例 6（图 16-6 A, B）

23 岁女性，既往有 4 次上睑手术史，左侧重睑皱褶消失，希望修复成开扇形重睑。（A）修复前。（B）修复后。

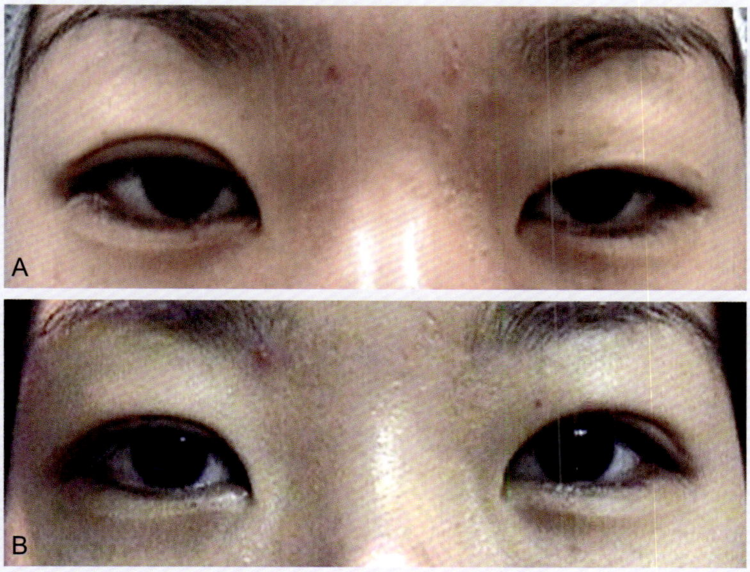

案例 7（图 16-7 A, B）

48 岁女性，左侧存在上睑下垂。（A）修复前。（B）修复后，同时行左眼上睑下垂矫正术。

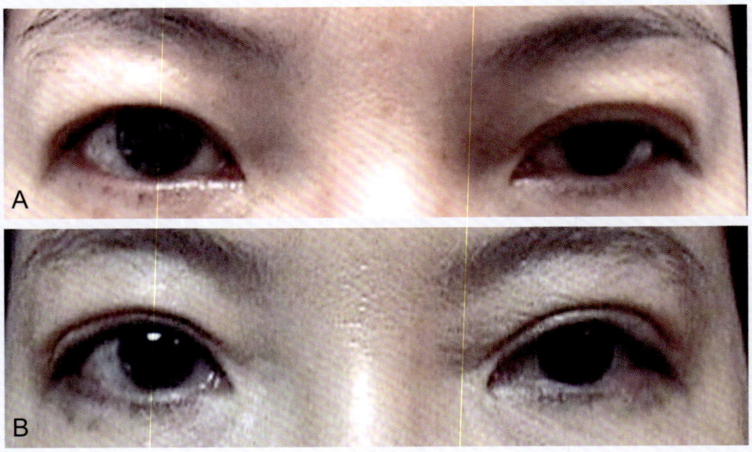

案例 8（图 16-8 A, B）

22 岁女性，曾行切开法重睑。双侧皮肤瘢痕明显。

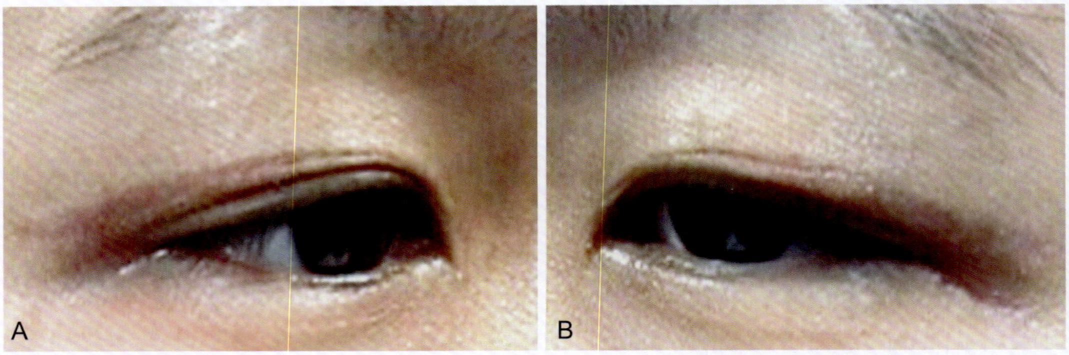

案例 9（图 16-9 A, B）

45 岁女性，既往曾行埋线法重睑，左侧上睑重睑线变浅并存在多重皱褶。（A）修复前及（B）双侧修复 7 天后，尚存在正常肿胀。

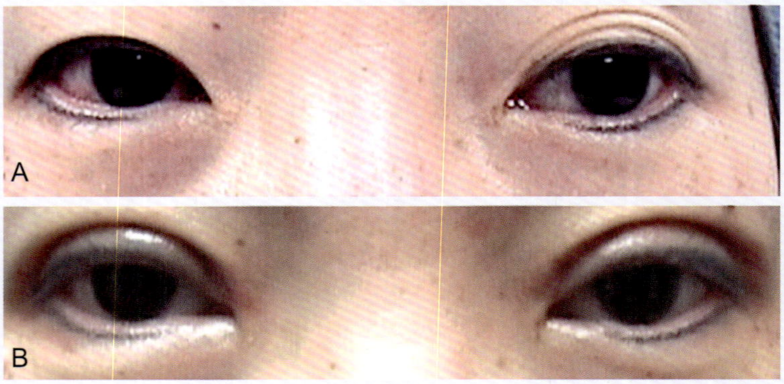

案例 10（图 16-10 A, B）

55 岁女性，重睑线略高。（A）术前。（B）双侧重睑修低术后。

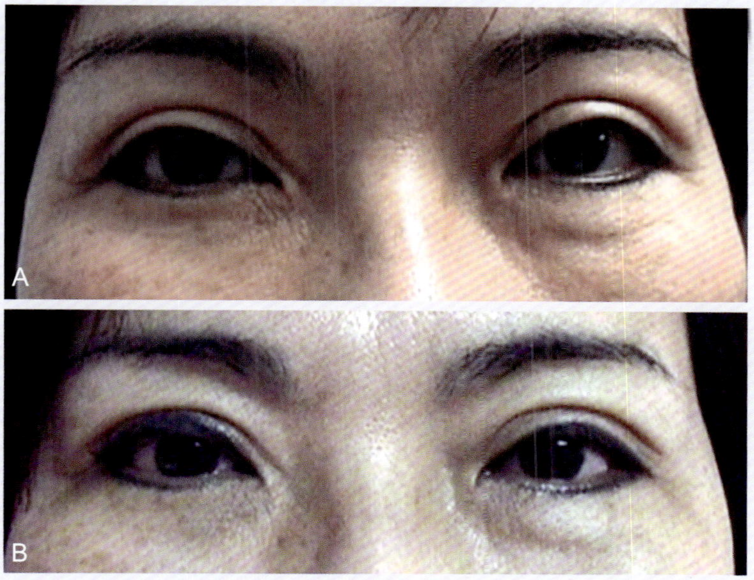

案例 11（图 16-11 A~C）

年轻女性，重睑皱褶消失或睑板前低位皮肤见极低的锯齿状皱褶。照片显示上睑饱满，尽管她 10 年前曾行埋线法重睑术。

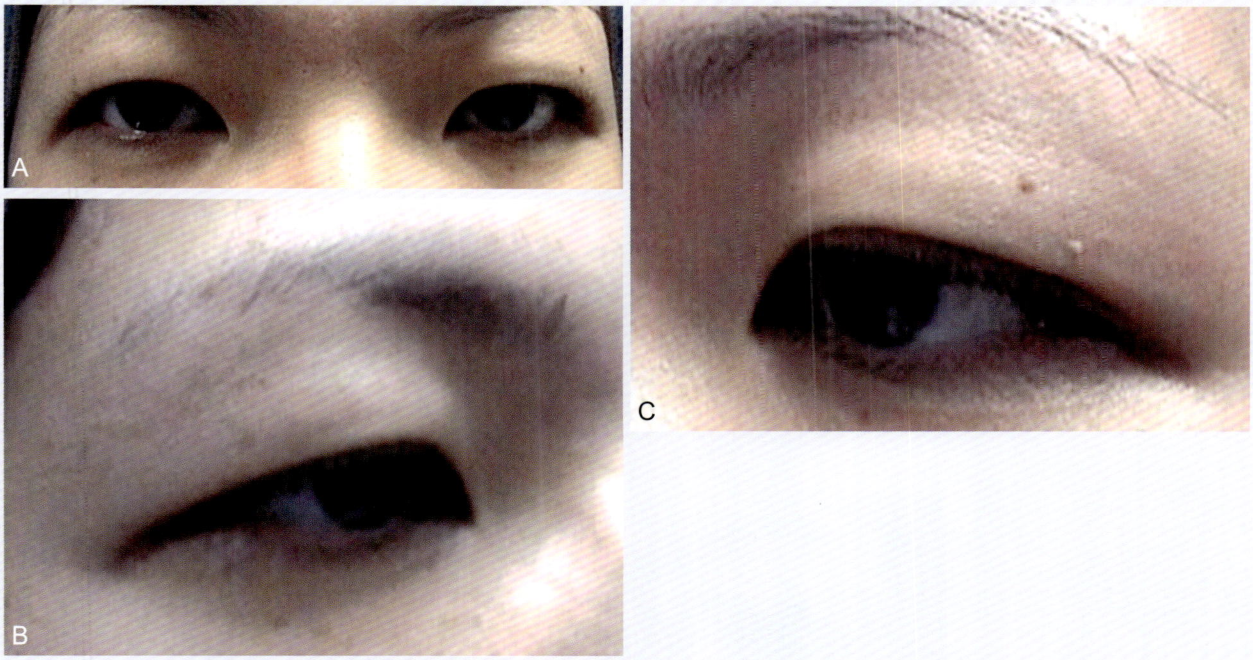

案例 12（图 16-12 A~D）

（A）22 岁女性，高位重睑皱褶，半月形，且伴多重皱褶，所余皮肤紧张。
（B，C）睑板前与眶隔前高度比例几乎为 1：1（切口线几乎为睑缘到眉毛的中点）。
（D）修复后，在稍低位置重新形成平行形重睑皱褶。

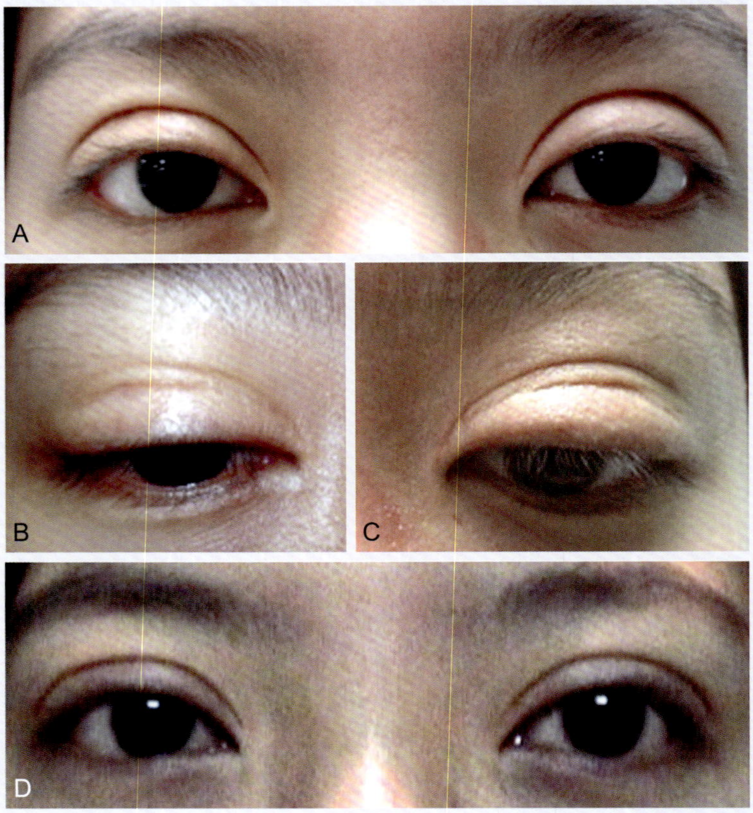

案例 13（图 16-13 A, B）

55 岁女性，高位重睑皱褶，右侧距睑缘 9 mm，左侧距睑缘 10 mm。
（A）术前。（B）重睑修复到 7 mm 高。重睑皱褶更少粗糙，更加自然。

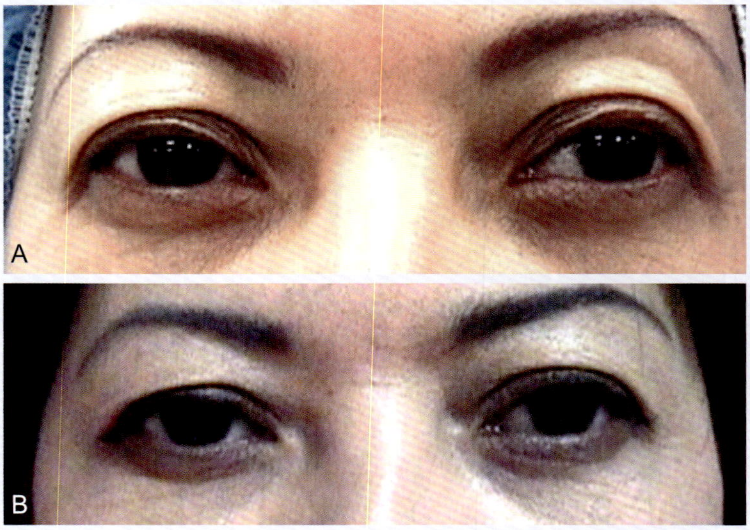

案例 14（图 16-14 A, B）

重睑皱褶过高的年轻女性。（A）注意睑板前部分（下）与眶隔前部分（上）之间比例接近 1∶1。伴有一定程度的继发性性上睑下垂、上视受限以及闭眼不全。

（B）重新设计重睑线高度，采用作者的斜面入路法，修复术后 2 周。上睑下垂减轻，重睑皱褶高度会在接下来的几个月逐渐变低。睑板前部分（下）与眶隔前部分（上）之间的比例得以改善（患者术后不久即返回海外居住地）。

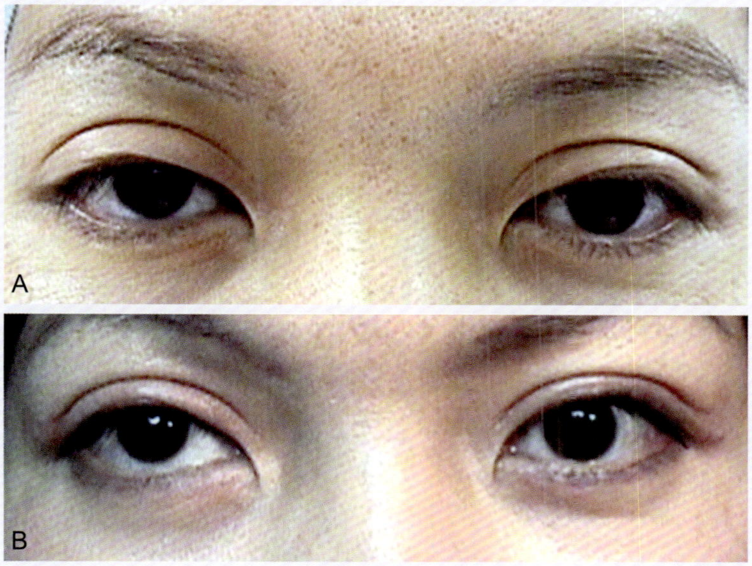

案例 15（图 16-15 A, B）

此患者经历过一次重睑成形术。（A）注意重睑皱褶没有融合到内眦赘皮皱褶中。内侧段重睑皱褶高于内眦赘皮，导致鼻侧重睑皱褶分叉。

（B）右上睑放大照片。

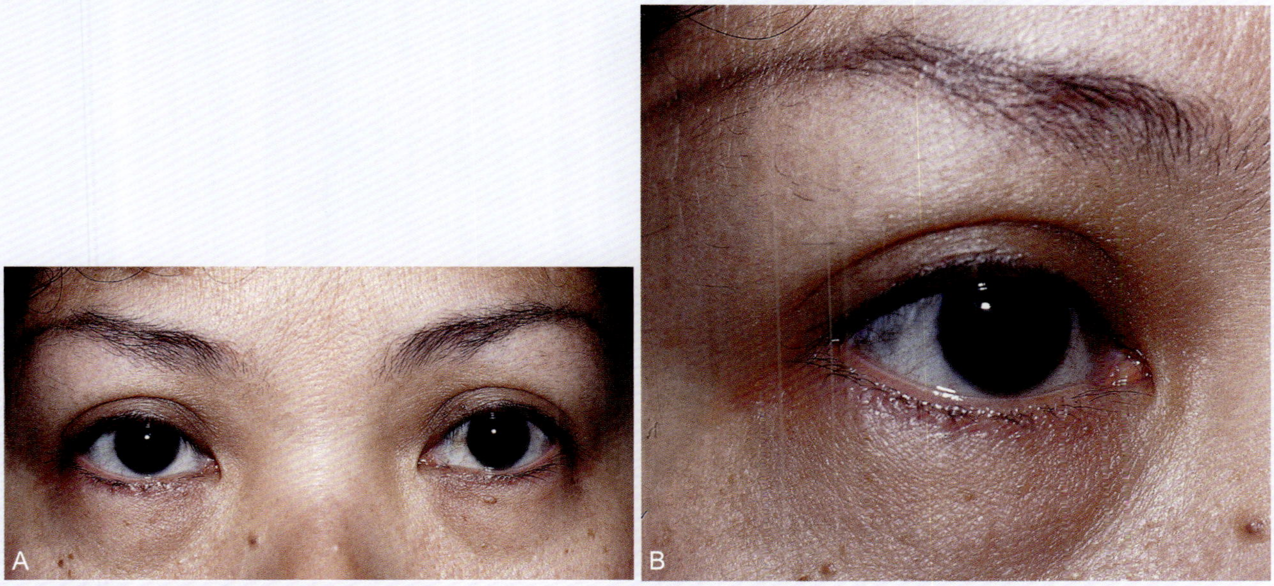

案例 16（图 16-16 A, B）

50 岁女性，左侧面神经麻痹，做过一次重睑成形术。可以看到左上睑由于面神经麻痹和可能存在的中层板结挛缩，导致闭眼不全。

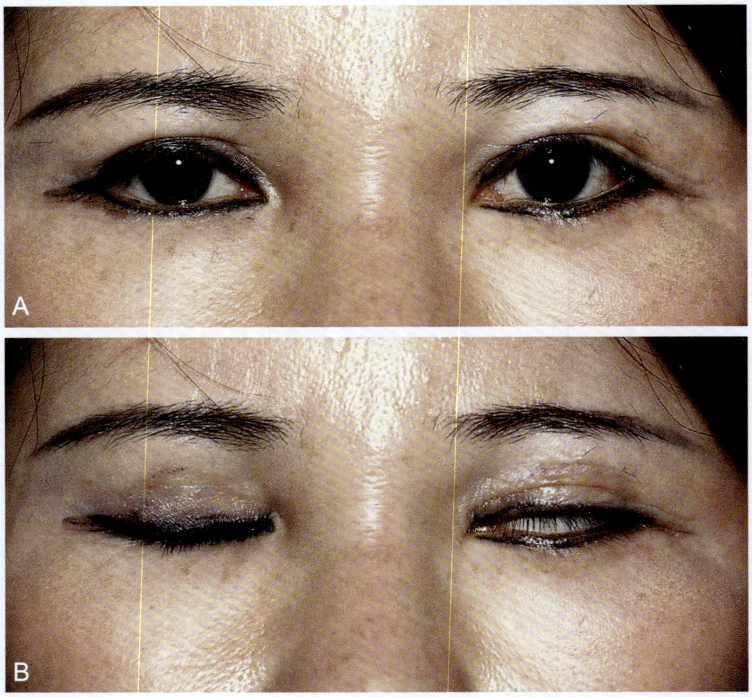

案例 17（图 16-7）

35 岁女性，睑板之上眶隔脂肪去除过多导致上睑凹陷外观，可见重睑皱褶形成不明显且伴有明显凹陷。

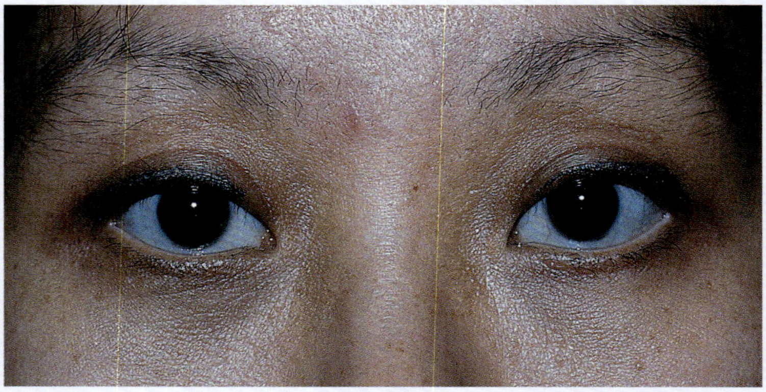

案例 18（图 16-18 A~C）

女大学生，曾行重睑术。（A）左眼高位重睑外观；右眼内侧重睑皱褶不流畅，外段瘢痕明显。我建议修复加深右侧重睑，同时修低左侧重睑皱褶。她选择只修复右眼。实施基于睑板高度的亚洲人重睑成形术，同时切除外侧瘢痕（B）。（C）术后 1 周外观。

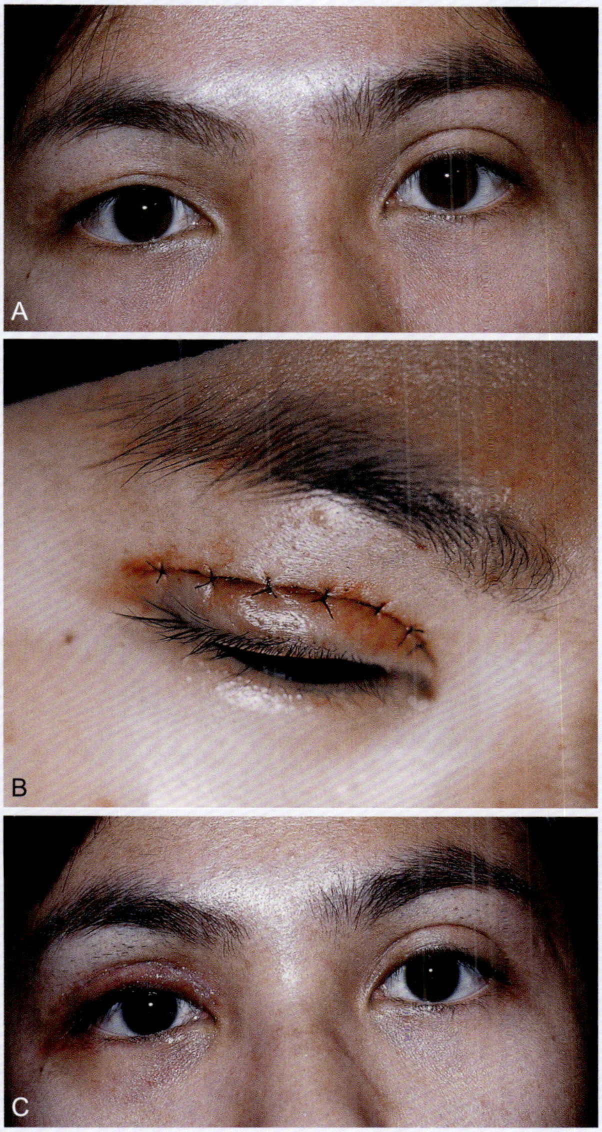

案例 19（图 16-19）

不完整且“分叉”的重睑皱褶：重睑皱褶没有延伸到上睑内侧 1/3。右上睑重睑皱褶分叉更明显。

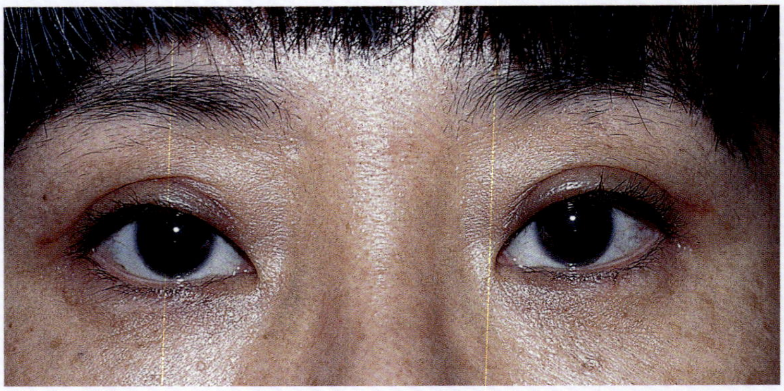

案例 20（图 16-20 A, B）

重睑皱褶不对称患者。右上睑重睑皱褶离睑缘太近，睑板前切口瘢痕过于明显。左侧重睑皱褶线过高、生硬，呈半月形，且弧度不流畅。

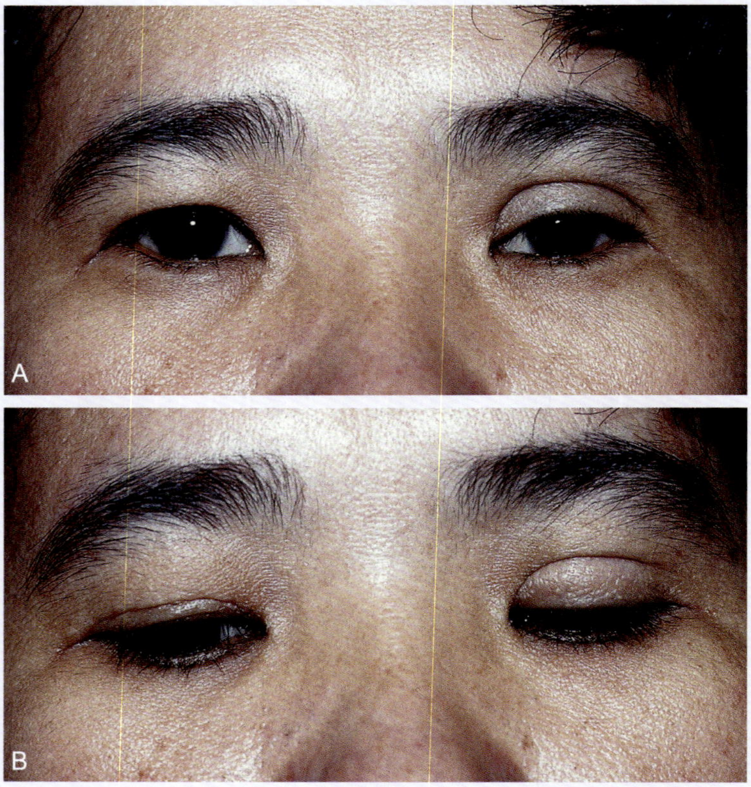

案例 21（图 16-21 A, B ）

重睑皱褶线不对称患者，右眼继发性上睑下垂使双侧差异更明显。这是一个静态重睑皱褶的例子。

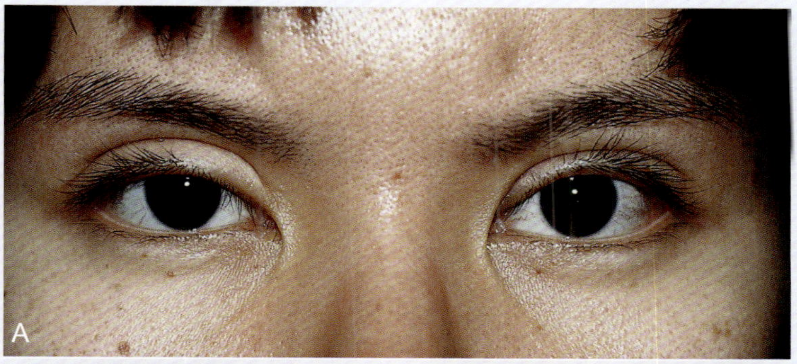

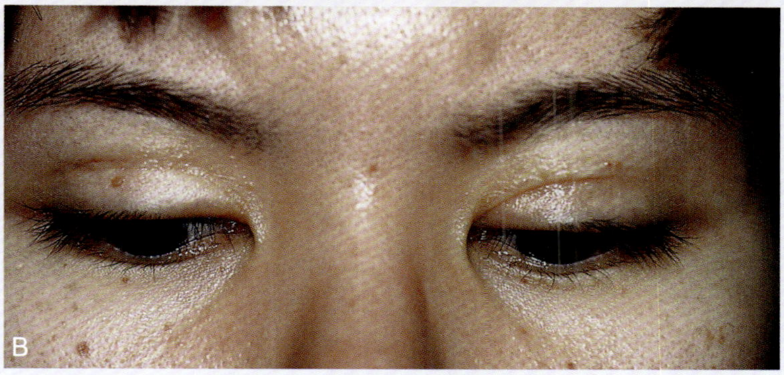

案例 22（图 16-22 A~C）

（A）30 岁女性，右上睑多重皱褶（内侧段有一个明显和几个不明显的皱褶），在左上睑有多层不明显的高位皱褶。（B）注意左上睑的明显凹陷，可能是由于眶隔脂肪去除过多造成。（C）左上睑的矫正包括：通过去除两道皱褶间的一小条皮肤来增强皱褶。没有尝试去矫正上睑凹陷，是因为：（a）这很难有方法矫正，填充人工材料往往会导致并发症；（b）将几条模糊的皱褶线转换成一个主要的折痕，通常会形成充分的内向返折，尤其仰视时，此时上睑凹陷会有所改善。

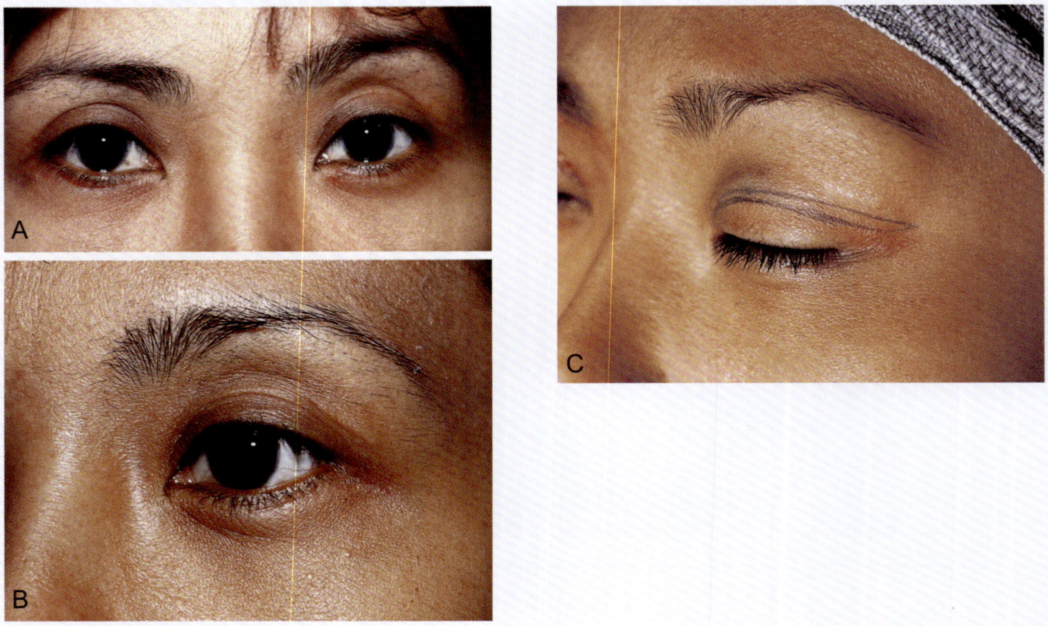

案例 23（图 16-23）

50 岁女性，高位重睑皱褶，伴随多重皱褶及部分分叉。

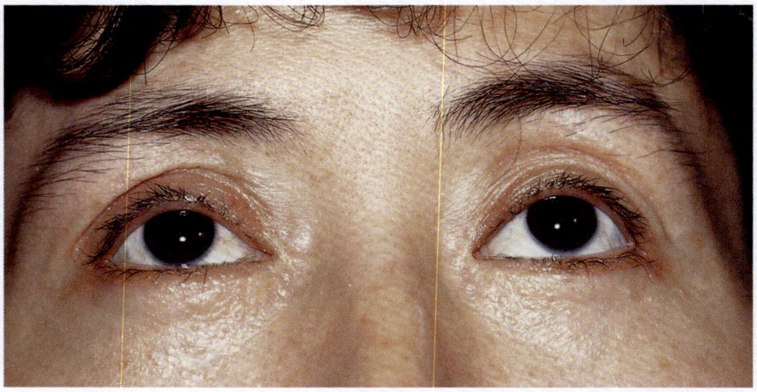

案例 24（图 16-24 A~D）

（A）30 岁女性，在亚洲做过两次重睑手术。其主诉为重睑皱褶向外眦过度变窄，特别是当她微笑时，外侧变得臃肿肥厚。（B）外侧行亚洲人重睑成形术。术中彻底切除瘢痕组织，直到清晰显露睑板前筋膜。（C）术毕即刻效果。（D）术后 1 个月效果。仍可见睑板前组织存在肿胀。

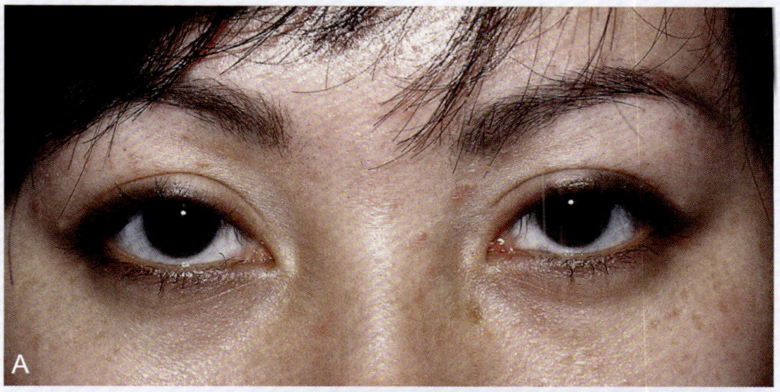

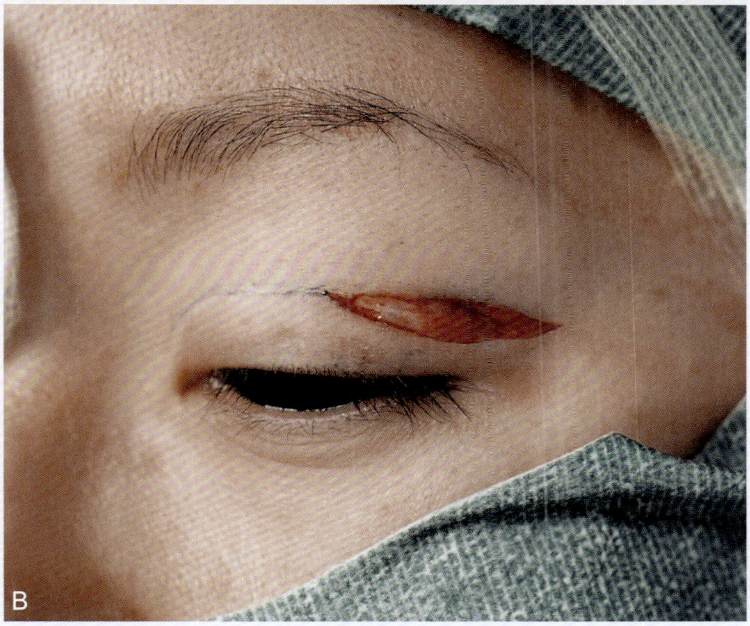

案例 24（图 16-24 A~D）续

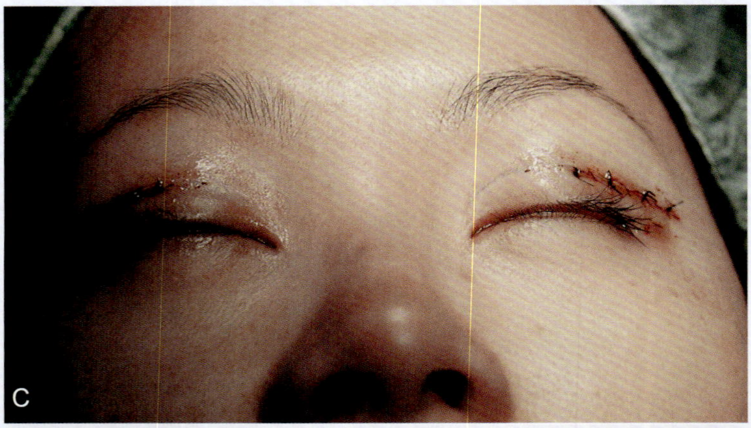

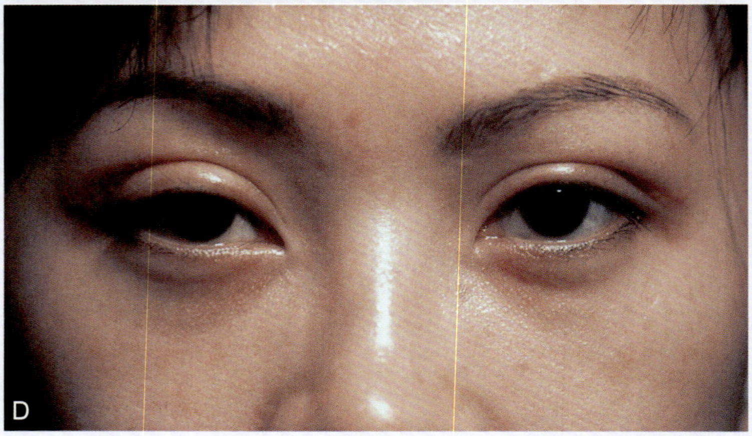

案例 25（图 16-25 A~E）

（A，B）25 岁女性曾在右上睑纹了一条红色的线试图形成重睑假象。右上睑有轻度上睑下垂。（C）切除不到 1 mm 宽的文饰线。（D）基于作者的技术，重新行重睑术。（E）缝合右上睑切口。

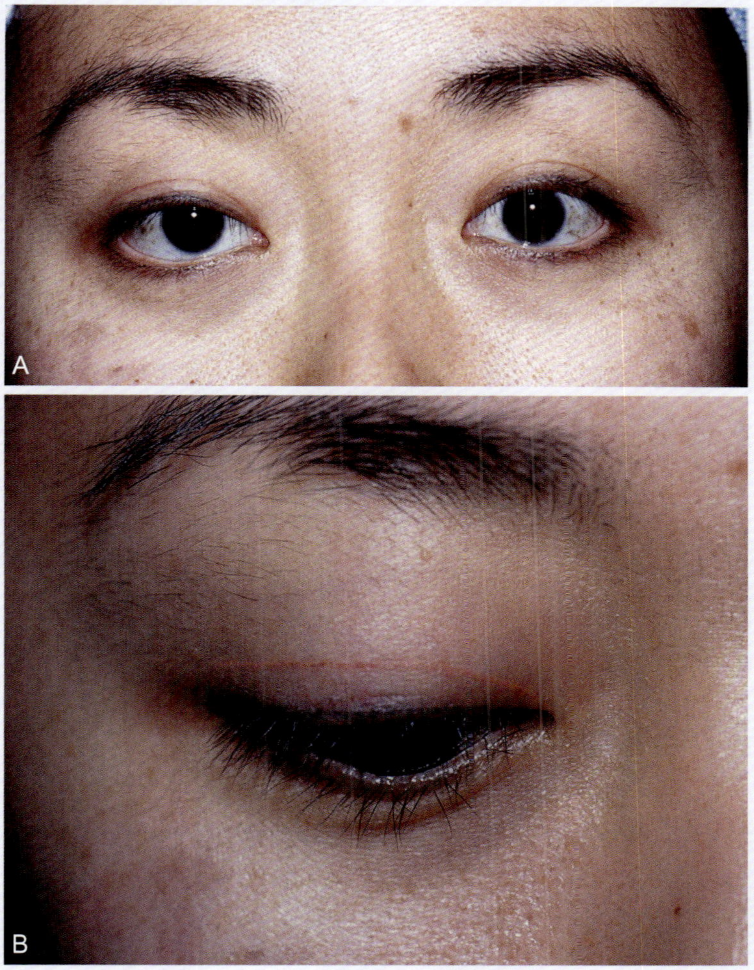

案例 25（图 16-25 A~E）续

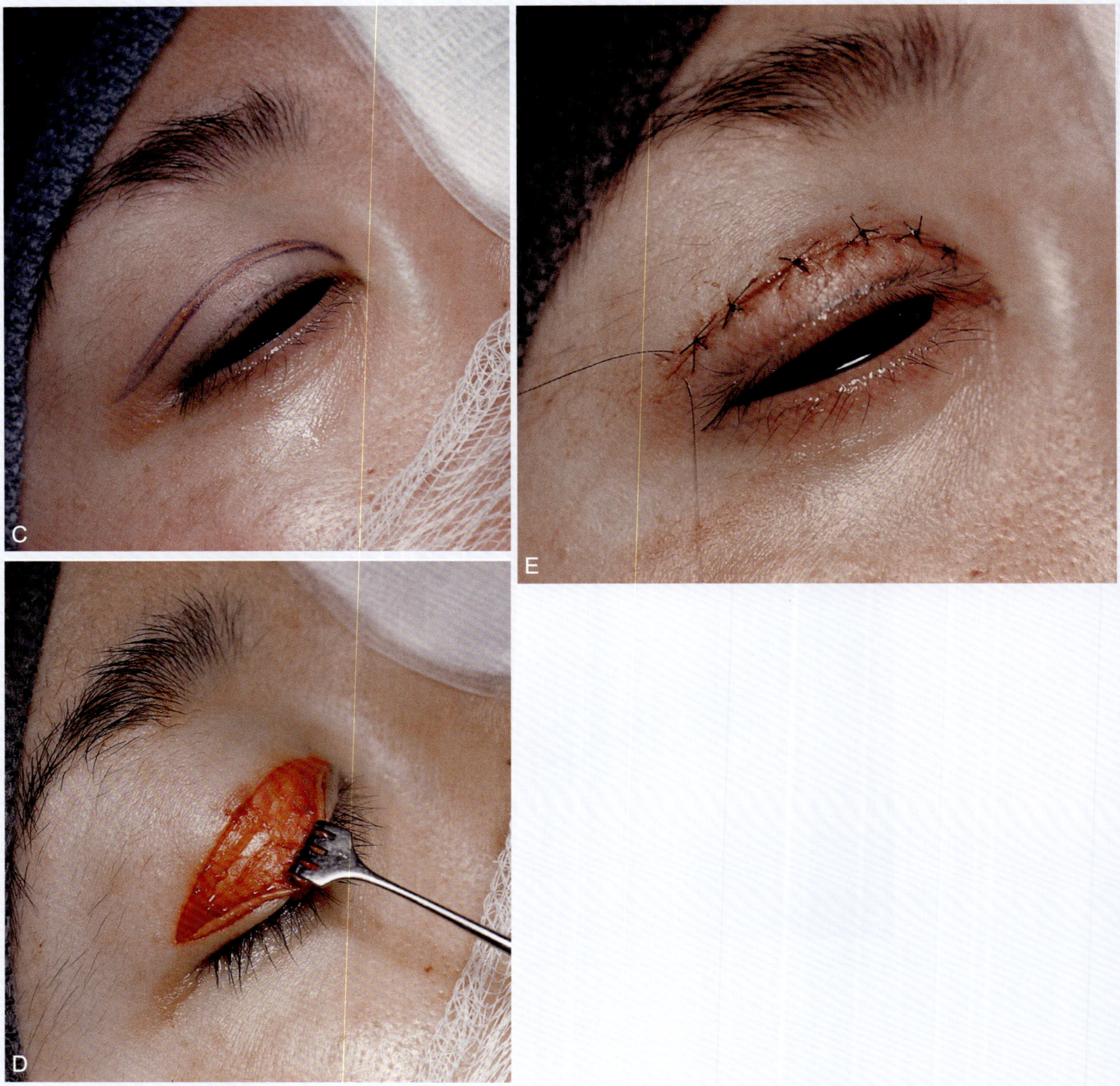

案例 26（图 16-26）

55 岁女性，高位且不流畅和不完整的重睑皱褶，仅有 60% 的上睑形成重睑皱褶。

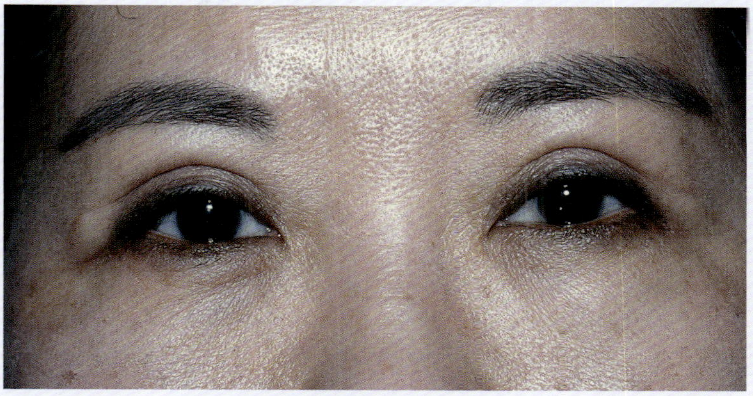

案例 27（图 16-27 A~C）

（A）该患者右上睑重睑皱褶畸形，源于在一次车祸中右上睑被破碎的前挡风玻璃划伤，且伤口内残留有玻璃碎片。左眼为内双。（B，C）重睑修复术后。

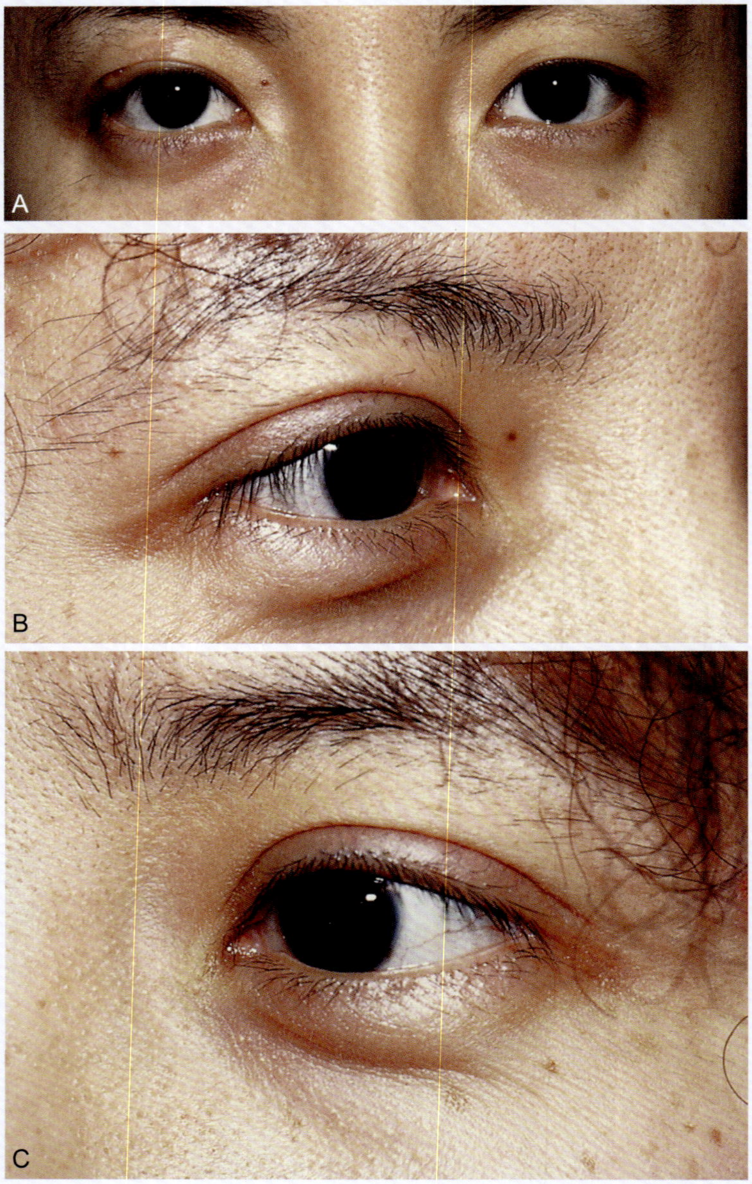

案例 28（图 16-28 A~D）

（A）28 岁女性，行亚洲人重睑术前。（B）术后即刻。（C）术后 6 个月，患者体重增加 30%（从 90 磅增加到 120 磅），左侧重睑变浅，消失。（D）手术探查显示左上睑的眼轮匝肌下（睑板前）脂肪垫过多，这可能妨碍了重睑皱褶的形成。

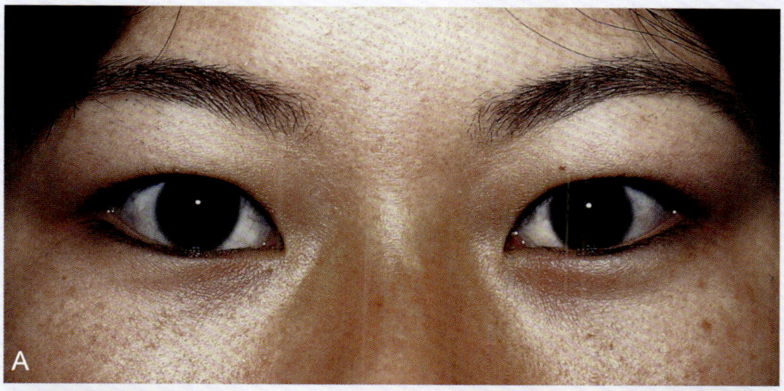

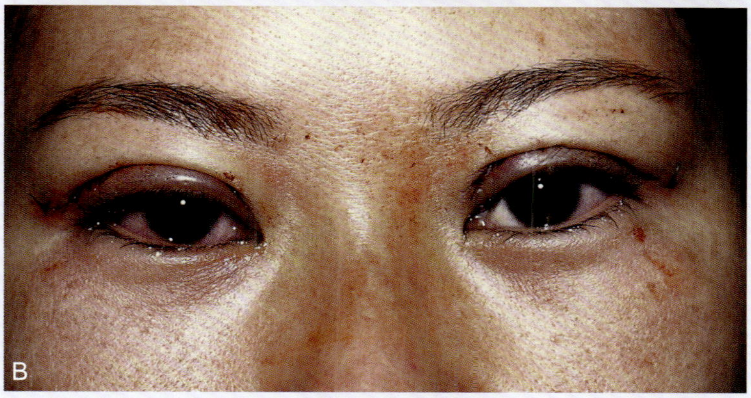

案例 28（图 16-28 A~D）续

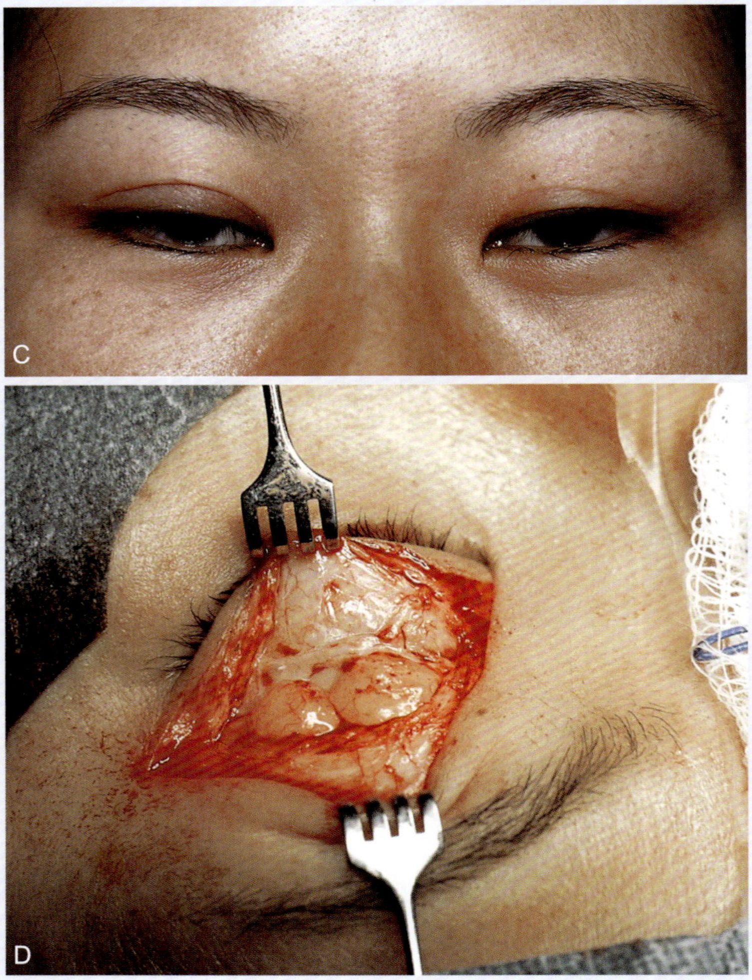

案例 29（图 16-29 A~I）

（A）19 岁单睑女性。（B）右侧设计开扇形重睑皱褶。（C）打开眶隔并切除一些腱膜前脂肪垫（眶隔脂肪）。（D）切口缝合前的右上睑。（E）用 6-0 尼龙线间断和连续缝合切口。（F）术后 3 个月，右眼重睑皱褶变浅，左眼重睑皱褶外侧不完整。回顾一下，这位患者说，由于她对疼痛担心和恐惧，所以在手术后的第 1 周，她从来没有抬眼向上看过，“因为害怕留下瘢痕”。很可能在第 1 周，手术粘连没有充分形成，因为上睑提肌没有以任何方式积极收缩。（G）我对其右眼行修复性亚洲人重睑成形术。（H）在左眼外侧 1/3 进行了部分强化。（I）修复术后即刻。

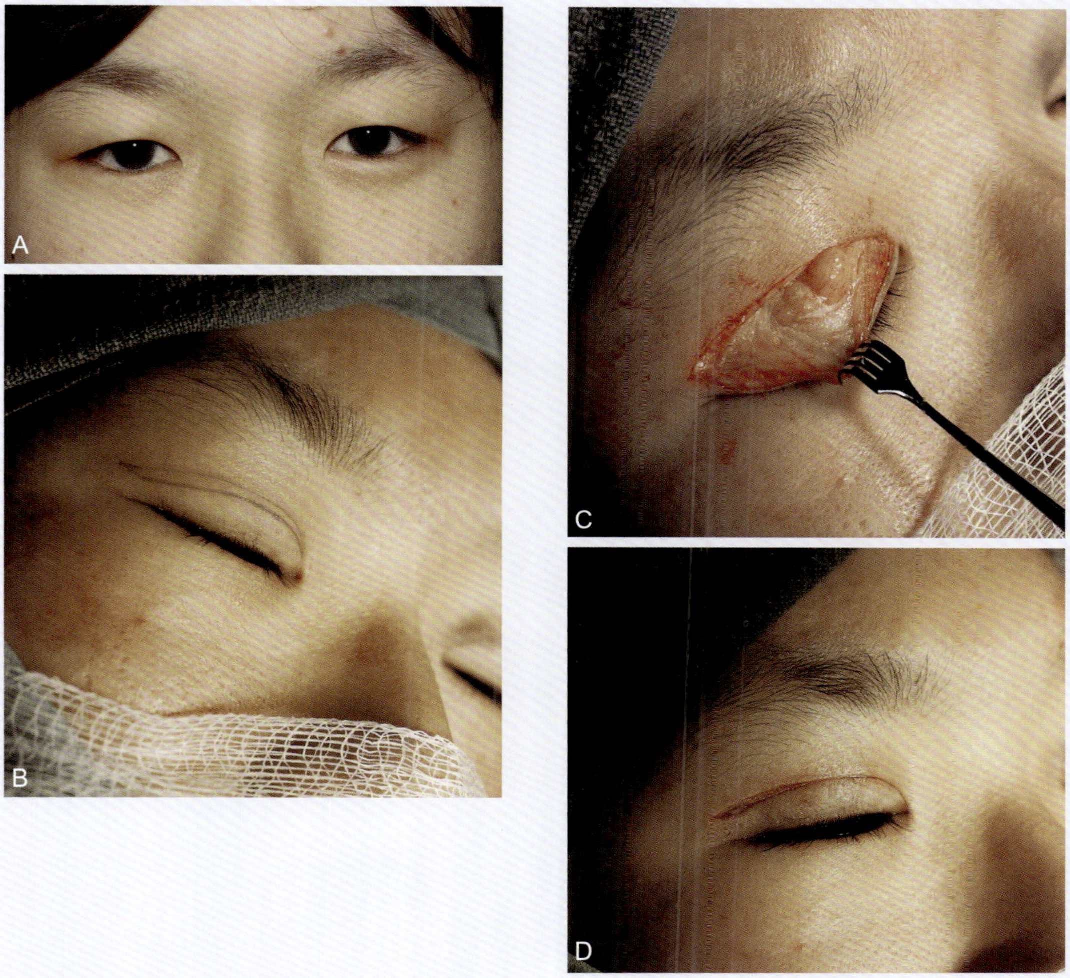

案例 29（图 16-29 A~I）续

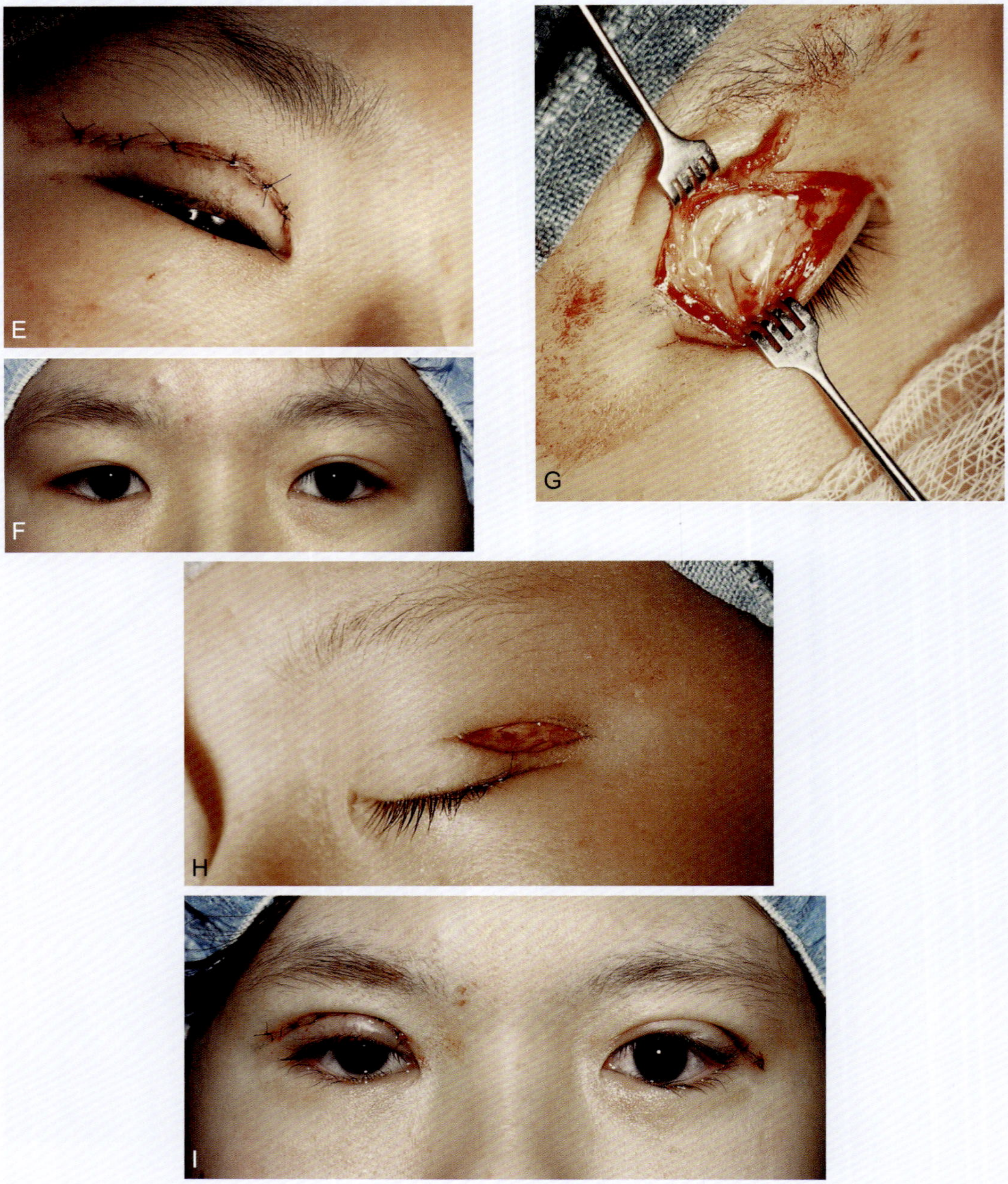

案例 30（图 16-30 A~E）

（A）50 岁女性患者，既往曾行重睑术，现状是高位平行形重睑和上睑皮肤松弛。（B）修复时，上、下切口线的设计：设计包括切除原有重睑切口线，亚甲蓝虚线标识为原切口线，根据睑板高度设计新的重睑线，向睑缘降低，切除多余皮肤。（C）从上方打开眶隔，可见眶隔脂肪不多，未予以切除。（D）切除皮肤和眶隔前多余的眼轮匝肌。亚甲蓝牙签尖端所示为原有的 6-0 Prolene 缝线线结，该线结将上睑提肌腱膜与皮下组织缝扎在一起。（E）修复术后缝合切口。

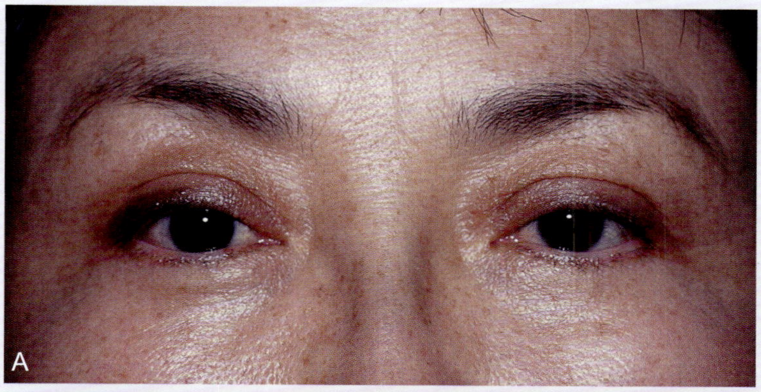
A

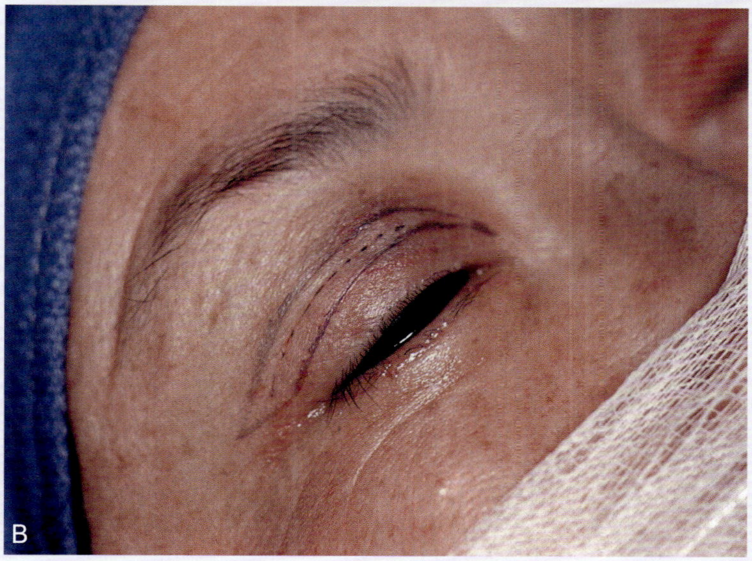
B

案例 30（图 16-30 A~E）续

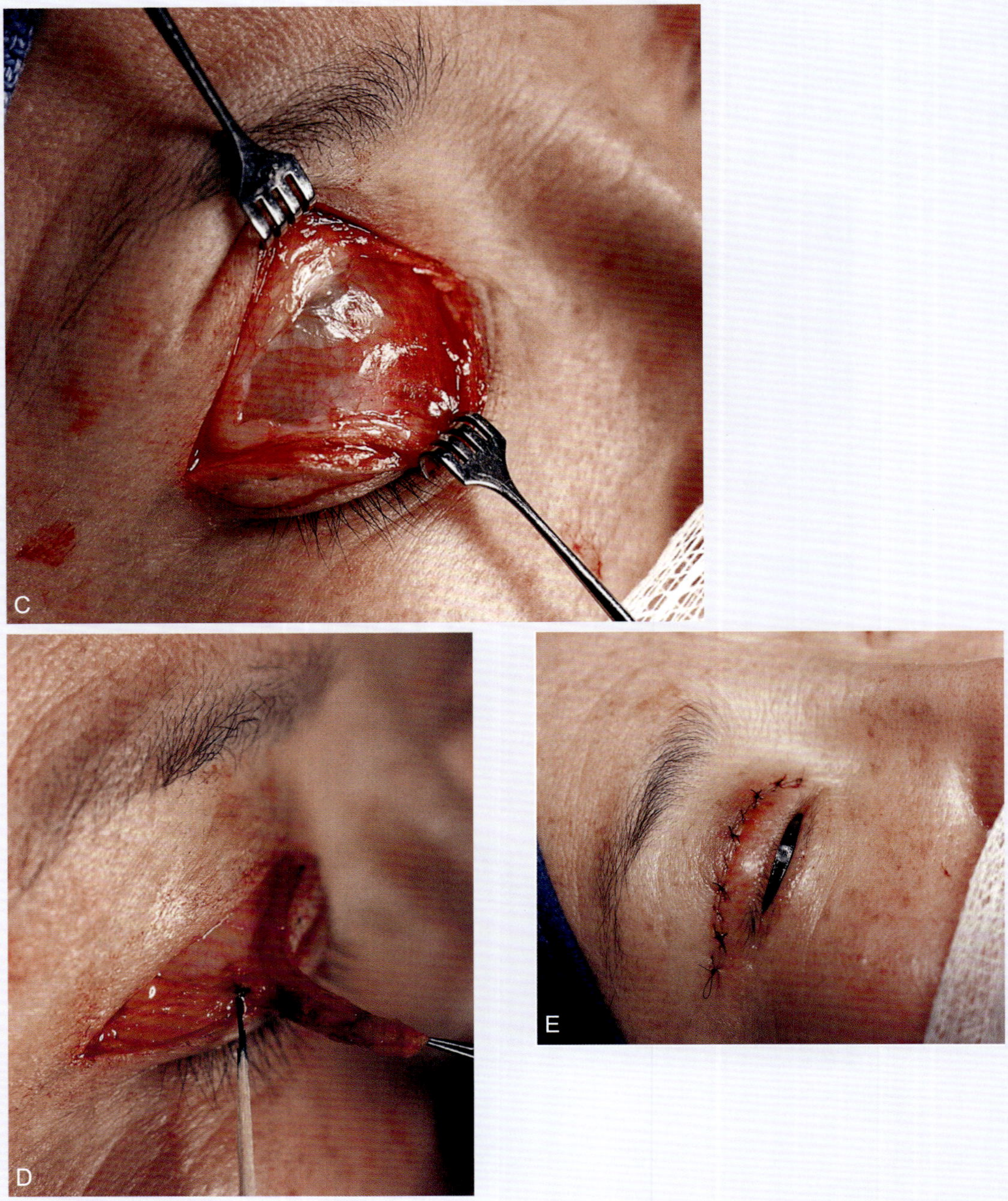

案例 31（图 16-31 A~D）

（A）35 岁男性，曾由其他医生行重睑术，后来希望去除或减轻重睑皱褶。（B）去除双眼重睑皱褶和其下的瘢痕组织。右上睑外侧还有一个持续的折痕，左侧满意。6 个月后进行了第二次手术以解除皮下与腱膜的粘连。效果提升有限。（C，D）1 年后，右侧再次手术，采用自体颞肌筋膜移植来弱化皱褶。术后重睑褶皱在双眼向下看时消失，但在平视和往上看时仍可看到。

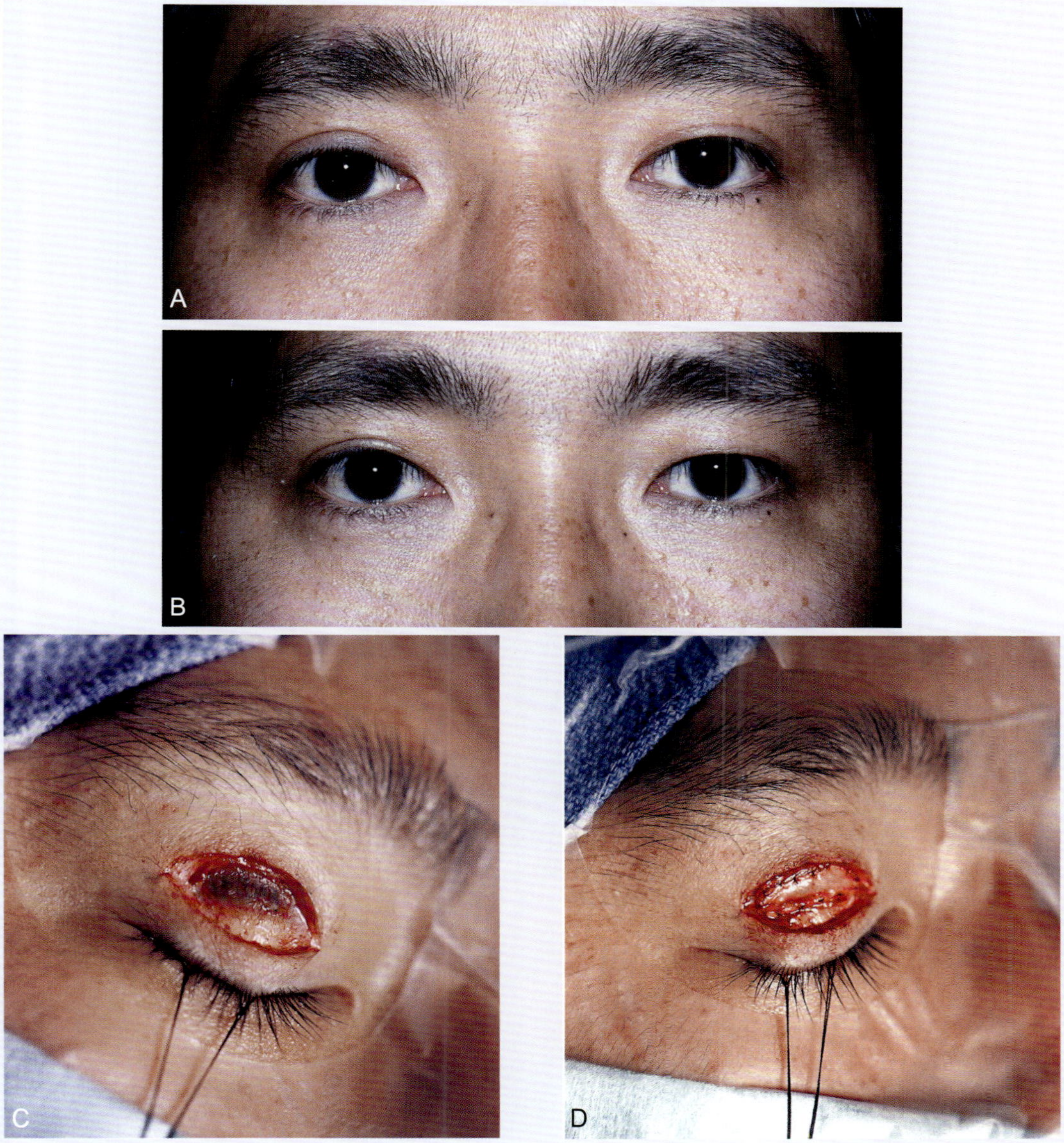

案例 32（图 16-32 A, B ）

（ A ）23 岁女性，5 年前曾由我行重睑术，现在重睑消失。她的身高约 1.65 m。轻微肥胖，左侧存在内眦赘皮。

设计 / 操作：睑板高度只有 6.5 mm。我设计高度为 7 mm 的开扇形重睑皱褶。睑板前和眶隔前组织非常柔软，有波动性。沿着睑板上缘松解瘢痕和眼轮匝肌，见无定形的向下迁移的纤维化的脂肪（眶隔前脂肪），并予以向上复位。切除瘢痕和肌肉条。（ B ）术后外观。

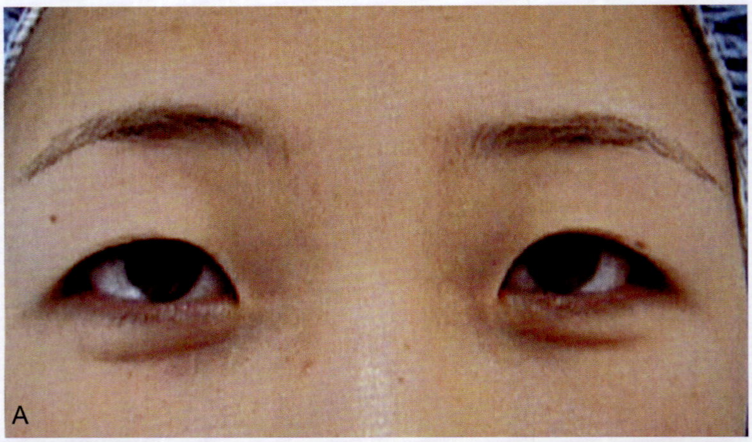
A

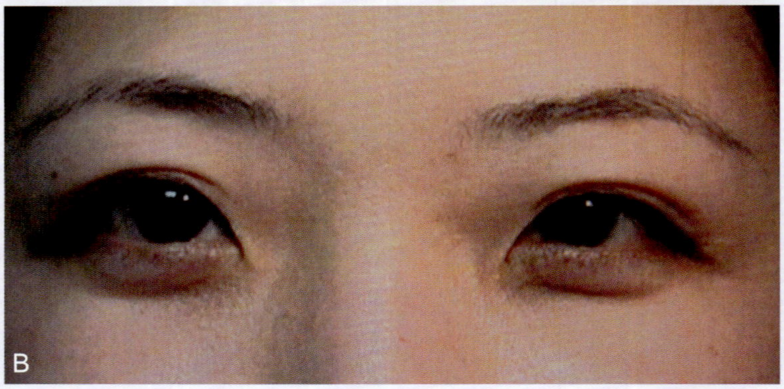
B

案例 33（图 16-33 A, B）

46 岁男性，上睑皮肤松弛矫正术后 2 年。有重睑皱褶退化、低位，展开可见切口线发暗。睑缘遮盖角膜上缘 3 mm（上睑下垂）。内侧切口线距睑缘只有 3 mm。（A, B）术前外观。

设计 / 操作：因为没有皮肤冗余，设计了一个 5 mm 的平行切口。沿着切口上边缘分离，直到大量的眶隔前和腱膜前（眶隔后）脂肪显露。沿着睑板上缘（STB）去除瘢痕组织，在此处形成新的折痕。

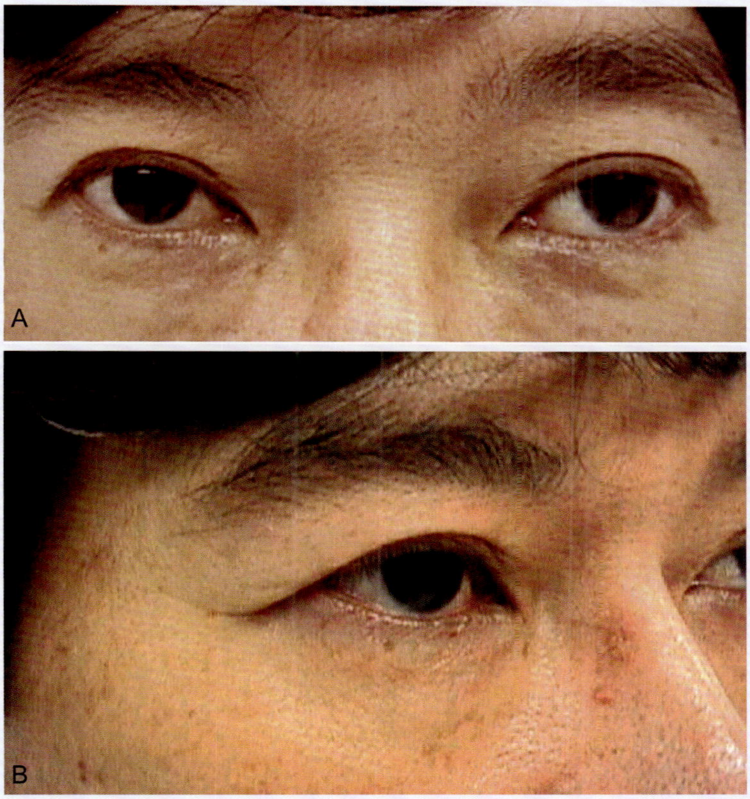

案例 34（图 16-34 A, B ）

27 岁男性，重睑术后 6 年；高位重睑，睑板前臃肿（肉条外观），开扇形重睑（内折型重睑）。右侧重睑高度 9 mm，左侧 11~12 mm。患者眨眼时有刺激症状（ A ）。

设计 / 操作：睑板宽 6 mm。在这次修复手术中，左眼设计 8.5 mm 高开扇形重睑（内折型重睑），去除 2.5 mm 含瘢痕的皮肤组织。沿切口上缘分离达腱膜前间隙。发现并取出两个原手术内固定线结。然后切除一条皮肤和瘢痕组织。重新形成浅的开扇形重睑。

（ B ）修复术后 2 个月，患者诉眨眼时较术前舒适许多。

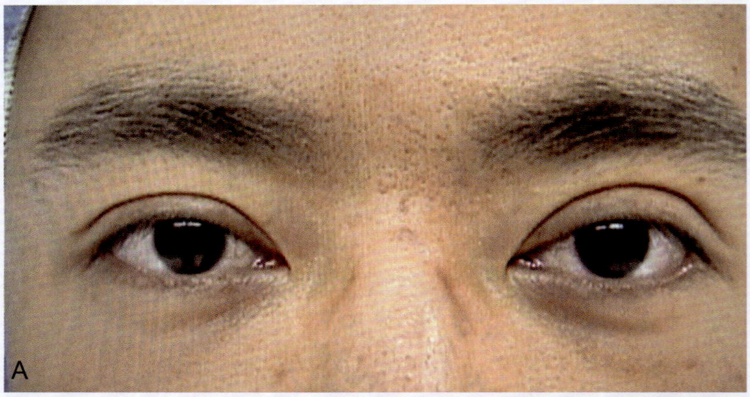

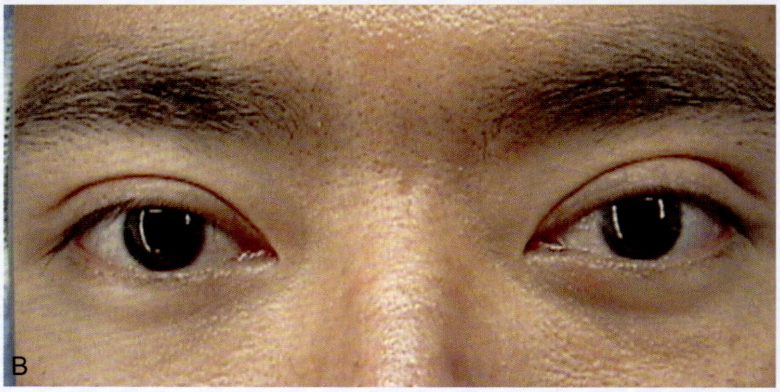

案例 35（图 16-35）

30 岁女性，重睑皱褶浮浅。患者于 6 年前行切开法重睑术；双眼每天使用双眼皮贴。右眼重睑皱褶变浅，左眼切口线内段有色素沉着。

设计 / 操作：睑板宽 8 mm。设计 7.5 mm 开扇形重睑（内折型重睑），上方去除 1 mm 皮肤，这样新的重睑线切口降低，位于原切口瘢痕之下，仅去除包括 1 mm 的瘢痕皮肤。

右眼：采用斜面切开的方法沿切口上缘切开达睫膜前间隙，见部分残存的睫膜前脂肪。虽然我最初用双极电凝来部分减少富余的脂肪，但由于有脂肪沿着睑板上缘（STB）分布，导致重睑皱褶没有很好形成。我重新切开上睑，保持上半部分基本不动的情况下，去除沿睑板上缘分布的睫膜前脂肪。只有这样，重睑才能形成良好。术中去除 3 个原手术的尼龙线结。

左眼：同样进行了瘢痕切除，再次切除睫膜前脂肪。去除重睑中间作用不佳的内固定缝线，重睑下唇的软组织再次清理并切除多余部分，6-0 缝线固定形成重睑皱褶。

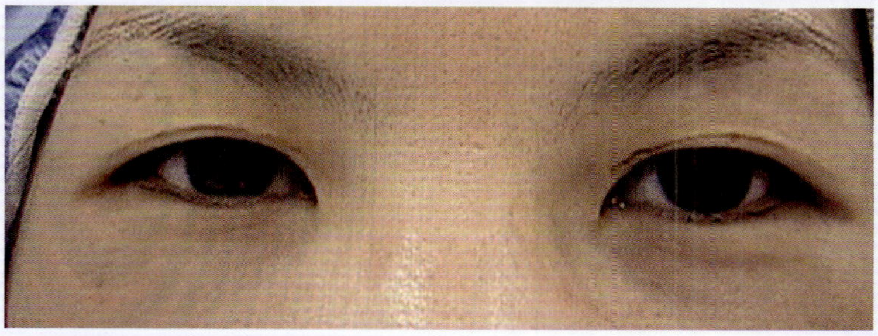

案例 36（图 16-36 A, B）

（A）20 岁女性，在别处行结膜面双针埋线重睑术后 4 年。重睑皱褶变浅。水平向睑裂宽度狭小，仅 0.75 英寸（1.91 cm）。挑眉 4+，上睑下垂 3 mm。要求做开扇形重睑（内折型重睑）。

设计 / 操作：睑板宽 8 mm，设计 7 mm 开扇形重睑皱褶，去除 2 mm 皮肤。发现含大量纤维的眶隔前脂肪和睫膜前脂肪出现向下迁移，均予以部分去除。她向上注视受限，所以重睑皱褶的形成完全依靠内固定线。

（B）术后 2 个月。

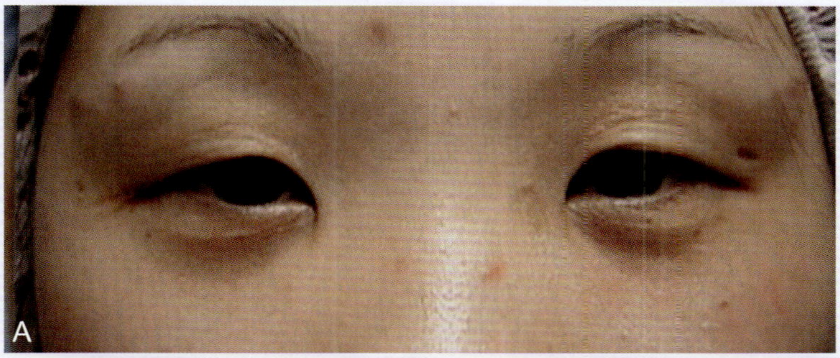

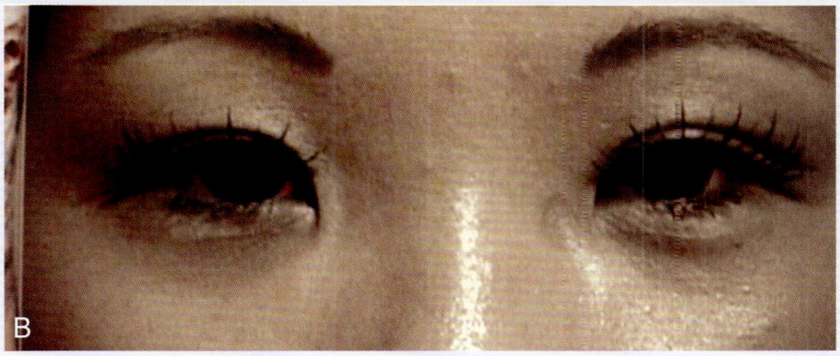

案例 37（图 16-37）

37 岁男性，重睑术后 12 年，同年行第一次修复术以加深重睑。右眼经我修复后满意。此次希望修复左眼。眼睑内 1/3 的重睑皱褶外观弧度偏尖。重睑高 8.5 mm，慢性水肿形成多重睑外观，好像挂在重睑皱褶的外侧。

设计 / 操作：切口瘢痕距睑缘约 8.5 mm。我重新设计 7 mm 开扇形重睑（内折型重睑），包含 1.5 mm 的皮肤 - 瘢痕组织。这次修复采用向上斜切入路到达腱膜前间隙。去除 3 个之前埋线的尼龙线结。最后向上注视时显示重睑皱褶形成良好。

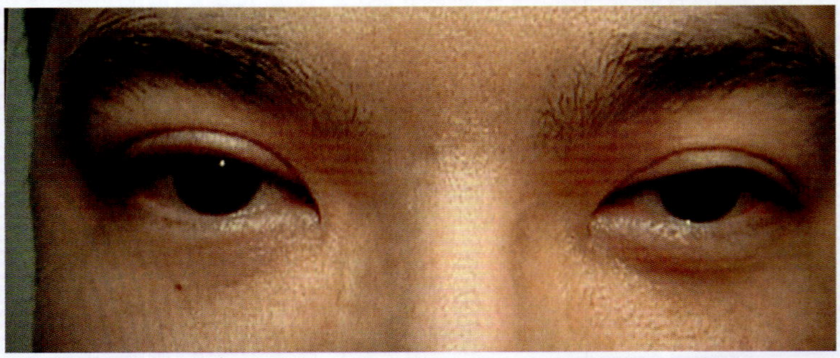

案例 38（图 16-38 A, B ）

（A）21 岁男性，左侧先天性上睑下垂，2 年前行上睑提肌缩短术。双眼缝线法重睑术后 6 个月。右侧重睑内端变为内双，左侧重睑皱褶消失。左上睑切口线距睑缘仅 2~3 mm；感觉好似睁眼有阻力和不适感。

设计 / 操作：左侧睑板高 8 mm。重新设计重睑高 7 mm 和 1 mm 去皮区。去除睑板中央上部的 4-0 聚酯纤维线结。采用斜切法到达腱膜前间隙，保留少许眶隔脂肪。切除一条眼轮匝肌皮肤组织。在略低于睑板上缘的睑板前表面使用混切方式清理出一个小槽。重睑缝合方式为皮肤到睑板 / 腱膜再到皮肤。

（B）术后 2 个月外观。

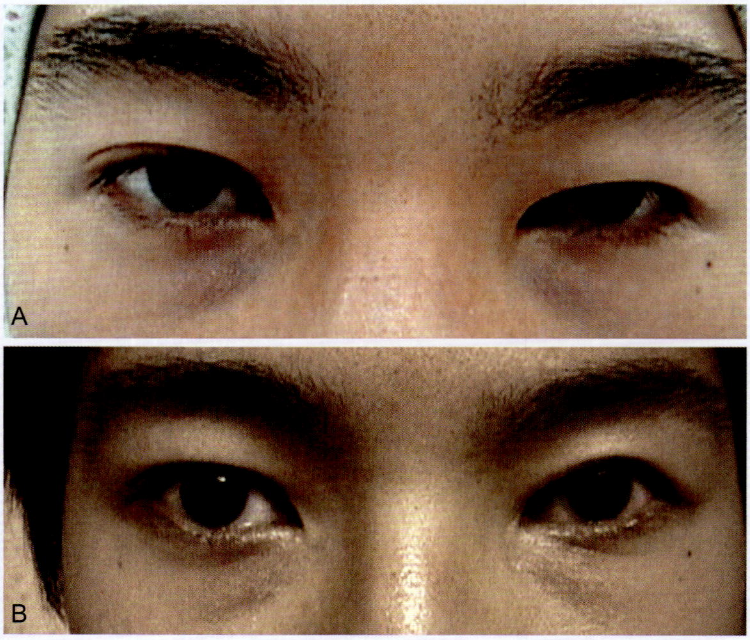

案例 39（图 16-39 A, B）

（A）42 岁女性，27 岁行重睑成形术。双眼存在非常高（11~12 mm）的平行形重睑，轻微上睑下垂，双上睑缘遮盖角膜 2 mm。

设计 / 操作：睑板仅 6.5 mm 高。患者有文饰很重的的永久性眼线，从睑缘开始有 2.5 mm 宽。新设计的重睑线距眼线上缘 6.5 mm，因此距睑缘约 9 mm，故她没有任何多余的皮肤进行理想的修复。通过切口上缘松解粘连，从前层的皮肤与眼轮匝肌层释放提肌（"向上松解"），直至术中向上注视无牵拉或受限。双眼腱膜前脂肪未予以处理。仅去除 2 mm 表面的皮肤瘢痕，避免损伤上睑提肌，因为患者已存在轻度下垂。重新形成重睑。从之前高位重睑的锚定点松解睑板前皮肤，相当于"向下松解"。重建后的重睑皱褶看起来比设计的 9 mm 更好，实际上是重睑高度为距离睑缘大约 7.5 mm，或者距离永久眼线的上边缘 5 mm。因此，它似乎是切口线从距离眼线 6.5 mm 的地方回退变成 5 mm。

（B）修复术后 1 周。患者称其在我们给她做的修复术后第 4 天在别处做了一次提眉手术。

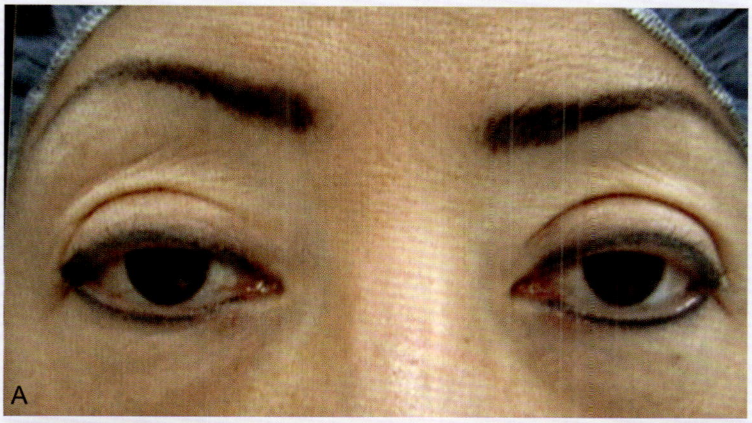
A

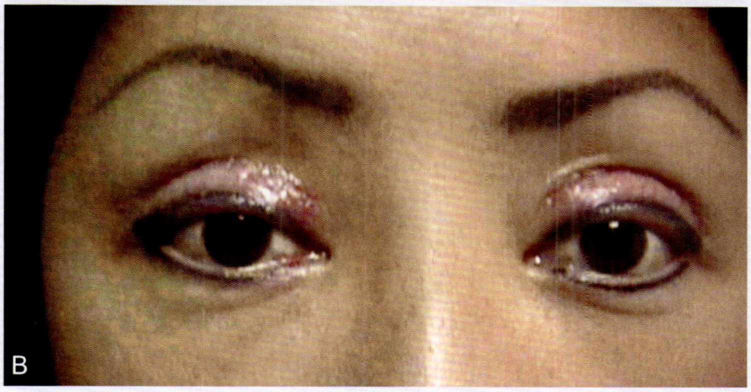
B

案例 40（图 16-40 A, B ）

（A）60 岁女性，2 年前行重睑修复，曾取腹部游离脂肪注射填充上睑凹陷。现在凹陷上方沿着上眶缘有明显增生性和永久性硬韧的脂肪，左眼重于右眼，存在多重睑和双侧明显不对称。

设计 / 操作：睑板仅 6 mm 高。重新设计重睑线，包括去除 2 mm 的皮肤。首先，在切口的上缘采用斜切方法松解皮肤粘连，其次切穿通过眼轮匝肌 / 眶隔到达腱膜前间隙，可见黄色腱膜前脂肪。在这上方是位于眶上沟和上眶缘的相对致密而坚硬的浅黄色脂肪。

左眼：去除 10 mm × 30 mm 条状硬化的移植脂肪块。切除皮肤肌肉条。6-0 和 7-0 缝线缝合切口。

右眼：没有去除脂肪，只是切除了 2 mm 的皮肤来修复重睑。

（B）术后 1 周访视时外观。

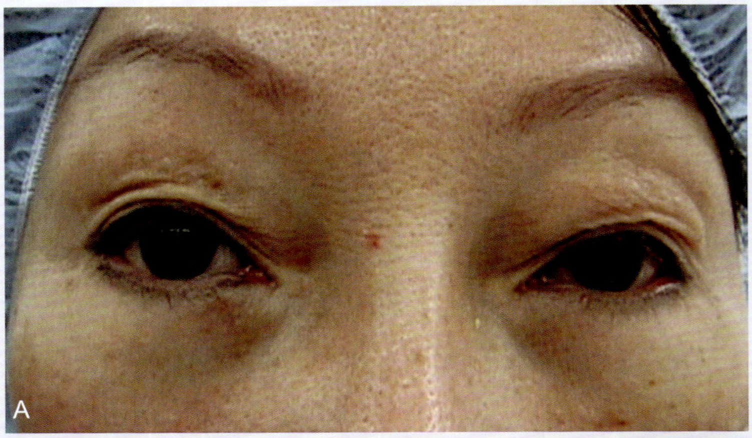

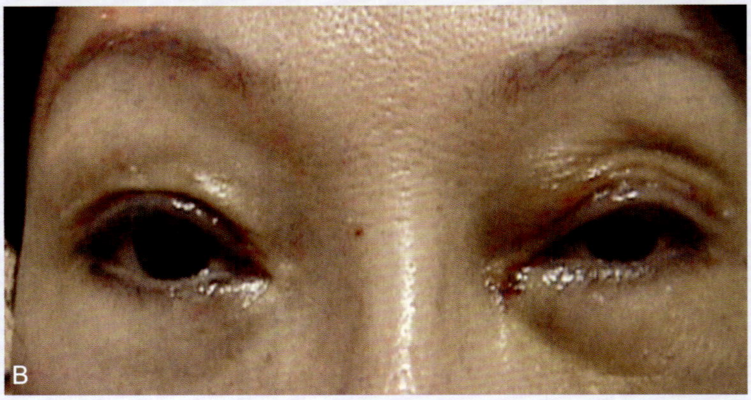

案例 41（图 16-41）

66 岁女性，上、下睑成形术后 5 年，主诉左上睑外侧部朝向外眦角存在切口瘢痕。存在明显的上眼窝凹陷。

设计 / 操作：在眼睑外侧一半处沿切口上缘斜切入路。透过脂肪可见上睑提肌腱膜，切除 4 mm 皮肤肌肉条。修复重睑皱褶尽量远离外眦。

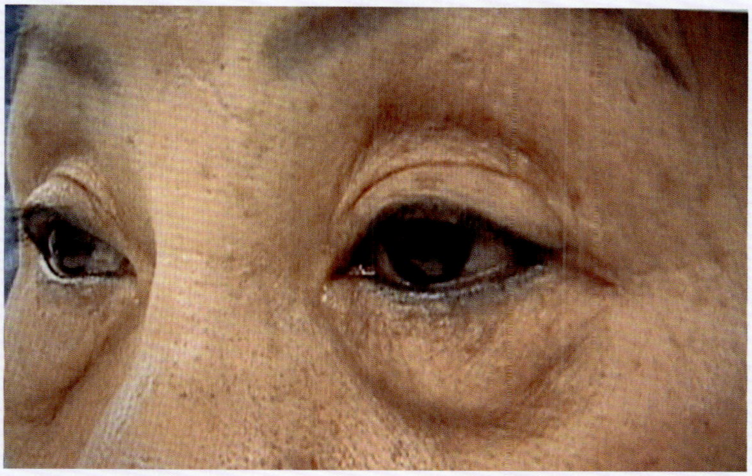

案例 42（图 16-42 A, B ）

30 岁女性，上、下睑成形术后。重睑切口瘢痕高且拉宽（右高于左），左侧重睑线内侧成角，下睑睫毛下切口线距睑缘太远。要求修复双侧重睑和左侧下睑外侧部分切口线。（A，B）修复术前外观。

设计 / 操作：睑板高 7 mm。重新设计 7 mm 重睑线和内侧去除 1 mm 皮肤 / 瘢痕组织，外侧去除 2 mm 皮肤 / 瘢痕。

右上睑：沿切口上缘斜切入路，保留眼轮匝肌。沿着睑板上缘做微切口，用 6-0 薇乔可吸收线行三点缝合，将前层的眼轮匝肌缝合到提肌腱膜，加上常规 6-0 缝线行皮肤 - 提肌腱膜 - 皮肤间断缝合，再加上 7-0 缝线行皮肤 - 皮肤连续缝合。

左上睑：仅用 6-0 缝线间断缝合，再用 7-0 缝线连续缝合皮肤切口。

左下睑：近睫毛根切口，切除瘢痕组织。用 6-0 薇乔可吸收线将外侧眦韧带下支缝合加强。

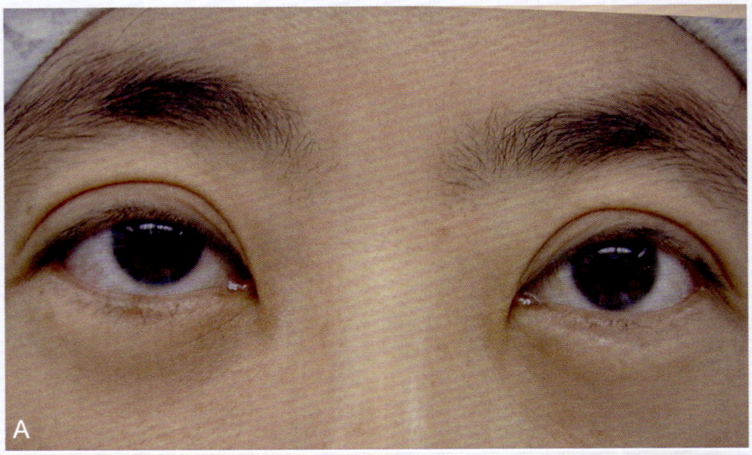
A

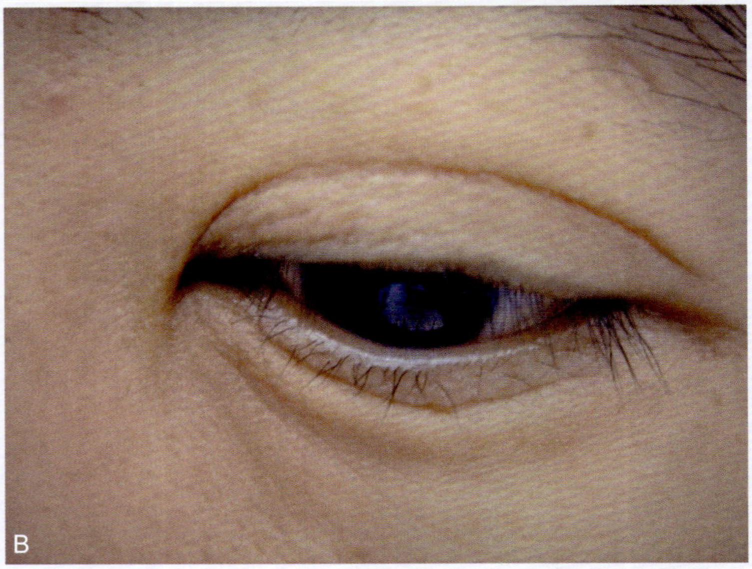
B

案例 43（图 16-43 A~C）

女性患者，4 年前行第 1 次手术，1 年前行第 2 次手术。身高 1.5 m。

右上睑：切口深凹的开扇形重睑，伴有 3 mm 上睑下垂。

左上睑：靠近内眦赘皮位置，重睑线分叉明显。

上睑提肌功能：右侧 12 mm，左侧 15 mm。呈内斜视。

设计 / 操作：右上睑重睑皱褶生硬、静态，高 12 mm，重睑弧度呈圆弧形向下弯。测量睑板高 6 mm。设计高 6 mm 开扇形重睑。用 15 号刀片切开，然后用钝头的 Westcott 弹簧剪刀沿上缘松解粘连，直到看到腱膜前脂肪（没有留下真正的眶隔膜）。采用电刀混切去除上睑提肌腱膜层面的瘢痕组织和多余组织，同时去除原先重睑术埋置的 8-0 尼龙线结。术毕用 6-0 和 7-0 丝缝线缝合形成重睑，术后 5 天拆线。

（A，B）修复前局部外观。

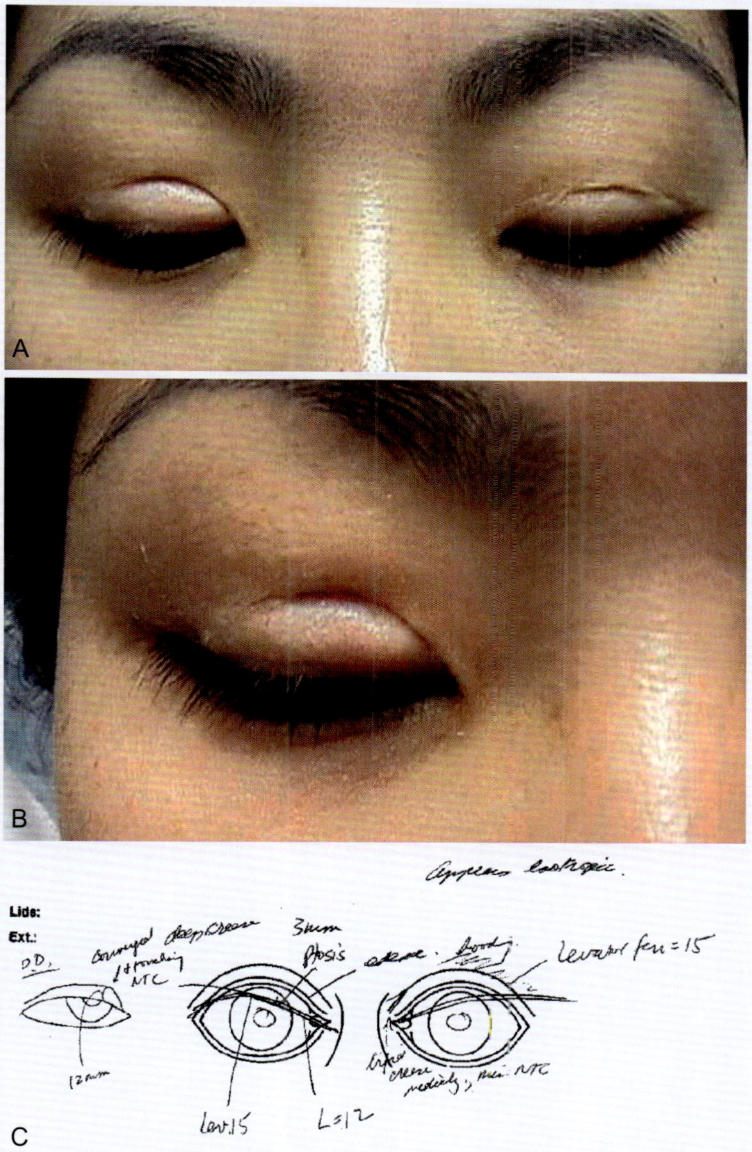

案例 44（图 16-44 A, B ）

女性患者，7 年前行重睑术。右上睑：臃肿，皮肤下垂，重睑皱褶不明显。左上睑：高位重睑皱褶伴重睑线内外眼角处分叉。

设计 / 操作：睑板高 7 mm。设计双侧开扇形重睑。

右上睑：去除 2 mm 皮肤和眼轮匝肌。用剪刀沿切口上缘斜行达腱膜前间隙。

左上睑：消除重睑分叉，去除之前埋置的尼龙线结。

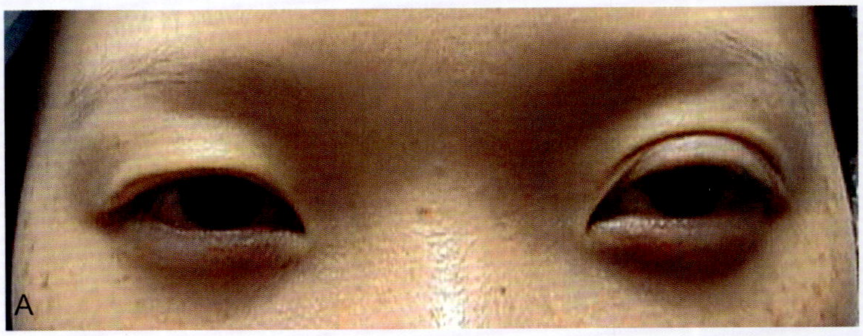

A

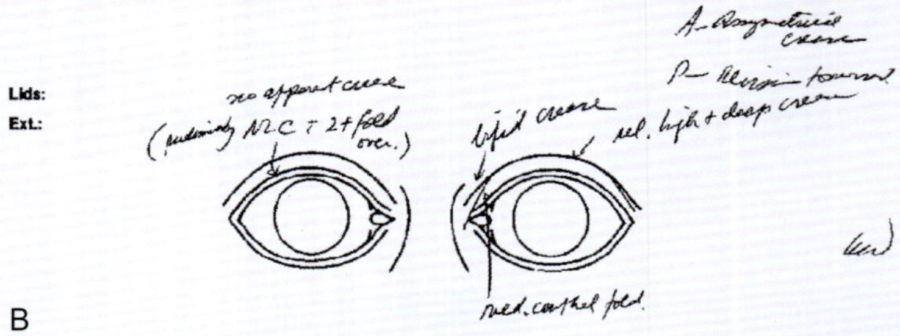

B

案例 45（图 16-45 A, B ）

47 岁女性，20 年前首次行重睑成形术，同时行内眦赘皮“W”矫正术。12 年前行修复术。

设计 / 操作：术中内侧腱膜前眶隔脂肪即鼻侧脂肪垫突出明显，去除部分脂肪垫。用 6-0 薇乔线将切口下缘眼轮匝肌与对应位置提肌腱膜及切口上缘的眼轮匝肌缝合打结，包埋线结。

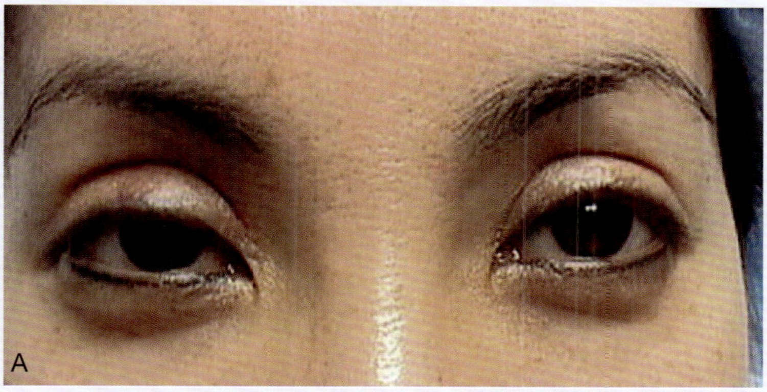
A

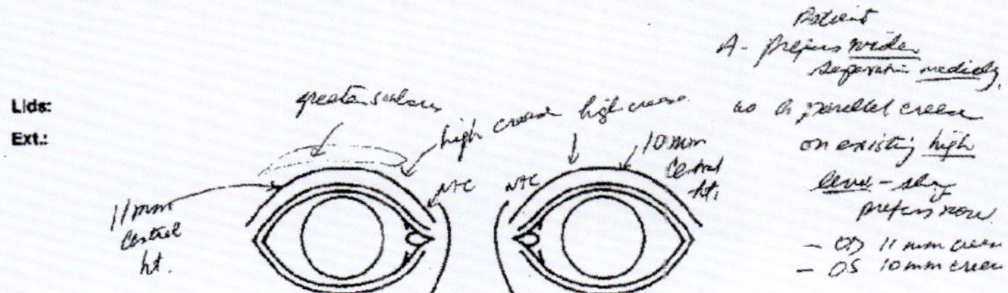

B

案例 46（图 16-46 A, B）

29 岁女性，18 岁时在韩国行重睑术，双侧高位重睑皱褶，右侧重睑线深陷。睑板前区呈中度臃肿肥厚（肉条外观）。与右侧相比，左侧更向内侧汇聚。

设计 / 操作：睑板高度仅有 5.5~6 mm。右侧重睑皱褶高 11 mm，左侧为 10 mm。设计右眼宽 8.5 mm 的平行重睑，逐渐向内侧稍微变低；左眼宽 8 mm，努力使双眼重睑皱褶对称。用钝头剪刀分离至腱膜前间隙。眶隔部和睑板前部有很多瘢痕组织。双眼分别切除一条肌皮瓣。切除一条睑板前眼轮匝肌来改善臃肿外观。术中检查上睑提肌功能正常，双眼外观正常。

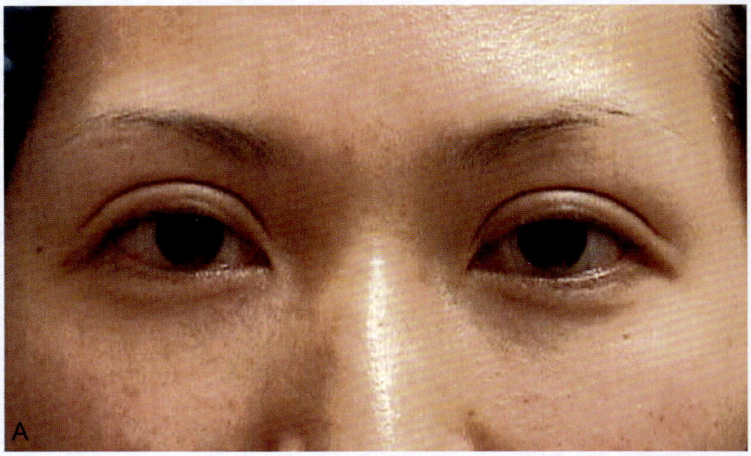

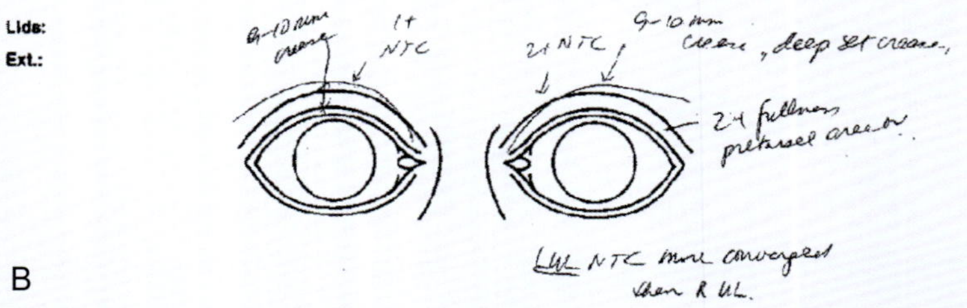

B

案例 47（图 16-47 A, B）

患者 55 岁，10 年前在夏威夷做了 4 次眼睑成形术。双眼存在高位、分叉的半月形重睑皱褶，重睑沟高为 10~11 mm。

设计 / 操作：设计双侧 7.5 mm 高平行重睑皱褶（睑板高 7 mm）。切除原重睑线及上方 1 mm 皮肤，切口下缘距睑缘 7.5 mm。术中发现上睑提肌因脂肪浸润导致肌力减弱。修复成平行重睑。

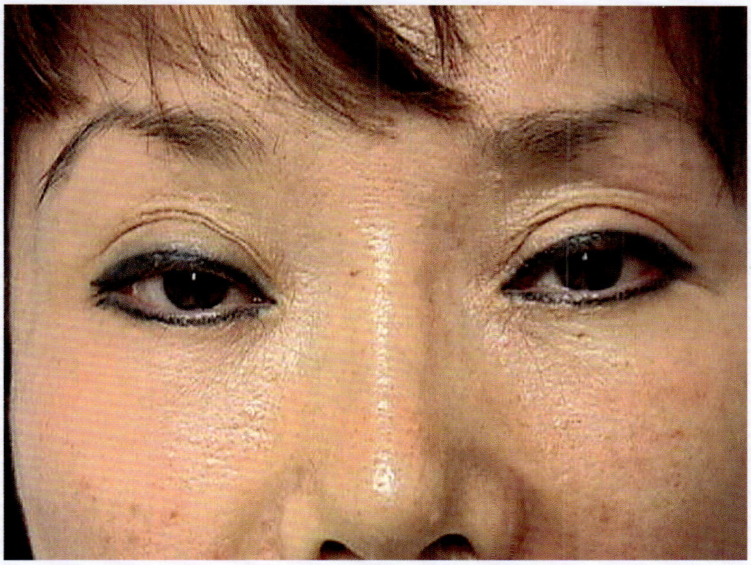

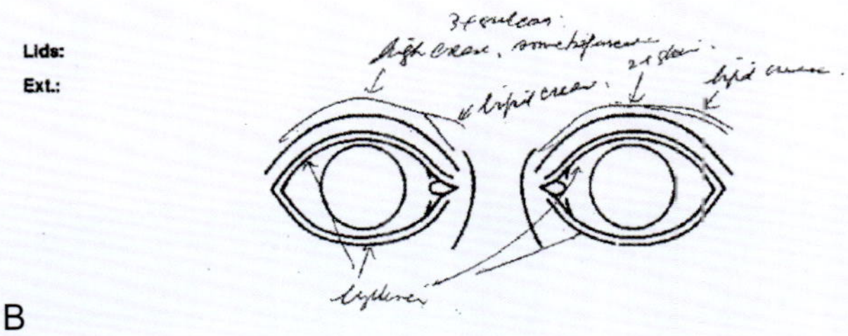

B

案例 48（图 16-48 A, B）

患者 29 岁，早在 9 年前做过单纯埋线重睑术，调整过两次。左侧重睑消失，右侧为浅的开扇形重睑。患者想要平行形重睑。

设计 / 操作：血管非常丰富。从睑板上缘（STB）上去除之前埋置的尼龙线。采用 6-0 丝线或 6-0 聚丙烯线与上睑提肌腱膜牢固固定。

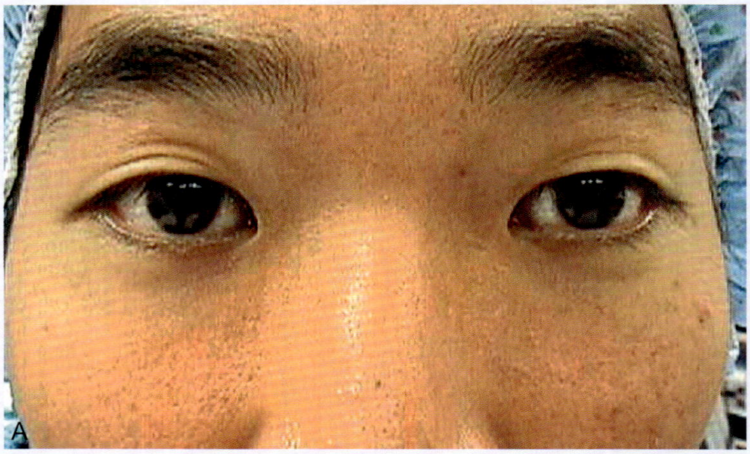

A

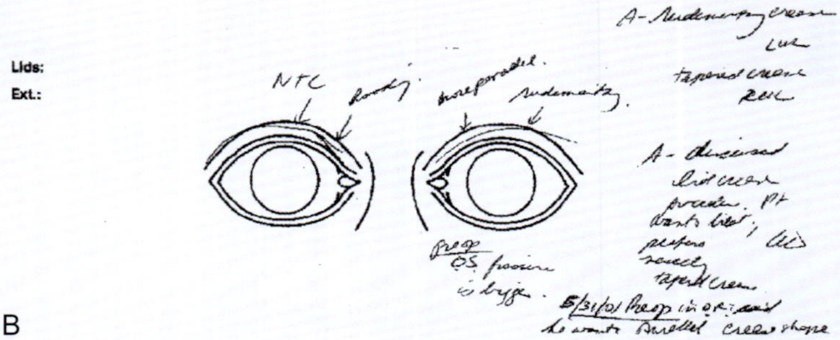

B

案例 49（图 16-49 A，B）

患者 36 岁，3 年前行重睑术。现右眼重睑皱褶变低，左眼重睑较右侧高。希望修复为平行形重睑。

设计 / 操作：设计 7 mm 高的重睑皱褶，包含右上睑原切口瘢痕。切除适量的腱膜前脂肪和一条重睑下唇眼轮匝肌。

左上睑：降低内侧重睑高度。腱膜前脂肪不多，因此仅用双极电凝对脂肪行一些减除。切除一条重睑下唇的眼轮匝肌。用 6-0 丝线缝合切口。术毕发现左侧重睑还是偏高。拆开重做，再切除切口下缘少许皮肤，结果双侧更接近对称。

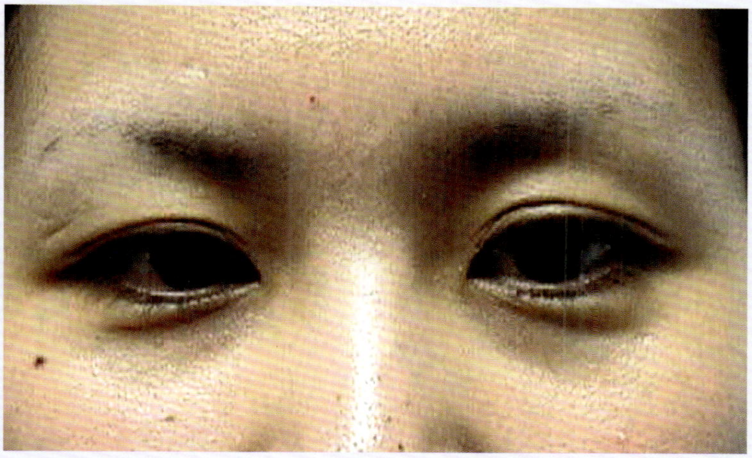

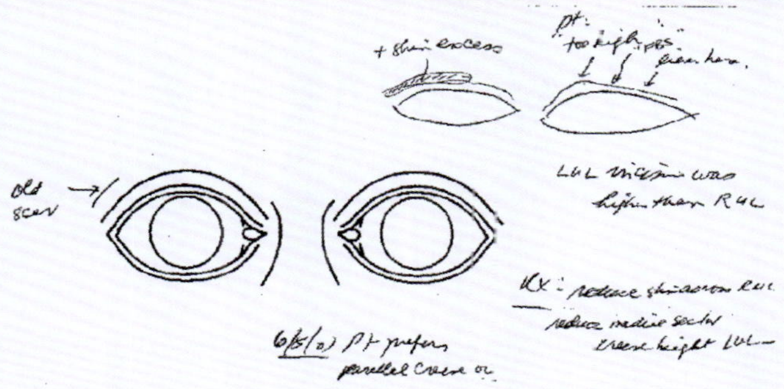

B

案例 50（图 16-50 A, B ）

患者 24 岁，8 年前在香港行重睑术。右眼一直没有形成重睑，现为浅重睑；左眼重睑稍深些，但中央部轻度成峰。希望修复为开扇形重睑。

设计 / 操作：右眼睑板高 6.5 mm。设计 7 mm 的开扇形重睑。切除瘢痕组织，不去脂肪。用 6-0 和 7-0 丝线缝合。

左上睑：沿着睑板上缘切除一条瘢痕组织，中段切开沿腱膜前松解瘢痕粘连。修复成平滑的开扇形重睑，效果良好。

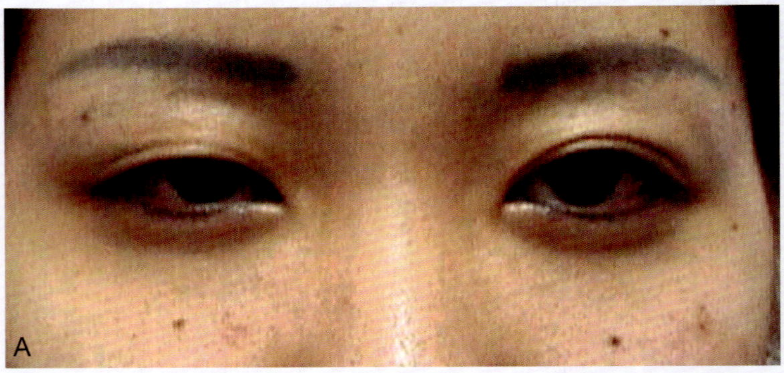

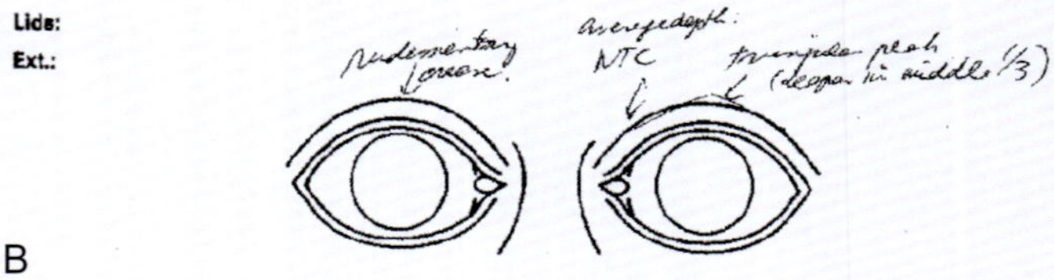

B

案例 51（图 16-51 A, B ）

男性患者，9 年前行重睑术。术后 1 周没有形成良好的重睑皱褶，2 个月后行修复术，但重睑同样形成不好。双眼仅有非常浅的折痕。患者希望重睑内 1/3 段抬高。然而，这将导致一个三角形或矩形的重睑外观。经过详细沟通，患者最后选择修复为平行形重睑。

设计 / 操作：睑板高为 8 mm。我们重新设计高 7 mm 的平行形重睑。沿切口上缘在眼轮匝肌下松解粘连的瘢痕组织。术中见无定形脂肪紧贴在上睑提肌腱膜上。切除肌皮瓣后，沿睑板上缘仍残留眶隔前组织；当患者向上看时，这个多余的组织会聚集起来，使皱褶看起来很低，呈“晾绳状”。然后切除多余组织，使沿着睑板上缘的腱膜清晰显露。拉起切口下唇皮缘并与沿睑板上缘的腱膜固定，形成一个良好的 7 mm 平行形重睑。

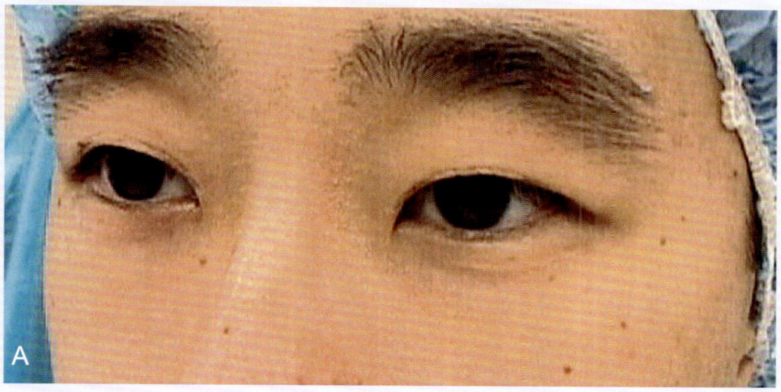

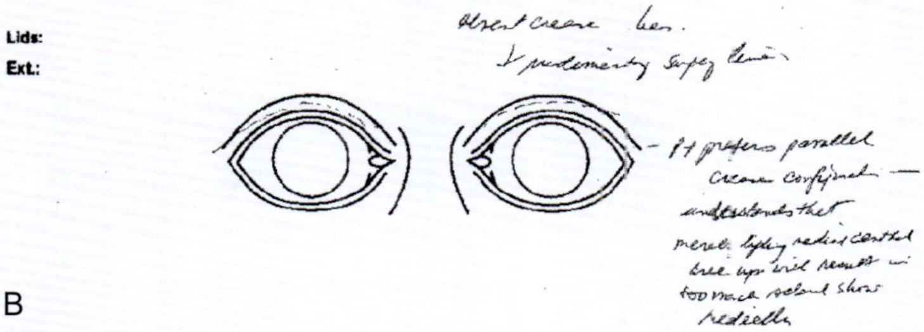

B

案例 52（图 16-52 A, B ）

患者 30 岁，10 年前行切开重睑术。右上睑外侧沿外眦角方向向下倾斜。切口线比左侧长一些。希望做高于一般人的平行形重睑。

设计 / 操作：睑板高 8 mm。设计平行形、高 8 mm 的切口线，去除 2.5 mm 的皮肤。眼轮匝肌血管丰富。腱膜前脂肪垫向下突出到外侧半睑板上，予以部分切除。其余的脂肪已摊开、铺平。用 6-0 和 7-0 丝线固定形成重睑。

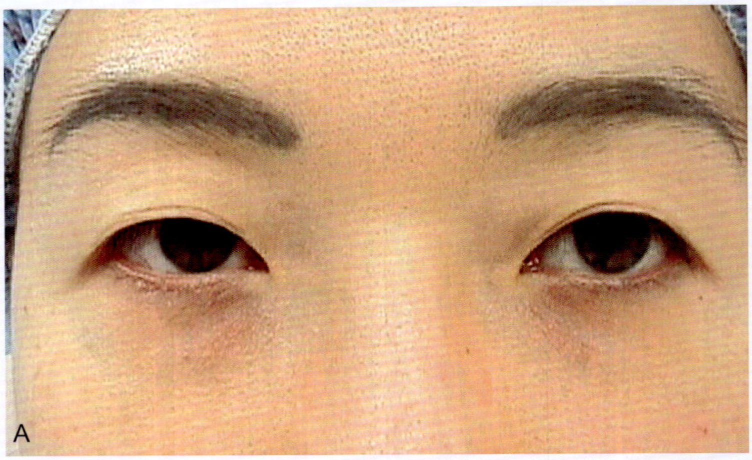
A

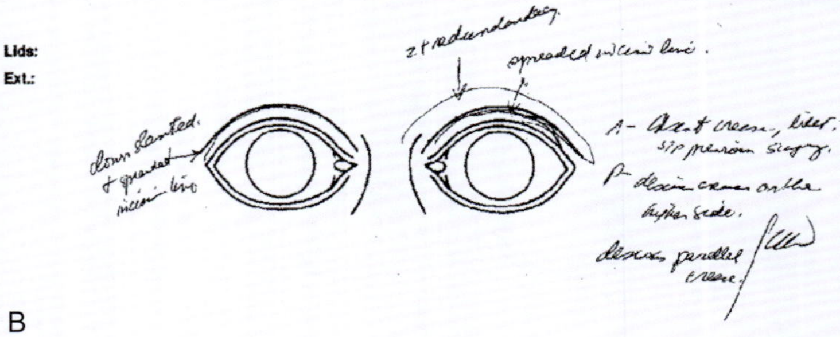

B

案例 53（图 16-53 A, B）

患者 19 岁，上睑脂肪多、下压导致臃肿外观。存在睁眼抬眉。想解决上睑皮肤下压和臃肿，但不想形成重睑。身高 1.6 m。

设计 / 操作：睑板高 7 mm。局部曾注射透明质酸酶。距睑缘 5 mm 处设计下切口线，包括平行形的 3 mm 皮肤去除区。用刀片切开皮肤后，用精细的电刀切开上缘的眼轮匝肌，显露并打开眶隔，切除 80% 松垂的腱膜前脂肪。切除主要由皮肤构成的肌肉皮肤条，沿着睑板上缘留下一半的眼轮匝肌。用 6-0 薇乔线对位缝合眼轮匝肌。皮肤用 6-0 尼龙线连续缝合，仅缝合皮肤。皮肤上没有间断的缝线。

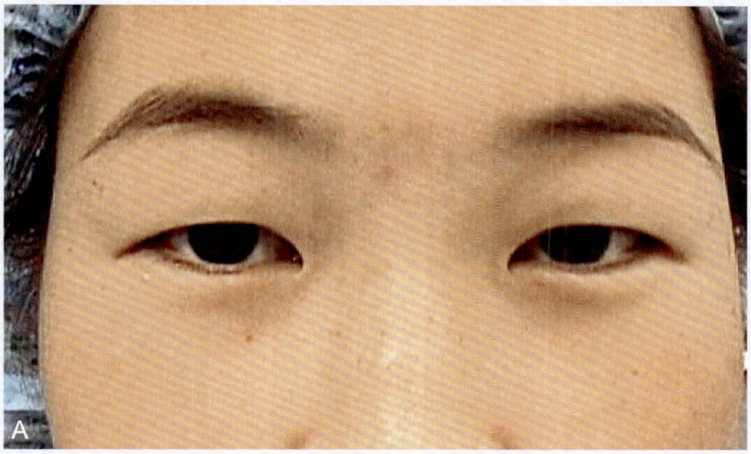

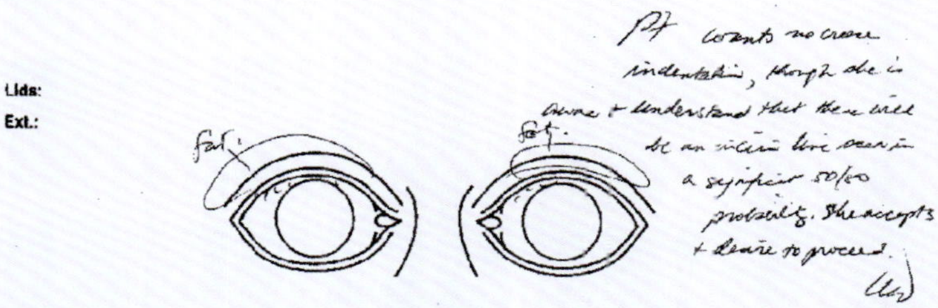

B

案例 54（图 16-54 A~C）

患者22岁，4年前行重睑术，同时行右眼上睑下垂矫正术。右眼重睑皱褶深在，高8 mm，覆盖角膜上缘1.5 mm。左眼为深的6 mm重睑，遮盖角膜0.5 mm。（A，B）术前外观。

设计 / 操作：右侧睑板高只有5.5 mm，可能已被部分睑板切除。左侧睑板高7 mm。

右上睑：血管丰富，重新设计7 mm开扇形重睑，包括2 mm去皮宽度，术中见3个蓝色尼龙线结，提肌和睑板瘢痕性衔接。外侧再切除3 mm的上睑提肌腱膜。将睑板前区肿胀分离使其平滑。用6-0和7-0丝线形成重睑。

左上睑：也是设计高7 mm的开扇形重睑。发现3个尼龙线结并去除。切除1.5 mm皮肤肌肉条。形成重睑。

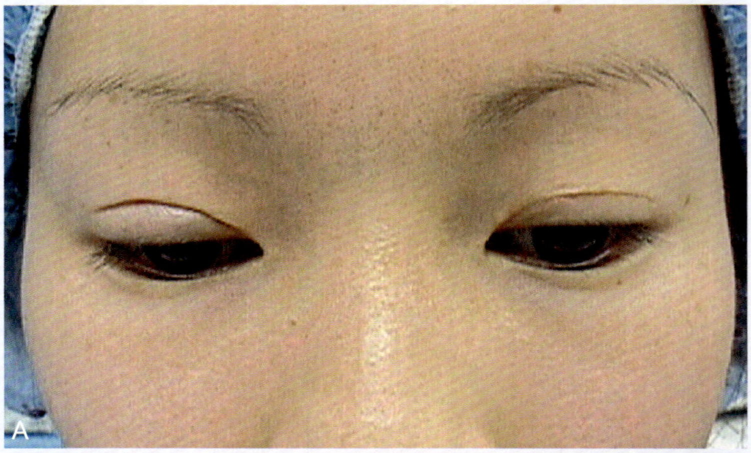

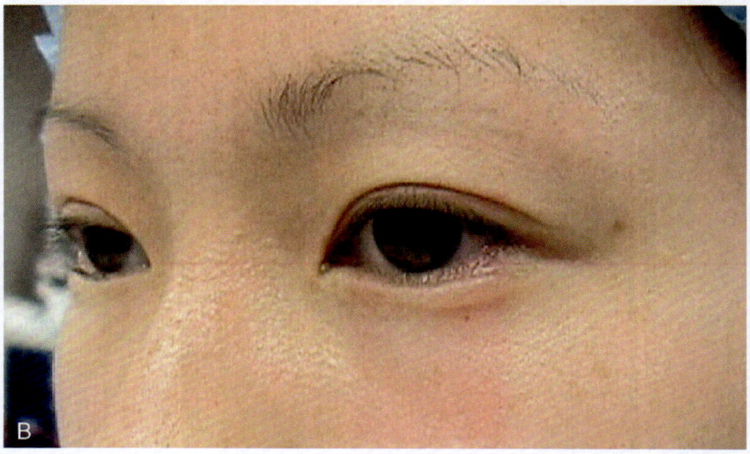

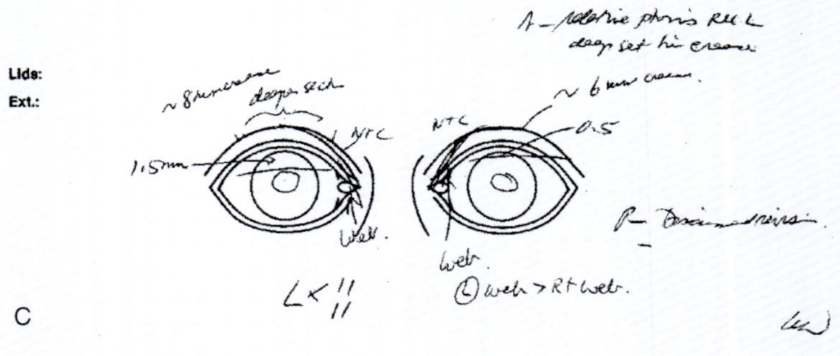

案例 55（图 16-55 A~C）

（A）患者 36 岁，10 年前行重睑术。身高 1.7 m。

右上睑：重睑高为 12 mm，内侧高。

左上睑：重睑为 14 mm，深在。

设计 / 操作：睑板高 7 mm。重新设计 8 mm 高重睑，包括 3 mm 去皮区。用 Westcott 剪斜面沿切口上缘分离到上睑提肌腱膜前平面，未见脂肪。用 6-0 和 7-0 丝线固定形成重睑。

（B）术后 3 周外观。

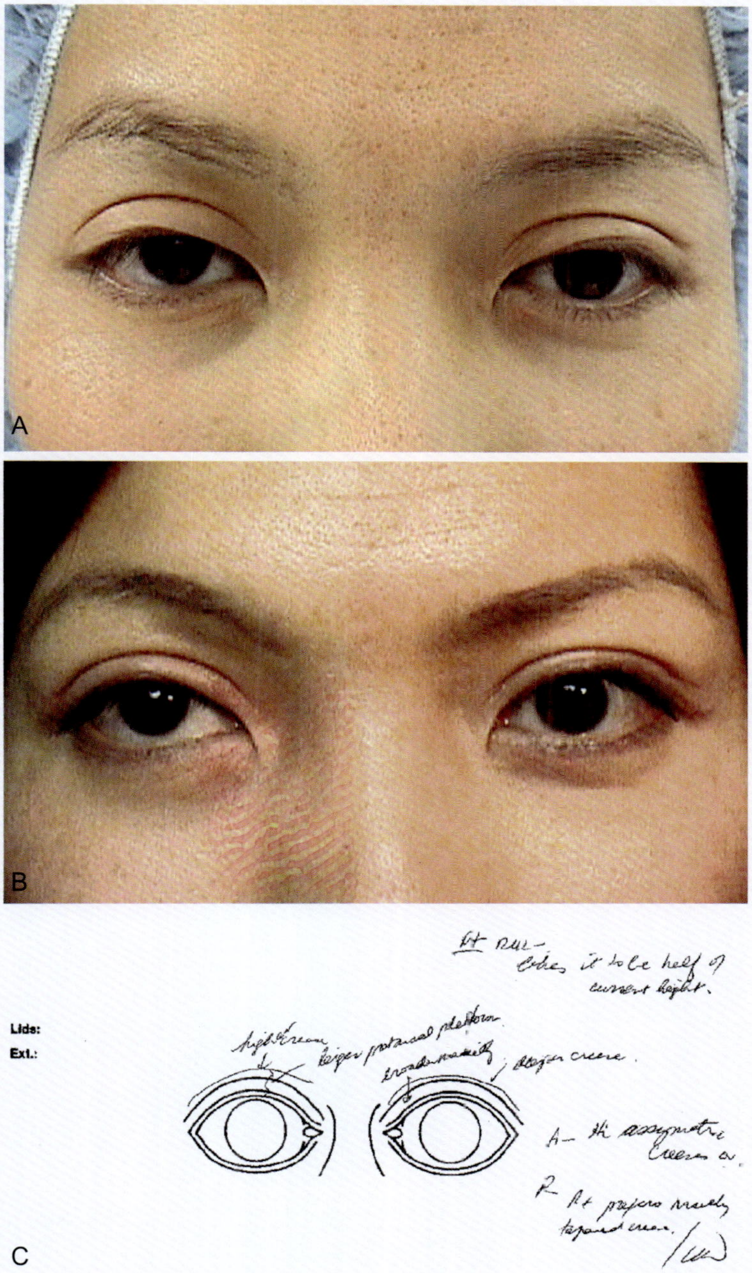

案例 56（图 16-56 A, B）

患者 66 岁，右眼有 3 mm 上睑下垂、上睑凹陷，没有重睑皱褶。左眼高位重睑。上睑提肌功能：右眼 7 mm，左眼 14 mm。

设计 / 操作：右眼曾行睑板部分切除术。手术采用额神经阻滞。沿皮肤切口上缘进行粘连松解。上睑提肌功能非常弱。将腱膜从其下的结膜掀起并切除 10 mm。然后将上睑提肌下缘前徙，并使用 6-0 薇乔可吸收线沿睑板上缘进行固定。用 6-0 和 7-0 丝线分层缝合形成重睑。

左上睑：设计 6 mm 的切口线，然后向上分离瘢痕组织达腱膜前平面。切除旧瘢痕以及原瘢痕与新重睑线下切缘之间的皮肤。

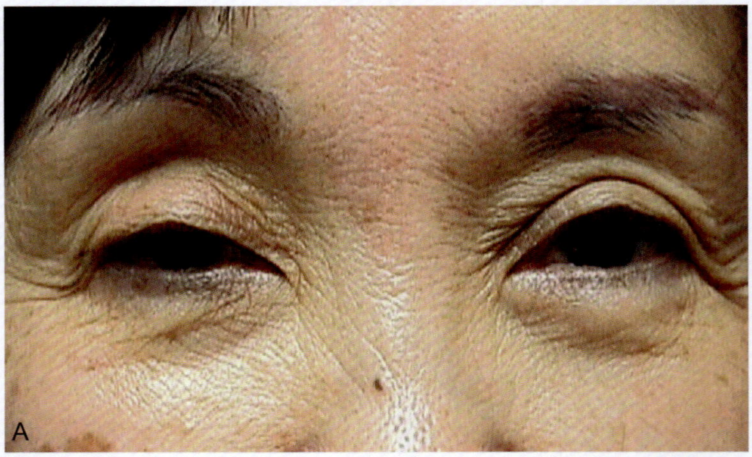

A

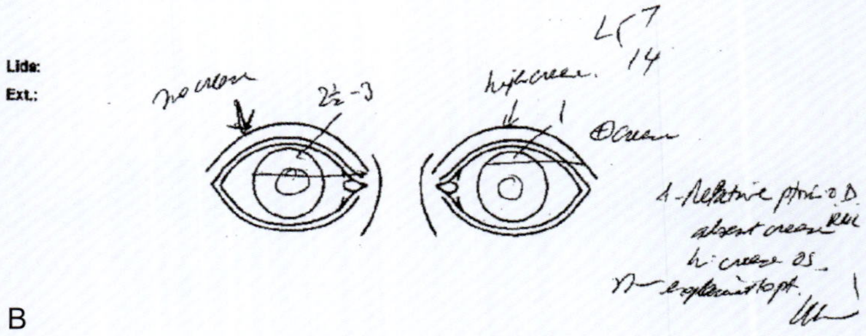

B

案例 57（图 16-57 A~C）

23 岁女性患者，双眼眼睑裂小，轻度上睑下垂。（A）未行任何手术之前。（B）亚洲人眼睑成形术后 1 年，双眼重睑线变浅。

设计 / 操作：右眼睑板高 6.5 mm。重新设计的重睑包括不到 1 mm 宽的原切口线。通过眼轮匝肌松解切口上缘，未见异常脂肪。可见眶隔前肥厚的眼轮匝肌，予以去除。

左上睑：缝合切口后，重睑皱褶移位，拆除原缝线，重新向深层固定到提肌腱膜上。上睑提肌内侧部分见脂肪浸润。

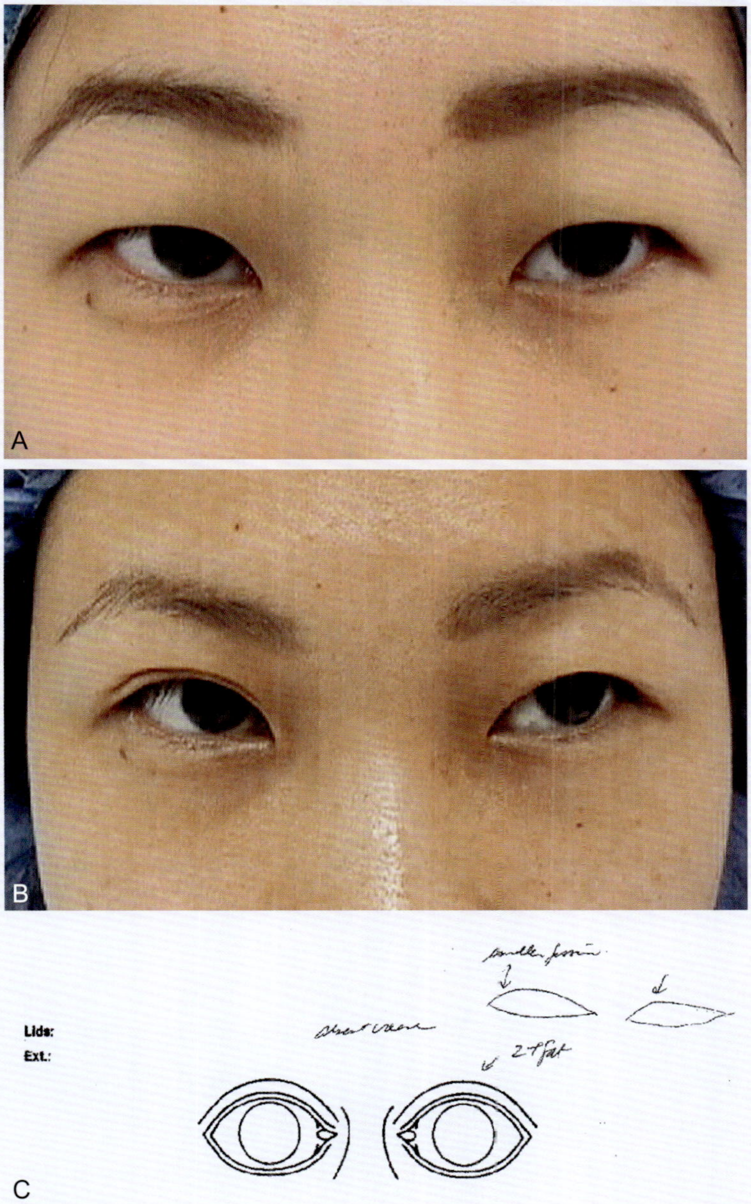

案例 58（图 16-58 A, B）

来自南美的 46 岁患者，2 年前曾行上睑成形术，切口距睑缘 3 mm。现在复发上睑皮肤松垂遮盖重睑皱褶，沿切口皮肤色暗。现在想要做平行形重睑。上睑缘遮盖角膜上缘 3 mm。

设计 / 操作：上睑皮肤在干预前就存在短缺。重新设计 5 mm 平行重睑切口线，然后沿着皮肤上缘进行松解，直到看到大量的眶隔前和腱膜前脂肪。在睑板上缘上面做一个小槽，正好可以对合皮肤。整个手术没有去除任何皮肤。

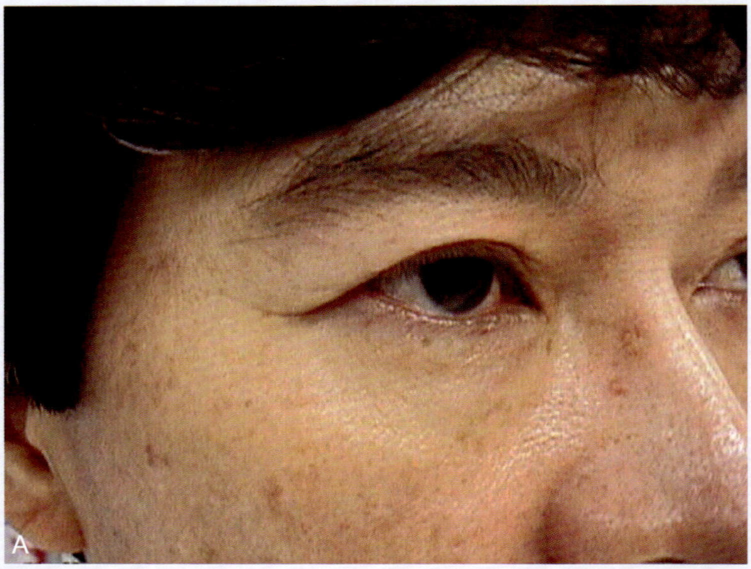
A

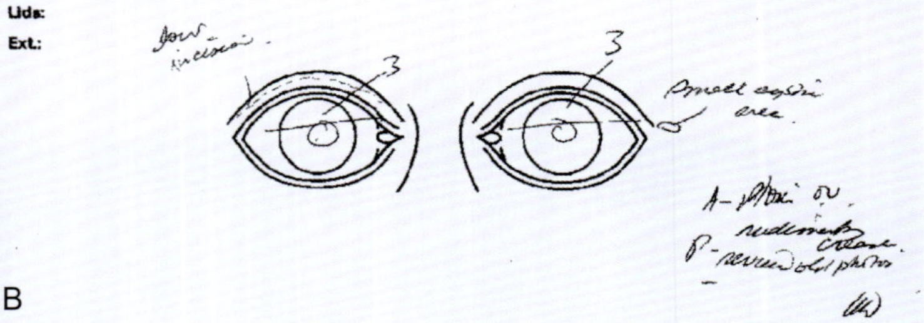

B

案例 59（图 16-59 A, B）

来自东南亚的 40 岁患者，希望行重睑术和上睑脂肪部分去除。眼裂大，轻度脂肪膨隆和上睑皮肤松垂。想要“自然的、保守的鼻侧收窄的开扇形重睑”。

设计 / 操作：睑板高 7.5 mm。设计重睑并去除 2 mm 皮肤。双侧切除部分腱膜前脂肪。

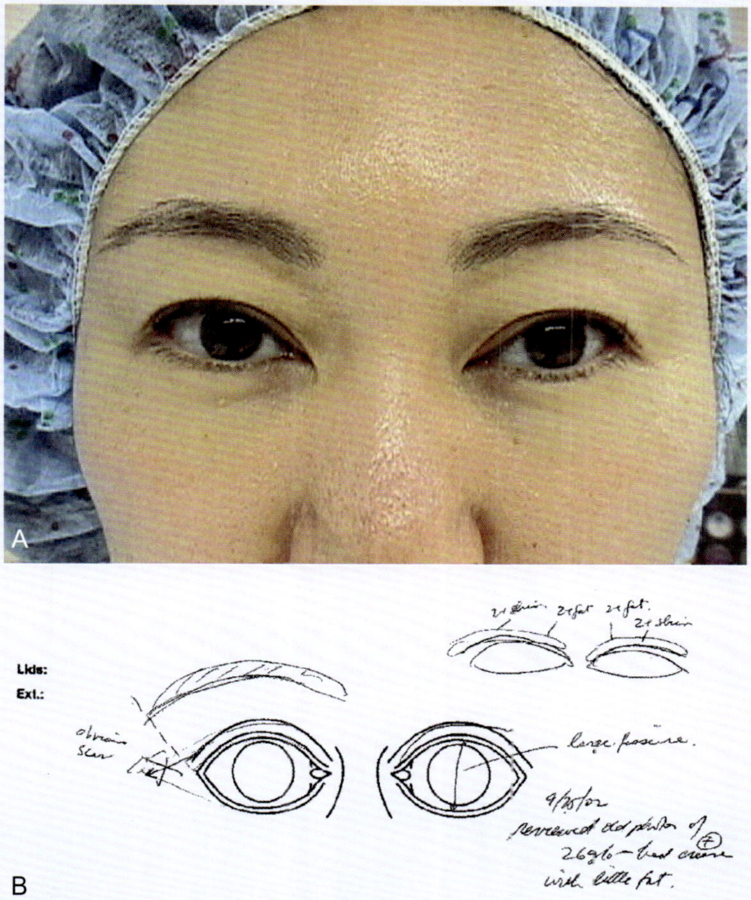

案例 60（图 16-60 A, B ）

18 岁男性患者，主诉右侧重睑皱褶有间断或消失。身高 1.7 m。

设计 / 操作：睑板高 7.5 m。浅皱褶高为 7 mm，因此重新设计 7 mm 的开扇形重睑，另外去除 2 mm 的皮肤。双极电凝去除部分脂肪。沿睑板上缘去除部分眼轮匝肌。重新以 6-0 丝线深层锚着固定，以防止重睑内端形成赘皮。

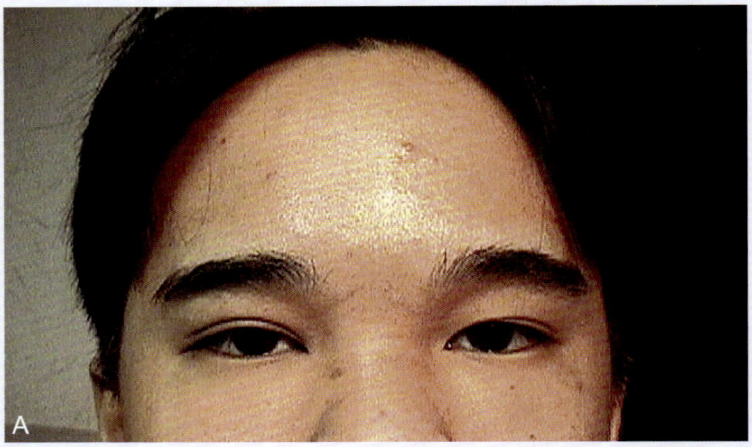

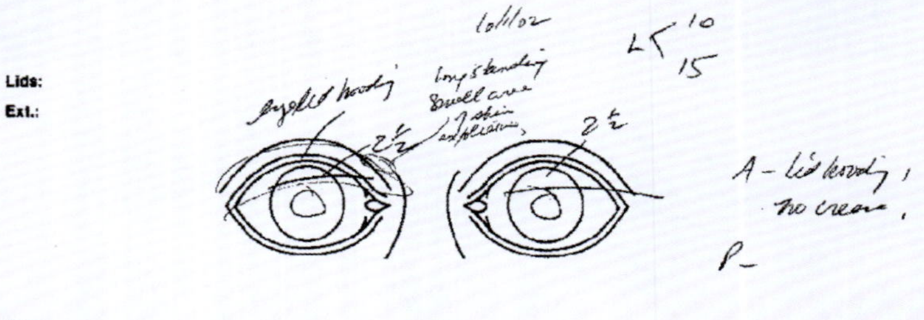

B

案例 61（图 16-61 A, B）

34 岁患者，右侧上睑皮肤松垂的单眼皮外观，左侧为隐藏的多重睑外观。左侧睑裂略大于右侧。上睑提肌功能：右侧 11 mm，左侧 12 mm。

设计 / 操作：睑板高 7 mm。设计为开扇形重睑，包括去除 2.5 mm 的皮肤，行肌皮瓣切除；去除一些脂肪。重睑形成良好。

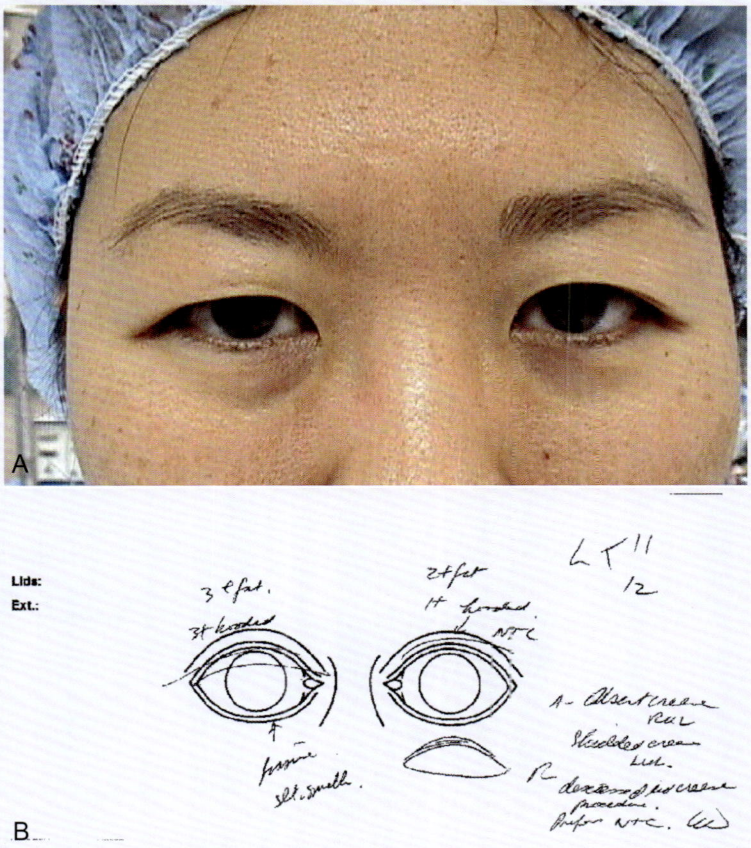

案例 62（图 16-62 A, B ）

25 岁单睑患者，拟行重睑术。上睑内侧 1/3 有轻微的偏高。喜欢较一般人略高的平行形重睑。

设计 / 操作：睑板高 7 mm。设计高 7 mm 的平行形重睑。术中见有大量的腱膜前脂肪，予以部分切除。大量的脂肪浸润覆盖在睑板上缘，双侧予以清除以形成理想的重睑。

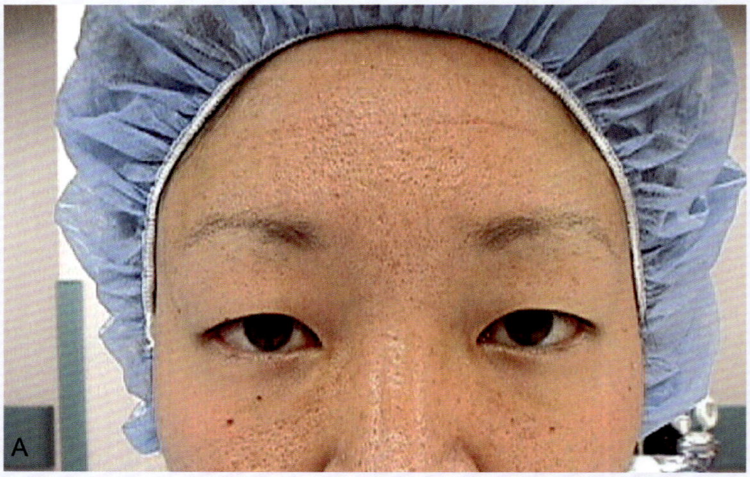

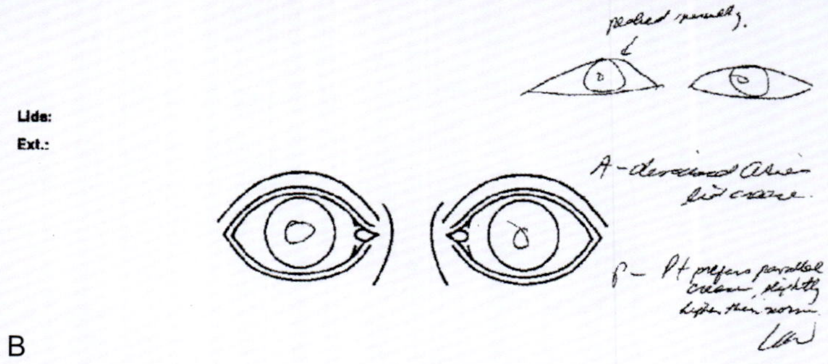

案例 63（图 16-63 A, B ）

24 岁患者，低位重睑，部分遮盖。右眼有浅的开扇形重睑，左眼有深的低位开扇形重睑。希望加深、加高重捡。

设计 / 操作：睑板高 7.5 mm。设计高 7.5 mm 的开扇形重睑，包括去除 2 mm 的冗余皮肤；术中去除两侧睑板前眼轮匝肌下过多的脂肪浸润组织。

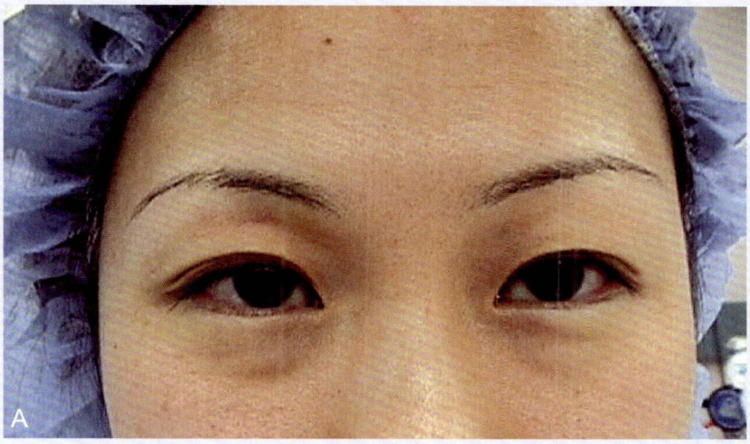

A

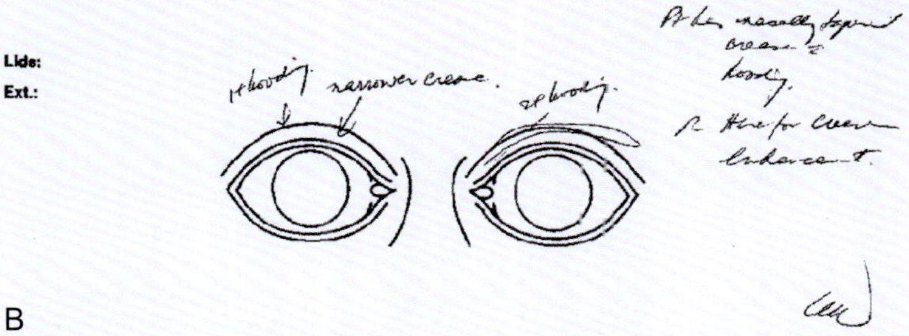

B

案例 64（图 16-64 A, B）

57 岁患者，严重上睑皮肤松垂及脂肪脱垂，右侧更严重。右侧睑缘遮盖角膜 2 mm。左侧睑缘遮盖角膜 1 mm。双侧睑裂较小。

设计 / 操作：无法翻转睑板进行测量。设计 7 mm 高的平行形重睑。术中见有大量低垂的腱膜前脂肪，这是腱膜前脂肪本身位置较低，予以切除。

右上睑：加强皱褶，常用 6-0 和 7-0 丝线，再用一个双针的 6-0 薇乔可吸收线，穿过睑板前皮肤到上睑提肌腱膜。

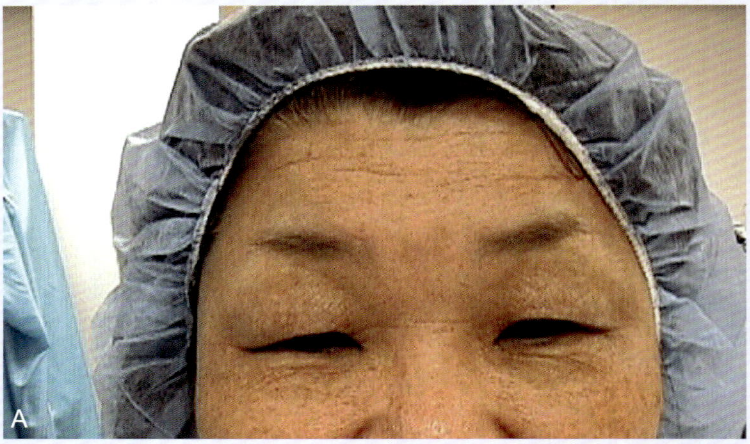

A

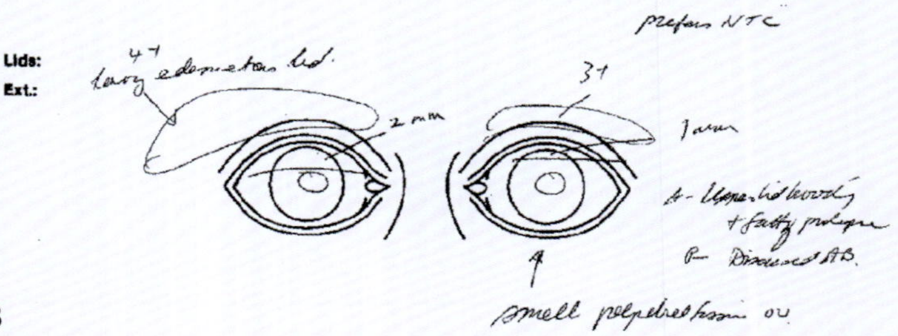

B

第 17 章

重睑皱褶、重睑返折相关的滑移区进阶理念及其在亚洲人重睑成形术中的应用

本章论述了作者在眼睑各层次自然生物力学的理念、腱膜前间隙脂肪的重要性及其对自然睁眼机制的辅助和阻碍作用（图 17-1）。

正常眼睑的解剖结构一般可分为两层：前层包括皮肤和眼轮匝肌；后层包括上睑提肌及其腱膜、米勒肌和睑板。

一般来说，有重睑皱褶的高加索人的上睑比同样有重睑皱褶的亚洲人的上睑要薄。这是多种

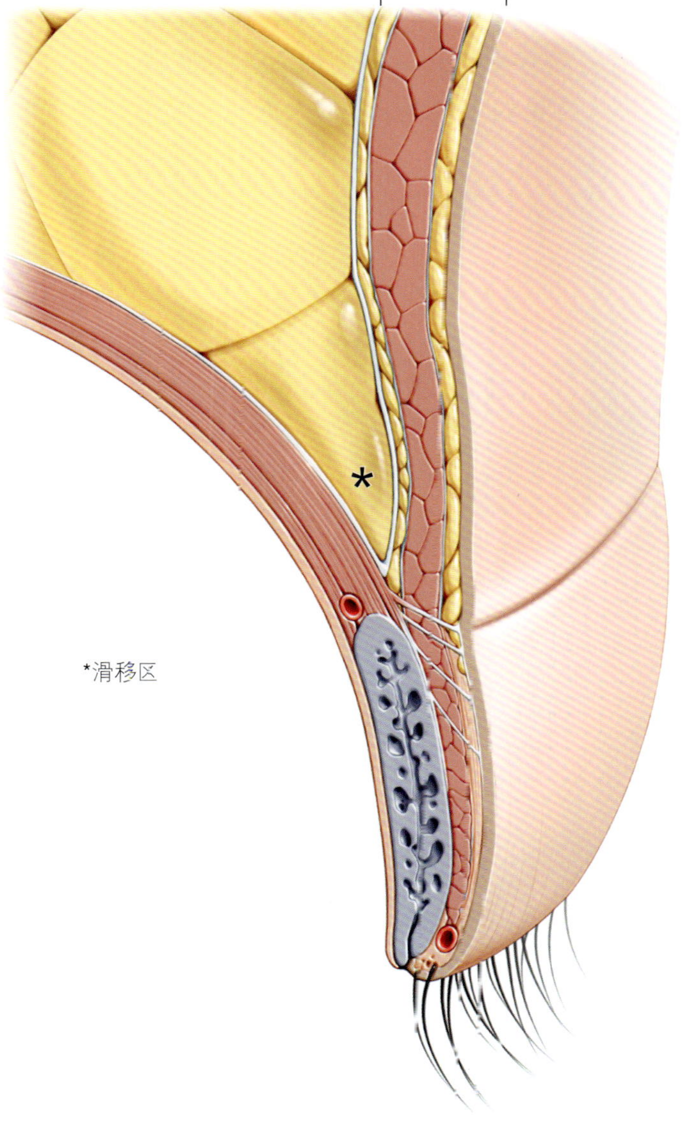

图 17-1 眼睑的自然生物力学层次。粉红色：上睑提肌；黄色：腱膜前脂肪；灰色：眼轮匝肌及皮下组织

因素导致的结果，包括其眶隔与提肌腱膜的融合点较高，腱膜前脂肪垫的位置相对较高，导致眼睑下段较薄，眶隔前脂肪较少且眼轮匝肌较薄。相比之下，有重睑皱褶的高加索人，其上睑提肌腱膜的远端纤维数量多，这些纤维沿睑板上缘向前下方延伸终止于睑板上缘皮肤，其上方区域形成上睑皱褶。当上睑提肌收缩时，睑板向上移动，重睑皱褶处会出现凹陷。高加索人通常在睑板上方有一个深的凹陷（图 17-2）。

在天生有重睑皱褶的亚洲人中，虽然其眼睑可能仍然比有重睑皱褶的高加索人要厚，但仍有上睑提肌腱膜远端纤维沿睑板上缘向皮肤延伸并终止[1]。尽管眶隔融合点较低，但当上睑提肌收缩时，沿睑板上缘也会形成皮肤凹陷，形成临床上明显的重睑皱褶[2]。当这类人睁眼向前看时，睑板前区比有重睑皱褶的高加索人更饱满，但比亚洲人常见的无上睑皱褶的人饱满度要小（图 17-3）。

没有重睑皱褶的亚洲人，通常其上睑更厚，因为其眼轮匝肌肥厚，而且在睑板前、眶隔前和腱膜前区域存在丰富的脂肪。与有上睑皱褶的高加索人相比，其眶隔与提肌腱膜融合点靠下。上睑提肌腱膜沿睑板上缘附着于皮肤的纤维相对较少甚至缺如。与有重睑皱褶的高加索人或亚洲人相比，他们的睑板前区和眶隔前区更饱满（图 17-4）。

亚洲人美容性眼睑成形术的目标是形成符合大众审美的重睑皱褶，通常采用两种方法。第一种是埋线法[3-5]，通常认为此方法侵袭性小、操作简单，一般使用若干埋藏缝线沿睑板上缘收紧眼轮匝肌、提肌腱膜和米勒肌等软组织。另一种是外切法，沿着设计的重睑线切开皮肤，依据情况去除适量的皮肤、肌肉和软组织，然后通过将皮肤固定于提肌腱膜、皮肤固定于睑板或将眼轮匝肌固定于提肌腱膜等不同方法形成重睑皱褶。

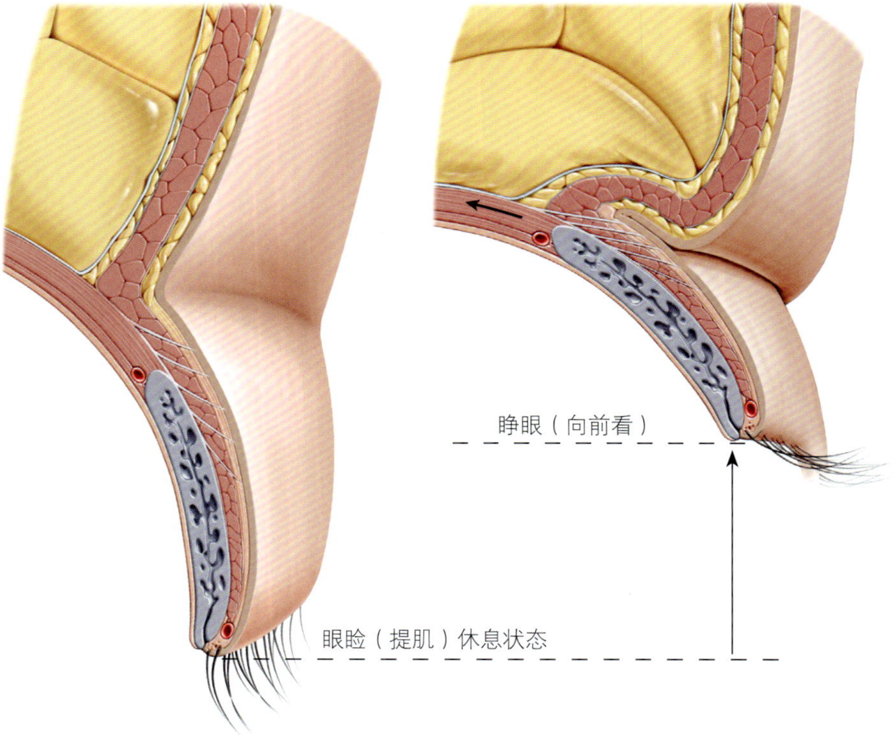

图 17-2 有重睑皱褶的高加索人。其上睑通常比同样有重睑皱褶的亚洲人的上睑要薄。这是多种因素导致的结果，包括其眶隔与提肌腱膜的融合点较高，腱膜前脂肪垫的位置相对较高，导致眼睑下段较薄，眶隔前脂肪较少且眼轮匝肌较薄。相比之下，有重睑皱褶的高加索人，其上睑提肌腱膜的远端纤维数量多，这些纤维沿睑板上缘向前下方延伸终止于睑板前皮肤，其上方形成上睑皱褶。提肌收缩时，睑板向上移动，重睑皱褶处会出现凹陷

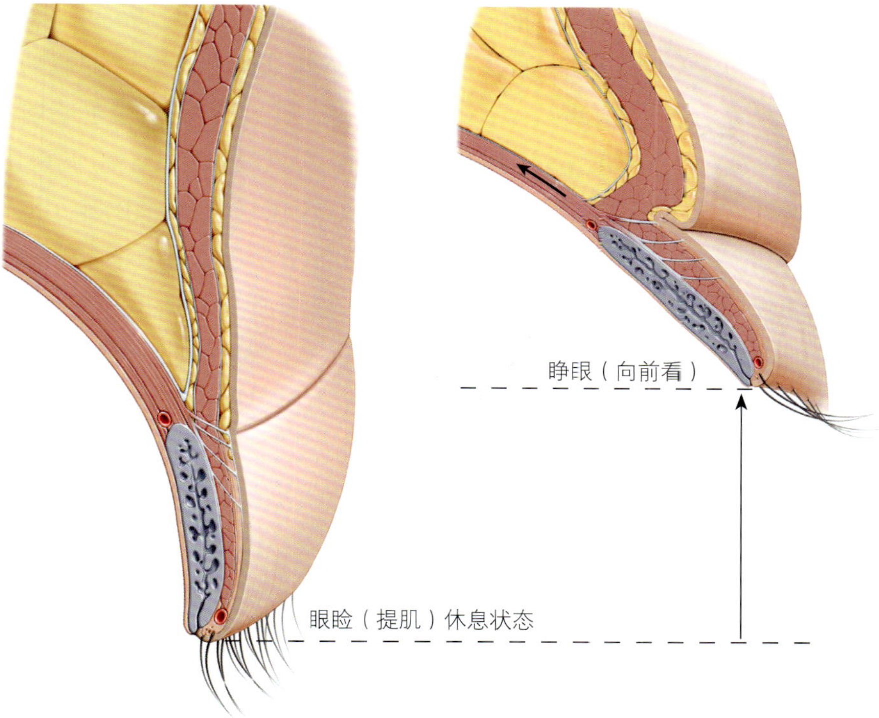

图 17-3 ■ 有重睑皱褶的亚洲人。虽然其眼睑可能仍然比有重睑皱褶的高加索人更厚，但仍有上睑提肌腱膜远端纤维沿睑板上缘向皮肤延伸并终止。尽管眶隔融合点较低，但当上睑提肌收缩时，沿上睑板缘也会形成皮肤凹陷，形成临床上明显的重睑皱褶。当这类人睁眼向前看时，睑板前区比有重睑皱褶的高加索人更饱满，但比亚洲人常见的无上睑皱褶的人饱满度要小

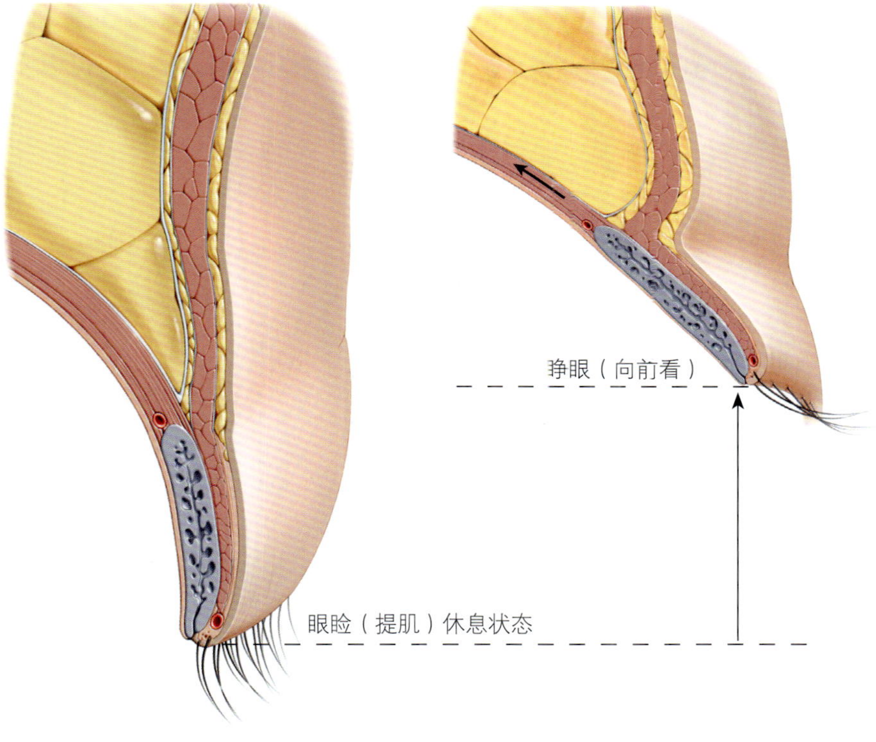

图 17-4 ■ 没有重睑皱褶的亚洲人。通常其上睑更厚，因为其眼轮匝肌肥厚，而且在睑板前、眶隔前和腱膜前区域存在丰富的脂肪。与有重睑皱褶的高加索人相比，其眶隔与提肌腱膜融合点靠下。上睑提肌腱膜沿睑板上缘附着于皮肤的纤维相对较少甚至缺如。与有重睑皱褶的高加索人或亚洲人相比，他们的睑板前区和眶隔前区更饱满

手术的结果往往与以下因素有关：睑板前和眶隔前多余组织的量、眶脂肪的存在、以上两个区域皮肤的厚度、眼球的位置、眉毛的位置、上睑提肌功能以及皮肤与睑板前眼轮匝肌之间是否存在紧密粘连等，是诸多因素之间复杂的相互作用。对于正常的上睑，当睁眼状态，眼睛向前平视时，眼睑前层处于被动放松状态，后层的上睑提肌 / 米勒肌 / 睑板复合体主动收缩，将睑缘向上拉。后层需要相对于前层向上和向后收缩（滑动）2~4 mm，才能显露出理想的重睑皱褶。重睑返折遮盖重睑皱褶的垂直宽度（毫米）可以通过将解剖重睑高度（把重睑返折拉开以暴露真正的重睑皱褶线）减去“观察到的重睑高度”（从睫毛到重睑返折的下缘）来计算（此外，在第 20 章中，我们也提到：

重睑返折的尺寸 = 倾斜的重睑高度 – 表观重睑高度。

然而，重睑返折最好在正面重力条件下观察和测量，第一个临床定义才够充分）。重睑返折一般在 2~4 mm。因此，上睑前层的阻力很小，对上睑提肌 / 上睑板来说并不是明显的“阻力平台”；特殊情况包括合并提肌功能差的眼睑过重（腱膜前脂肪或眼轮匝肌下脂肪过于丰富，皮下组织疏松），以及真性上睑下垂。

腱膜前间隙和脂肪的作用通常被认为会妨碍重睑成形手术，因此手术原则一般要求切除部分脂肪。这个原则本身并没有什么问题，只是在实际应用中，当患者的腱膜前软组织过多时，作者建议使用斜面手术入路 [6]，沿着切口的上缘向腱膜前切开，并对皮肤、眼轮匝肌、一小部分眶隔和下移的脂肪进行梯次减容。如果以后再需要使用斜面方法重新进入这个空间，可以非常容易地识别腱膜前间隙及其中的脂肪 [7]。

早期的手术方式会侵袭性切除腱膜前脂肪，这将导致一些问题，并可能伴随局部的过多出血，因为该区域被前方的眼轮匝肌和睑缘、周围和眶深部血管弓的垂直交通动脉所包围（见第 3 章）。术后患者常出现明显的睑板上方凹陷，睑板前区的饱满度完全消失，并可能使重睑皱褶的凹陷变浅，眼睑皮肤僵硬伴随深层瘢痕累及睑板前和眶隔前区域（图 17-5）。

在修复手术过程中，可以看到腱膜前间隙的

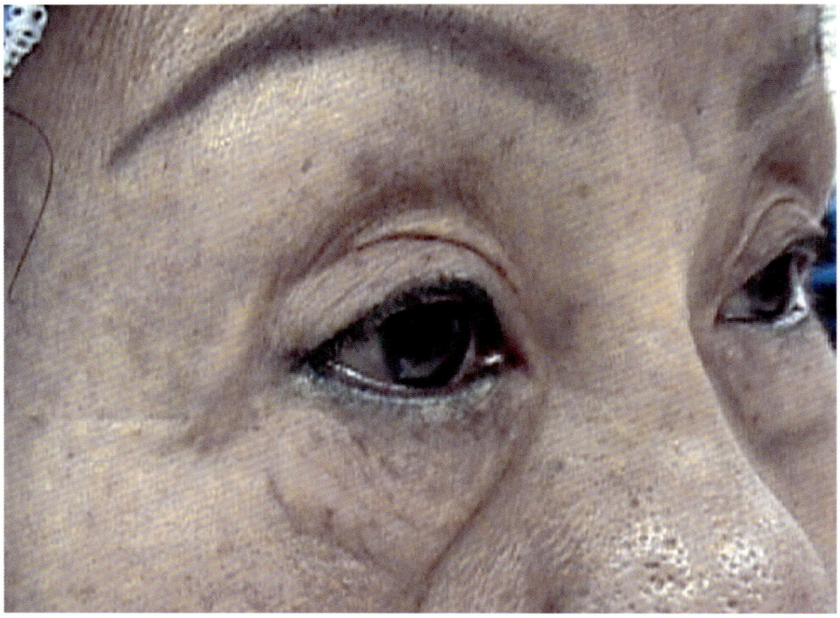

图 17-5 ■ 瘢痕化的上睑。深层瘢痕累及睑板前和眶隔前区域

塌陷或消失以及腱膜前脂肪的缺失。前后层融合为单层复合体。可以想象，上睑提肌现在向上提拉睑板时需要承受双重眼睑层的重量，而不是像正常情况那样，睑板在前层的皮肤和眼轮匝肌后上下滑动。

此时，前层的皮肤/眼轮匝肌成了后层上睑提肌的"阻力层"。这一"滑移区"位于眼睑前后两层之间（其间隙内有起润滑作用的腱膜前脂肪），滑移区的缺失或存在，会阻碍或促进重睑皱褶的形成。作者观察到，在一些人中存在质地较紧密的腱膜前脂肪，而滑移区内的这种无定形的致密脂肪可能导致了重睑褶皱的缺失。将这种纤维脂肪小心地重新放到更高的位置，可以有利于睑板的向上运动和重睑皱褶的形成。

邱武才[8-9]在他1963年发表的文章中描述的功能正常的重睑皱褶就像摩托车头盔的面罩。此外，Flowers[10]在他关于锚定法眼睑成形术的文章中提到，向下延伸的腱膜前脂肪在眶隔-腱膜融合处（腱膜前间隙的向下延伸）起到滚珠轴承的作用。

我自己的想法与这些作者的不同之处在于：腱膜前间隙的存在并在其内部保留一定数量的脂肪，是有必要的"第三层"结构，并应尽可能地保持原状（图17-6）。在图中，腱膜前脂肪垫所在的中间区域（滑移区）是黄色的，其作用就像一个无阻力层，有利于后层（深粉色）向上滑动。

上睑板向上运动是由滑移区辅助完成的，滑移区帮助其向上滑动并抵抗上睑的力量，从而形成上睑重睑皱褶。在形成上睑重睑皱褶的过程中，皮肤被动地在后层（睑板的上部）的前方滑动几毫米并形成重睑返折。

没有粘连以及在滑移区内天然脂肪的存在，使睑板平面（后层）在眶隔前眼睑（前层）下向后上方轻微地滑移，从而形成生理性重睑皱褶。如前所述，这种滑动仅需达到2~4 mm，就可使重睑皱褶向内缩进到悬垂的重睑返折下，它包含了皮肤、眼轮匝肌和从上眼眶缘边缘的弓状缘延伸出的眶隔。前层从眼眶上缘和眼眶表面悬垂下来，而后层则源自眶顶部，并且在收缩时沿着眼球表面向后上方移动。

亚洲人重睑手术和任何重睑成形术后不理想的典型表现包括：异常的肿胀（组织水肿）、眼轮匝肌或眼周的血管弓出血、腱膜前脂肪去除过多和基于生理原理的重睑皱褶形成不充分。当肿胀消退后，可能出现以下一个或多个症状：上睑下垂、上睑凹陷、重睑皱褶形成不足或未形成皱褶或形成多个皱褶（有或没有一个主要的皱褶）。这些表现都与滑移区组织的过度或不当处理有关，同时伴有累及眼轮匝肌、眶隔和上睑提肌腱膜的粘连。因此，我认为，滑移区的消失与过度切除脂肪、腱膜前间隙过多出血或腱膜前间隙的过度处理后的瘢痕化以及累及眼轮匝肌、眶隔和上睑提肌腱膜的粘连有关。

在愈合过程中，上睑仍将继续表现出一定程度的上睑下垂或向上注视受限以及皱褶内陷不足。患者可能会抱怨需要努力保持睁眼、眼睛上视困难、部分上方视野遮挡（随着时间的推移，最初限制性的上睑下垂可能发展为真性上睑提肌力量减弱的获得性上睑下垂）。睑板前和眶隔前皮肤可能形成一个单一的相对平坦或凸起的斑块状增厚的皮肤覆盖在眼球上。这个问题可以通过下列方法来检查。

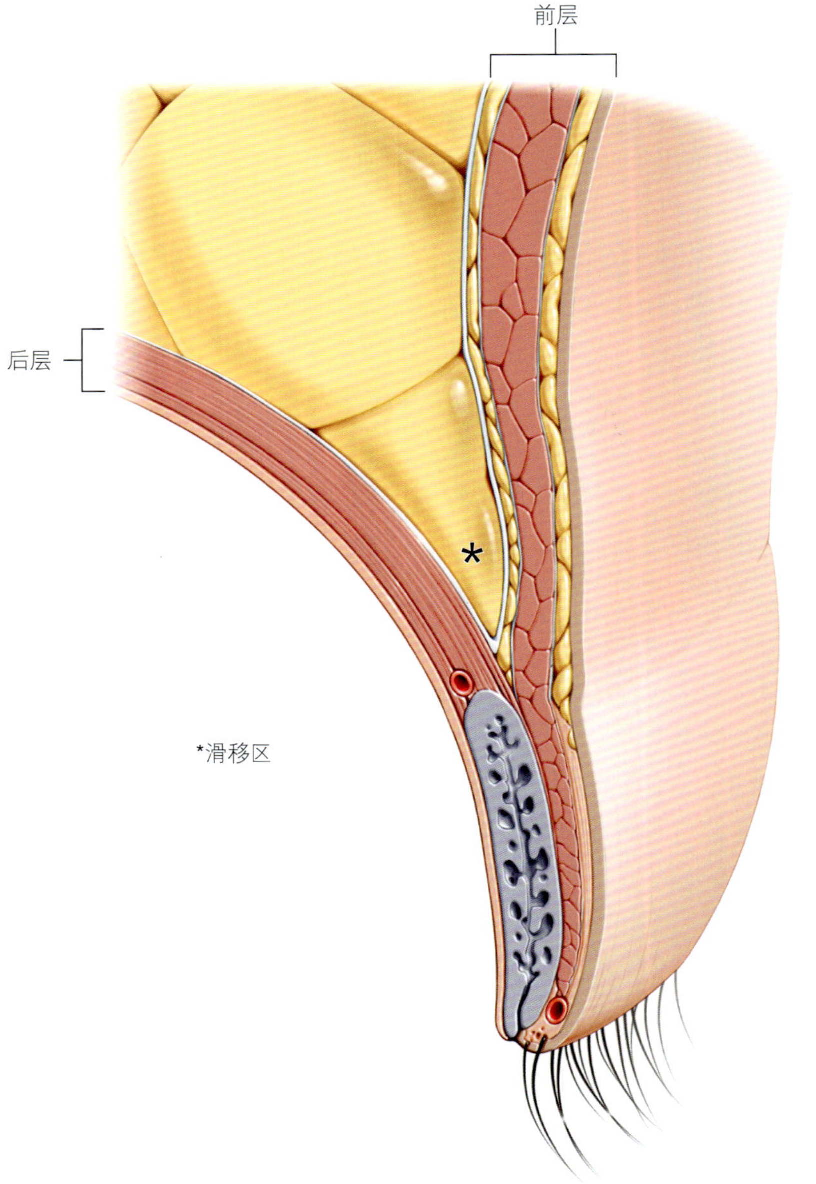

图 17-6 ■ 滑移区的概念。滑移区所构成的空间被腱膜前脂肪垫所填充，即该潜在空间是处在前层的眼轮匝肌 - 眶隔和后层的上睑提肌 - 提肌腱膜 - 米勒肌 - 睑板所构成的区域之间。腱膜前脂肪垫所处的中间区域（滑移区）就像无摩擦的润滑层，使眼睑后层可以向上滑动。当患者从下往水平位直视时，眼睑张开，上睑提肌收缩（兴奋），睑板前、眶隔前、眶周括约肌样眼轮匝肌松弛。上睑轮匝肌固定在内、外眦连合处，与内、外眦韧带融合。因此，前层就像一个被动层，受到重力的影响，由于上睑提肌和米勒肌的主动收缩，眼睑从闭合状态到睁开。因此，睑板的上移有赖于中间层，使其能够向上与前层发生位移，形成上睑重睑皱褶。在形成上睑重睑皱褶的过程中，前层被动地在后层（睑板上部）前方滑动几毫米，睑板上方悬垂的皮肤就是重睑返折

第一步　当患者向下看时，检查者将示指轻轻放在中段睑板上方、眶隔前皮肤的表面，将示指向上推动或滑移前层皮肤 / 肌肉。在上睑缘不向上移动的前提下，如果前层皮肤 / 肌肉层不能向上移动 2 mm 或更多，则表明存在异常的“滑移征”(图 17-7)(患者应避免闭合眼睑，因为这将引起眼轮匝肌的主动收缩)。

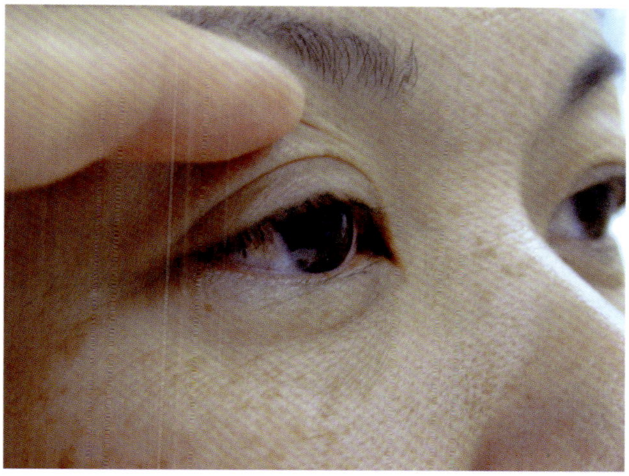

图 17-7　正常的滑移征。此处显示正常眼睑浅层真皮可在深层表面上下滑动。异常的表现提示前层和后层的粘连

第二步　当患者向下看时，检查人员用拇指和示指从其下方的眼睑组织中夹捏起皮肤层。如果不能这样，而是眼睑后层组织和上睑缘也离开眼球，这表示着滑移区的消失，形成了异常的“夹捏征”(图 17-8)。

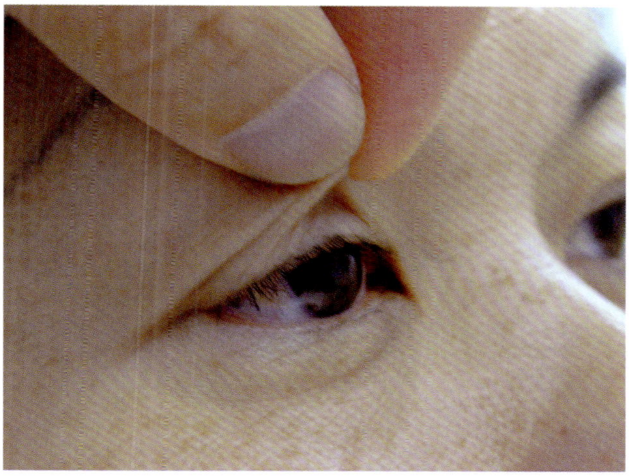

图 17-8　正常的夹捏征。当滑移区完好时，眶隔前皮肤 / 肌肉 (前层) 可以从眼睑的后层上提起几毫米而睑板不会离开眼球。异常的夹捏征会出现睑板与眼球分离，表明前层与后层存在粘连

第三步　先要求患者向下看，而同侧眉毛被检查者的另一只手夹住以阻断眉部动作。然后，检查者夹捏住前层皮肤，并让患者向上看。当患者向上看时，上直肌和上睑提肌同时收缩。正常表现应该是上睑缘独立地向上移动，而没有带动夹捏住的皮肤同步向上移动。如果夹捏的手指感到向上的拉力，那么说明上睑提肌和眶隔前皮肤是融合在一起的，这就是一个异常的“上视皮肤牵引征”(图 17-9)。

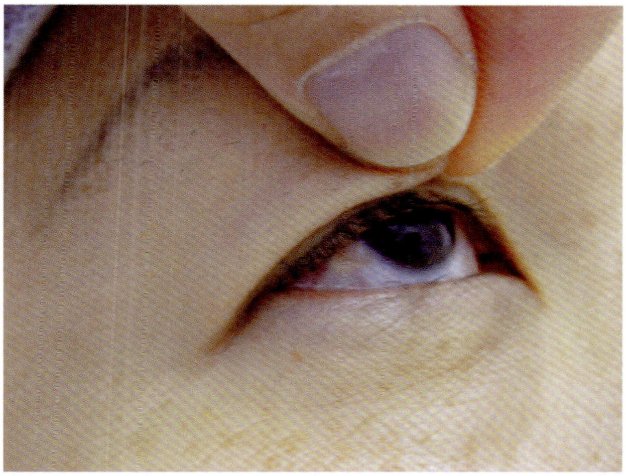

图 17-9　上视皮肤牵引征。当检查者的手指捏住患者的上睑皮肤时，要求患者向上看，此处显示的是一个正常的征象，显示没有粘连。如果检查者的手指能感受到上睑提肌的直接牵拉力，说明出现了异常的上视皮肤牵引征，提示出现了上睑提肌前间隙或滑移区的消失

上述检查更多地适用于做过手术且没有退行性变的成年人，而对于一些在眶隔前仍有过多皮肤遗留的修复病例或与年龄相关的皮肤与眼轮匝肌分离的病例，上述检查的结果可能并不太准确，有可能出现假性正常表现（在这种情况下，虽然滑移区已不存在，但仍能在眼轮匝肌表面滑动和捏起皮肤，眼轮匝肌与上睑提肌附着，在仰视时不出现皮肤牵拉）。一位前、后两层融合的患者可能在上述任何一项或两项检查中出现假阴性结果，但不太可能所有这三项检查都是正常的。这种滑移征、夹捏征和上视皮肤牵引征相结合的检查对作者很有帮助，这也可以作为对有修复需求的患者进行临床评估的一种额外工具。

在我之前的一篇关于腱膜前平面的梯形减容的文章中[7]，我提到，在沿上创口边缘斜向切除皮肤和部分眼轮匝肌时，同时仅会切除几毫米的眶隔。在创面闭合后，眶隔的下缘仍可覆盖在远端上睑提肌腱膜的表面或略高于睑板上缘的位置，保留并形成滑移区的前部。

在修复手术过程中，辨认、分离并恢复滑移区是非常重要的。与此同时，在这个潜在空间内的任何瘢痕组织都要被清除，包括清除所有埋藏的缝线和纠正任何阻碍后层滑移（移位）的因素。由于在既往手术中，额部手术悬吊过紧，皮肤/眼轮匝肌层可能没有合适地覆盖在上睑提肌上。滑移区的重建以及皮肤和眉毛 - 前额复合体的适当下移并恰当定位，将使得现在被“释放”的睑板被上睑提肌适当地向上拉，随后在睑板上缘产生一个折痕。即使没有缝合切口，在患者躺在手术台上时也很容易看到这种情况（图 17-10）。

各种形成重睑皱褶的方法，包括通过埋线或外切口方法收紧睑板 - 腱膜结合区域，都是有助于使睑板相对眼睑前层的垂直向上运动而形成折痕，前提是滑移区保留完好或尽量少被破坏。

滑移区的消失经常会导致难以修复的并发症。在相对简单的经结膜以及经皮缝合固定术中，意外和突发性的出血已有报道，这可能是由于垂直走行的睑缘、周围[11]和眶深部血管弓[12-13]之间的交通支血管受损所致，也有可能是损伤了在大众人群中占一定比例的外侧眶隔腱膜动脉[14-15]所

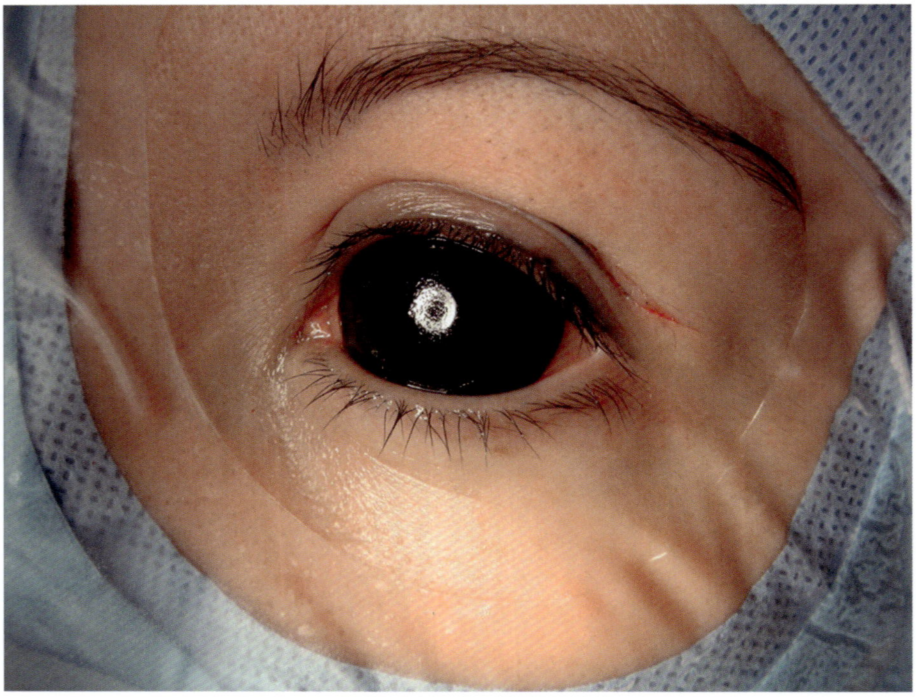

图 17-10 一个修复病例的术中所见，在皱褶固定缝合和切口缝合之前可见到皱褶形成。眼球由一个黑色的角膜保护器覆盖

致。如果血管在睑板或腱膜前或腱膜前间隙（滑移区）内被切断后回缩，则可能发生腱膜后出血。血凝块的吸收可能导致残留粘连，从而使重睑皱褶形成不协调。长期随访中，我们可能看到重睑皱褶部分消失、分段消失或完全消失。

综上所述，重睑皱褶是指眼睑皮肤沿睑板上缘的解剖学凹陷。源自于以下组织结构的复杂相互作用：一个健康的上睑提肌（后层）；可以被动卷曲形成重睑返折的眶隔前健康的皮肤 / 眼轮匝肌（前层）；存在的第三层，也被称为滑移层，其内含有健康的腱膜前脂肪；同时不能有将上睑的前、后层结合在一起的中层瘢痕。如本章所述的，保留第三层滑移层的理论及其在重睑成形术中的作用，应该能够为重睑成形术和复杂修复手术的实施提供更好的理论支撑。

参考文献

1. Cheng J, Xu FZ. Anatomic microstructure of the upper eyelid in the Oriental double eyelid. Plast Reconstr Surg 2001; 107:1665.
2. Hwang K, Kim DJ, Chung RS, Lee SI, Hiraga Y. An anatomical study of the junction of the orbital septum and the levator aponeurosis in Orientals. Br J Plast Surg 1998; 51:594.
3. Mutou Y, Mutou H. Intradermal double eyelid operation and its follow-up results. Br J Plast Surg 1972; 25:285.
4. Tsurukiri K. Double eyelid plasty: reliability and unfavorable results to the patients (Abstract). J Jpn Aesth Plast Surg 1999; 20:38.
5. Homma K, Mutou Y, Mutou H, Ezoe K, Fujita, T. Intradermal stitch for Orientals: Does it disappear? Aesth Plast Surg 2000; 24:289.
6. Chen WPD. Concept of triangular, rectangular and trapezoidal debulking of eyelid tissues: application in Asian blepharoplasty. Plast Reconstr Surg 1996; 97(1):212-218.
7. Chen WPD. Beveled approach for revisional surgery in Asian blepharoplasty. Plast Reconstr Surg 2007; 120(2): 545-552.
8. Boo-Chai K. Further experience with cosmetic surgery of the upper eyelid. Proceedings of the Third International Congress of Plastic Surgery, reprinted from Excerpta Medica International Congress Series No. 66; 1963: 518.
9. Boo-Chai K. Secondary blepharoplasty in Orientals. In: Problems in plastic and reconstructive surgery. Philadelphia: Lippincott, 1999: 520-535.
10. Flowers RS. Upper blepharoplasty by eyelid invagination: anchor blepharoplasty. Clin Plast Surg 1993; 20:193.
11. Chen WPD. The concept of a glide zone as it relates to upper lid crease, lid fold, and application in upper blepharoplasty. Plast Reconstr Surg 2007 119(1):379-386.
12. Kawai K, Imanishi N, Nakajima H, Aiso S, Kakibuchi M, Hosokawa K. Arterial anatomic features of the upper palpebra. Plast Reconstr Surg 2004; 113:479.
13. Boo-Chai K. Perioperative bleeding in the pretarsal (postaponeurotic) space in Oriental blepharoplasty. Br J Plast Surg 2001; 54:370.
14. Kim BG, Youn DY, Yoon ES et al. Unexpected bleeding caused by arterial variation inferolateral to levator palpebrae. Aesth Plast Surg 2003; 27:123.
15. Hwang K, Kim BG, Kim YJ, Chung IH. Lateral septoaponeurotic artery: source of bleeding in blepharoplasty performed in Asians. Ann Plast Surg 2003; 50:16.

第 18 章

高级篇：斜面入路和中层清理在亚洲人重睑修复术中的应用

我认为采用斜面入路法（沿上切口线）对上睑提肌腱膜前平台进行梯形减容，是实施亚洲人初次上睑成形术的一种合乎逻辑且有效的方法。我之所以提倡这种方法，是因为其具有以下优点：

1. 当切除平面为斜面时，通过眶隔进入腱膜前间隙会更简单、更安全。

2. 能够对覆盖眶隔前（睑板上方）和睑板前区的结合部组织进行可控的、标准化的减容。

3. 可以在上睑提肌腱膜与皮下组织之间或与睑板前肌纤维（睑板前平面）内的肌间隔之间形成理想的粘连。

4. 重睑皱褶的形成可以基于每个个体的睑板高度。

5. 可以从本质上消除手术切口平面不均匀的可能性，从而降低并发症的发生率，这些并发症包括重睑皱褶的不对称、高度、形态、连续性、持久性和分段、重睑皱褶的变浅或消失、多重皱褶和持续性的水肿等问题。

寻求修复手术的患者临床表现千变万化。眼睑可表现为切口瘢痕的扩展、重睑皱褶的位置较高、下视时有兔眼征、向前直视或上视时有继发性的上睑下垂。术中可见中层增厚的瘢痕累及眼轮匝肌和眶隔，或可见将眼轮匝肌和上睑提肌腱膜结合在一起的致密瘢痕组织斑块（图 18-1）。取代原先正常的滑移区位置（腱膜前脂肪垫位于滑移区的最低处）的是致密的斑块组织，它会阻止后层（上睑提肌及腱膜）在垂直向上移动时与皮肤 - 眼轮匝肌层之间被动且灵活的滑动。尽管患者很努力，但仍然可能没法形成明显的重睑皱褶。患者经常抱怨上睑疲劳、紧绷感或者表现为眉毛和前额的过度活动。

在处理修复案例时，无论是简单的还是复杂的，最大的难题之一就是切口的位置，它既不能加重已经有手术瘢痕的区域，同时也要考虑前面皮肤的外观（美学方面）以及中层的瘢痕化和挛缩（功能方面）。无论是成功地改善美学效果还是防止进一步的功能障碍，对于任何熟悉并胜任这种类型的修复手术的外科医生来说，这都是一个重大的胜利。不仅手术操作困难，而且患者常常渴望获得快速且成功的效果，这是在处理瘢痕和不良结果时很难实现的。我经常惊讶于这些患者的受损情况，但是当他们的病情得到明显改善时，我又是多么的高兴。对于患者和手术医生来说，最重要的是实现所期望的效果以及按时间计划完成修复手术后的愈合。

话虽如此，但我在行医过程中还是努力恪守以下关于整形手术的最低准则：

1. 不造成更多的皮肤短缺。

2. 不造成中层挛缩的增加，从而出现眼睑退缩和眼睑闭合不良。

3. 上述两个因素可能导致持续的眼球暴露和干眼症状。

4. 患者从一开始就要明白：手术医生无法达到与初次重睑手术那样的美学改善水平，因为初次重睑手术时眼部条件都是比较理想且皮肤量充足的，患者术前应有正常的、合理的期望值。

5. 患者应被告知每次修复手术可能只能纠正目标列表中的一项。我指的是不可能同时纠正过高的重睑皱褶、睑缘轮廓畸形、已经存在的上

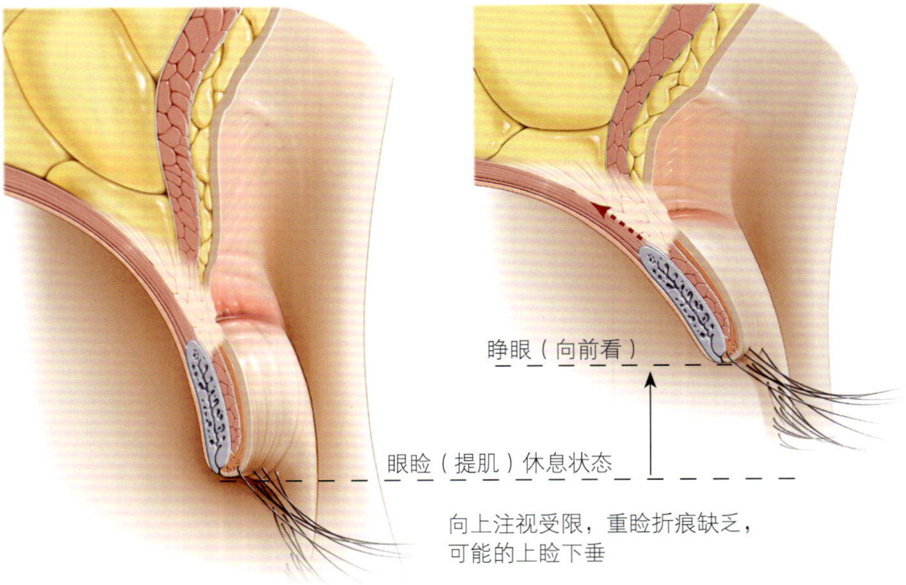

图 18-1 ■ 亚洲人不良上睑整形术后瘢痕化的情况可能包括：切口瘢痕的扩展、重睑皱褶的位置较高、下视时有兔眼征、向前直视或上视时有继发性的上睑下垂。术中可见中层增厚的瘢痕累及眼轮匝肌和眶隔，或可见将眼轮匝肌和上睑提肌腱膜结合在一起的致密瘢痕组织斑块。取代原先正常的滑移区位置（腱膜前脂肪垫位于滑动区的最低处）的是致密的斑块组织，它会阻止后层（上睑提肌及腱膜）在垂直向上移动时与皮肤 - 眼轮匝肌层之间被动且灵活的滑动。尽管患者做了很多的努力，但仍然可能没法形成明显的重睑皱褶。患者经常抱怨上睑疲劳、紧绷感或者表现为眉毛和前额的过度活动

睑下垂和皮肤短缺。

所有这些因素均指向同一结论：如果没有足够的皮肤储备，就不太可能有任何修复性的改善，除非有人希望用全厚皮片移植来补全皮肤缺损。后者将需要精准的技术、经验和特殊的夹板固定于移植物上，以便把缺损恢复成一个美学上可接受的样子。然而，仍有许多年轻或中年患者需要进行修复手术，他们的问题很严重，而且由于自然衰老，他们在未来不太可能有任何皮肤储备。如果遵循常规切除瘢痕和松解中层粘连的方法，对于刚刚能够闭上睑的患者就可能在术后出现角膜暴露等症状。即便仅仅去除 2 mm 的皮肤，也可能出现眼睑闭合不良。

解决这一难题的理想方法是通过斜面入路到达瘢痕化的前层和中层复合体。要做到这一点，必须满足以下条件。

评估重睑高度，如果高度比想要的高，那么计划降低的程度（以毫米为单位）将决定在现有重睑皱褶（眶隔前区域）之上需要保留的最小皮肤冗余量。例如，当前需要修复的重睑高度为 10.5 mm，而计划将其降至 7.5 mm，那么患者需要在重睑皱褶之上至少需要保留 3 mm 的冗余皮肤才行。如果重睑皱褶以上皮肤冗余只有 2 mm，那么这就需要与患者讨论，在当前情况下重睑只能下调到 8.5 mm，或者患者可以选择等到眼睑皮肤自然衰老松弛变得可用时再行修复手术。如果患者由于功能或心理上的原因无法接受，并且感到非常绝望，那么就必须讨论游离植皮这一选择。

对于大多数需要行修复手术的人来说并不需要皮肤移植，我的手术方法同初次眼睑成形术一样，沿着相同的路径进行，主要的区别是，要在现有切口瘢痕的上下分别标记出一上、一下两条切口线。我倾向于将这类患者的重睑切口高度保持在 8~9 mm 范围内（从睑缘中央点测量）。上切口线和下切口线的距离不应超过 1 mm，很少

会达到 2 mm。用 15 号 Bard-Parker 刀片沿着标记的上、下线切开皮肤全层（图 18-2）。现在，用尖头 Westcott 弹簧剪（不用电刀切开）在切口的上方以一种向上倾斜的方式切开，穿过眼轮匝肌到达眶隔（图 18-3）。在这一步，要切穿皮肤与眼轮匝肌之间的粘连。用剪刀尖一点一点分离，穿透眼轮匝肌和深层提上肌腱膜之间白色且瘢痕化的筋膜层，横断中层瘢痕（图 18-4）。应在沿原有瘢痕宽度设计的切口内做彻底的瘢痕松解。这种斜面入路操作与初次眼睑成形术的斜面入路操作非常相似，但却比后者角度更大（图 18-5）。瘢痕化的中间区域里，上睑提肌腱膜前脂肪可能因先前手术中的切除而大幅减少，术中可能还能看到一些残余的脂肪小球，周围散在一些较小的无定形脂肪小球或脂肪粒（图 18-6）。前层及中层的瘢痕组织包被于图 18-5 上切口斜面与下切口斜面（沿睑板上缘）之间的组织中，可在前额 / 眉毛 / 眶隔前皮肤层仔细复位后切除（通过松解所有手术引起的粘连或悬吊物），只要剩余的皮肤仍可满足眼睑被动闭合。所有的脂肪

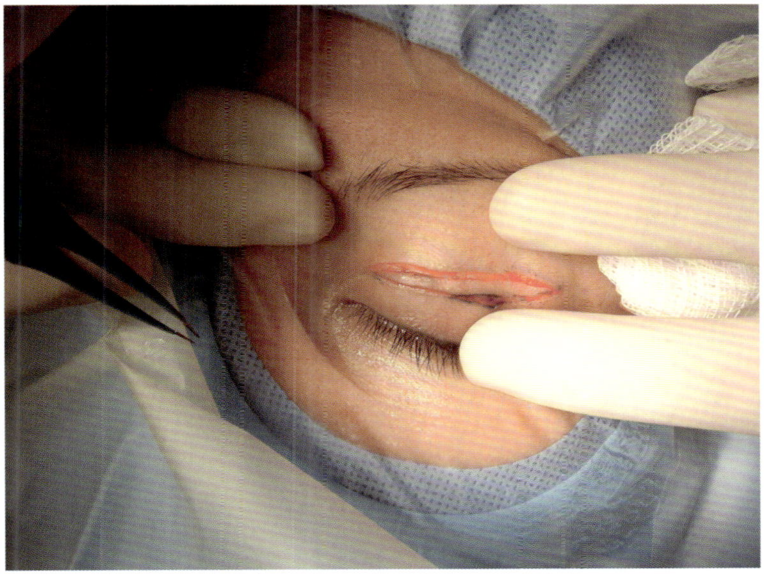

图 18-2 ■ 沿重睑皱褶上、下的标记切口线做肤的全层切开（左上睑）

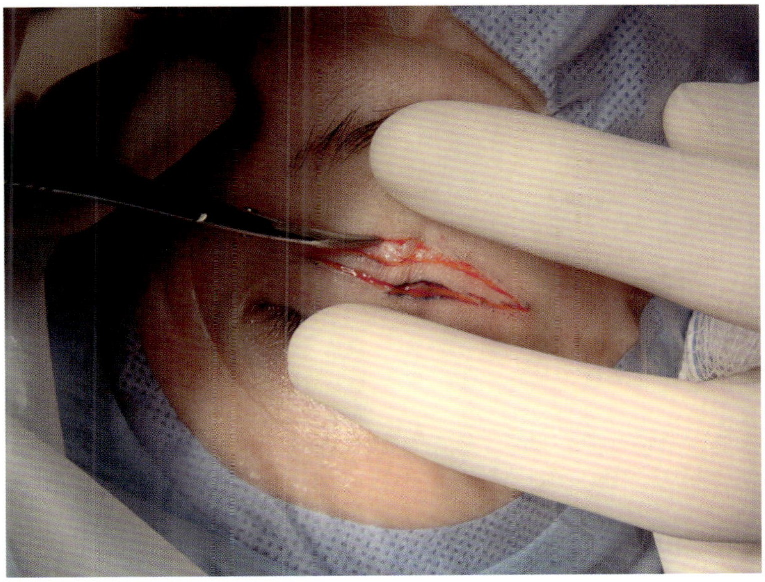

图 18-3 ■ 用 Westcott 弹簧剪沿切口上缘做斜向切开，穿过皮肤与眼轮匝肌间的粘连（左上睑）

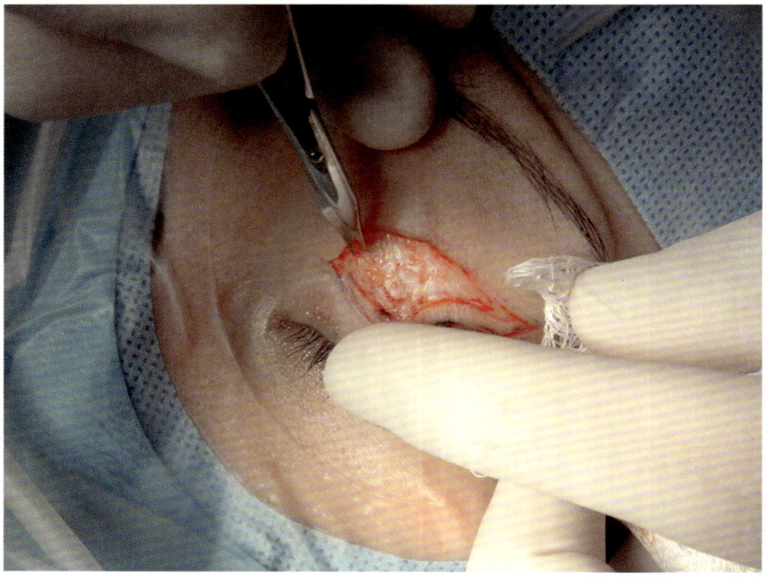

图 18-4 用剪刀边逐点移动边剪切，穿透眼轮匝肌和上睑提肌腱膜之间白色且瘢痕化的筋膜层，横断中层瘢痕（左上睑）

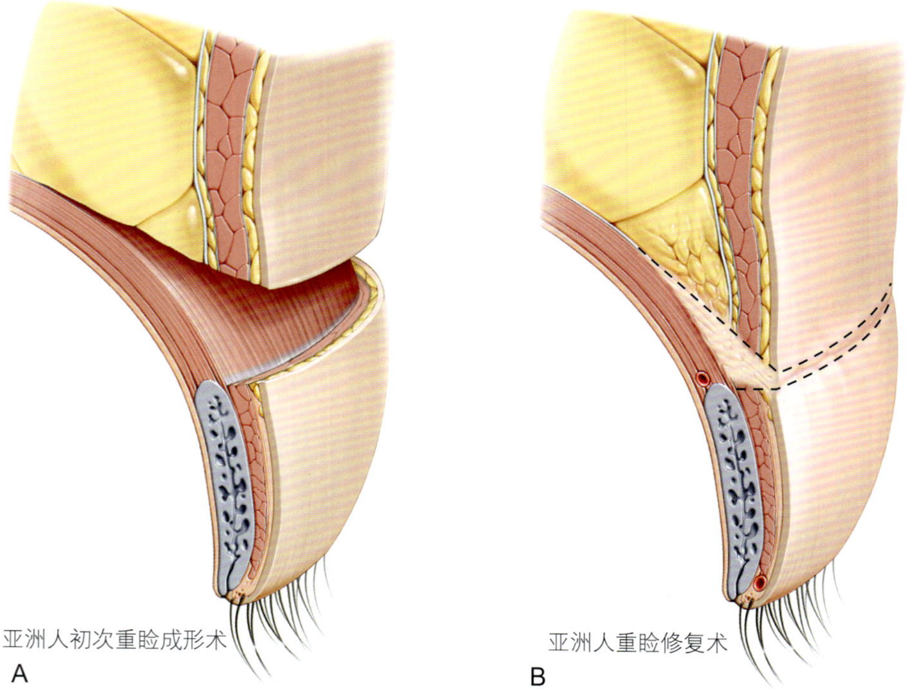

图 18-5 （A）亚洲人初次重睑成形术中的斜面入路：皮肤和腱膜前平面的梯形减容。（B）亚洲人重睑修复术中的斜面入路。值得注意的是，在初次重睑成形病例中使用的是较温和的斜面入路（倾斜面较小），而在修复性病例中使用的是较陡的斜面入路（倾斜面较大）。这对于后者是非常必要的，它有助于保留皮肤并识别原先的腱膜前区域。在这个瘢痕化的中层区域，常常会发现一些残留的较大的脂肪垫和散在的较小的无定形脂肪小球或脂肪粒。前层及中层的瘢痕组织包被于上切口斜面与下切口斜面（沿睑板上缘）之间的组织中，可在前额 / 眉毛 / 眶隔前皮肤层仔细复位后切除（通过松解所有手术引起的粘连或悬吊物），只要剩余的皮肤仍可满足眼睑被动闭合。所有的脂肪都应该被保留

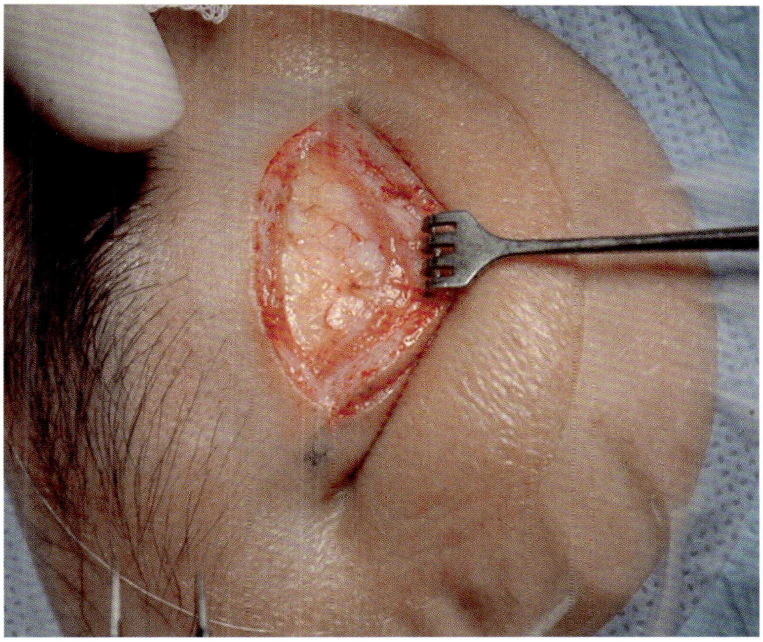

图 18-6 到达上睑提肌腱膜前间隙，在瘢痕存在的中间区域内，常常会发现一些较大的脂肪小球和散在较小的无定形脂肪小球或脂肪粒（右上睑）

都应被保留。充分松解瘢痕后，可识别上睑提肌和提肌腱膜，这是客观评估限制程度的重要指标（可以通过将睑板轻轻向下拉）。主观评估主要是通过让患者向上看和向下看。这种方法的益处和优点如下：

1. 紧贴不满意重睑的切口瘢痕线上方的切口容易到达提肌腱膜前间隙并可以避免切除宝贵的 0.5 mm 或 1 mm 的好皮肤。

2. 上切口紧靠原先的瘢痕化重睑皱褶，可以避免产生额外的切口瘢痕。

3. 这种斜面入路为再次安全地进入先前已经袭扰过的腱膜前间隙提供了可能性，既不会损伤下方的上睑提肌和米勒肌，同时又避开米勒肌内的吻合血管网和睑板上主动脉弓。

4. 对于有些病例，这种向腱膜前间隙的斜面操作大大减少了上睑的垂直偏移，释放了任何可能导致眼睑闭合不全和上睑下垂的限制因素。这一操作本身可以纠正轻度上睑下垂，这也使重置原先的高重睑线成为可能。

5. 在任一上睑修复术中进入腱膜前间隙后，可以识别出腱膜前的残余脂肪，这些脂肪可能已经碰触并向下覆盖上睑提肌。这些残留的脂肪可以被剥离并重置于更高的水平以帮助修复上睑凹陷，这在需要行修复性眼睑成形术的患者中是很常见的。

6. 可以安全切除或减少先前连接前、后两层的中层瘢痕，从而部分修复滑移区。

在亚洲人重睑修复术中采用斜面入路后，滑移层部分恢复，瘢痕消除（图 18-7）。上睑提肌腱膜前平面的所有干扰组织都被清除。尽管手术医生经常被迫做一个比亚洲人初次重睑成形术要远的皮肤切口，但在上睑提肌收缩时，切口可以向内缩进，形成更好的重睑皱褶。在中间（滑移）区的残余脂肪垫被保留，并且允许在适当的地方填充这个滑移间隙（严重病例在此间隙移植脂肪是需要的）。切口上方的皮肤现在可以自由下垂，形成对比鲜明的重睑皱褶。

上睑皱褶的动态变化

采用传统入路的初次重睑成形术中，上、下皮肤切口线通常是用手术刀片垂直（90°）切开的。皮肤、肌肉和腱膜前脂肪通过适当的方式切除而减少。在伤口闭合、重新形成重睑皱褶（闭

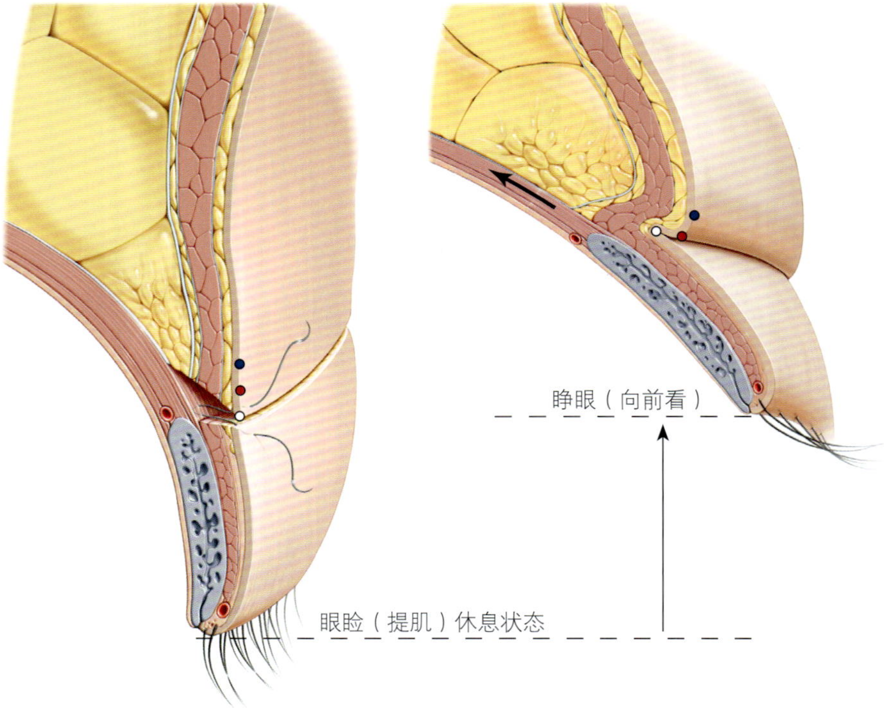

图 18-7 ■ 在亚洲人重睑修复术中采用斜面入路后（见图 18-5），滑移空间部分恢复，瘢痕消除。上睑提肌腱膜前平面的所有干扰组织都被清除。尽管手术医生经常被迫做一个比亚洲人初次重睑成形术要远的皮肤切口，但在上睑提肌收缩时，切口（白点）可以向内缩进，形成更好的重睑皱褶。在中间（滑移）区的残余脂肪垫被保留，并且允许在适当的地方填充这个滑移间隙。切口上方的红蓝圆点表示的皮肤现在可以自由下垂，形成对比鲜明的重睑皱褶

合切口线）时，腱膜前间隙被允许向下设置在睑板上缘上方的区域。这时会出现以下三种情况：

1. 如果暴露在外的腱膜前脂肪被完全切除，残余的眶隔和覆盖在眶隔上的眶隔前眼轮匝肌就会在没有脂肪缓冲的情况下直接与腱膜接触。腱膜前间隙（滑移区）很有可能消失。其结果为睑板上方形成一个深陷的沟槽，同时重睑皱褶形成不良。

2. 如果只是部分或者保守地去除脂肪，在眶膈前眼轮匝肌（前层）和腱膜（后层）之间有可能仍有部分脂肪存留。

3. 在我使用的上切口线斜形入路的方法中，缝合切口时仅将切口上皮肤缘与睑板上缘的腱膜和切口下皮肤缘缝合，保留了腱膜前间隙，同时脂肪下移至睑板上区域，此时在滑移区有脂肪的缓冲作用。当眼轮匝肌以向上倾斜的方式被切断时，更多的眼轮匝肌纤维沿着切口上缘被切除，从而使得切口上皮肤缘与由此产生的腱膜前间隙紧密相连。

在后两种情况中，脂肪仅被部分切除（或优先重置），无论是通过传统的腱膜前平面矩形减容还是梯形减容，上睑眶隔前中部的腱膜前间隙会被保留。有缓冲的脂肪（保留在腱膜前间隙或滑移区中）以及软组织（包括眶隔前皮肤、眼轮匝肌、眶隔和腱膜前脂肪）会在动态抬高的睑板顶部隆起。多余的软组织平面（以前称为腱膜前平面）已经被适当地减少。从美学角度来看，形成的重睑皱褶是动态且自然的。

腱膜前间隙的复位和保留是亚洲人初次重睑成形术的一个基本要素，因为当睑板向上移动时在腱膜前间隙内有存留的脂肪，这将有助于在上睑中段睑板前重睑皱褶下形成一个外形良好的重睑返折。

完全切除脂肪，从而去除腱膜前间隙是不可

取的，这样会使眶隔前的中间部分变平并在亚洲人的上睑出现一个睑板上方凹陷。

以下推理被应用于重睑修复术。利用沿切口上线的斜面入路，目的是保持腱膜前间隙的完整性。如果患者以前做过传统的矩形切除，切除了部分脂肪，则这种方法在定位腱膜前间隙时可减少很多困难。如果之前的手术医生实施的是梯形减容法[1]，那么在修复时寻找腱膜前间隙就会相对容易。即使患者以前做了矩形减容手术，而且去除了所有的脂肪，斜面入路的方法仍然为显露熟悉的手术视野即腱膜前间隙提供了更多可能（到目前为止，作者还没有遇到完全去除脂肪的梯形减容的所谓第四种情况，正如当今大多数手术医生所知道的，亚洲人的眼睑不能过多去除脂肪。然而，目前还没有那么多人熟悉采用斜面入路法进行梯形减容，这种做法对于亚洲人是适用的）。

通常情况下，患者会有上睑美容手术史，并表现出平坦的或没有皱褶的轻微凹陷。由于多种原因，患者可能有不良的皱褶形成，包括皮肤边缘与腱膜间的手术粘连不良，或者在皮肤和上睑提肌间的腱膜前间隙有不定形脂肪的下移。

斜面入路法在亚洲人重睑修复术中的应用使手术医生能够安全地到达腱膜前间隙，将任何剩余的腱膜前脂肪放置在凹陷处，接近腱膜前间隙时不必沿上皮肤切口切除宝贵的皮肤。换句话说，你要确保你的切口不会增加新的问题。当你进入眼睑的腱膜前间隙时，可以切除中层内的瘢痕，重新建立一个滑移界面，并重建一个相对符合生理和活动度良好的皱褶（图 18-8）。

亚洲人上睑美容手术中出现瘢痕的表现可包括：皮肤切口瘢痕增宽、重睑皱褶过高、向下注视时兔眼征，以及在直视和上视的基础上可见继发的后天性上睑下垂。术中可见累及眼轮匝肌和眶隔的中层瘢痕，或者出现致密的瘢痕组织斑块使前层的眼轮匝肌与后层的提肌腱膜相结合。而与生理性的“滑移区”不同（其最底层有腱膜前脂肪垫存在），斑块组织的聚集阻碍了后层在向

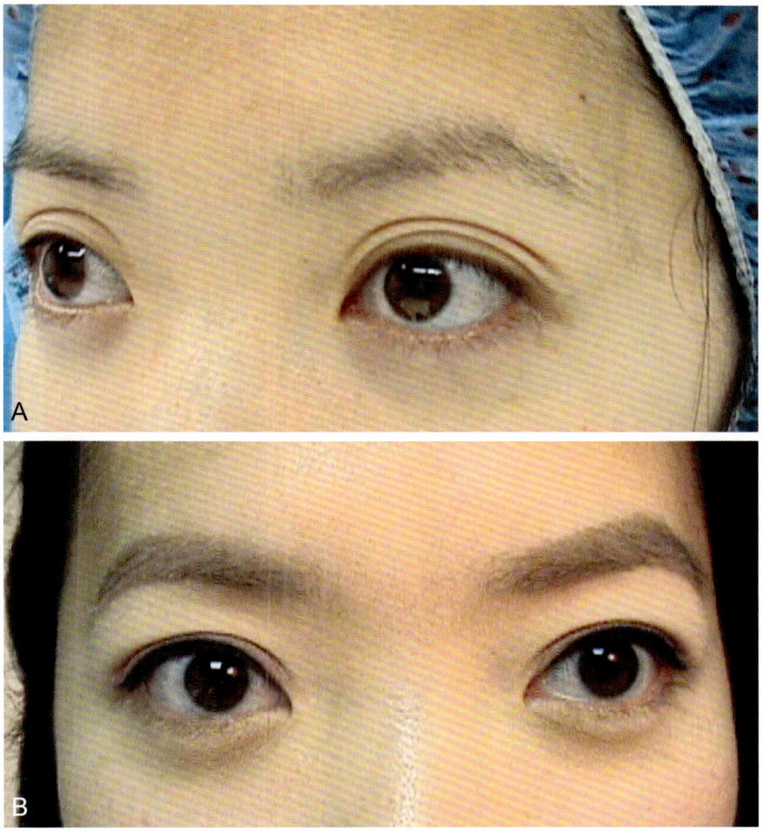

图 18-8 （A）修复手术前外观。（B）修复手术后外观

上移动时皮肤-眼轮匝肌层有适当的被动且灵活的相对运动。

在作者的临床实践中，在近4年内有26名患者（48侧眼睑）进行了重睑修复手术，目的是将手术后的重睑皱褶高度修正到较低的位置[6]。在此研究中，我们排除了所有初次重睑成形术的患者，包括所有先天就有高重睑皱褶的患者、为增强（加深）原有或手术形成重睑皱褶的患者、仅矫正不完全皱褶或皱褶形状的患者，以及在行初次重睑成形术的同时矫正后天性或退行性上睑下垂的患者。其中男性5名、女性21名，除4名要求行单侧重睑皱褶修复的患者外，其他患者都是做了双侧修复。

数据分为两组（表18-1）：OD是右侧上睑，OS是左侧上睑。这两组数据的第三列分析了术前和术后测量结果的差异。每个类别有24个眼睑，总共有48个眼睑。将数据汇总，统计出总体算术平均数。修正前的皱褶高度是用毫米测量的，测量范围在8~14 mm，总体平均值为9.9 mm。根据具体情况修复时设计的皱褶高度

表18-1　一组48眼修复数据，包括年龄、性别、重睑皱褶降低程度（mm）

	年龄和性别	术前OD	术后OD	变化	术前OS	术后OS	变化
1	42F	12	7.5	4.5	11	7.5	3.5
2	38F	11	7.5	3.5	10	7.5	2.5
3	46F	11	7	4	10	7	3
4	60F	10	6	4	10	6	4
5	54F	9.5	7.5	2	9.5	7.5	2
6	32F	9	7	2	9	7	2
7	32F				8.5	6.5	2
8	22F	8.5	7	1.5	8.5	7	1.5
9	23M	8	7	1	8	7	1
10	63F	9	7	2	9	7	2
11	36F	12	8	4	14	8	6
12	58F	12	7	5	12	7	5
13	65F	11	7	4	11	7	4
14	29F	9	7	2	9	7	2
15	22F	9	8	1	9	8	1
16	55F	10	7.5	2.5	10	7.5	2.5
17	66F	9	6	3	8.5	6	2.5
18	30F	11	8.5	2.5	10	8	2
19	34F	9.5	8	1.5			
20	25F	8.5	7	1.5	8.5	7	1.5
21	39F	9	7	2	9	7	2
22	47F	11	8	3	11	8	3
23	28F				8	6.5	1.5
24	63F	10	7	3			
25	26F	9.5	6.5	3	9.5	6.5	3
26	28F	12	6	6	12	8	4
合计 =		240.5	172	68.5	235	171.5	63.5
算术平均数 =		10.02	7.17	2.85	9.79	7.15	2.65
总计 (OD + OS) =		475.5	343.5	132			
总体均值 =		9.9	7.15	2.75			

（以 0.5 mm 计量）在 6.0~8.5 mm，平均 7.15 mm，7 mm 是局麻手术中最常用的高度。术后 2 个月复查时，重睑皱褶高度的有效降低范围为 1~6 mm。经 2 个月随访，重睑皱褶高度平均降低 2.75 mm。典型的过程是随着肿胀消除和伤口愈合，重睑皱褶高度会继续下降。因此，如果所有这些患者能够得到更长时间的随访，那么重睑皱褶高度有效降低的可能性还会增加。

采用斜面入路的亚洲人重睑修复术可以部分恢复滑移区，去除中间层瘢痕。可以清除腱膜前平台的任何干扰组织。结合本章所描述的技术，通常可以将一条过高且静态的瘢痕线重新定位成一个更低、更动态的重睑皱褶，达到患者能够接受的程度。通常不需要进行皮肤移植。

参考文献和扩展阅读

1. Chen WPD. Concept of triangular, rectangular and trapezoidal debulking of eyelid tissues: application in Asian blepharoplasty. Plast Reconstr Surg 1996; 971:212-218.
2. Chen WPD. Asian blepharoplasty: a surgical atlas. Oxford: Butterworth–Heinemann, 1995.
3. Chen WPD. Asian blepharoplasty–update on anatomy and technique. J Ophthalmol Plast Reconstr Surg 1987; 3:135–140.
4. Chen WPD. Aesthetic eyelid surgery in Asians: an East–West view. Hong Kong J Ophthalmol 2000; 3:27-31.
5. Chen WPD, Khan JA. Color atlas of cosmetic oculofacial surgery (with DVD), 2nd edn. Philadelphia: Elsevier Science/Saunders, 2010.
6. Chen WPD. Beveled approach for revisional surgery in Asian blepharoplasty. Plast Reconstr Surg 2007; 120(2):545-552.

高级篇：观察角度、重睑皱褶高度及其对重睑成形术临床结果的影响

本章主要论述作者关于重睑皱褶的高度和深度的概念，二者因患者注视角度和医生观察角度的不同而发生改变。

每个人重睑皱褶的高度受测量方式及其他多种因素影响，包括静息姿态、观察角度及相关的眼部异常。当计划行眼睑初次美容手术或眼睑修复手术时，这些因素都应考虑在内。

重睑皱褶的解剖定义

重睑皱褶是眼睑皮肤的自然凹痕，通常在睁眼时出现在睑板上缘水平（图 19-1）。通常认为当上睑提肌收缩时，上睑提肌腱膜远端纤维向后上方牵拉睑板以及前方的皮肤和眼轮匝肌并对抗上睑前层松弛的眶隔前部（包括皮肤、眼轮匝肌、眶隔和腱膜前脂肪）而形成返折。

上睑及重睑皱褶的位置

随着面部倾斜角度的改变，可以看到重睑皱褶的表观高度随之发生变化。多数存在重睑皱褶的人在平视前方时，重睑皱褶形态最为理想（图 19-2）。

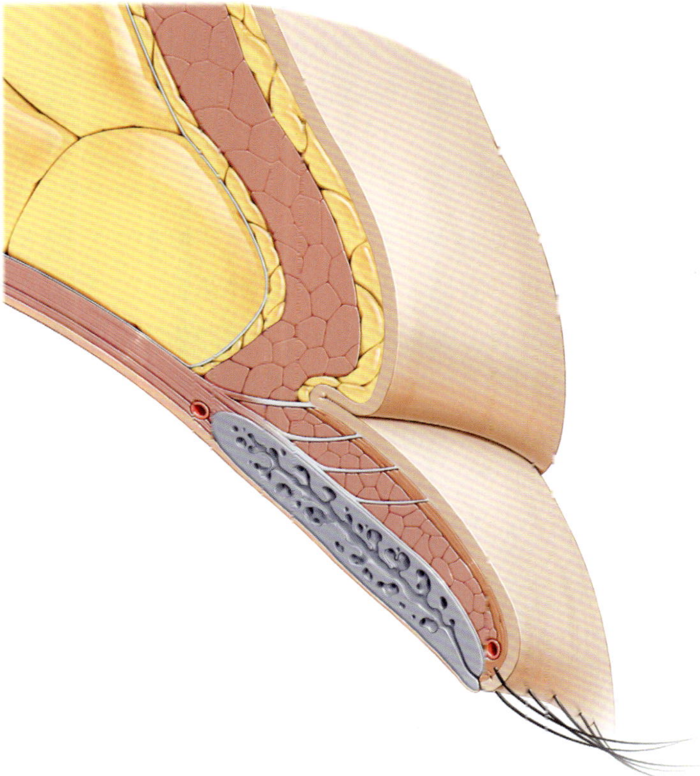

图 19-1 ■ 重睑皱褶的位置

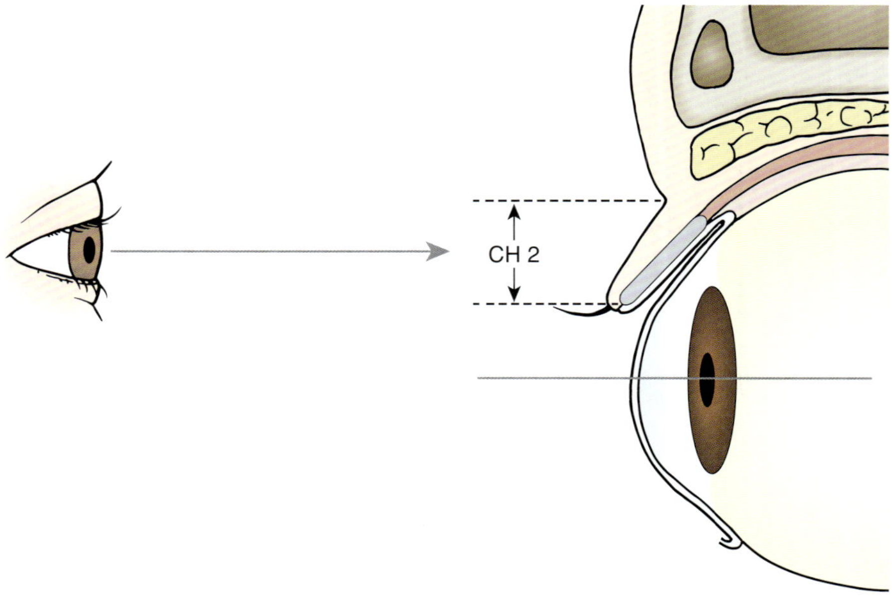

图 19-2 ■ 这张图显示了当患者睁眼平视时的状态。重睑皱褶是位于睑板上缘对应处皮肤的一个凹痕。在重睑皱褶下方，提肌腱膜于此处插入并发出分支进入眼轮匝肌间隔和皱褶处皮肤。CH 2 指的是观察者和受试者都处于水平注视位置时所观察到的重睑皱褶高度

视轴角（visualaxisangle，Vax）

向下注视（图19–3）

向下注视时，下直肌和上斜肌收缩的同时，上直肌和提肌舒张，前者将后者牵拉至其最大长度。天生具有重睑皱褶的人向下注视可使重睑皱褶变浅或消失，但仍可见一模糊的皮肤折痕。

向上注视（图19–4）

睁眼并以最大程度向上看时，重睑皱褶最深，此时上睑提肌可能最大程度地收缩并达到其最短的状态。上视的角度与水平线的夹角即为正（+）Vax（Vax 是相对水平线而言的视轴角）。

如果同一受试者将头稍微向后仰（下巴前伸位），并且在后仰时仍然保持向前方注视，就眼球而言，这类似于向下注视，因而重睑皱褶就不那么深和明显了。

头后仰

有趣的是，亚洲人中相当一部分单睑者有头后仰的习惯。这类似于眼球以负的视轴角轻微向下注视，使上睑提肌趋于松弛，并进一步减轻对睑板前组织的牵拉。出现头后仰可能有以下几个原因：对于单睑者，眼睑皮肤可能对视野上方存在 5° ~10° 的遮挡。而头后仰可能是为了让自己更好看见的代偿性动作，也可能是并发隐匿性上睑下垂或已有轻度上睑下垂。自出生后，他们已经适应并通过头后仰的姿势来清除视轴上的遮挡。当用侧面照或镜子为他们指出这一点时，他们通常感到十分惊讶。事实上，甚至在成功进行重睑术形成重睑皱褶或加强了重睑皱褶后，许多患者仍习惯性采取原先的头后仰位，不自觉地会使新形成的皱褶变浅。只有当患者完全面向前方并且平视（零视轴角）时，重睑皱褶才会显现完全。

正视轴角

正如前面提到的，上睑提肌在向上注视时处在最大收缩状态，此时眼睑的皱褶看起来最深。我们可以将患者向上最大限度注视时眼轴相对水平 0° 视轴所形成的角度视为最大正角（图 19-5）。

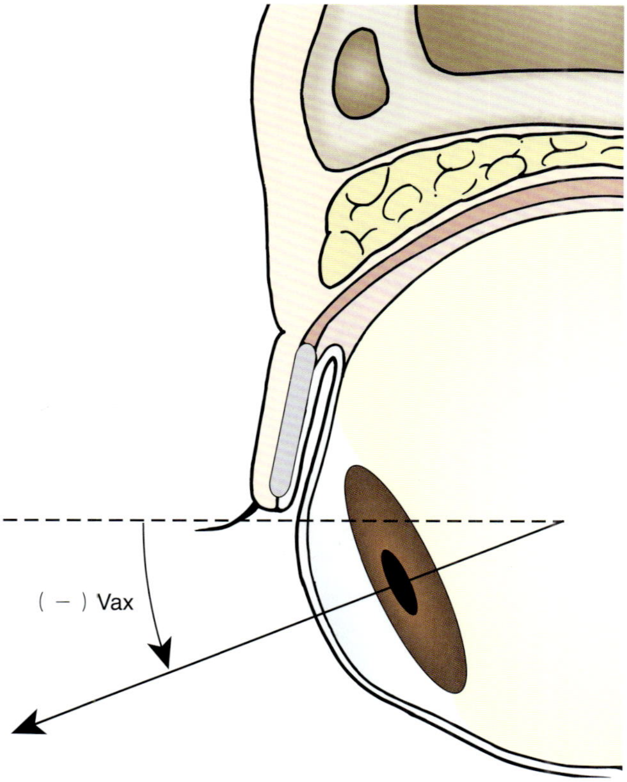

图 19-3 患者视轴向下时，视轴角（Vax）为负且重睑皱褶较浅

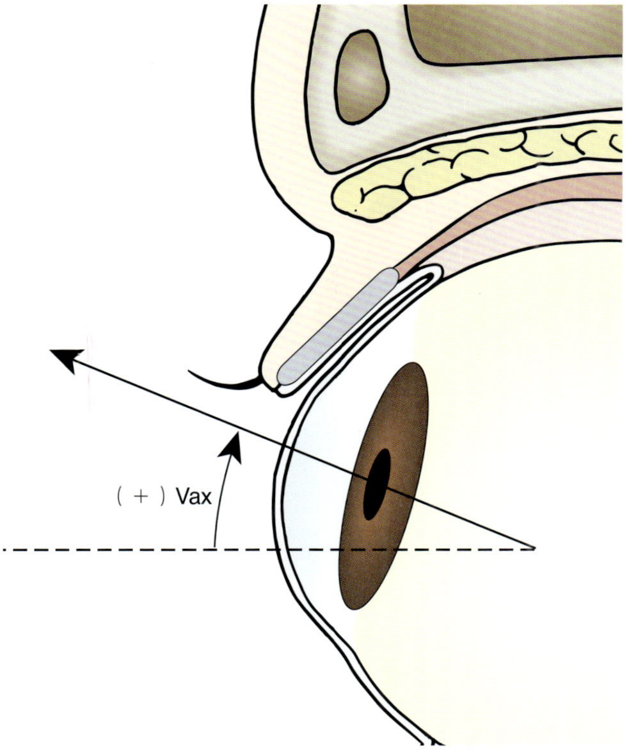

图 19-4 患者向上看时，上睑提肌最大程度收缩，可见重睑皱褶最深

正观察角

当检查者站在比患者眼睛高的位置观察时，患者看向观察者所处的高位，由于观察者有一个正观察角（+ao）以及患者有一个向上看时的正视轴角，重睑皱褶会显得更深（图 19-5）。相当于当检查者在同一水平位直视患者时，让患者下巴向下靠近胸骨的情况下直视前方的检查者。本质上就是让患者的眼睛相对于眼眶处于向上注视的位置。CH1 小于 CH2。

负视轴角

当眼睛向下看时，上睑提肌处于最松弛的状态，上睑和上直肌同样处于松弛状态（图 19-6）。此时，视轴角（从平视 0° 向下测）处于最大负角，并且随着向下注视，重睑皱褶将变浅甚至消失。

负观察角

若患者位置高于检查者，则检查者处于较低位置并且向上看（形成负观察角），同时患者向下看形成负视轴角，则重睑皱褶变浅（图 19-6）。CH3（代表真正的皱褶解剖学高度）大于 CH2。

中位视轴角（=0°）

当以水平位视轴角水平直视前方时（零视轴角），此时皱褶形态最佳，既不太深也不太浅。作者的观点是手术形成的重睑皱褶应与天然重睑皱褶具有相同的动态特征。为亚洲人行重睑术选择手术方案时应该反映并体现出这些目标特征。

观察角（ao）

检查者的观察角（ao）也应该标准化。该标准是在水平位上垂直于受检者正脸，也就是检查者直视前方时的零度观察角（ao=0°）（图 19-2）。

因此，无论使用 Vax 还是 ao 模式，其正

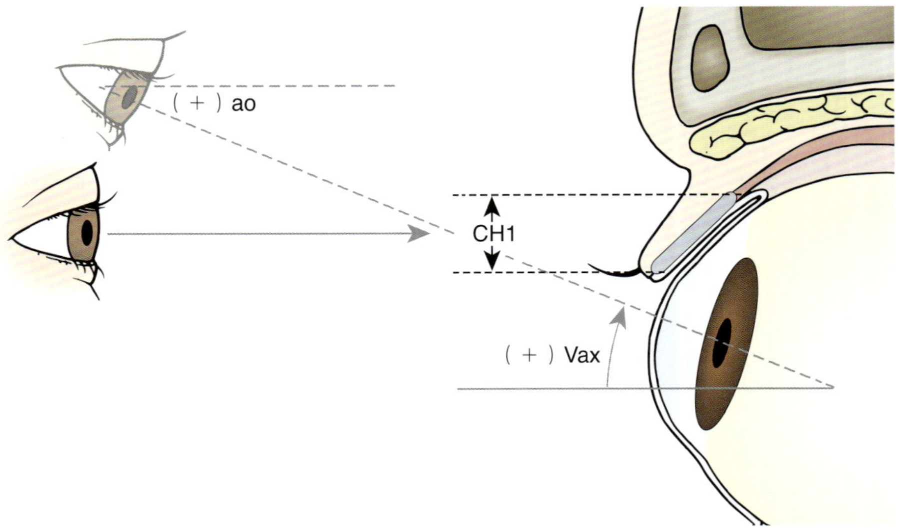

图 19-5 患者的视轴朝上，视轴角（ Vax ）为正值，重睑皱褶的凹痕最大。若检查者处于站立位，观察角（ ao ）高于患者的眼睑，可形成正观察角。CH1 代表当向上注视、上睑回缩时人为缩短的重睑皱褶高度

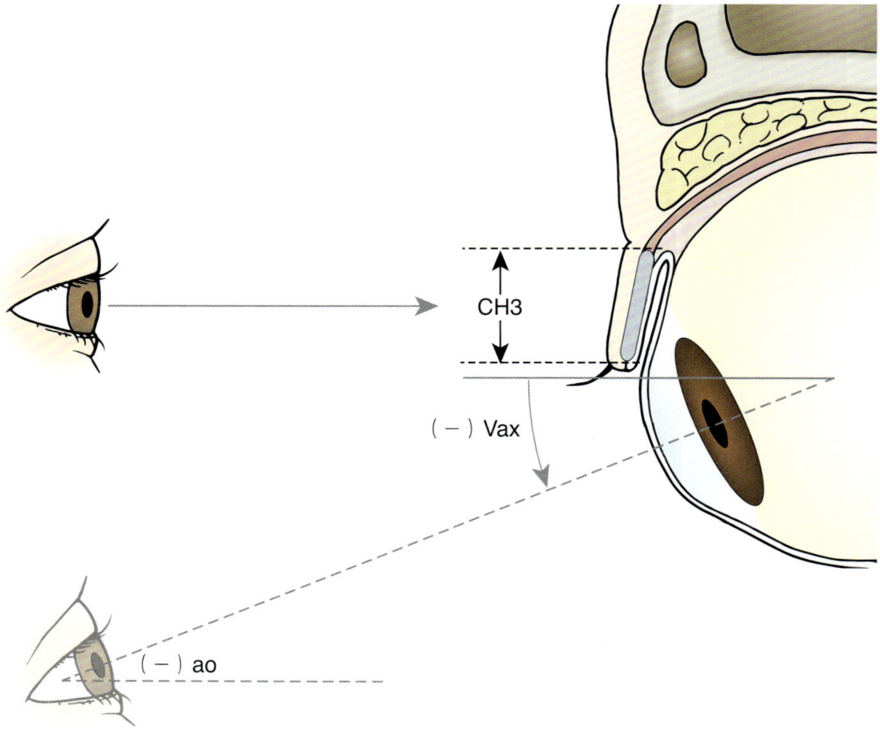

图 19-6 患者的视轴朝下，视轴角（ Vax ）为负值，重睑皱褶的凹痕最小。如果检查者的眼睛从相对于患者较低的位置向上看，观察角（ ao ）表现为负观察角。CH3 代表向下注视或闭眼时真正的皱褶解剖学高度

值都与皱褶的加深相关，负值都与皱褶的减少相关。

无论是为了学习还是记录，Vax 和 ao 都应该始终保持在 0° 位置（患者和观察者在水平位相互直视对方）。

对于老年性退行性上睑下垂患者，常见到当个体年轻时位于正常位置的重睑皱褶，最终会随着年龄增长逐渐退化为宽而不明显的皱褶，并开始出现上睑下垂。原因有三：上睑提肌腱膜及其在上睑板上缘的附着随年龄增长而逐渐松弛；睑板前及靠近睑板的眶隔前眼轮匝肌松弛；同时上睑缘下移（导致轻微头后仰并产生负 Vax），进一步使皱褶凹痕变浅。睑板上缘与其表面覆盖皮肤之间的眼轮匝肌纤维的松弛使得原先分支到重睑皱褶处的上睑提肌腱膜远端纤维减少。少数腱膜纤维的止点位置可能高于先前的重睑皱褶位置，从而成为临床医生所说的“皱褶上移”。因为这些皱褶不能在较高的位置很好地后缩，残余的皱褶浅，并不是真正的解剖学上的皱褶。

以上概念的重点在于，“皱褶深度”往往成为患者和医生经常讨论的焦点，而最重要的是要对怎样才是形态良好的自然皱褶有清晰的理解，手术形成的重睑皱褶应该具备什么特性（动态、柔和、自然等）以及什么是不合格的重睑皱褶（在深度、持久性、不完整方面等）。而令作者感到惊讶的是，医生与患者常常不会细致探讨重睑皱褶的目标高度应该在哪里。

第 20 章

高级篇：睑板倾斜的概念及其在生理和病理状态下的影响

本章主要阐述了作者的原创性发现，即在睁眼时眼睑的睑板段呈现一个约 45° 的自然倾斜。因此垂直时测量重睑线的高度是不准确的，实际上对应的真正的解剖重睑高度应代入系数$\sqrt{2}$ ÷ 1.0，假设为一个 45° 的等腰三角形，或者是 1.41X，X 为正面的垂直测量的高度值。换言之，睁眼垂直测量时会低估真正重睑高度约 1/$\sqrt{2}$ 系数。重睑皱褶高度描述和测量的不精确是手术不能达到理想效果的主要因素。

图 20-1A 显示了作者关于睑板倾斜的概念，认为睑板的倾斜角度和睑板前组织（重睑皱褶所处的位置）的倾斜角度在 45° ~50° 。该角度可通过数学模型和临床摄影及 MRI 技术来测量。

对于任何想做好眼睑手术的医生来说，正确理解睑板倾斜的概念及其对表观重睑高度的影响都是至关重要的。

无论在眼睛生理状态下，还是在各种病理状态下，睑板倾斜降低了表观重睑高度，并造成了高加索人和亚洲人重睑的解剖差异。本章将使用数学模型和临床案例来阐述睑板倾斜的影响，以及所导致的上睑美容成形术中常见的错误。

观察到的表观重睑高度与实际解剖学重睑高度之间的差异

示教者给住院医师展示测量上睑提肌功能（位移）的细微差别时，其方法是将毫米刻度尺经上睑缘中心部沿面部和眼睑放置进行测量。双眼重睑高度的测量通常是悬浮在两眼一个近乎于同一位点进行的。为了尽量测得实际解剖学重睑高度，测量时应嘱患者向下看，以使睑板前区近乎垂直，也可在患者闭眼状态测量。如此获得的实际解剖学重睑高度值与睑板的中心高度一致。

图 20-2 中可见一位年轻人测量上睑板的倾斜角，与水平轴夹角为 41° 。

亚洲人解剖学

以一个天然的 7 mm 重睑的亚洲人上睑为例。图 20-3A 显示了在闭眼或向下看时的上睑。图 20-3B 显示了正常平视、向上看的上睑。当面部垂直且双眼平视时，重睑皱褶会部分折进上睑返折内，呈现最完美的状态。上睑睑板浅表平台向后上方倾斜，倾斜角度（ I ）接近 45°，因此也反证了睑板的倾斜角。

倾斜重睑高度（图 20-1 蓝线部分）是被测量者平视，测量者正对被测量眼，进行垂直测量得出。通常这一数值会低于实际解剖学重睑高度。

一个 7 mm 的解剖重睑高度（睑板前皮肤或睑板高度，图 20-1 红线部分），可被假设为 45° 等腰直角三角形的斜边，这个三角形剩下的两条边是纵轴和横轴 [两边各为 7 mm ×（ 1/$\sqrt{2}$ ），约等于 5 mm]。因此，观察者会看到一个自然的 7 mm 重睑高度，从重睑线最缩进的部分至睫毛边缘大约只有 5 mm 的垂直高度（倾斜重睑高度，Tch ），如果上方被悬垂的皮肤返折在重睑折痕前遮挡了 2 mm，则仅剩下 3 mm（在返折下缘以下部分称为临床“表观重睑高度”）。所以当一个单眼皮患者提出要求塑造 3 mm 高的重睑时，术者需要意识到实际上这需要 7 mm 的解剖学重睑高

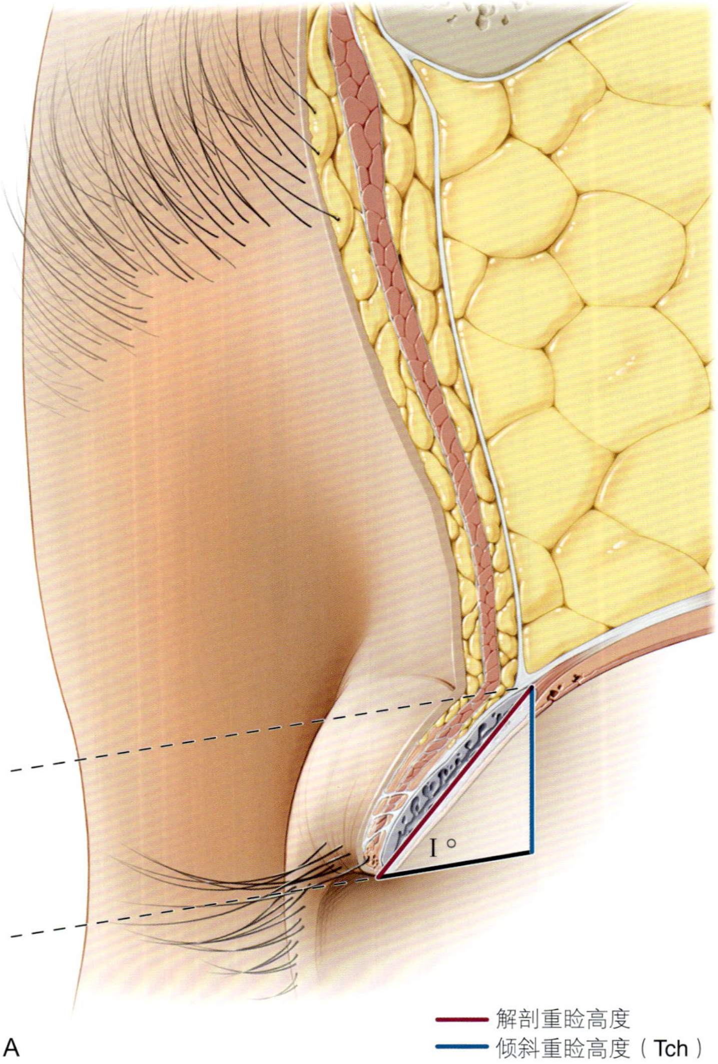

图 20-1 （A）倾斜角（I°）表示睁眼平视前方时睑板的倾斜角度。睑板的高度如红线所示，对应解剖学重睑高度（anatomic crease height）。最佳测量状态是当双眼向下看或者双眼上下睑闭合时。蓝线表示的是垂直测量的倾斜重睑高度（tilted crease height, Tch）

度作为基础。

表观重睑高度＜倾斜重睑高度（通常垂直测量）＜解剖重睑高度

或者

解剖重睑高度＞倾斜重睑高度＞表观重睑高度

这意味着手术设计中的重睑高度要比患者观察、察觉到的更高，高到一定的解剖分界线。

由于重睑线被垂悬的数毫米返折所遮盖，表观重睑高度要小于我们看到的倾斜重睑高度，所以：

倾斜重睑高度 – 返折 = 表观重睑高度

表观重睑高度 + 返折 = 倾斜重睑高度

尽管倾斜重睑高度通常约等于实际解剖重睑高度的 $1/\sqrt{2}$（=0.72 或 5/7），但在临床上没有测量的意义。测量解剖重睑高度时应嘱患者眼睑闭合或向下看。

另一种粗略测量睁眼睑板倾斜角度的方法是通过 MRI 扫描技术。图 20-4 所示为一个患者的图像，显示睁眼时睑板的测量角度为 44.45°。

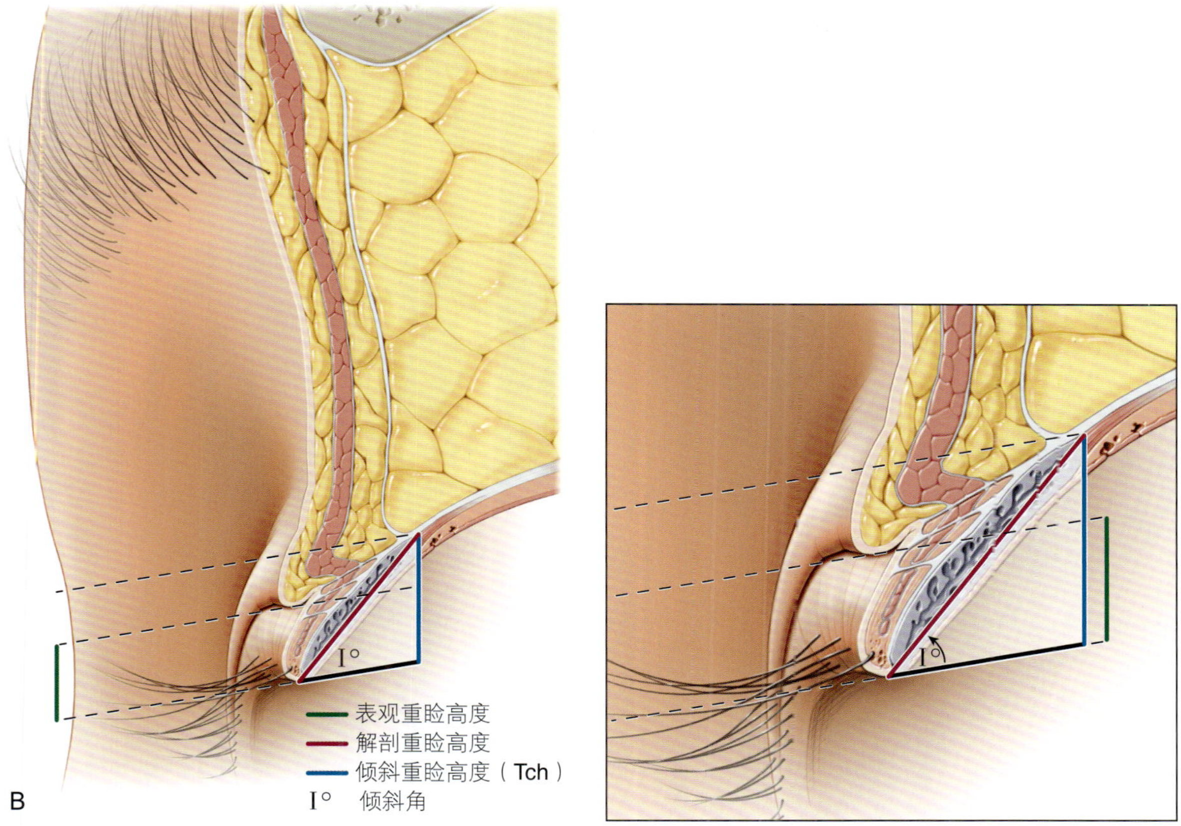

图 20-1　（续）（B）如图所示，睁眼时折痕上提，皮肤返折下降遮盖折痕。我们所看到的重睑高度就是蓝线减掉返折遮盖的高度后剩余的绿线部分，称为表观重睑高度（apparent crease height）。患者通常通过测量蓝线和绿线来判断重睑的高度，但是医生应当测量的是红线，以及留意那些其他因素所造成的影响

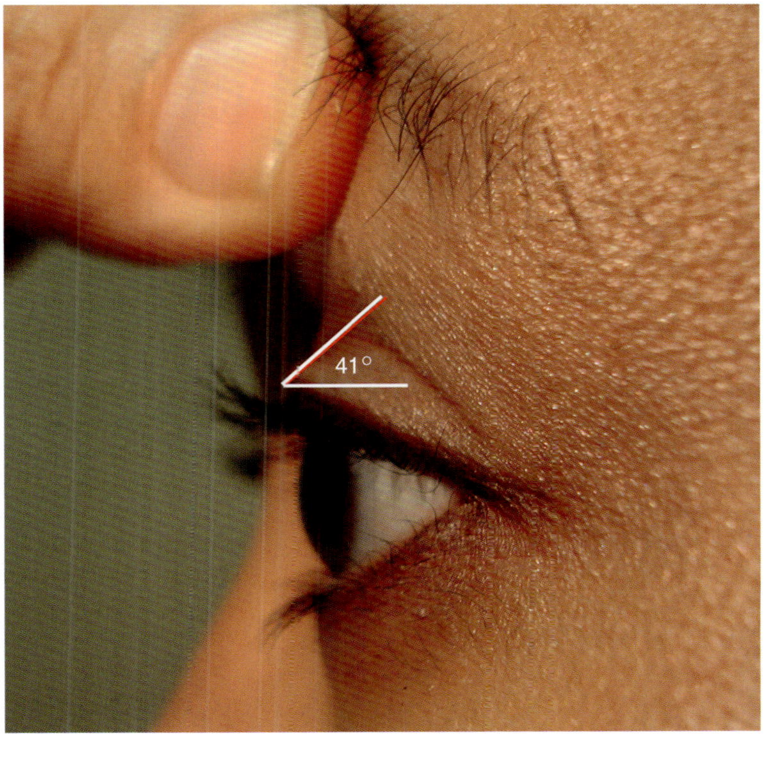

图 20-2　此为一名年轻女性位于裂隙灯显微镜下，额平面垂直的侧面观。经测量，睑板前皮肤的表面及下方的睑板与水平轴所形成的倾斜角为 41°

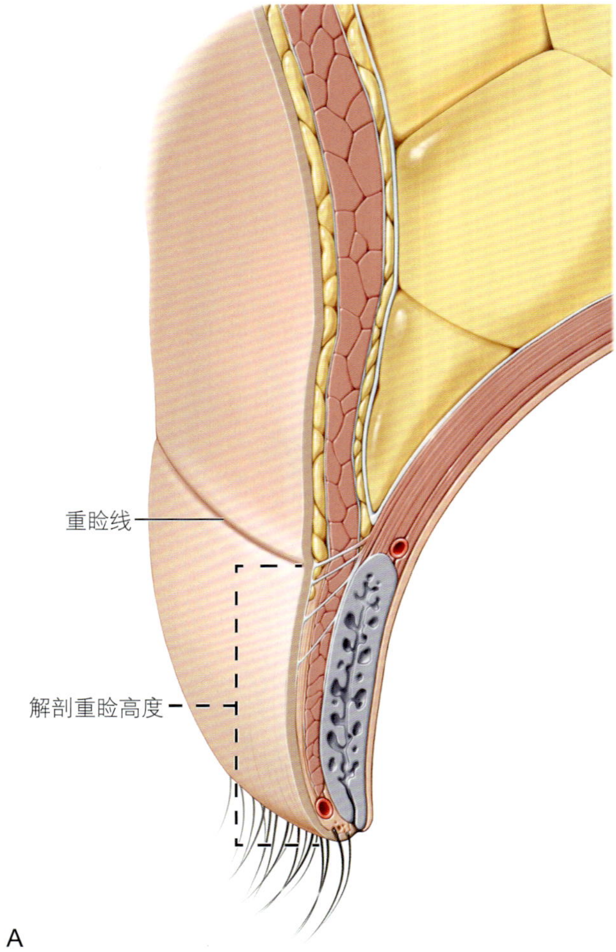

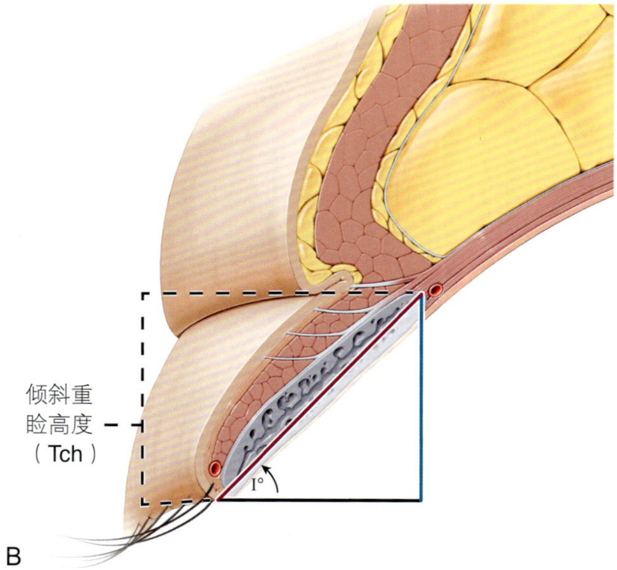

图 20-3 （A）图为上睑在闭合或下视状态，（B）图为自然睁眼平视状态。当面部垂直且双眼直视时，重睑线折叠于返折之下，处于最佳暴露位。上睑板浅表平台向后上方倾斜，形成一个接近 45° 的倾斜角，因此也反证了睑板的倾斜角

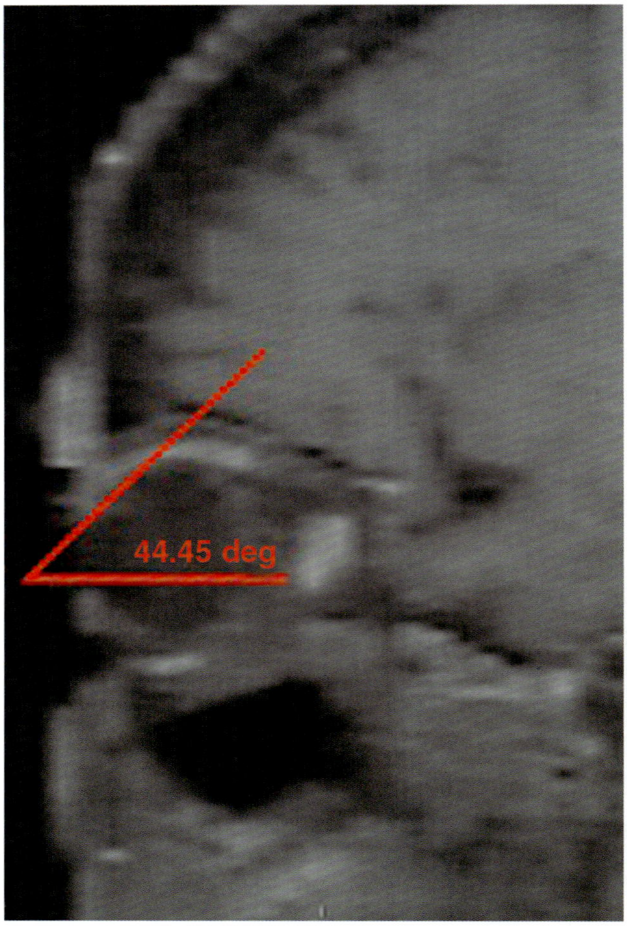

图 20-4 患者的 MR 扫描图像，数字测量睁眼状态睑板与水平线所形成的倾斜角为 44.45°

调查分析的方法：数学建模

在现阶段可用的技术测量复杂事件行不通时，工程师和物理学家经常使用数学建模来模拟现实生活场景。例如天气模型、地震预测、核武器试验或火箭空气动力学。仅次于实际测量，数学建模被认为是测量精度的金标准；我将尝试在这里应用基本几何学和三角学的方法进行建模。

双眼睁开时，躺在眼球上的上睑睑板前这段（包括皮肤、眼轮匝肌、睑板）的倾斜角度为 40° ~50°（假设上睑缘，即睑板，位于角膜上缘，且睑板向上延伸超过这一点）；我们将此时的睑板静止角定义为睑板倾斜角（I）。

正常眼图解

人类眼轴直径约 25 mm，半径为 12.5 mm，眼周长 78.5 mm。眼球表面每 1 mm 长度朝着眼球中心对应的角度为 4.6°（360° ÷78.5 mm=4.6° / 眼周长中的每毫米）。

[选读：我们做了一系列的假设。尽管许多眼科专家认为睁眼时上睑缘静止位是居于角膜上缘（幼年）和角膜上缘下 1 mm（成年）之间的范围，我们可以假设它是在角膜上缘，以消除角膜和巩膜的曲率差异对计算结果可能存在的影响。

我们还将讨论两种异常临床情况：上睑缘在角膜上缘上方 2 mm（巩膜暴露 2 mm）的上睑退缩，以及上睑从角膜上缘向下 4 mm（遮盖角膜上缘 4 mm）的上睑下垂。

这类似于如果我们认为遮盖角膜上缘 1 mm 是上睑缘在睁眼位的自然位置，那么上述这两种异常的临床情况相当于从原来的上睑缘静止位（遮盖角膜的 1 mm）回缩 3 mm，并由此产生 2 mm 的巩膜暴露；而从角膜上缘向下 4 mm 的上睑下垂实质上是距离遮盖角膜上缘 1 mm 处 3 mm 的上睑下垂。也可以把它看作是像正弦函数这样的非线性函数，即假设静止的上睑缘位于角膜上缘下 1 mm 处，在各自方向上，向上和向下偏离等量的 3 mm。]

睑板高10 mm的高加索人眼睛（图20-5）

我们设想一名成年高加索人，从睑板的最宽部分（中央部）测量上睑板的垂直高度为 10 mm。在上睑完全睁开的前提下，假设上睑缘位于角膜上缘处。从睫毛边缘至重睑线的高度是 10 mm。睑板高度对应的眼球表面长度夹角为 46°。角膜上半部分的 5 mm 对应 23°。睑板也对应 46°。由此可知，从眼球中心到睑缘的半径与到重睑线的半径相等。我们可以计算出高加索人倾斜睑板与水平面的夹角为（180°−46°）/2−23°=44°（图 20-5）。

图 20-5 为一个上睑板高 10 mm 的高加索人

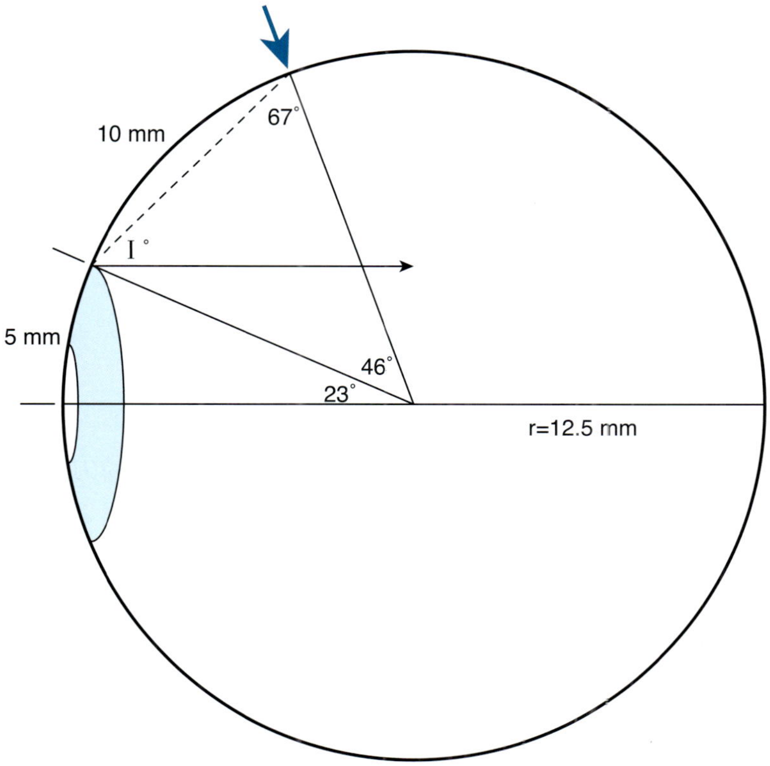

图 20-5　睑板高 10 mm 的高加索人眼球模型。详情见文

眼球模型。实线圆表示眼球。上睑未画出，但标记出其上睑缘位于角膜上缘。蓝色轮廓部分是一个平均直径 10 mm 的透明角膜。10 mm 圆弧代表睁眼时上睑板的高度（带有箭头的水平线与从角膜中心到球后的轴线平行）。虚线示眼睑的倾斜率，并不是它在空间中的真实位置（因此当它在蓝色箭头所指的睑板上缘处缩进形成重睑皱褶时，睑板的倾斜角为 I°）。

倾斜角 I 的大小（基于眼睑的位置）可用于对比表面观察（倾斜重睑高度，Tch）和眼睑向下看或闭合时准确测量的数据：我们可以从三角函数中回忆起角的正弦函数 = 对边 / 斜边。

因此，I 值的正弦函数（睑板的倾斜角）等于观察到的重睑在空间中的垂直分量（Tch，未知）除以睑板的解剖高度（斜边）（睑板上缘通常与重睑线的位置相对应），在高加索人通常为 10 mm（也见图 20-3）：

Sine44° = Tch/10 mm

Sine44° = 0.69

因此，高加索人的 Tch = 10 mm × 0.69 = 6.9 mm。

高加索人在睁眼状态下测量时，尽管睑板的实际高度为 10 mm，垂直向投影却只有 6.9 mm。因此假设重睑在睑板上缘折进去，其高度应该是 10 mm，显现高度却只有 6.9 mm。

存在4 mm上睑下垂的高加索人眼睛（图 20-6）

现在我们来建立一个 4 mm 上睑下垂的高加索人眼球模型。实线圆表示眼球。上睑未在图中画出，上睑缘位于角膜上，上睑下垂遮盖了上方 4 mm 的角膜，只差 1 mm 就完全遮盖了视轴。蓝色轮廓部分是一个平均直径 10 mm 的透明角膜。10 mm 圆弧（虚线对应的那段）代表上睑板。虚线是睑板正中的等长斜线（因此当它在蓝色箭头所指的睑板上缘处缩进形成重睑皱褶时，重睑的倾斜角为 I°）。

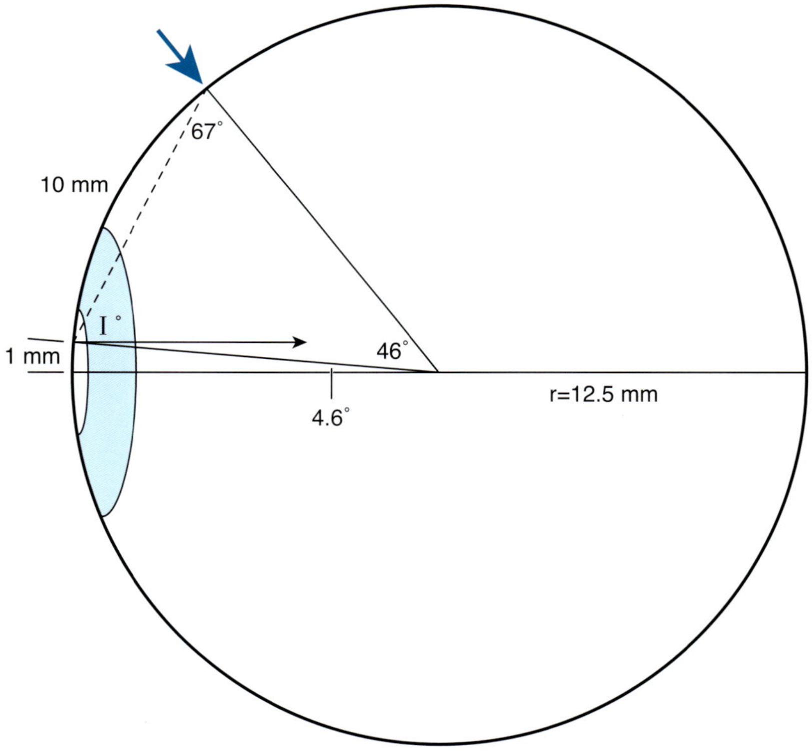

图 20-6 4 mm 上睑下垂的高加索人眼球模型。详情见文

若该高加索人存在 4 mm 的上睑下垂，上睑将遮盖角膜上部 4 mm（请注意，眼科医生通常取正常遮盖角膜 1 mm 的上睑缘作为测量的参照点，因此遮盖角膜上缘 4 mm 实际上等于 3 mm 上睑下垂。为了理解简易和方便建模，我们将用 4 mm 上睑下垂的起始点角膜上缘作为参照点。参见先前关于数学建模假设的讨论）。

通过前面所示的计算方法可知眼球表面每一毫米对应 4.6°。当眼睑下垂 4 mm 时，在眼中轴线以上只有 1 mm，所以在眼球模型表面标记角度为 4.6°。

Ⅰ（倾斜角）=67°−4.6°=62°，Sine Ⅰ = 0.89 = Tch/10 mm，Tch（倾斜重睑高度）为 8.9 mm。因此，我们将看到更多的真实的重睑高度（Tch 显示接近 10 mm）与中度上睑下垂；这种情况下，Tch 的值为 8.9 mm。同理可得，当上睑下垂时，可见一个更大的睑板前区，其更接近真正的解剖重睑高度尺寸。

存在2 mm上睑退缩的高加索人眼睛（图 20–7）

现在我们来建立一个有 2 mm 上睑退缩的高加索人眼球模型。实线圆表示眼球。上睑未在此处画出，但其退缩的上睑缘位于角膜上缘上方，可见 2 mm 白色巩膜暴露。蓝色轮廓部分是一个平均直径 10 mm 的透明角膜。10 mm 圆弧（虚线外围对应部分）代表睁眼时的上睑板。虚线是睑板正中的等长斜线（因此当它在蓝色箭头所指的睑板上缘处缩进形成重睑皱褶时，睑板的倾斜角为Ⅰ°）。上睑缘在角膜上缘上方有 2 mm 的退缩（或 3 mm，根据眼科医生习惯以睁眼时遮盖角膜 1 mm 的上睑缘为正常上睑位置），上睑缘现在距角膜光学中心或中轴 7 mm。

已知眼球表面每 1 mm 对应 4.6°。眼中轴上 7 mm 的上睑缘对应 32°。可代入计算：Ⅰ值 = 67°−32°= 35°。

Sine Ⅰ = Sine 35° = Tch/10 mm = 0.57

Tch = 10 mm × 0.57 = 5.7 mm

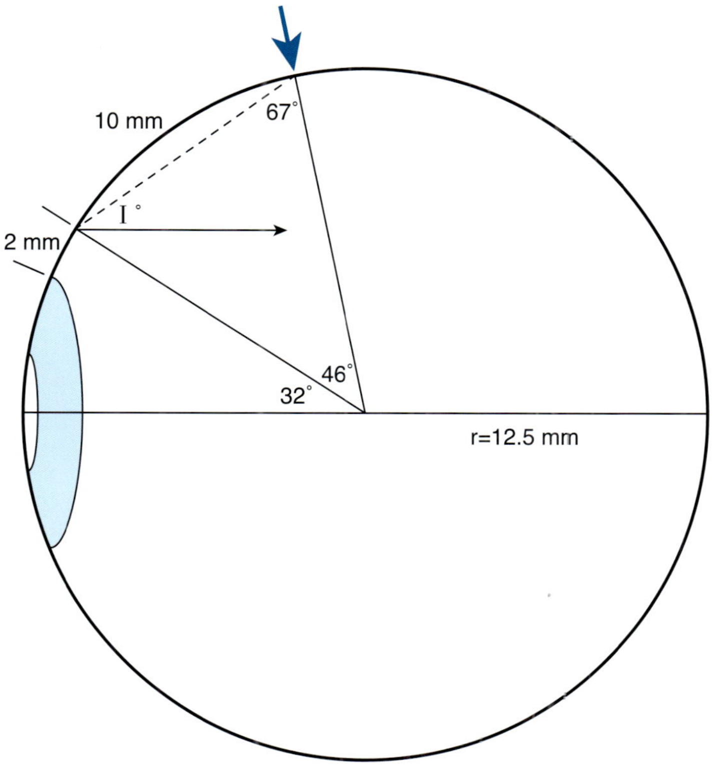

图 20-7 存在 2 mm 上睑退缩的高加索人眼球模型。详情见文

对于观察者来说，上睑退缩时，10 mm 睑板高度显示的垂直向重睑高度只有 5.7 mm。

睑板高7 mm的亚洲人眼睛（图20-8）

我们将对亚洲人眼睛正常静息状态、存在 4 mm 上睑下垂或上睑退缩高于角膜上缘 2 mm 的情况进行类比计算。

图 20-8 显示了一个上睑板垂直高度为 7 mm 的亚洲人眼球模型。眼球直径仍为 25 mm。当睁眼状态并且上睑缘在角膜上缘（角膜缘最高点）时，图中 7 mm 圆弧表示睁眼时的上睑板。虚线是睑板正中的等长斜线（因此当它在棕色箭头所指的睑板上缘处缩进形成重睑皱褶时，睑板的倾斜角为 I°）。

亚洲人睑板高度介于 6.5~7.5 mm，大多数平均为 7 mm（图 20-8）。记住，4.6° 是眼球表面每毫米所对应的角度。因此，7 mm 的睑板覆盖眼球角度为 32°，上半角膜的 5 mm 所对应的角度为 23°。

睁眼状态下，睑板倾斜角（I）为（180−32）/2，再减去 23°：74−23=51°。

Sine I = Sine51°= 0.77 = Tch/7 mm

亚洲人 Tch（重睑高度的垂直分量）= 0.77 × 7 mm = 5.4 mm

普通亚洲人的解剖重睑高度为 7 mm，从正面观察表观重睑高度为 5.4 mm（垂直分量为 5.4 mm）。如果这时有 2 mm 的悬垂皮肤返折，则可观察到的重睑皱褶高度（并且可能被错误地测量）是 3.5 mm（当患者要求“低于平均值”的重睑高度且医生错误地将平均重睑高度定位在 3.5 mm，且切口低于该重睑高度时，出现不良后果是可以预见的）。

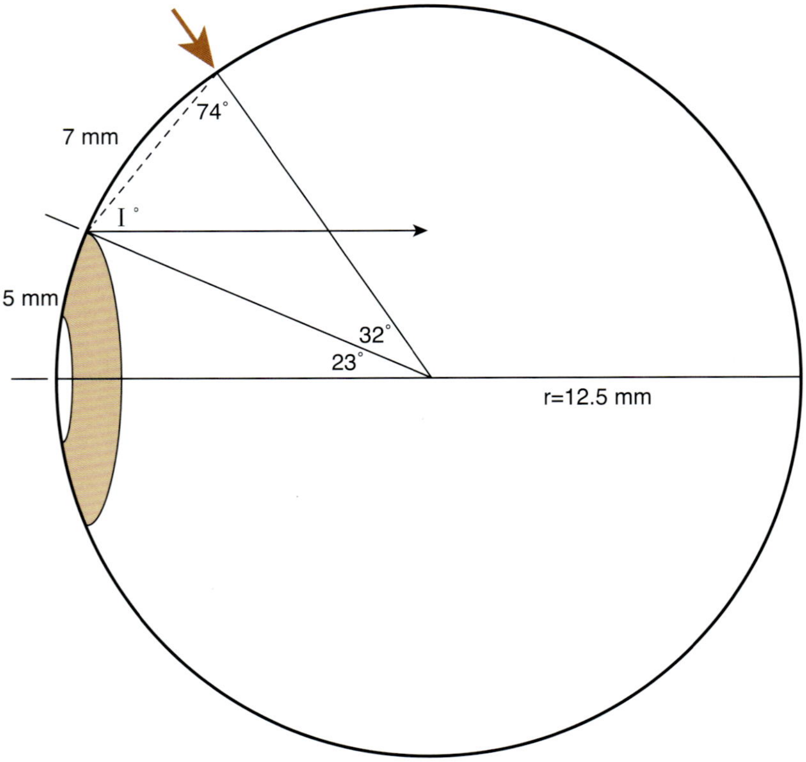

图 20-8 ■ 上睑板垂直高度为 7 mm 的亚洲人眼球模型。详情见文

存在4 mm上睑下垂的睑板高7 mm的亚洲人眼睛（图20-9）

我们将建立一个 4 mm 上睑下垂的亚洲人眼球模型。此处未绘制上睑，但上睑缘位于角膜上缘（边界）下方 4 mm 处。图中棕色轮廓部分代表一个平均直径 10 mm 的透明角膜。7 mm 圆弧代表上睑板。虚线是睑板正中的等长斜线（因此当它在棕色箭头所指的睑板上缘处缩进形成重睑皱褶时，睑板的倾斜角为 I°）。

存在 4 mm 上睑下垂的亚洲人，I =（180 – 32）/2，减去 4.6°：

$$\text{I} = 74.0 - 4.6 = 69.4°$$

$$\text{Sine I} = \text{Sine}69.4° = 0.936 = \text{Tch}/7\ \text{mm}$$

$$\text{Tch} = \text{Sine I} \times 7\ \text{mm} = 0.936 \times 7\ \text{mm} = 6.5\ \text{mm}$$

在具有 4 mm 上睑下垂的亚洲人眼球模型中，我们看到倾斜重睑高度为 6.5 mm。相反，如果患者倾斜重睑高度看起来是 6.5 mm（取代了非下垂眼睛正常的 5.4 mm 高度），那么应该仔细观察患者是否有上睑下垂。医生需要保持高度怀疑去仔细鉴别是否存在上睑下垂，毕竟，在正常眼和严重眼睑下垂眼之间看到的重睑高度差异仅为 1.1 mm。

存在2 mm上睑退缩的亚洲人眼睛（图20-10）

我们现在将建立一个存在 2 mm 上睑退缩的亚洲人眼球模型。实线圆代表眼球。此处未绘制上睑，但上睑缘位于角膜上缘上方并显露 2 mm 的白色巩膜。棕色轮廓部分代表一个平均直径 10 mm 的透明角膜。睁眼状态时，7 mm 圆弧表示上睑板。虚线是睑板正中的等长斜线（因此当上睑在棕色箭头所指的睑板上缘处缩进形成重睑皱褶时，睑板的倾斜角为 I°）。睑板所对的圆

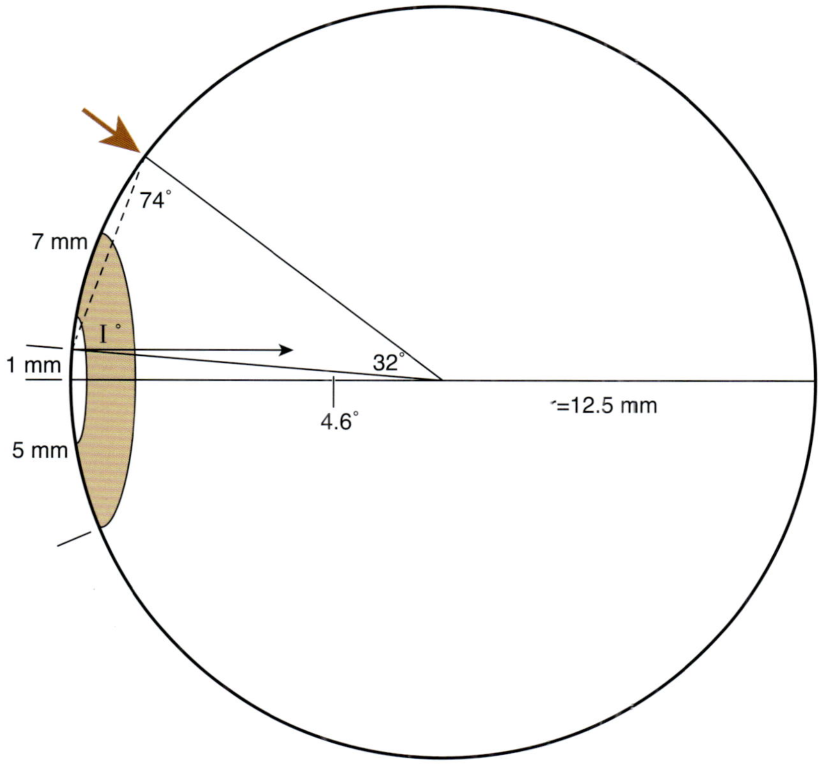

图 20-9　存在 4 mm 上睑下垂的亚洲人眼球模型。详情见文

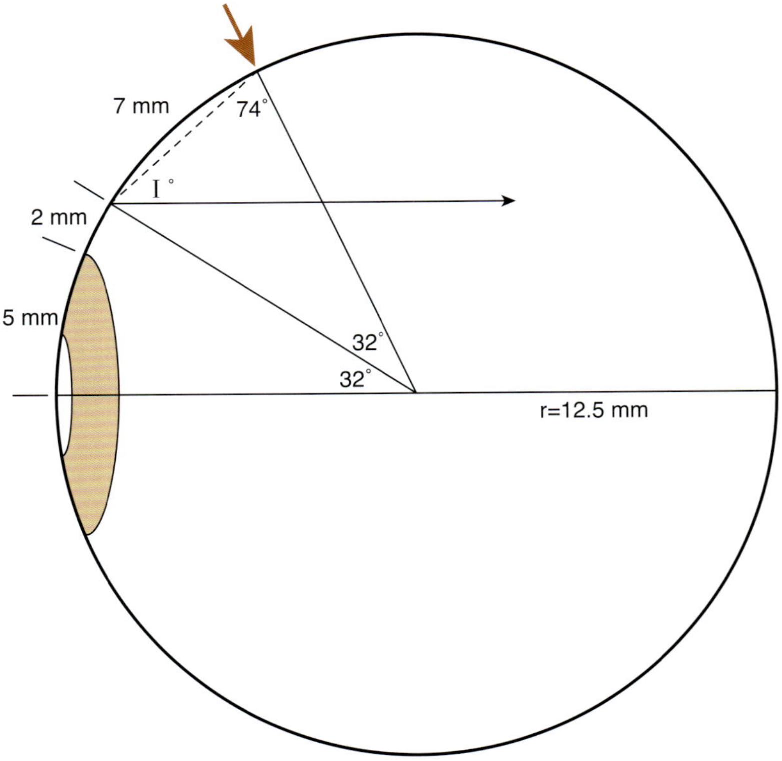

图 20-10 存在 2 mm 上睑退缩的亚洲人眼球模型。详情见文

心角为 32°，因为从上睑缘到睑板上缘的距离为 7 mm；上睑缘也在眼轴上方 32° 处。

对于存在 2 mm 上睑退缩的亚洲人来说，7 mm 睑板的垂直分量仅为 4.7 mm。

$$Ⅰ=(180-32)/2-32°=74-32=42°$$

$$\text{Sine }Ⅰ=\text{Sine}42°=0.67=Tch/7\text{ mm}$$

$$Tch=\text{Sine }Ⅰ\times 7\text{ mm}=0.67\times 7\text{ mm}=4.7\text{ mm}$$

来自这些模型的数据已被输入到绘制睑板倾斜（或倾斜角 I；x 轴上）对应倾斜重睑高度 Tch（重睑倾斜段的垂直分量；y 轴上）的图表中（图 20-11）。图中红色方块代表亚洲人的 7 mm 睑板，蓝色菱形代表高加索人的 10 mm 睑板。

高加索人与亚洲人上睑下垂的情况比较

当上睑缘下垂到靠近眼球水平轴面时，重睑高度的视觉增益是可观的，甚至提肌腱膜末端纤维没有任何真正的临床上“解剖学裂开”。对于具有中度上睑下垂及 10 mm 睑板（高加索人，图 20-11 中的蓝色菱形标识），视觉上较正常重睑的高度增加了 2 mm（从“正常”的 6.9 mm 到 8.9 mm）。相同上睑下垂在 7 mm 睑板（亚洲人，红色方形标识）仅在视觉上将重睑高度从 5.4 mm 增加到 6.5 mm，视觉延长 1.1 mm。我们在高加索人中看到的这种视觉倍增效应的一部分原因是由于睑板高度较大；另一个原因是实际上在任何上睑下垂中，折痕位置越接近角膜中心，睑板的倾斜角度 I 越大，因此对应正弦函数值越大。总之，I 的正弦函数乘以睑板高度（10 mm 而不是亚洲人的 7 mm 睑板）得出高加索人 Tch 值更大。这一从正面观察到的视觉偏差无疑使得“重睑皱褶在获得性眼睑下垂中更高”得到了更充分的解释。

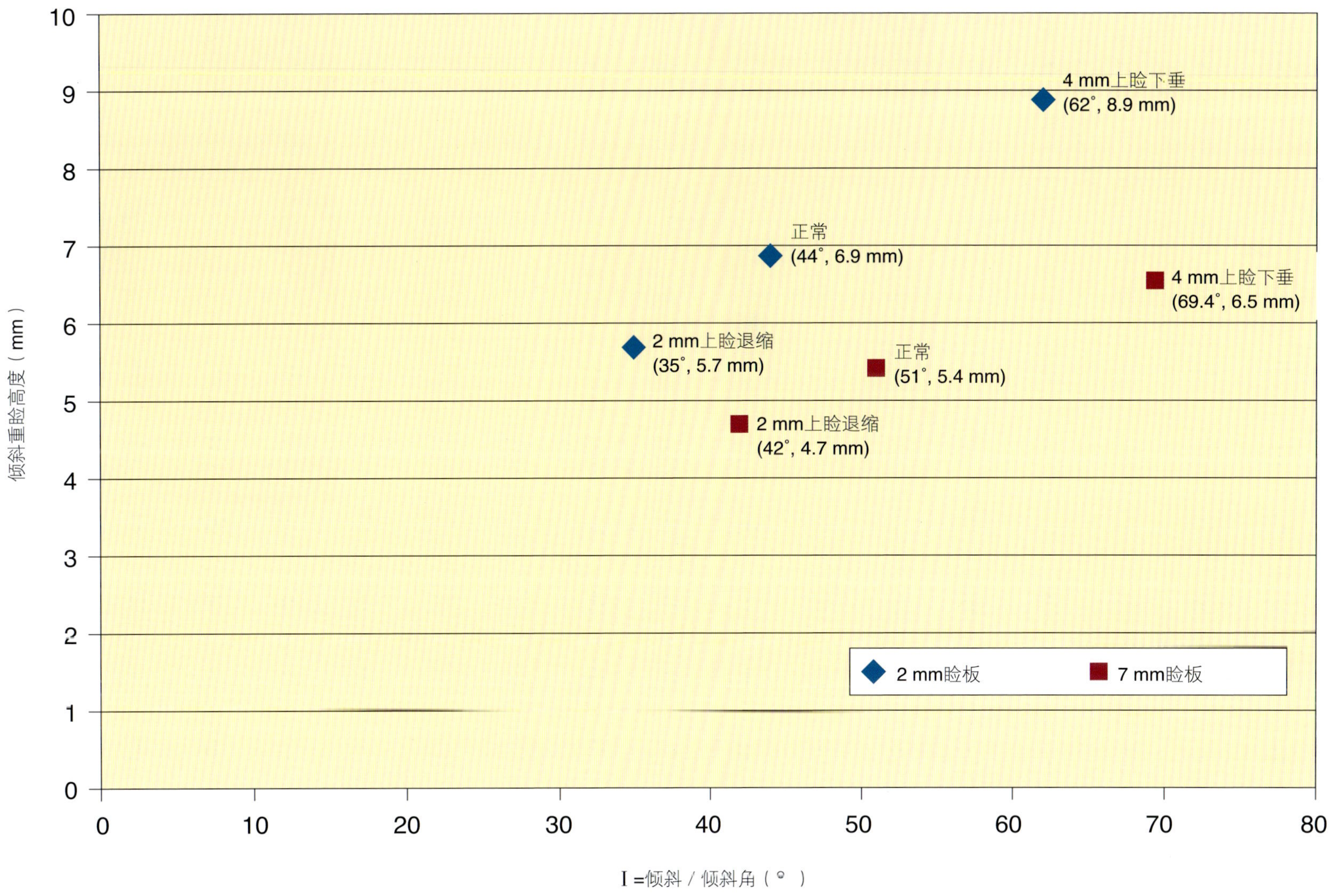

图 20-11 这张图绘制了倾斜睑板（或倾斜角 I；x 轴上）对应倾斜重睑高度 Tch（重睑倾斜段的垂直分量；Y 轴上）。红色方块代表从中间测量的亚洲人的 7 mm 睑板高度，蓝色方块代表高加索人的 10 mm 睑板。为了建立数学模型，我们假设上睑打开的正常位置设置在角膜上缘（与巩膜交界处），中度上睑下垂是指上睑边缘距角膜上缘下方 4 mm 处（4 mm 上睑下垂，MRD 为 1~1.5 mm），如果从遮盖角膜 1 mm 的上睑缘正常睁眼位置测量，相当于 3 mm 上睑下垂。我们将任意设置上睑退缩的模型为上睑巩膜暴露的 2 mm，即图中所示的“上睑退缩 2 mm”，如果我们假设正常（睁眼位置）是通过上睑缘休息和遮盖角膜 1mm 来测量，那么在临床上，则相应等于上睑从正常睁眼位置缩回 3 mm

高加索人与亚洲人上睑退缩的情况比较

假设高加索人存在 2 mm 的轻度上睑退缩，Tch 值从 6.9 mm 变为 5.7 mm，差值为 1.2 mm。而对于 7 mm 睑板的亚洲人，相同的退缩量下，Tch 从 5.4 mm 变为 4.7 mm，与正常上睑皱褶相差仅 0.7 mm。高加索人 Tch 值在两种情况下的差值更大，遵循之前上睑下垂相同的逻辑：沿着睑板上缘的高加索人重睑线，远离角膜上缘向上退缩 2 mm，重睑线到角膜中心的弧长为 17 mm（Ⅰ=35°）；而同样受影响的亚洲人眼的重睑线距离角膜中心弧长 14 mm（Ⅰ=42°）。这意味着高加索人 Tch 值受到的影响更迅速。上睑进一步向上和向后（如在高加索人中），则倾斜角度（Ⅰ）更平，以及正弦函数值迅速变化并影响 Tch。这是因为当正弦函数在处理较低（较小）的角度值时，正弦函数具有更大的增量变化。

相同严重程度的临床条件（4 mm 上睑下垂和 2 mm 上睑退缩）下，高加索人的变化程度几乎为亚洲人的两倍，原因为高加索人具有较亚洲人更宽大的睑板。从图 20-11 中绘制红色数据点和蓝色数据点的连线的斜率可以看出，在高加索人解剖学中这种影响近乎是双倍的：高加索人的蓝点连线比亚洲人的红点连线更陡峭。人们还可以由此认为，术前设计重睑高度的位置不准确在亚洲人较小的眼睑解剖结构时产生不良后果的可能性更大。

临床应用

整形外科医生和眼科医生对于在重睑成形术及重睑修复手术中理想重睑线位置的设计缺乏明确的共识。由此想到了以下各类不良的结果。

高位重睑（宽重睑）

我经常遇到亚洲患者来咨询重睑修复，问题主要是围绕皮肤去除过多伴随过高重睑（图 20-12、图 20-13）。导致这种情况的原始思维过程可能源于以下的错误逻辑："如果高加索人的重睑高度在 10~11 mm 在美学上是理想的，那么希望构建重睑的亚洲人如果重睑线设计在这一高度，应该有相似的结果。"正确理解解剖学、重睑形成的动力学和睑板倾斜角度的影响，可以避免不良后果。即使外科医生认真地理解亚洲人眼部解剖比高加索人小的特点，而将重睑设计得比欧美人的正常高度低 1~2 mm，切口标记在 8~9 mm，这样设置的重睑最终仍然会显得太高。

这可能导致术后继发性上睑下垂、抬眉代偿

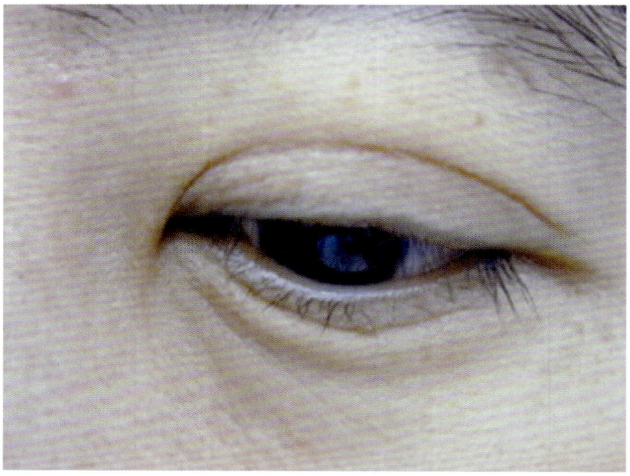

图 20-12 图中为一名亚洲患者，其术后左眼上睑皱褶高度高于其本人的预期。甚至眼睛向下凝视时，也可以看到很深的折痕。皮肤切口显示为开扇形重睑，外侧朝向外侧眼角走低，从而形成高的半月形重睑

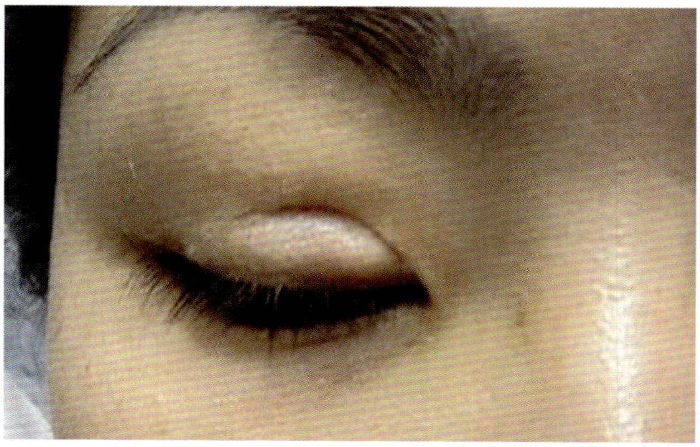

图 20-13 一位年轻女性重睑术后，保持向下注视时，右上睑出现深陷的局部皱褶，重睑过高，可见睑板前臃肿

以及兔眼。随后，善意地努力去重新定位重睑皱褶，通常需要去除原有的瘢痕皮肤以及瘢痕上方（上唇）的一些皮肤，这将进一步加重上睑皮肤缺乏，从而导致眼睑闭合困难，以及难以消除的过高重睑。

低位重睑（窄重睑），重睑皱褶形成差

如果一个亚洲人的天然重睑皱褶看起来很协调，当患者直立、眼睛睁开时，用尺子测量的垂直高度是 5 mm（即此人的 Tch 值），然后外科医生使用这个数据对单眼皮患者进行测量，在上睑闭合的情况下于 5 mm 高度做标记，这将导致睑板前皮肤表面形成一道瘢痕，或形成维持期很短暂的皱褶并最终消失。

另一种情况是，如果外科医生认为重睑皱褶应该设置为 5 mm（实际上它是 7 mm），并且患者希望的是“低”的重睑，并且外科医生听取了患者的意见，将重睑标记为 3~4 mm。这将比前面描述的第一种情况更难形成重睑皱褶。在埋线法重睑成形术中，这样做很可能是重睑皱褶最终消失的因素之一。

图 20-14 显示患者右上睑重睑皱褶逐渐消失，左眼持续性高位重睑伴内侧分叉。左眼的修复将更具有挑战性。

在低位静态的重睑之后，任何通过与睫毛边缘相距 3~5 mm 的相同位置进行修复的尝试都会在睑板前平台组织留下持久的瘢痕，并且沿着上睑板边缘缺乏适当的内陷以形成重睑皱褶。

过度去除脂肪与脂肪移植的尝试

由于脂肪去除过多，我们经常看到加深的眼窝且伴有皱纹，在亚洲患者中看起来特别不协调。这样通常会见不到真正的重睑皱褶或者可见一个高而深的假性皱褶。

随后的修复尝试往往使切口过低，从而导致在距睑缘 3~5 mm 睑板前平台组织遗留瘢痕。通过正确理解睑板倾斜角度对重睑皱褶高度以及重睑形成动力学的影响可以避免这种情况。

对于过多去除脂肪后造成的眼窝凹陷畸形，使用脂肪注射或自体脂肪移植修复的尝试以及重塑重睑皱褶的尝试所能带来的效果都是很难预测的。由于腱膜前不再有健康的滑移区平面（见第 17 章），也没有一个可以进针用于填充脂肪的明确空间，单纯脂肪注射可能导致腱膜前的中层形成更多的瘢痕组织。即使意识到睑板倾斜角度的影响、腱膜前滑移区的重要性，以及斜行入路修复缺少皮肤的高位重睑的方法，面对深陷的眼窝，任何想达到改善重睑皱褶到正确位置的尝试，还是联合脂肪移植，都是一种碰巧的努力，结果难以预料。其中，脂肪移植物无论是颗粒脂肪还是块状脂肪，都可能发生收缩或增生，甚至可能纤维化形成硬结（如图 20-15 所示，左上睑眼窝凹陷进行过脂肪填充，移植的脂肪已经发生增生和纤维化）。这导致患者需要进一步的修复。

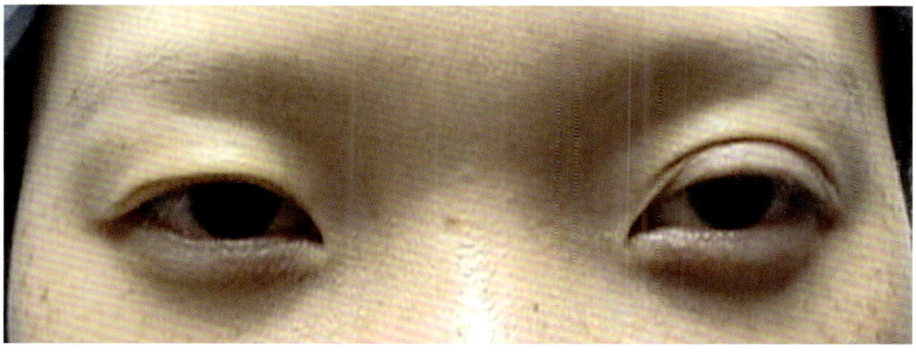

图 20-14 图中的亚洲女性右眼重睑皱褶逐渐消失，左眼重睑皱褶过高伴内侧分叉，尽管之前做的是切开法重睑术

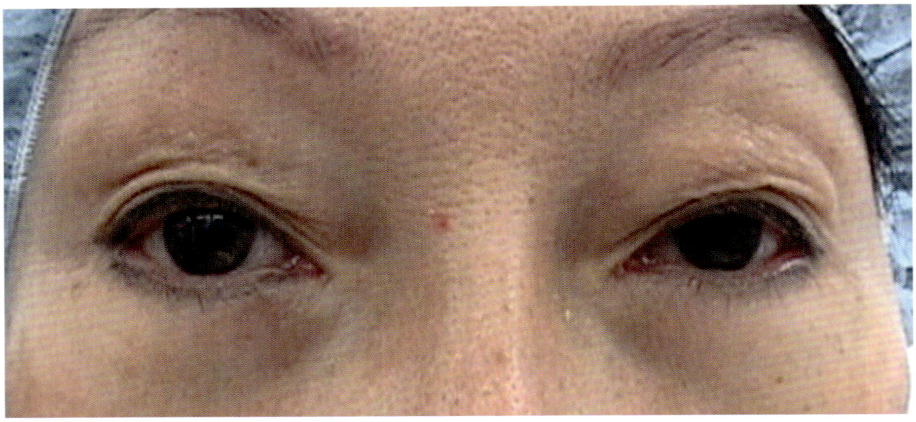

图 20-15 重睑成形术后形成严重眼窝凹陷的老年女性，左眼更为严重。此后通过注射自体颗粒脂肪尝试修复，但脂肪移植物过度增生，并形成硬的纤维团块，进一步阻碍了上睑提肌的功能，并导致后层睑板 - 提肌腱膜 - 米勒肌复合体与前层之间的滑动性下降

进一步数学建模

对于有 8 mm 垂直解剖高度的睑板并具有自然重睑的个体，Ⅰ值计算为：

（180－36.6°）/2－23° = 71.6－23 = 48.6°

Sine Ⅰ = 0.75 = Tch/8 mm；Tch = 0.75 × 8 mm = 6 mm

8 mm 睑板形成的倾斜重睑高度为 6 mm。

对于具有 9 mm 睑板并具有自然重睑的个体，Ⅰ等于：

（180－41.4°）/2-23° = 69.3－23 = 46.3°

Sine 46.3 = 0.72 = Tch/9 mm；Tch = 0.72 × 9 mm = 6.48mm（四舍五入后为 6.5 mm）

9 mm 睑板形成的倾斜重睑高度为 6.5 mm。

要点和注意事项

1. 我们观察到设计 8 mm 和 9 mm 重睑线后产生的倾斜重睑高度（Tch）分别为 6 mm 和 6.5 mm。如图 20-11，分别在约 2 mm 上睑下垂和 4 mm 上睑下垂的亚洲人中可以看到大致相同的重睑高度水平（这非常接近于普通高加索人的 10 mm 睑板，其 Tch 为 6.9 mm）。
2. 由于亚洲人眼睑的整体解剖比例较小，如果重睑线切口悬挂固定过高，切除皮肤过多，或脂肪切除过多导致滑移区遭到破坏，则比高加索人更容易发生医源性上睑下垂、兔眼症和闭合困难。
3. 当遇到一个高于正常重睑高度的重睑皱褶时，怀疑是否存在上睑下垂是合理的，无论是在初次手术还是修复的案例。
4. 一个自相矛盾的事实是：图 20-11 中观察重睑高度线，10 mm 睑板的高加索人重睑高度为 6.9 mm（睑板倾斜所造成的差值为从 10 mm 下降了 3.1 mm），而具有 7 mm 睑板的亚洲人 Tch 为 5.4 mm（下降了 1.6 mm）。在上睑下垂的异常情况下和相反的上睑退缩情况下，亚洲人（7 mm 睑板）相较高加索人 Tch 的变化范围均较小。这里的悖论是，对于重睑术而言，如果重睑高度设计得过高或过低，那么亚洲人眼部解剖结构将更容易受到影响，偏差会更大。换句话说，术前设计中的任何欠缺和执行中的任何失误都可能"跨越"亚洲人眼部种族特征而产生类似高加索人的特征变化，而现如今，对大多数见多识广的亚洲患者来说，这并不是她们想要的。
5. 对于亚洲人来说，为具有 7 mm 睑板条件的患者实施任何类型的上睑手术时，如果设计了一个 8 mm 或 9 mm 高的重睑切口（参见"进一步数学建模"），手术将可能脱离预期，导致更高概率的医源性上睑下垂和不理想的重睑皱褶。实施这样的手术后可能在眼球向上注视时产生限制，甚至导致一定程度的上睑下垂，而不是在正常生理上沿着连接提肌腱膜的睑板边缘产生重睑。这种情况下往往重睑较高且是静态的，这意味着当患者向下注视时，重睑皱褶在上睑皮肤上仍是明显的且没有动态变化的。8~9 mm 高切口产生的重睑和睑板前皮肤可能在外观上超过倾斜重睑高度，甚至产生 3~4 mm 的上睑下垂（其 Tch 为 6.5 mm，见图 20-11 中代表亚洲人解剖的红色方形数据点）。因此，由于重睑的过高锚定而导致医源性上睑下垂，并随之造成了具有高位、静态和不自然等复合问题的重睑皱褶。
6. 由于表观重睑高度是倾斜重睑高度（Tch）减去悬垂皮肤返折高度得到的值，即 7 mm 自然高度或手术高度的重睑其 Tch 为 5 mm，当存在 1.5 mm 的悬垂皮肤返折时，显露的重睑高度只有 3.5 mm，或表观重睑高度 = Tch− 悬垂皮肤返折的高度（mm）。当手术设计的重睑高度为 8 mm 或更高并且切除了过多皮肤的情况下，造成术中重睑固定过高，术后可能导致重睑效果不理想，甚至高度可能是预期的 2~3 倍，因为重睑线上方悬垂皮肤返折的量不足。
7. 在上睑美容手术后并发的上睑下垂中，睑缘向下且上睑皱襞皮肤减少，从而显露的重睑高度可能会更高。

人们不得不意识到，我们在亚洲人眼睑手术中面临着更多的制约因素。

第21章

高级篇：重睑皱褶高位缝合、线样效应和埋线的使用

本章主要阐述了作者目前对于应用埋线技术形成重睑或者重睑放大手术的观点，并通过两个演示视频*对其不利因素进行了深度分析。

不久以前，整形外科医师和眼科医师在施行重睑成形术时，使用的主流方法依旧是尽量多地去皮去脂并行高位缝合。其结果就是形成雕琢外观（sculpted look），与睑缘平行的睑板皮肤前可见明显的肉条感，并有一凹陷向眶缘后延伸。随着年龄的增长，眶隔脂肪逐渐减少（由于眶脂肪收缩或者眶脂肪向后下方移位），患者上睑失去支撑，雕琢外观会更加明显。眼科医师偶然发现的通常不被注意的副作用就是高位固定形成的重睑可能更容易发生继发性上睑下垂（高于提肌腱膜远端固定后发生上睑下垂）。因此，经验认为：

高位固定的重睑皱褶
→容易导致继发性上睑下垂

请注意，我所说的高位固定是指超出常规1~2 mm，常规即指睑板上缘。对我来讲，高于睑板上缘1~2 mm就足以导致不理想的结果了（具体可见第14章不良结果和图示）。

高位固定（越接近眶尖的起始部）就类似于降低了提肌收缩强度或者减少其有效的收缩长度（从眶尖起至重睑插入点有40 mm左右）。那么高位缝合是影响了强度还是长度？或者同时影响了二者呢？

为了理解这一点，眼科医师和住院医师可能回忆起在斜视手术中，特别是在大角度先天性内斜视中，当试图减弱内直肌的有效拉力时，如何做后固定缝线（线样操作，Faden procedure[1-3]）。后固定缝线的放置常常与特定眼外肌插入点的后退同时进行。其理念是：将内直肌从插入点后移，并在该处行巩膜内非穿透性板层缝合（例如其后3~5 mm），可以进一步扩大眼外肌拉力减弱的手术效果，这也是内斜视矫正手术的目的。此外，单独放置Faden后固定缝线（即将缝线固定在其眼球上附着点的近端）而不使为直肌腱的附着点退缩，也可以提供退缩效果（Faden在德语中指的是“一条线”，这里指的是缝线）。

传统的理论已经表明，这是由于当接触点向后移动（近端）时，眼球的有效弧旋转丧失，导致旋转效率下降，或者通过收缩长度减少使肌肉的旋转变得不太有效，又或者是当近肌腹的一段肌肉被固定于眼球时产生的约束效应。

眼整形医师认为提肌松解可以作为治疗上睑退缩的一种方式，通过松解提肌腱膜减少上睑提肌的移动度，来减少重睑皱褶的凹陷。上睑的这种松解效应也可以通过间隙内填充移植物来增强。上睑提肌移位减少可以导致继发性上睑下垂，但通常对角膜暴露有一定的保护作用。

Clark等[4-7]通过几篇已发表的论文阐述了存在其他因素共同起作用的可能性，包括滑轮旋转效应（rotational pulley effect），通过在眼球上的原始插入点包埋缝合一针，将内直肌并入肌-眶鞘（常由脂肪和纤维结缔组织间隔组成）前端，拴住眶组织，形成滑轮旋转效应。不需要在内直肌插入点后行任何巩膜内缝合的情况下，线样效应加倍。Clark认为Faden的大部分阻尼作用是由于周围眶滑轮（orbital pulley）的改变，而不

是由于直肌在眼球上的有效接触弧损失。缝线导致这一变化，而这一变化的发生又归于组织并入内直肌（在其上极和下极）的插入点。

这很有趣，因为它表明，至少在像内直肌这样，在肌肉的插入点下方向眼巩膜缝合（我将之称为“内 -Faden（endo-Faden）”，或固定在内层或下层），向后固定；以及在相同的位置（极）缝向周围软组织（眶鞘和滑轮机构，我将之称为“外 -Faden（ecto-Faden）”，固定在相邻或覆盖的层上），都可以各自独立地导致该肌肉沿着其运动主轴的净功能减弱。因此：

Faden（内 - 或者外 -）
→均能导致内直肌牵拉减弱

我们在重睑皱褶的固定点高于正常生理位置的继发性上睑下垂患者（无论是高加索人还是亚洲人）中都可以看到这些现象，在那些用不可吸收线进行环提肌 - 米勒肌复合体高位（高位指高于睑板上缘）永久性埋线手术的患者中也可以见到。这可能是由于在睑板上缘腱膜末端的更近端（更高位）黏附（捆扎周围组织）提肌腱膜，邻近皮肤也被固定在一个更高的位置，进而整个提肌功能减弱。

提肌功能的净减弱是由于其高位固定（通过放置缝合更接近上睑提肌的肌肉部，并且越向提肌的起源部眶尖靠近，可能对提肌收缩曲线的最佳长度 - 张力点影响越大）后，因收缩长度受限以及提睑负荷（通过增加组织阻抗）增加而共同导致的。而提肌负荷增加这一想法的来源是，部分提肌及其腱膜经高位固定或者环扎（埋线方法中）以后，它们不得不背负起更多的组织（睑缘、睑板前皮肤 / 眼轮匝肌、睑板、眶隔部皮肤 / 轮匝肌和受限于高位锚定的低位腱膜）。将额外的前层组织固定（或结合）于提肌和 - 米勒肌（眼睑后层），就类似于将内直肌固定于其插入点附近的眶组织 (Clark 等[4-7])，后者重建了后固定（线样技术）的减弱效应，在紧邻内直肌原始插入点后方的非全层缝合巩膜和内直肌。高位埋线法既能束缚额外的组织，又能产生高的“线样效应”，因为它将提肌栓系在比原来的插入点更高的位置上。提肌受限于皮肤 - 轮匝肌就类似于将内直肌故意固定于眶组织或者下方巩膜。患者常常抱怨上睑沉重，最终会导致提肌过于疲劳以及发展为上睑下垂。

我们可以从概念上认为高位锚定的重睑具有“外 -Faden”（ecto-Faden）效应，因为之前的重睑成形术关闭缝合通常位于提肌的末梢部。

我们可以看到，一个比正常位置高的重睑切口即使只是高出 1 mm，也会在无意中限制提升。

提肌高位固定缝合
→线样效应（外切口重睑成形术中）

即使不使用埋线，只要外切重睑缝合高于理想位置并在术后维持这个高度就可以产生线样效应。

在埋线缝合技术（图 21-1）中，典型的就是使用双针 6-0 或者 7-0 尼龙线进行手术。第一通道（1）涉及将上睑缘外翻，然后缝针在结膜下穿行几毫米，其水平通常在睑板上缘上方几毫米处（A’-B’）。第二通道（2）引导缝针瞄准睑板上缘，走向皮肤侧（B’-B）。同样行缝线的另一个端缝合，第三通道（3）从 A’-A。

如果此时每个缝线都打结在皮肤上，那么它将是一个包括米勒肌、提肌腱膜以及眼轮匝肌的全厚度结扎收紧。它也不经意地在 B’-B 和 A’-A 的两个位置中的每一个位置产生线样效应，并且在 A’-B’ 处产生水平向的提肌腱膜宽度收缩。事实上，在 A 处离开皮肤的第二根针回穿，经皮下到 B（A-B）（4），经 B 处的微小皮肤穿刺口穿出。缝线两端牢固打结，并将线结埋入微小切口内。传统的埋线技术是三点式，即上睑内侧、中部和外侧。通过 3 个线结，限制效果增强了 3 倍。有些方法是在提肌宽度上往复连续埋线，无意间将限制效果放大了好几倍。

（人们可以认为，当后部留置的缝线环在远端提肌腱膜的那一部分上绷紧时，存在韧带折叠

图 21-1

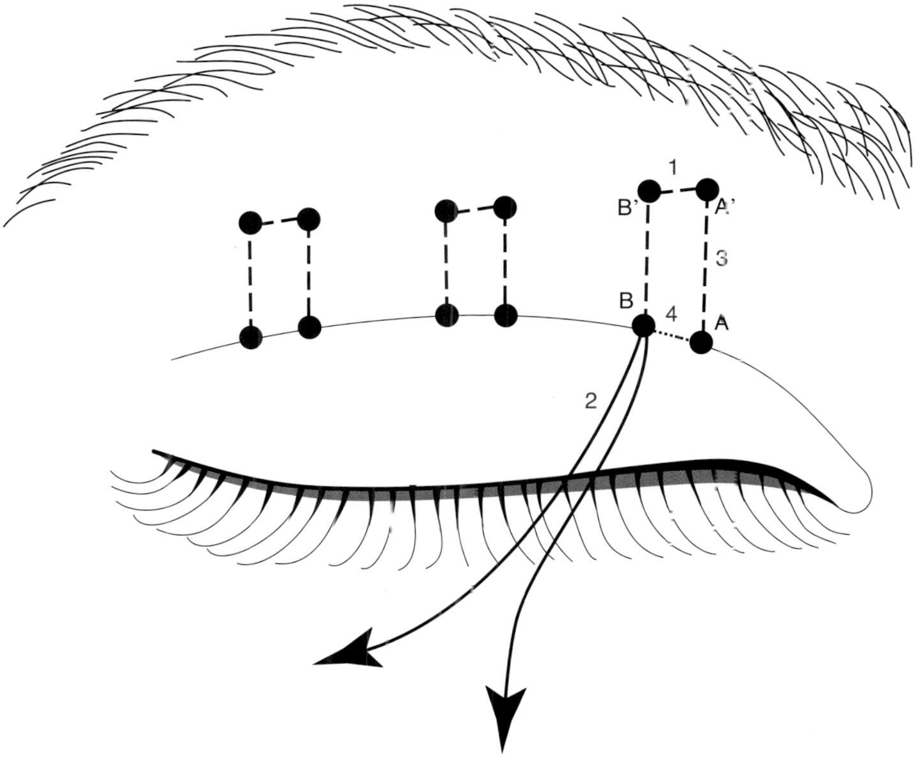

效应；也许这解释了为什么大多数接受埋线 [非切口] 手术治疗双眼皮的患者倾向于这样做，且术后即刻就存在上睑退缩。）

图 21-2 为埋线法的剖面示意图，注意埋线的位置，包括睁眼时主动收缩的提肌（粉红色）、米勒肌和被动放松的眼轮匝肌（灰色）。在先前的图中，闭合缝线的后环位于 A'B' 处（图 21-1），而埋藏的手术线结位于 A–B 处的皮肤下面，以获得适当的皱褶（沿睑板上缘）。

图 21-3 显示了每侧上睑 3 个高位埋置的永久性缝线（对应于图 21-1A，B，缝合通道的步骤 4）；缝线在皮肤下面打结，当向下看或闭眼时，可以在眼睑看到明显的结节。

此外在功能上，三处埋藏式线结在垂直于提肌功能轴的 6 个位置产生了线样（损害）效应，并且无意中将提肌的 3 个水平段（A'-B' 和 A-B）束在一起（请参阅视频 * 剪辑案例 31，显示高位固定的阻尼效果）。

由朝向提肌压缩皮肤而产生的犬牙交错的重睑，无论是睁眼、向下看，还是闭眼，都能看到。由于缝线在垂直方向的针道对提肌有缩短作用，就像一个缩短缝合，这样就可以解释为什么患者可以有明显的眼裂增大（睁眼时）或者轻微的凝视状态，部分患者有不适；而水平针道起皱，减少了提肌的宽度，或许减弱了提肌的收缩能力。如果提肌腱膜在睑板上缘上方的平均宽度是 24~27 mm，每一处埋线水平针道 2~3 mm，可以推测三处埋线将导致 3×（2~3）mm 即 6~9 mm 的腱膜水平向卷曲缩短（25%~33%）。

这些缝合的长期效果通常是上睑提肌功能减弱，表现为轻度继发性上睑下垂或眼睑闭合不全（图 21-4A，B）。有趣的是，如果缝线系得很紧，由于对眼睑组织的慢性切割，最终缝线松脱，失去了预期的效果，随着时间推移，对上睑提肌的制约作用可能会有所减弱，而皱褶会变浅，对某些患者的功能损伤却可能是永久性的。人们可能会看到预期重睑的消失（消除），但由于埋缝的放置是永久性的（在大多数情况下），故提肌减

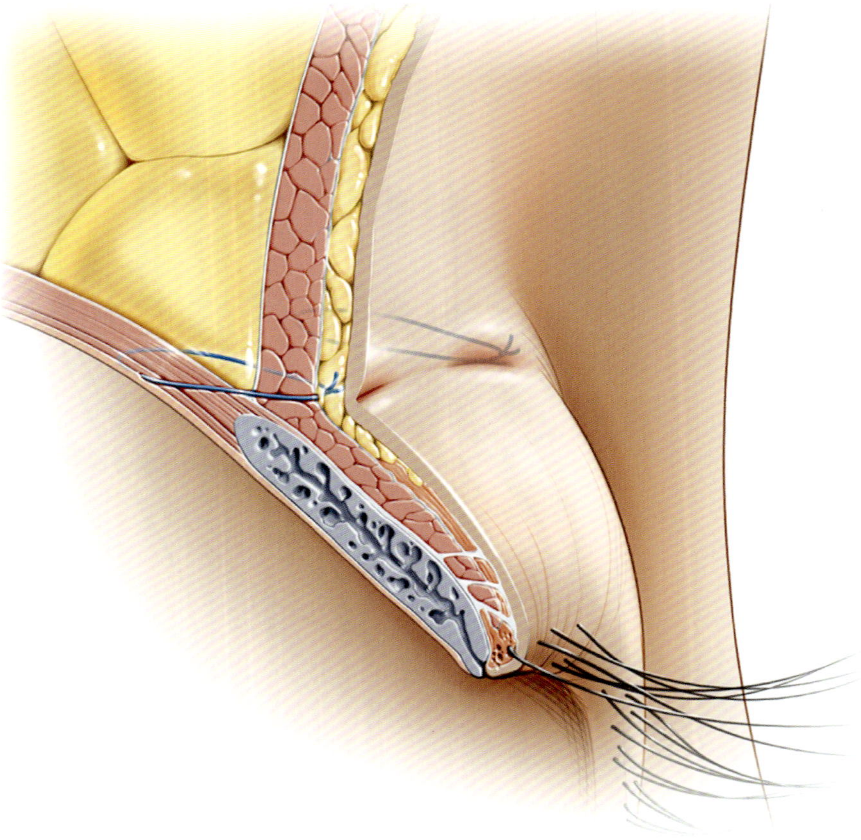

图 21-2

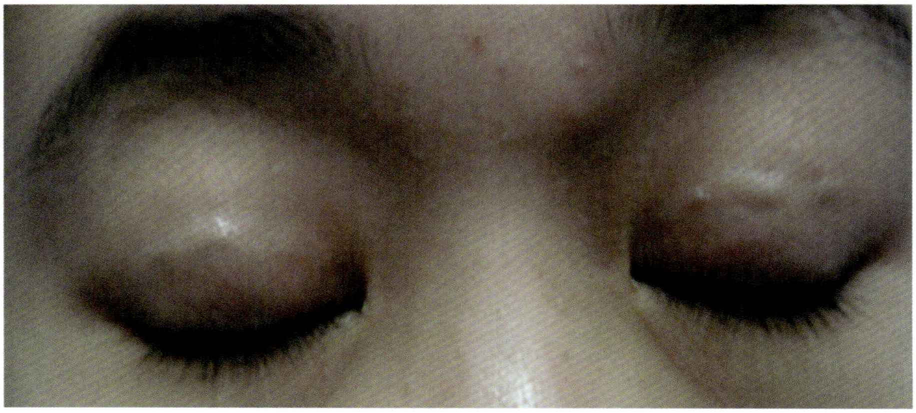

图 21-3

弱效应的烦恼仍然存在。

在缝合方法中，这种影响通常见于经眼睑（经皮）入路，有时也见于从经结膜入路。后者更容易导致角膜（眼睛）刺激。

当从皮肤侧（经皮）进来时，缝线包绕并连接上睑提肌腱膜，可能还有米勒肌纤维和眼轮匝肌，然后线结埋藏在皮肤下。具有破坏性的是，连接后层的线环通常高于睑板的上边缘（睑板上缘）。当这个线环穿过眼睑全层并在前面退出时，它会向下倾斜并偏向一个较低的点，以形成所需

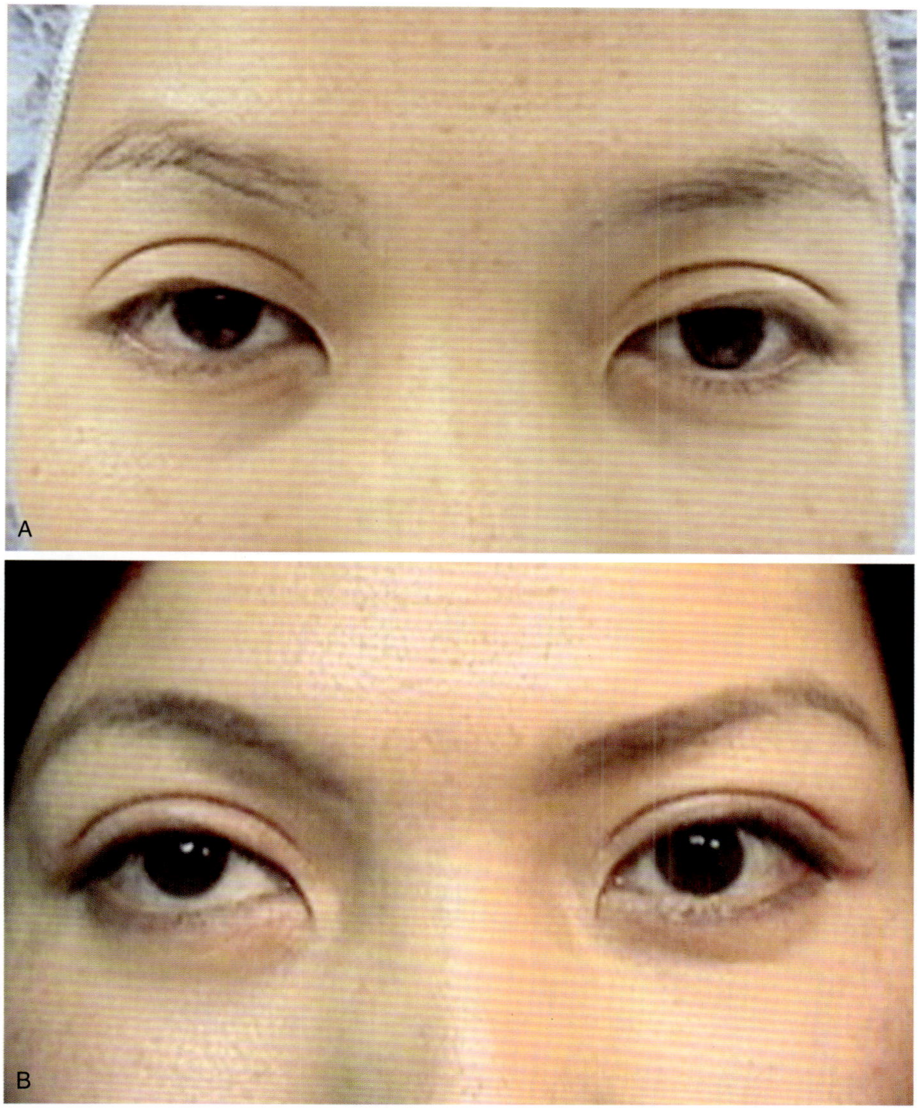

图 21-4 （A）一例重睑线过高伴继发性上睑下垂患者。（B）同一患者行修复术后，包括将重睑重新设计在合理的位置上及减少诱发上睑下垂（照片为修复术后 2 周）

的重睑压痕。当合并 3 个这样的上睑“外 -Faden”眼睑缝合（事实上外与内一样），并使它们在软组织内收紧形成一个稳定的连接，让它们永久埋置在里面（通常是 6-0 尼龙线或聚丙烯线），我们往往在几年后可以观察到上睑下垂的发生，除非缝线失效（组织的慢性切割）或松脱。重睑可能会部分或完全消失，但患者可能仍然感觉到那些埋置在组织内的线结。

埋线：通常位于睑板上缘之上高位（后）→为 -Faden 或外 -Faden

[这见于“非切开”的埋线方法，以及切开法重睑术中术者决定强化折痕而进行高锚定的永久埋线时。我个人认为线样效应会随着使用单个持续埋着的线结而增强，如 DST（“双回针法”）或 8 字绞针法。]

当使用经结膜路径的埋线法时，即缝线经过

上睑的下面或背面，再将动力层同一层组织纳入套索，然后收紧并偏向背部更高的位置（更偏向结膜侧）。随后形成三针“内 -Faden”。不良反应是一样的，受术者在一两年后也会出现继发性上睑下垂；如果因为线结埋在正对角膜的结膜 / 结膜下组织中而导致患者的异物感时，则需要即刻处理。

表 21-1 列出了有重睑皱褶的高加索人与有和没有重睑皱褶的亚洲人（多余的组织可能会阻碍皱褶形成）正常的解剖学比较，并比较了接受埋线法（“非切开的”）及外切口法（使用作者首选的亚洲人眼睑成形术）术后眼睑的负荷效应。

在埋线法中，偶尔会有外科医生决定将埋在前方的线结放置在低于睑板上缘的位置（后袢略高于睑板上缘，因此前袢斜向下）。起初，这种缝合具有收紧和缩短的效果，给人一种错误的感觉，那就是它使垂直方向的睑裂更大（“轻微提升”）。长期的情况是：可能使缝线不再有效，由于缝线对组织的慢性切割，缝线脱落失效，既不会增加高度，也无法形成永久性的折痕。在最坏的情况下，由于组织破坏，偶尔会导致上睑提肌运动减少。夸张地斜穿过眼睑的睑板前部分可能会导致睑外翻（当睑板从眼球表面抬起时，眼睑边缘向外翻转）。

流行的 DST（双回针线）方法涉及一个来回的双通道埋缝处，埋置在该处的不可吸收缝线形成 U 形发夹样线环。在前面以及在动态提肌后面，我们会得到双倍的线样效应（内 - + 外 -Faden）。

偶尔会有外科医生冒险使用穿过完整睑板的埋线：缝线直接穿透睑板的背面，穿透位置可能在睑板上缘下 2~3 mm 处（典型的亚洲人睑板的垂直距离为 6.5~7.5 mm，高加索人为 10 mm）。为了避免刺激角膜，缝线的环被系紧埋在睑板的背面，并部分切割组织。我认为随着时间的推移，缝线的有效性会逐渐降低，而侵入睑板真的没有什么益处。而在前面形成的折痕很可能就是一个低位的静态折痕。

如果有人想要反向应用这种缝线的通道，穿过睑板，然后倾斜得更高以挂住更多的上睑提肌（向上倾斜），那么他又会遇到高位锚定的问题。从上睑提肌功能的副作用来看，这更像是外 -Faden，尽管针道是从睑板的后侧开始的。

在每一种变化的埋线方法中，高位锚定倾向于给人一种圆眼外观，同时存在睑板前组织饱满或肿胀。一些人为这种外观创造了“动漫眼”（anime eye）这个词。

在表 21-1 中，第 5 列标题“上睑提肌净负荷”是指在上睑提肌不同高度使用埋线时，通过阻抗对上睑提肌的正常动作所增加的功。“抵抗负荷”（resisitng load）一词更容易理解，尽管“阻碍负荷”（impeding load）一词更准确。

可能我对埋线方法有负面的偏见。实际上，我应该说明，由于在组织上紧密结扎造成了一个压缩引起的折痕，大多数埋线方法在一段时间内都效果很好，而且大多数情况下不会导致任何严重的并发症或后遗症。但是患者非常宽容，为了他们变美的目的而对不适感避而不谈；此外，在收缩性肌肉中放置永久性缝线的长期后果并没有被很好地学术发表，也没有被理解，临床医生也只是偶尔提到，就像我自己，在 30 多年的临床工作之后才开始理解这一点，现在我可以尝试用一种更客观的科学框架来表达它。

对于实施这种手术的临床医生来说，虽然埋线法重睑术与继发性上睑下垂的关联性是已经被明确证实的，但我认为还有尚未报道之处。当折痕随着时间的推移而消失时，患者往往不愿意回到最初的外科医生那里（从而自发地释放出一些线样效应）；这增加了报道中埋线法的“成功率”，这甚至在使用埋线法的单眼皮手术领域的著名专家们的一些早期报告中也得到了承认。

在回顾我们的讨论后，我们得出以下观点：

表 21-1　折痕固定技术的生物动力学效应

患者	解剖	提肌移动行程（比例）	睑板前组织负荷	上睑提肌净负荷
高加索人	重睑	+	很少	较少
亚洲人	重睑	设置为标准 0	平均值	设置为标准 0
亚洲人	单睑	天生为 0 或 -	平均值以上	增加
亚洲人重睑术后 *	模拟正常生理	通常为 +1 或 -	减少	减轻
单眼皮亚洲人埋线法术后： 1. 经皮肤（前路手术：皮肤下结）	线结包埋的位置：	通常较差	未去除，所有缝线保留，大多数为不可吸收线	
提肌腱膜和轮匝肌	A. STB 以上	-2，-3	未去除	形成抵抗负荷（外 -Faden） -2，-3
	B. 在 STB 水平	-1，-2	未去除	外 -Faden -1，-2
	C. 结的深环在 STB 以下（睑板前面）	最初有轻微切除效果	未去除	可能有轻微瘢痕，轻微的线结反应，没有折痕
2. 经结膜 / 后入路（结膜下结） 主诉：异物反应	A. STB 以上	更差 -2，-3	未去除	生成抵抗负荷（内 -Faden） -2，-3
深部线结（睑板前眼轮匝肌和腱膜）	B. 在 STB 水平	-1，-2	未去除	内 -Faden -1，-2
	C. 结的深环在 STB 以下（睑板前面）	可能更差 -1	未去除	内 -Faden -1，可能有睑板外翻
3. 跨眼睑 / 跨睑板（皮肤下结）	深环在 STB 下，针穿过睑板	可能更差 -1	未去除	角膜风险，压迫性瘢痕，效果损失

STB，superior tarsal border，睑板上缘。

* 陈迪伯的术式。

1．外科缝线（后固定缝线）（相邻眼球表面组织固定）→可导致削弱直肌的拉力（斜视矫正）。

2．提肌减弱（由于手术减弱）→减弱的提肌（伸缩性和移动性）。

3．高位锚定的折痕（伤口闭合）→继发上睑下垂

4．上睑提肌前表面的高位固定的折痕缝线→（外-）线样效应

5．在埋线法中，更深层次的后线环通常是明显偏上→（内-）线样效应，抑制上睑提肌的薄弱部分

6．埋线：当放置在睑板上缘更高（后方）的位置时→内和外-Faden效应

（*手术医生试图提高眼睑的褶皱，通常使埋置缝线通过皮肤的前出口也较高，这在小切口缝合方法中不去除或修正。）

从某种意义上说，上睑提肌就像我们的深腹部肌肉，它可以弯曲我们的脊柱（髂腰肌）。对于任何尝试过瑜伽、普拉提或核心肌肉群强化锻炼的人来说，这个类比都是通俗易懂的。通常这些训练包括使用一个训练球来伸展我们的背部，这时候我们背部的一小部分支撑在充气球上。在伸展背部和腹内肌肉到最大长度时，我们会被要求做屈髋运动或收缩我们的腹直肌。这之所以训练有效，是因为我们在调节我们的下背部屈肌的远端（末端）部分，使其在长度-张力曲线上的长度最伸展（因此被放松）。这是肌肉的重要部分，而不是锻炼较少伸展的部分，以及在没有太多灵活性和关节活动度的情况下训练。

我们可以把上睑提肌（总长度是40 mm，起点在眶尖）的有效部分看作是远端部分，此即为上睑提肌腱膜，长度约10 mm。这是我们在上睑成形术或上睑下垂修复中使用的部分。在高位重睑锚定和埋线方法中，缝线环包绕腱膜，基本上抑制了上睑提肌腱膜的完全伸展。这实际上是折叠上睑提肌腱膜，阻碍其有效收缩和最大舒张（移动行程）。因此，上睑提肌功能（上睑提肌移动行程是提肌功能的一种测量方法）受到了不利影响。

视频*病例31展示了一名高加索患者上睑功能性整形手术的手术过程。在这段视频中，我们可以看到患者术前未麻醉时上睑运动度在14~15 mm。在局部麻醉注射到皮肤和眼轮匝肌后，当患者平躺时，在外科医生的视野中，上睑提肌仍有12 mm移动度（与摄像机镜头略有不同）。纸测量尺的0刻度线对应上睑睫毛缘。根据此患者的解剖条件，重睑皱褶应该设定为8 mm。当皱褶固定点被人为调高3 mm（11 mm处），并采用3点缝合固定，上睑提肌的运动被限制在8 mm。当然，当演示缝线被去除，皱褶被正确地放置在8 mm。伤口闭合后，仍处于局麻状态时上睑提肌运动恢复到13~14 mm。从这个演示可以看出，重睑位置或伤口闭合不当对上睑提肌的抑制效果可以达到3~6 mm。

我们现在可以理解重睑皱褶的高位锚定通常会导致继发性上睑下垂。患者努力睁眼去看东西，导致眉毛的代偿（BrOA，Brow Over-Action，眉毛过度活动）和任何眼睑皱褶的抬升（有时附带头后仰）。随着线样效应对上睑提肌的影响，产生皱褶的概率就降低了。

于是：

高位锚定→继发上睑下垂
→眉毛过度活动（BrOA）+线样效应
→不完全的折痕+高位瘢痕线

斜面入路法（见第18章）修复高位重睑，允许组织层面复位（前层和后层之间），并释放高位重睑引起的线样效应。部分或完全纠正上睑下垂，然后减少眉毛的代偿。上睑提肌恢复移动行程，同时组织平面的复位伴随着皮肤的一些补

*中文版不附视频。

充。它的净效果是更小的上睑提肌阻碍、更好的折痕和更好的重睑返折，这样返折就可以放松向下。如果你在折痕到眼睑返折的时相放置一个虚拟的微球，上睑提肌侧的微球背面将是向上矢量，沿着重睑皱褶放置的微球其前表面靠着重睑返折（皮肤和轮匝肌，均属前层）的下面，受引力作用向下。

关于高位皱褶，正确的手术矫正可以：

复位组织平面，皱褶复位到一个较低且更符合生理的位置→减少线样效应，较少上睑下垂→改善上睑提肌移动行程→较少 BrOA →在更自然的位置上折痕缩进更好

视频 * 案例 32 是一个简单的演示视频，用了两张纸、几个回形针和一个纸刻度尺。我试图展示将回形针固定在高于睑板上缘的位置的损伤效应，类似于埋置缝线通过上睑提肌腱膜远端部分。这是为了给人一种定性的感觉，从字面上看，是通过手拿着两张纸（皮肤和上睑提肌），来体会呈现在这里的临床情况中不同的影响和增加的抵抗力。框架的刻度是一张标有 5× 放大毫米刻度的纸。黑色的 iPad 封面（背景表面）倾斜 45° 模仿睁眼时正常睑板倾斜角或上睑倾斜度。

比例为：上睑垂直跨度 =25-30 mm。

典型的亚洲人上睑板以 7 mm 为代表，10 mm 代表高加索人睑板或显示异常的高位锚定的折痕位置。亚洲人正常的提肌上下移动行程（功能）是 10~12 mm，所以后面那张纸的移动量是一样的。

参考文献

1. Cuppers C. The so-called ‘fadenoperation’ (surgical corrections by well-defined changes in the arc of contact). In: Fells P, eds. Congress of the International Strabismological Association; 1976. Marseilles, France: Diffusion Générale de Librarie; 1976: 395-400.
2. Scott AB. The fadenoperation: mechanical effects. Am Orthopt J 1977; 27:44-47.
3. Guyton DL. The posterior fixation suture (mechanism and indications). Int Ophthalmol Clin 1985; 25:79-88.
4. Clark RA, Miller JM, Demer JL. Three-dimensional location of human rectus pulleys by path inflections in secondary gaze positions. Invest Ophthalmol Vis Sci 2000; 41:3787-3797.
5. Clark RA, Isenberg SJ, Rosenbaum AL, Demer JL. Posterior fixation sutures (a revised mechanical explanation based on rectus extraocular muscle pulleys). Am J Ophthalmol 1999; 128:702-714.
6. Clark RA, Ariyasu R, Demer JL. Medial rectus pulley posterior fixation is as effective as scleral posterior fixation for acquired esotropia with a high AC/A ratio. Am J Ophthalmol 2004; 137:1026-1033.
7. Clark RA, Ariyasu R, Demer JL. Medial rectus pulley posterior fixation: a novel technique to augment recession. J AAPOS, 2004; 8(5):451-456.

*中文版不附视频。

第 22 章

高级篇：重睑皱褶相关因素的总结

$$C=\int\frac{(Latt, LC, F, afi, pf, gz, h)}{(s, m, f, (-)Vax, eypo, BrPt, BrOA, h+, h-)}$$

本章总结了作者针对重睑皱褶形成过程中各种有利或不利的解剖学因素提出的最新理念。采用常用的绘图方式，可以更清楚地阐释前述章节中讨论过的理念和因素，以及在临床中如何应用。

我一直痴迷于重睑皱褶形成的不可预测性，其中的一些因素可以用上面的公式描述，本章将揭示每个因素的重要性，并在文末再次回到公式上来。

何为重睑皱褶?

我们首先从尝试回答这个问题逐渐展开。重睑皱褶是上睑皮肤沿着睑板上缘向内返折形成的。

通常来讲，眼睑皱褶并不是真正意义上的解剖学概念，从睑缘上方皮肤在由紧变松时出现的浅皱褶，到睑板上缘形成的明显皱褶，再到上睑的真性凹陷，都可能与眼睑皱褶相混淆。我曾经收集受过良好教育的患者描述自己什么情况下可以形成上睑皱褶：没有任何原因的早上或晚上、喝过一两次酒后、哭过以后、读书后，或者步入 17 岁、30 岁或其他年龄，或者故意采用瞪眼 - 皱眉协同动作（瞪眼通过第三对脑神经引起上睑提肌收缩，皱眉通过第七对脑神经收缩眶周眼轮匝肌和额肌），或者应用双眼皮胶水、胶带或特殊的纤维带形成的皱褶。这些皱褶的位置各种各样，很少是天然皱褶的正确解剖学位置。

上述绝大多数皱褶并不自然，因此，对天然上睑皱褶的特征进行定义显得非常重要。

第一，天然的皱褶在出生后不久就出现了，在大多数头部位置都是可见的，形成不费力。不同种族可能有不同的形态和高度，但都具备共同的特征。

第二，当上睑缘向下转时（或者当眼睑闭合时），真正的上睑皱褶在皮肤上是一道较浅的皱褶线，其位置典型地对应于上睑板的上缘。从解剖学上讲，它对应于上睑提肌腱膜远端纤维插入睑板前眼轮匝肌[1]或睑板上缘支肤。最近采用精细电镜的研究表明，在天然的重睑皱褶局部皮肤下方，有腱膜纤维插入的连结，验证了先前的一些推断。当睁眼时，由睑板或眼轮匝肌及其附着的睑板前皮肤形成的"加强版"睑板前平台向上方移动，眶隔前皮肤肌肉相向发生被动位移，形成的凹陷就是重睑皱褶，悬垂部分就是眼睑返折。这个相向运动发生的界面就是腱膜前脂肪，我将其定义为滑移区。

第三，真正的重睑皱褶是动态的，具有向下看时（提肌放松，下直肌收缩，眼球向下转）变浅的特点，而不像我们所看到的那种随意的锚着重睑痕迹或通过压线（环扎或埋置）形成的皱褶。

大部分有重睑的人当他们直视前方时，重睑形态显示完全（图 22-1）。

向下注视时，下直肌和上斜肌收缩而上直

肌、上睑提肌放松（放松的上睑提肌在向下注视时长度最长）。向下注视时，天生重睑者的重睑会变浅或消失，虽然仍有轻微的皮肤线条样痕迹（图 22-2）。

头部倾斜与重睑皱褶

为什么重睑皱褶的显露深度会随着额部的位置而有所不同？

当眼睑睁开，眼睛向上方注视时，推测上睑提肌肌肉收缩程度最大（长度最短），与之相比，当头部轻微后仰（轻微的颏部向前），而仍保持水平向前注视时，就眼球而言，这相当于向下注视，因此重睑皱褶就不那么明显了。

重睑皱褶的高度

重睑的“宽度”是多少？（其应该被命名为重睑的“高度”并且是可以测量的，即闭眼时，从睑缘到重睑线折痕处的距离），这是重睑的解剖高度（图 22-3）。

重睑皱褶可被视为在其上方皮肤的较大的返

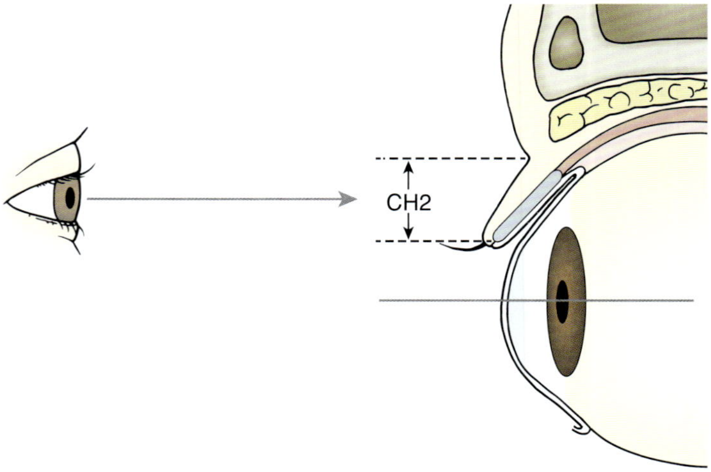

图 22-1

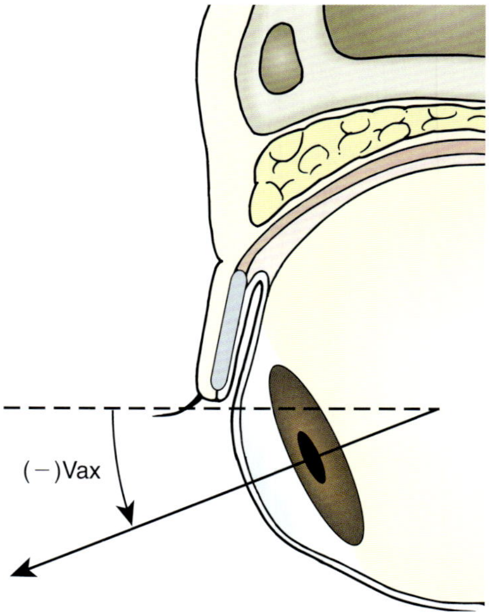

图 22-2

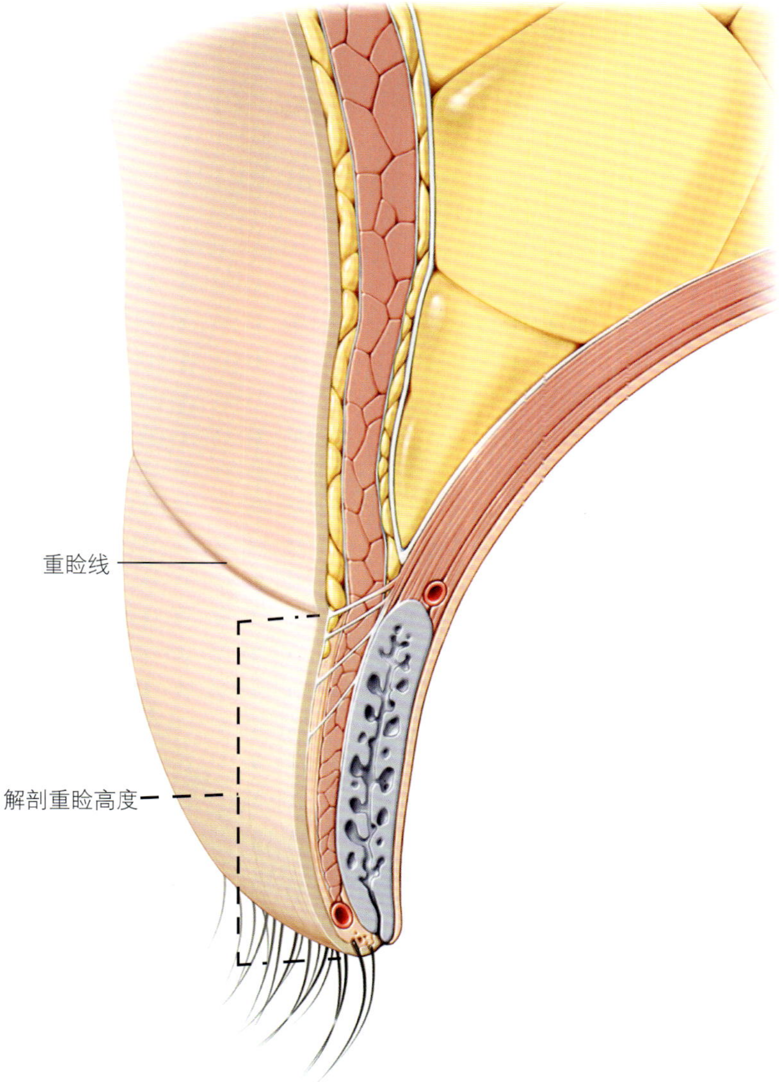

图 22-3

折和其下方被遮挡的睑板前皮肤之间的台阶吗？

从睑缘测量表观重睑高度，会比全长测量到被遮挡的皱褶顶点即倾斜重睑高度（Tch），要窄 1～3 mm。重睑皱褶应定义为在闭眼状态下（除外继发性上睑下垂），我们在上睑看到的淡淡的折痕线。此测量结果似乎也应该对应到睑板上缘的中央测量高度，我们可以将其定义为解剖重睑高度。

[注意倾斜重睑高度是斜向睑板前组织的垂直分量（图 22-4）。当悬垂的上睑返折为 x mm 时，表观重睑高度是 Tch 的垂直部分减去上睑皱褶遮挡的部分 x mm，x 可能是 1～3 mm]。

解剖重睑高度＞倾斜重睑高度（Tch）
＞表观重睑高度

（请记住解剖重睑高度才是真正的高度，总是大于正面看到的倾斜重睑高度；同样，表观重睑高度是我们能看到的被悬垂皮肤返折遮挡一部分后的高度。）

我们是否应该采用解剖重睑高度位置作为真正的重睑位置呢？我坚信应当如此。如果在这一点上定义模糊，就会在患者和医生之间造成误

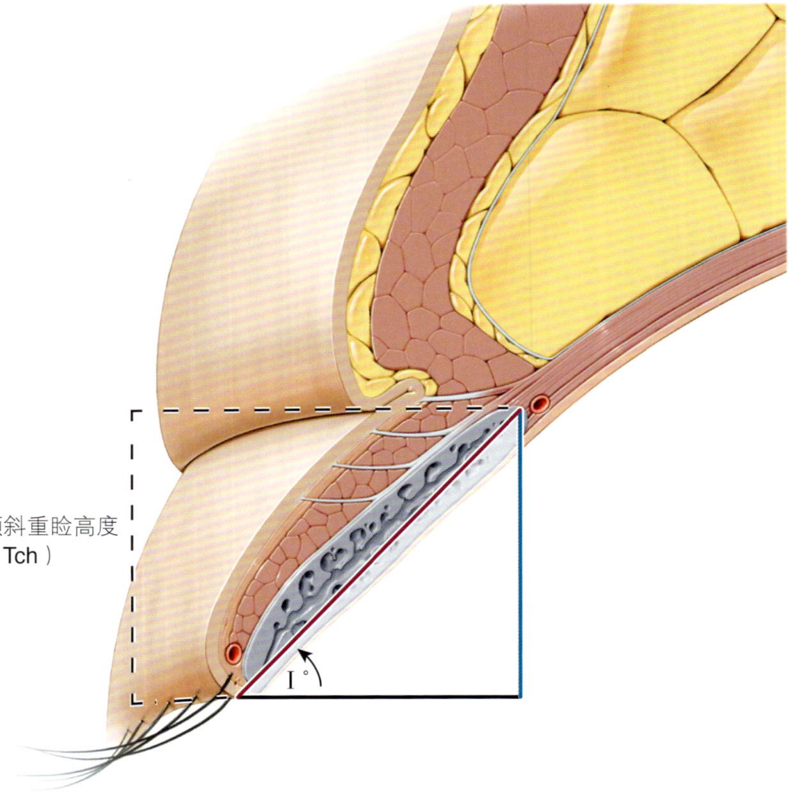

图 22-4 ■ 倾斜重睑高度（Tch）减去悬垂皮肤返折的高度，所显露部分就是表观重睑高度。“I”代表睑板、睑板前皮肤或提肌腱膜的倾斜角度（倾斜重睑高度 – 返折 = 表观重睑高度）

会。大部分患者会用表观重睑高度来描述重睑高度，尽管一些医生清楚这些概念的含义并采用解剖重睑高度，但仍有相当一部分医生的认知并不专业。不仅在术前讨论时，在术中如何构建重睑时，同样会面临这一问题。

患者描述的理想重睑可能相当低，经验不丰富的医生可能会认为这就是手术要达到的；患者也有可能想要一个特别高的重睑，医生也有可能认为是自然的且是可以实施的，但实际上并非如此。过高的重睑锚定并同时去除大量脂肪，就会出现在以前章节中说到的上睑凹陷等一系列远期问题。

对于重睑高度的设计，可容忍的错误范围是相当窄的。通过手术构建重睑的原理应是模拟生物力学，沿着睑板上缘设计折痕位置，才能永久发挥天然重睑的功能，这就要求我们对重睑进行解剖学定义。对于那些我们前面提到的只关注显露皱褶的患者来说，为了形成较为理想美观的皱褶，而不仅仅是捆绑式的皱褶，手术成功的技巧在于我们在重睑线上需要保留多少皮肤。

高加索人通常拥有较深的眼窝或更突出的眶上缘（图 22-5），重睑线可能会非常高（10~11 mm），并且向后弯曲成半月、半圆的形状。随着（腱膜前）脂肪的老化性退缩，重睑皱褶可能会变平坦，并消失在睑板上方凹陷里。

在有重睑的亚洲人（图 22-6），重睑皱褶高度比非亚洲人的低。他们的上睑提肌功能良好，提肌腱膜末端纤维良好地终止于睑板前区域，以及在睑板前平面向上的矢量与眶隔前 - 眶周软组织（皮肤、眼轮匝肌、脂肪）矢量之间的净向上矢量，均有利于重睑皱褶的形成。

没有重睑皱褶的亚洲人（单睑）（图 22-7），

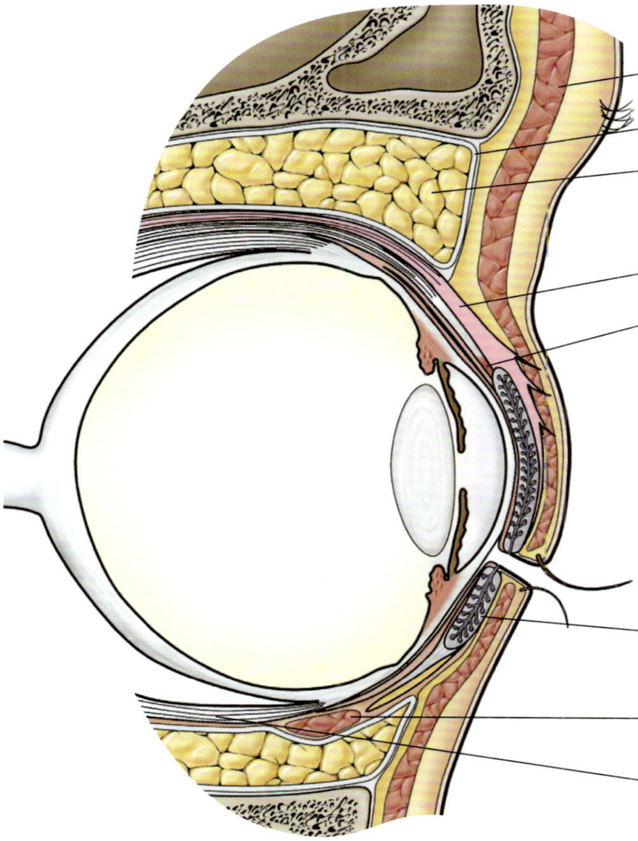

图 22-5 典型的高加索人种解剖图，显示眶隔在提肌腱膜的高位融合点

其上睑提肌功能可能还好。眶隔前的皮肤 / 肌肉 / 脂肪（区域 2）与其下的睑板前组织加提肌（区域 1）之间的力学关系不利于皱褶向内折叠。可能过多皮肤和脂肪的存在（腱膜前及眶隔前脂肪），甚至是睑板前眼轮匝肌和脂肪增厚使皱褶的形成更加困难。

这一类型的主要因素是提肌腱膜纤维的末端在睑板前眼轮匝肌内及睑板前皮肤缺乏附着。睑板上缘臃肿的皮肤和脂肪是次要因素。皮肤上没有附着，因此无法形成皱褶。

重睑的形态

对于亚洲人，两种主要的重睑形状是平行形皱褶和开扇形皱褶（见第 4 章）。平行形重睑与睑缘等距，平行走行。平行的特性与睑缘弧度有关，因此重睑会沿着天然睑缘弧度弯曲成形。接近内侧端时，无论是否有上睑皮折，皱褶末端不会向内侧融合点汇聚。

开扇形重睑通常内侧有上睑皮折的悬垂，皱褶的鼻侧部分和内侧融合点交汇，表现为在鼻侧逐渐融合，汇为一点。对于亚洲人，以上两种类型都是自然理想的形态。

重睑的预测

决定上睑皱褶存在的因素中，首先也是最重要的是上睑提肌腱膜纤维（“Latt”）远端“附着”的有无，这些纤维发向沿睑板上缘的皮下区域以及睑板前眼轮匝肌下，在睑板前眼轮匝肌内末端纤维交织终止。这决定了患者上睑皮肤是否有重睑皱褶存在。而且，这些腱膜纤维的包绕和插入眼轮匝肌肌间隔的“紧固度”，决定了睑板前皮

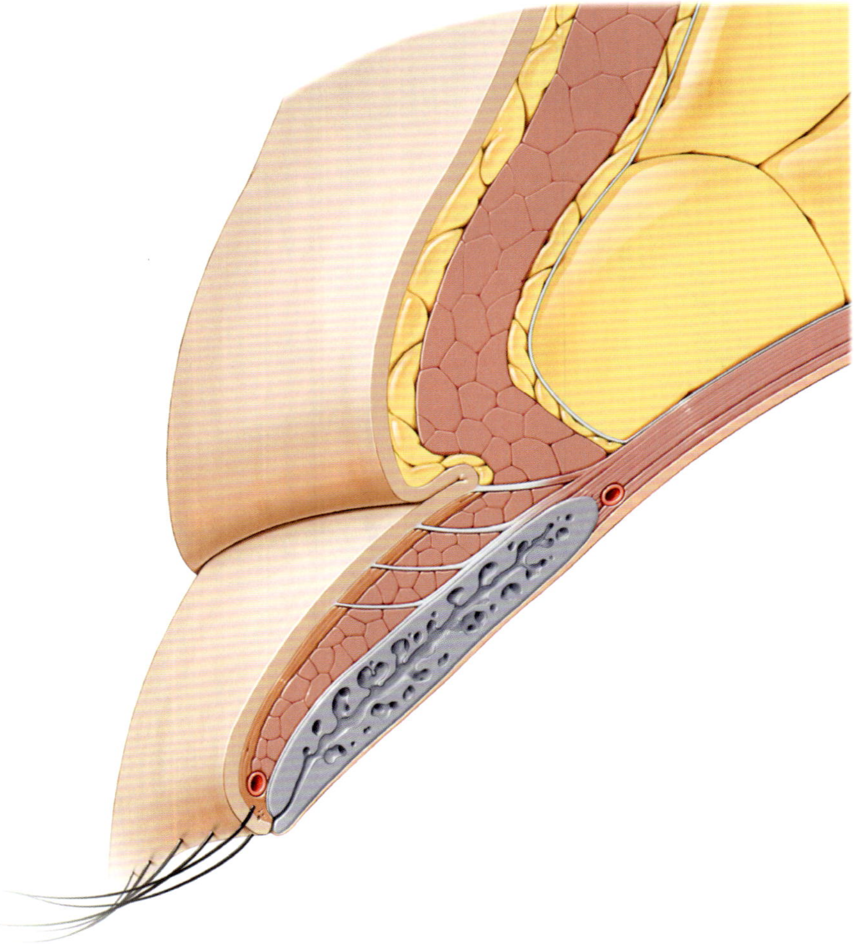

图 22-6

肤肌肉层的刚性（坚硬度），当提肌收缩时，睑板前皮肤肌肉随着睑板一起移动。睑板前皮肤 - 肌肉层越坚硬，重睑皱褶形成内陷越好。

设想这些附着的存在，采用睑缘移动的毫米数值来间接测量上睑提肌收缩力（不充分的评估），并错误地把其冠以“提肌功能”。它只是部分提示了上睑提肌的强壮性，以及部分相关于其是否有能力正常向后上方提拉，使睑板前区（区域 1）对抗眶隔前区（区域 2）后缩，形成临床可见的皱褶。我们观察到，那些提肌移动度小于临界值（10 mm 以下）者，很不容易充分形成重睑皱褶；而那些有 11 mm 或更大的提肌移动度者，似乎更容易形成重睑皱褶。

仅仅是 1~2 mm 的移动度能起到这样的作用吗？或者睑缘移动度 11 mm 及以上者，比那些 10 mm 及以下者，具有更强的提肌收缩力（“LC”）吗？后一种说法更有可能。临床案例可见许多先前有真性重睑皱褶的老年患者，随着衰老出现上睑下垂，虽然仍保持 11 mm 以上的足够的上睑提肌移动度，却不能表现出正常的重睑皱褶了。很可能他们的提肌移动度反映的是剩余的有效提肌纤维和当前的收缩性。实际上，随着眼睑逐渐下垂，移动度已经较先前的 15~16 mm 下降了。换句话说，看似健康的 11 mm 移动度，对于以前移动度更大的人来说，已经是下降了。近期的研究表明，衰老能够影响提肌移动度，每十年就有眼睑水平长度的下降。较短的睑缘长度可以影响眼睑闭合机制的张力关系，因此可以很

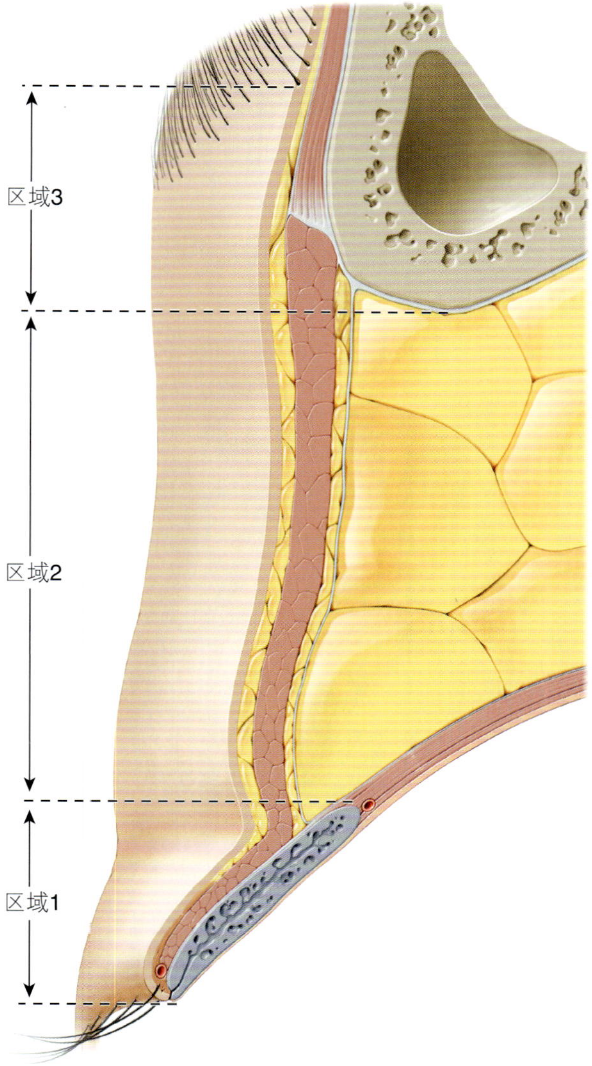

图 22-7

自然地想到，随着衰老，提肌移动度会轻微下降（在上睑下垂手术中，我们可以观察到变薄、退化和脂肪浸润的提肌、腱膜以及眦角韧带）。换句话说，尽管我们仍不能准确地应用提肌移动度这一线性参数来评价三维的健康状态，并把 11 mm 作为提肌功能的标准（这是一个没有自身既往对照和纵向变化的单样本分析），然而患者的提肌功能在收缩性上的下降已经真实存在了。因此，采用目前称为“提肌功能”的测量手段及应用，实际上对于真正的功能和作为标准值是存在缺陷的。

决定一个皱褶是否明显的因素中，以上两个因素（Latt 和 LC）只是早期干扰因素的一部分。此外，皱褶是否明显还与 F、afi、pf、gz 和 h 呈正相关，与 s、m、f 成反比，与 Vax（视轴角）、eypo、BrPt、BrOA、h +、h －呈负相关。

睑板上（睑板前）的软组织包括皮肤、眼轮匝肌和腱膜前脂肪。正常量的皮肤（skin，“s”）和肌肉（muscle，“m”），通过重力作用被动对抗后部腱膜（睑板、提肌和米勒肌）向上的矢量。过量的皮肤倾向于使皱褶不明显。过厚的眼轮匝肌减弱了提肌腱膜远端纤维进入眼睑皱褶皮下平面的连接。

健康的腱膜前脂肪（healthyfat，“F”）位于眼睑眶隔前的部分（区域 2），起到滑移平面的作用，后层在此平面向上抵抗前层向下的重力[2-4]。后层只需要相对于前层移动 2~3 mm，加上悬垂的眼睑返折，就可以形成重睑皱褶。

在缺乏原生条件的情况，如纤维化脂肪（fibroticfat，“f”），无论是在未破坏过的眼睑组织内或继发于前期手术造成宝贵的滑移层（glidezone，“gz”）完全缺失的情况，对两层组织之间存在的滑移层造成更多阻碍，很难在两层之间产生 2~3mm 的相对移动（图 22-8）。

在一些单睑的患者中（见图 22-7），可见比正常位置偏低处有较多的腱膜前脂肪（正常高于睑板上缘 5~10 mm），这与重睑皱褶缺乏、眶隔和腱膜融合点位置偏低有关。我认为这是关联因素，而非绝对的因果关系。腱膜前（眶隔后）脂肪垫偶尔向下进入睑板前位置（图示区域 1 腱膜前或眶隔后脂肪），阻碍了皱褶形成的所有机会。

位于眼轮匝肌与眶隔之间的脂肪应称为睑板前脂肪，可能是眶隔前脂肪或区域 1 眶隔前脂肪的堆积，它也会影响重睑形成。实际上，任何过多的睑板前脂肪都可能影响重睑的形成。

当上睑臃肿时，皮肤（s）、眼轮匝肌（m）和腱膜前脂肪（F）这三个亚单位的重量总和，使得后部提肌 - 睑板复合体的提升负荷过重，导致无法形成重睑皱褶，最终甚至会比正常年龄更

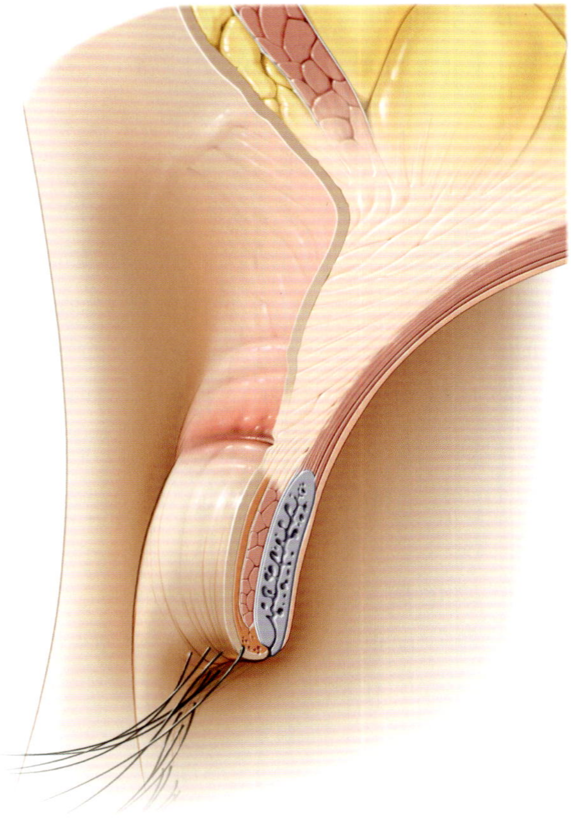

图 22-8

早出现继发性上睑下垂。当然，三种因素任何一个或某个组合的超重，都会导致重睑皱褶的缺失。正常的腱膜前脂肪（F）有助于形成滑移层，有利于重睑形成，过多则阻碍形成（一定程度的过量，可视为负性因子，会产生相反的作用）。

一个正常的有垂直方向和水平方向大眼裂（palpebralfissure，“pf”）的患者，将会有一个大的提肌复合体，宽度更宽，有更大的垂直移动度。可以推断，当睑板向上移动时，更宽的提肌将划过更长的睑板凸弧。其睑板上缘的中点也将移动更大的距离（上睑的垂直移动）。

在负面影响参数组（分母）中，分值较低病例的“s”代表柔软的眼睑皮肤、增厚的眼睑皮肤和过度的皮肤冗余。甚至有些人表现为眼睑皮肤过紧，在手术前注射局麻药时可看到皮肤抵抗，表现为麻药吸收延迟，需要更多的步骤加强皱褶形成。因此，松弛的皮肤增加臃肿，紧绷的皮肤增加了抵抗。

小写的“m”代表过多的眼轮匝肌，分为眶隔前肌肉层或睑板前肌肉层，脂肪可能交织在肌肉纤维中。

小写的“f”代表滑移层内起阻碍作用而非促进作用的脂肪。为单睑患者手术时可以观察到这种情况，我们可以看到位于腱膜前、眶隔后的无定形脂肪条索，或者打了马赛克样的没有清晰界线的脂肪小球，取代了球状脂肪。初次手术的病例有可能发生这种情况。其他时候，在重睑修复中可见整个滑移层成为坚硬的片状瘢痕。“f”（设想为一种逆向的剩余脂肪）对于形成自然皱褶的可能性是明显的相反作用，或成反比（1/f）。如果逆向脂肪（f）减少或不存在，皱褶就更容易形成了。

在向上注视时，上睑提肌处于最大收缩状态，此时重睑皱褶显得最深［我们可以把患者在这个最大向上注视位置上的视轴角（Vax）看作是它和平视前方（0°）的最大正角］（图 22-9）。

当眼睛向下注视时，上睑提肌处于最放松的状态，上直肌和上睑提肌一样处于最放松的状态。视轴角（测量远离 0° 的任意一点）处于最大负角。伴随着这个最大负角，皱褶的凹陷应该自然而然地变浅或减弱（图 22-10）。

当一个有天然重睑皱褶的人水平注视前方时（设置为 0° Vax），折痕表现为最佳状态，既不太深，也不太浅（图 22-11）。手术所形成的动态重睑也应该观察到同样的情况。

检查者的观察角度（“ao”）也应该是水平的，并且垂直于被检者直立的面部（患者的正面垂直于地面，额部前缘与下巴连线呈锤线样）；这是检查者直视前方时的 0° 观察角。

如果观察者站在相对更高的位置观察（图 22-12），患者回视站在高位的该观察者，此时皱褶会变深，是因为患者采用了向上看的正角度 Vax 以及观察者采用了正的（+ ao）角度。

这与检查者水平观察而患者下颏贴近胸骨往

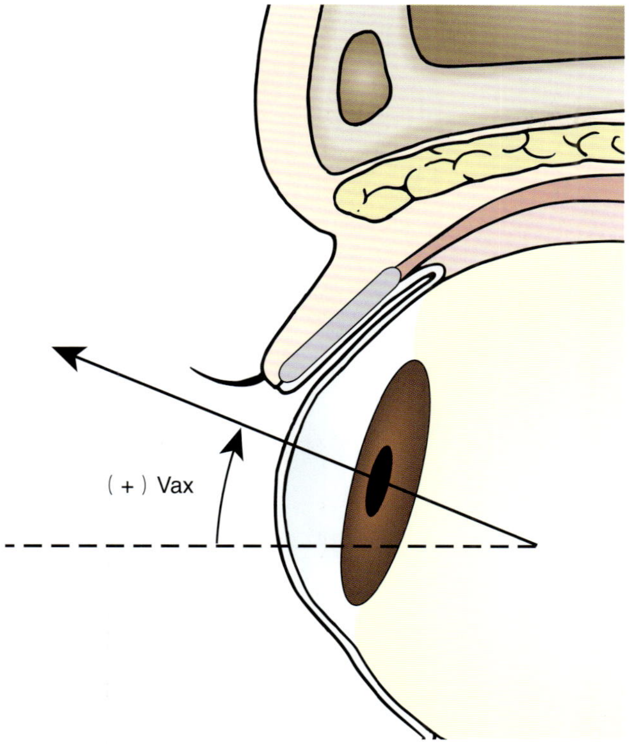

图 22-9

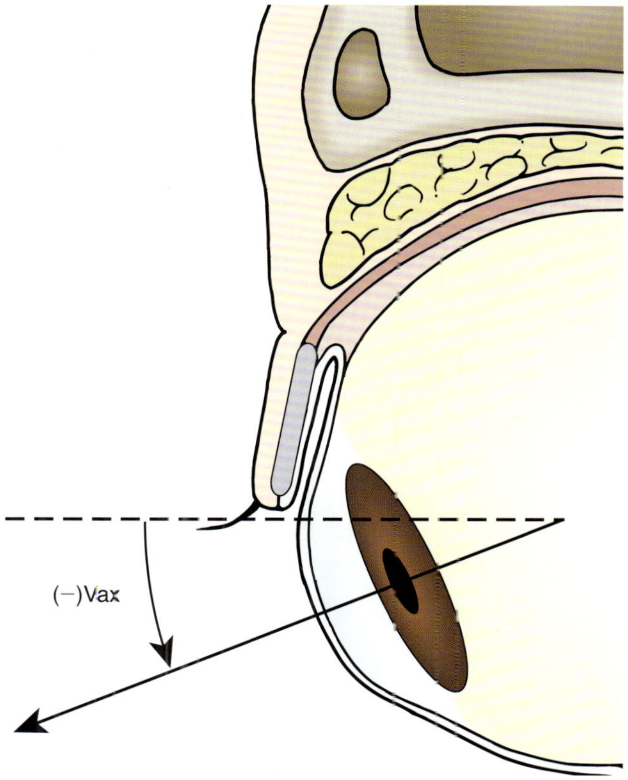

图 22-10

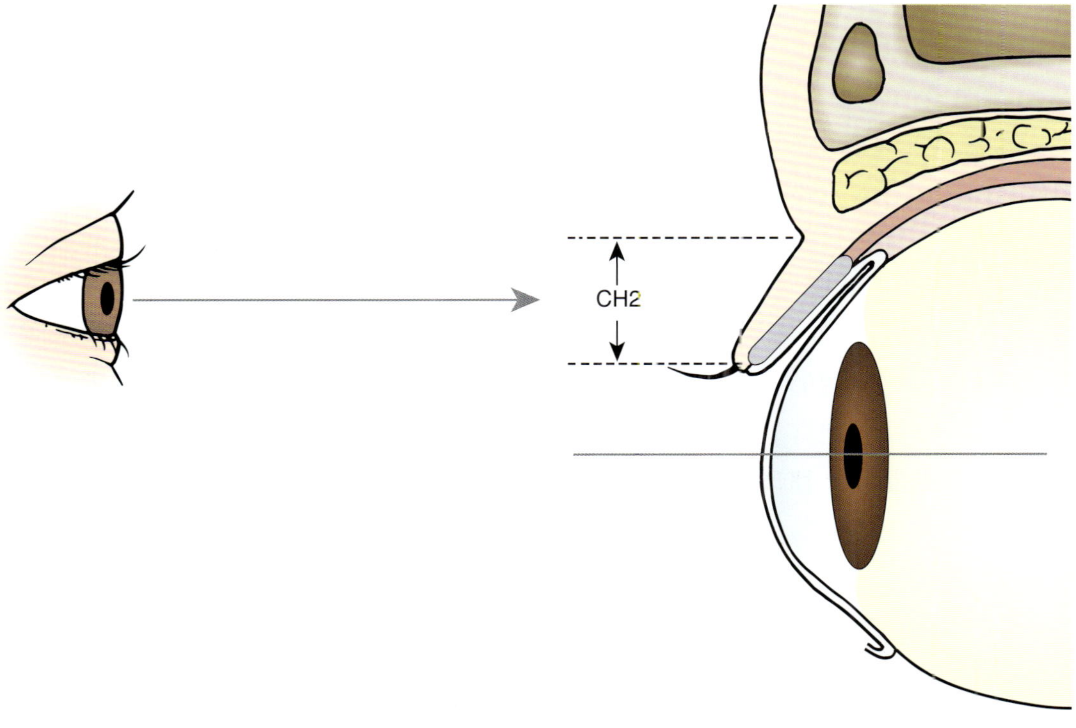

图 22-11

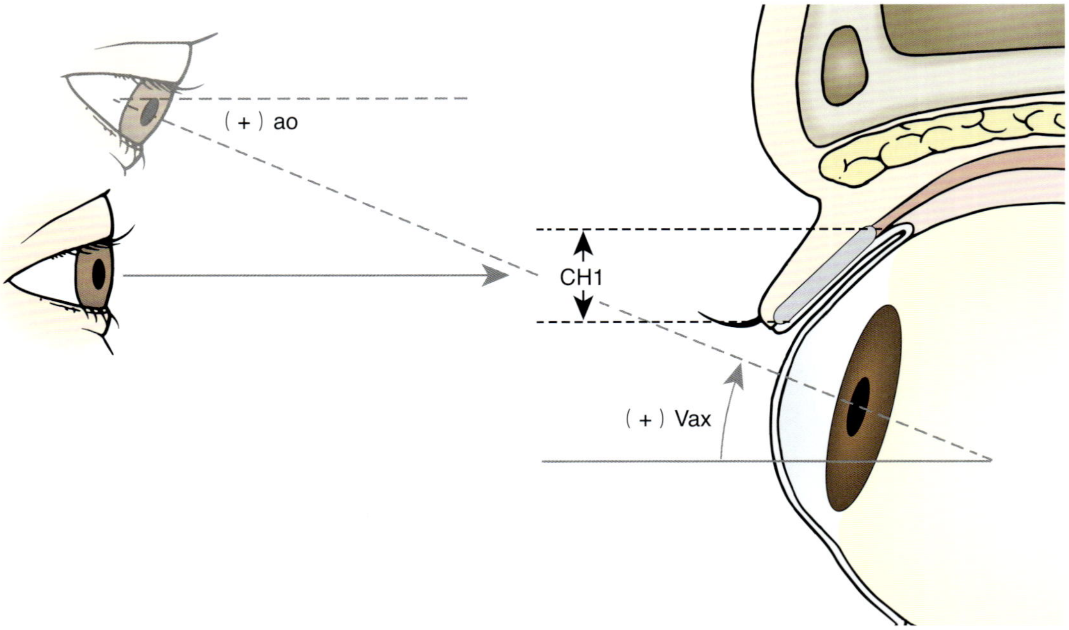

图 22-12

前看是相似的，本质上都是让患者的眼睛处于一个相对其眼眶向上注视的状态。

如果患者坐在一个比检查者略高的位置往下看（负的 ao 角），检查者处于低位并向上看（负的 Vax 角），那么皱褶看起来会变浅（图 22-13）。

因此，无论是 Vax 还是 ao 模式，每种模式的正值都跟皱褶加深有关，每种模式的负值都跟皱褶变浅有关。为了学术目的，重睑皱褶的评估应该在中立位或 Vax 和 ao 值为 0 的状态下进行。

在退化性上睑下垂的老年病例中，我们经常发现，在青年时期正常位置的上睑皱褶最终会变成更高且不明显的皱褶并伴有上睑下垂。原因有以下三重：上睑提肌腱膜、肌肉（提升眼睑）及其在睑板上缘的附着整体减弱，靠近睑板上部前方的睑板前和眶隔前眼轮匝肌组织的减弱（对皱褶线内拉力减少），以及上睑下垂（引起部分患者负 Vax 值）和折痕变浅。睑板上缘及其表面皮肤之间的眼轮匝肌纤维的减弱，导致沿着原始皱褶线的末梢腱膜纤维和皮肤的附着减弱。少数提肌腱膜分支仍然保持在这个开裂区域上方，会造成较高的“迁移性皱褶”（一种误称），因为它先前没有在这个高的位置折进，属于较浅的且非真性的解剖折痕。

有趣的是，许多有单眼皮的亚洲人更倾向于有明显的头部后仰。这类似于略微的向下注视，使他们的提肌更倾向于放松状态，并进一步减弱对睑板前和睑板上交界区的牵拉。我不确定为什么会是这样，但是可能包括这几点因素：在单眼皮患者中，他们的睑板前皮肤返折可能会阻碍其视野上部 5° ~10°，这种向后的头部倾斜可能是为改善视野的代偿性体位，或为了代偿潜在或轻微存在的上睑下垂。自从出生开始，这些人可能适应了轻微的头后仰姿势来改善视轴，当使用侧面照相或者镜子向他们指出时，他们常常会感到非常意外。

实际上，即使重睑手术很成功，因为患者不经意间就会保持已经习惯的轻微头后仰体位，这会导致新形成的皱褶变浅。如果不保持额颏垂直位和面部直立向前位，新成形的动态皱褶就不能充分折进去。可以推测，向下注视会让动态皱褶

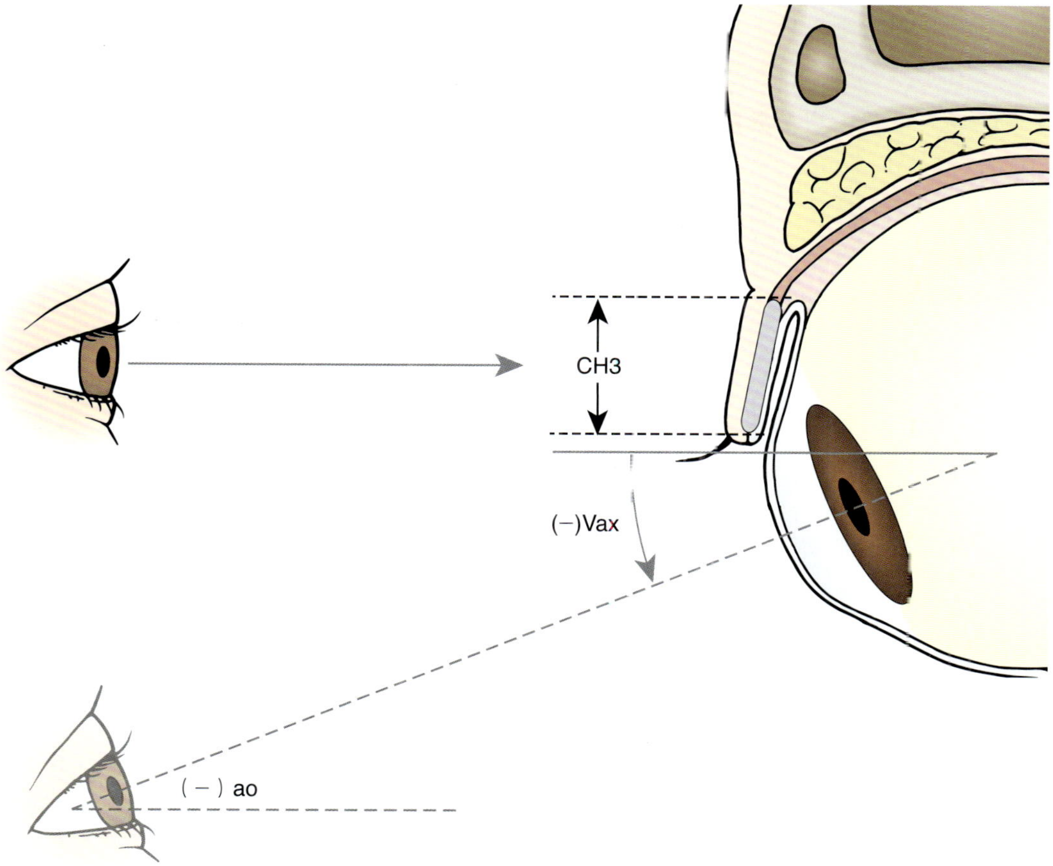

图 22-13

变浅。我术前常规对患者进行宣教，最佳的头面位置是直立向前（额颏线垂直于地面），这样他们就能在术后充分理解和配合。患者经常需要花几个月时间才能适应这个正常体位。

眶内眼球相对的眼位（eyeposition，“eypo”）更微妙地影响皱褶形成。轻微前凸的眼位和眼睑，其提肌较平（不包括甲状腺性眼病的患者，恢复后可能有过度刺激、纤维化及短缩）。眼睑皮肤肌肉的分布更加水平，因此单位面积重力减弱，前凸眼位更容易使皱褶变浅。

相反，有些轻度后位（凹陷）的眼球和上睑使得提肌方向更加垂直，和皮肤肌肉层的相对关系更好，更容易形成明显的皱褶。

因额肌和上部眼轮匝肌周边部分（区域 3）相互作用，眼眉参与形成上睑上部的结构（见图 22-7）。

当有眉下垂时，由于眉部组织的下滑，在视觉上皱褶将会遮盖或消失。随着眉逐渐下垂，或由于上睑皱褶高位锚着于上睑提肌，眉会出现过度活动（BrOA）。在这些情况下，由于眉的过度活动，皱褶顶部的上睑重叠被拎升，可以看到真正的皱褶了。在有些病例中，由于前层皮肤肌肉层被动提升，皱褶不明显（变浅）了。

最后，也是很重要的是重睑的位置，即重睑的高度（height，“h”）。我们可以看到在不同情况下，重睑高度既是有利因素（h 在分子），又是不利因素（h+ 或 h－ 在分母）。较为理想的仿生理高度通常是和睑板中部上缘相匹配。过高（h+）的重睑可能会出现兔眼、睑板前臃肿和继发下垂等畸形。刻意做得过低（h-）的重睑也会出现问题，如重睑皱褶未形成、逐渐变浅甚至消失、切口瘢痕明显及皱褶不连续等。具有正常解剖位置的理想的重睑皱褶可以呈现最好的美学效果，并发症出现最少，因此 h 作为分子在分数线上；h+ 和 h - 则是相反因素，出现在分母位置。

在一位外眦裂开的患者身上，我们很偶然地发现外眦韧带上、下支变薄，经常在原外眦角的位置，出现圆钝和菲薄的网状变皮肤。上睑外侧皱褶变浅，与上睑提肌外侧力量变弱有关。正常附着于外侧眶缘的睑板前眼轮匝肌也会变弱，加上睑板外侧眶结节附着的薄弱，睑板 - 提肌复合体的薄弱，导致了重睑皱褶变浅。

在与之相对的内眦处，由于提肌内侧角的分裂，睑板外侧移位，出现内侧下垂的患者同样表现相似的内侧皱褶变浅。

上睑外眦区域的分裂导致上睑外侧上提不足，提肌的减弱加上肌肉术后的出血，导致继发性上睑下垂，重睑线看起来较浅，离睫毛边缘更远。

充分理解重睑皱褶形成的生理参数以及有利和不利因素，有助于个性化需求的修订，并采用这些因素制订理想的手术方案。亚洲人重睑手术流程应让医生进行术中评价，修正所应用的因素去优化重睑的形成。

目前作者采用的新式亚洲人眼整形技术采纳了这些评估和修正手段，这也是对传统的缝线方法及外切技术进行改良的原因之一。

回到开篇提到的公式，可以让我们考虑形成重睑的所有因素的作用：

公式解读为：C代表重睑皱褶形成的可能性，

$$C = \int \frac{(Latt, LC, F, afi, pf, gz, h)}{(s, m, f, (-)Vax, eypo, BrPt, BrOA, h+, h-)}$$

和各种有利因素的总和（∫）成比例对应，包括提肌的附着和收缩力、腱膜前脂肪、提肌腱膜纤维、睑裂大小、具有健康脂肪的完整滑移层以及合理的重睑高度等。还受分母的负面因素影响，包括眼睑皮肤的质地和数量、肌肉、瘢痕化脂肪、负性眼轴角度、眼球位置、眉下垂及眉毛代偿性活动过度，以及从正常皱褶发出的过高或过低分支。

重睑高度的其他解释（先前出现于第19和20章）

如果我们让患者仰卧位，闭眼时测量眼睑皱褶的高度，我们通常可以测量到沿着睑板上缘的真实解剖重睑。我们设想正常的亚洲人解剖重睑高度是 7 mm。当患者坐位，面部保持垂直并平视前方，重睑可以较好显现并折叠在眼睑皮折下，上睑板平台斜向向后倾斜。测量的 7 mm 解剖重睑高度（睑板前皮肤）可以设想为 45° 等腰三角形的斜边，其他两个边形成垂直轴和水平轴（每个边约 5 mm，7 mm × 1/ $\sqrt{2}$ ）。因此，对于检查者（或患者对着镜子看），测量的 7 mm 重睑皱褶，垂直高度顶点的距离为 5 mm（倾斜重睑高度），当有 1~3 mm 皮肤折叠悬垂时，重睑皱褶减小到只有 2~4 mm（表观重睑高度）。因此，单睑患者要求 3 mm 宽度重睑时，医生必须意识到需要设计 7 mm 的皱褶才行。

有关是否有一些因素与那些提肌移动度处于临界（在 9~11 mm）的患者或轻微到轻度上睑下垂的单睑患者，其术后失败率（重睑变浅）的增加有关？这很难说。

本章是本书已经讨论过的所有概念的汇总，其中一部分有可能晦涩难懂，但我希望对于大部分读者而言，把这些概念汇总成综合方案，或许对临床有所帮助。

参考文献

1. Collin JR, Beard C, Wood I. Experimental and clinical data on the insertion of the levator palpebrae superioris muscle. Am J Ophthalmol 1978; 85:792-801.
2. Chen WPD. Concept of triangular, rectangular and trapezoidal debulking of eyelid tissues: application in Asian blepharoplasty. Plast Reconstr Surg 1996; 97(1):212-218.
3. Chen WPD. The concept of a glide zone as it relates to upper lid crease, lid fold, and application in upper blepharoplasty. Plast Reconstr Surg 2007; 119(1):379-386.
4. Chen WPD. Beveled approach for revisional surgery in Asian blepharoplasty. Plast Reconstr Surg 2007; 120(2):545-552.

重睑皱褶进阶理念：由单点到优美弧线

总结下来，这组章节呈现了我目前关于重睑皱褶功能性生物力学的思考。

1993 年，那时候我正在准备最初版本的《亚洲人眼整形图谱》的手稿，我在最后一章中分析说，从某种意义上讲，重睑皱褶就像中国的万里长城，在外太空，宇航员仅仅观察到星球表面蜿蜒曲折的线，但实际上，长城曲折覆盖在差别很大的地形上，每 80~120 m 就分布着一座烽火台。这些要塞具有不同的功能，内部分成不同的区域，例如宿营地、谷物间、武器库、动物间、信号站及指挥站。与之相似，当横穿眼睑全长时，重睑皱褶有着微妙的变化。重睑线随着睑缘的曲度附着于不同的深层组织上，睑板和相互对应的眦角韧带附着发挥着作用。

和天然重睑一样，可以采用不同的技术方法在单睑上创造（或加上）一条连续横穿上睑的外观均匀的重睑皱褶线（我们已经讨论过了重睑的深度及如何定量，表观重睑高度和倾斜重睑高度，以及沿重睑皱褶线不同解剖形态的附着）。在这里，我们讨论重睑皱褶线和对应的眼睛弧度的线性关系。

作用于重睑皱褶线上的各种向量是怎样相互作用的呢？换句话说，当睁眼时，沿重睑皱褶线作用的力是怎样使得前层（眶隔前层）相对提肌和睑板后层组织向下滑动的呢？

我认为重睑皱褶线是单点串联成线的外部表现（unipoint = single point in space）。图 23-1 中，不同大小的黄点代表了不同大小的向量力作用于它们。每个黄色的点（图 23-2）代表高倍放大的单点（矢状面），红色向量沿着提肌的上提方向，蓝色箭头表示当面神经输出放松信号时前部皮肤肌肉层的重力方向。应注意的是，蓝色向量的方

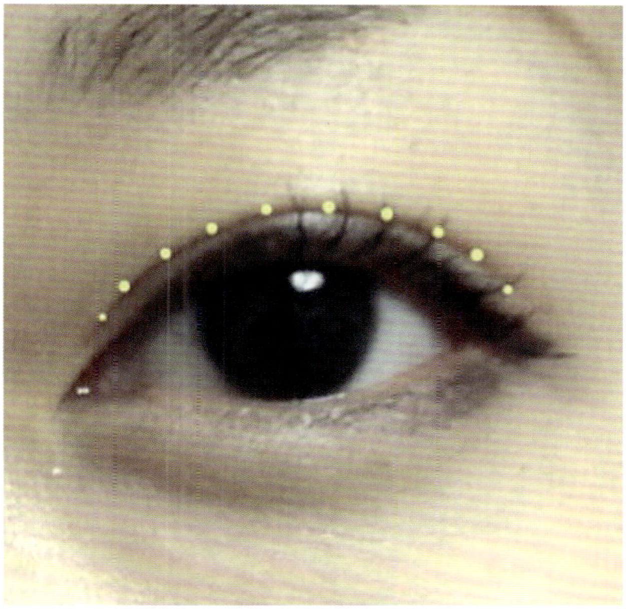

图 23-1 ■ 大小略微差别的黄点，代表了对它们的不同大小向量力的作用

向有 45° 到水平的角度变化，如果在面部特征相对平坦的亚洲人眼部案例中，角度变化几乎到垂直（90°）也是常有的事。

让我们把每个单点概念化为一个微小的虚拟点（像旋转的微小滚珠，或数学定义的空间点），其受相反方向的矢量力（后部斜向上，前面斜向下）所限制。这样一串单点就像一串微小的念珠，在大约睑板上缘的位置跨于上睑的两层组织之间。当提肌被激活时（第三对脑神经发出信号），提拉上睑睁开，同时，又有抑制性的神经信号发向眼轮匝肌（第七对脑神经发出）。松弛的眶隔前层皮肤和肌肉由于自身重量被动下滑，遮挡了部分睑板前皮肤，形成重睑返折。后层的向上和皮肤肌肉层的下降，两者之间的准确界面发生于皮肤下和眼睑内部，皮肤的外部表现为重睑皱褶。相位的变化就在这些虚拟点（或者是虚拟微

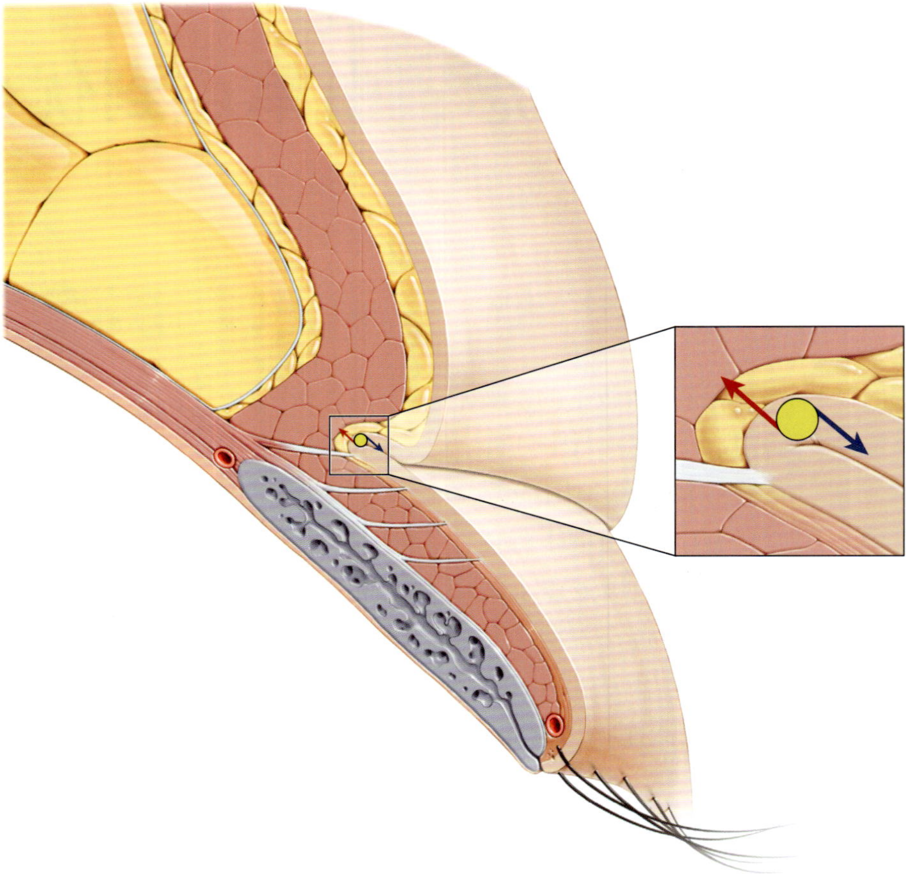

图 23-2 ■ 每个黄色圆球代表了高度放大的单点（向量面），红色向量是沿着提肌的牵拉力方向，蓝色箭头表示当面神经输出放松信号时前部皮肤肌肉层的重力方向。应注意的是，蓝色向量的方向有 45° 到水平的角度变化，如果在面部特征相对平坦的亚洲人眼部案例中，角度变化几乎到垂直（90° ）也是常有的事

球）处。位于中间间隙的健康脂肪有利于这种滑动，我曾定义其为滑移层（见第 17 章）。

这恰如一句谚语所说的：“雪崩始于一片雪花重量的增加。”我们通过观察两块玻璃之间被液体浸泡的彩色细沙层，可以很容易地理解这一点。当我们旋转玻璃面板时，我们可以看到沙堆坍塌、滑动，而原先的顶层则获得更多的沙子。

在通过外科手术模拟重睑皱褶的时候，能识别它发生的位置是非常重要的。为了准确形成这个皱褶，皱褶做在哪个位置（手术去除可能引起阻碍的组织）能使（序列单点）时相性的变化自然发生，才是最重要的。如果位置发生偏差，则将造成明显的生理及功能上的副作用。

图 23-3 显示作者予行亚洲人重睑成形术的单睑患者的术前和术后照片。虚拟的黄色单点显示低位的睑板前区向上抵抗上方松弛的眶隔前区。

这个观点能解释为什么环绕提肌的埋线或者在腱膜上高位锚定的皱褶，会经常导致包括皱褶过高及获得性上睑下垂之内的诸多问题（图 23-4）。注意单点的功能是受到埋线线结限制的。

在这里，我们看到当埋线穿过前层的眼轮匝肌时，就会失去形成正常单点轴心的机会，假定前层眼轮匝肌放松，而后层的提肌正在努力提升眼睑（图 23-5）。

由于埋置三根永久缝线要在上睑产生至少三个高位的类似编织样固定效果。紧绷的结扎线对提肌和米勒肌的收缩功能产生不良的拉力（增大阻力）（在这种情况下，编织样效果包括内和外

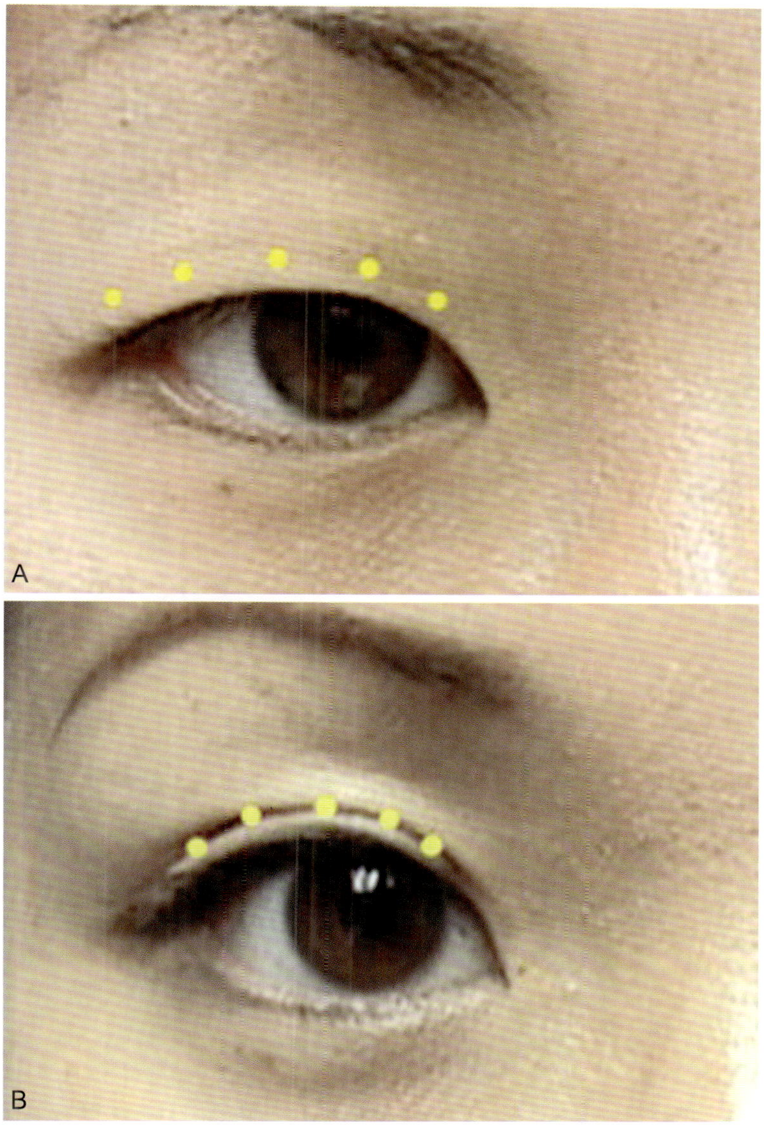

图 23-3（A，B）作者予行亚洲人重睑成形术的单睑患者的术前和术后照片。虚拟的黄色单点显示低位的睑板前区向上抵抗上方松弛的眶隔前区

两个固定位置，分别在上睑提肌腱膜层面的前方和肌下，如图 23-5 中所示的粉色肌肉层，固定位置通常在睑板上缘上几毫米）。

该图的放大视图（图 23-5 中嵌入图）显示了单点的两个向量的阻碍作用。提肌上的高位固定降低了提肌腱膜的有效收缩范围。平行于提肌平面的绿色箭头所代表的收缩力（上提力）减小，上睑提肌移动度减少。相当于承载了更多的组织，负荷增加。

当第七对脑神经受到抑制时，重力作用使眼睑皮肤返折形成重睑皱褶时，如果埋线线结中包含更多的眼轮匝肌和皮下筋膜，则会同样影响眼轮匝肌的松弛能力，导致蓝色向量减少。存在阻止前层眼轮匝肌向上的限制力或者阻滞力，此时向下的组织量更少。表观重睑高度变高，并出现上睑下垂。灰色的眼轮匝肌层受重力作用下降到睑板上缘的理想位置受阻，而是被牵拉到更高的点——结果出现高位重睑皱褶；或者当缝线最终切割组织失去作用，组织张力释放，最终出现皱褶变浅。严重的情况下可能会出现兔眼。

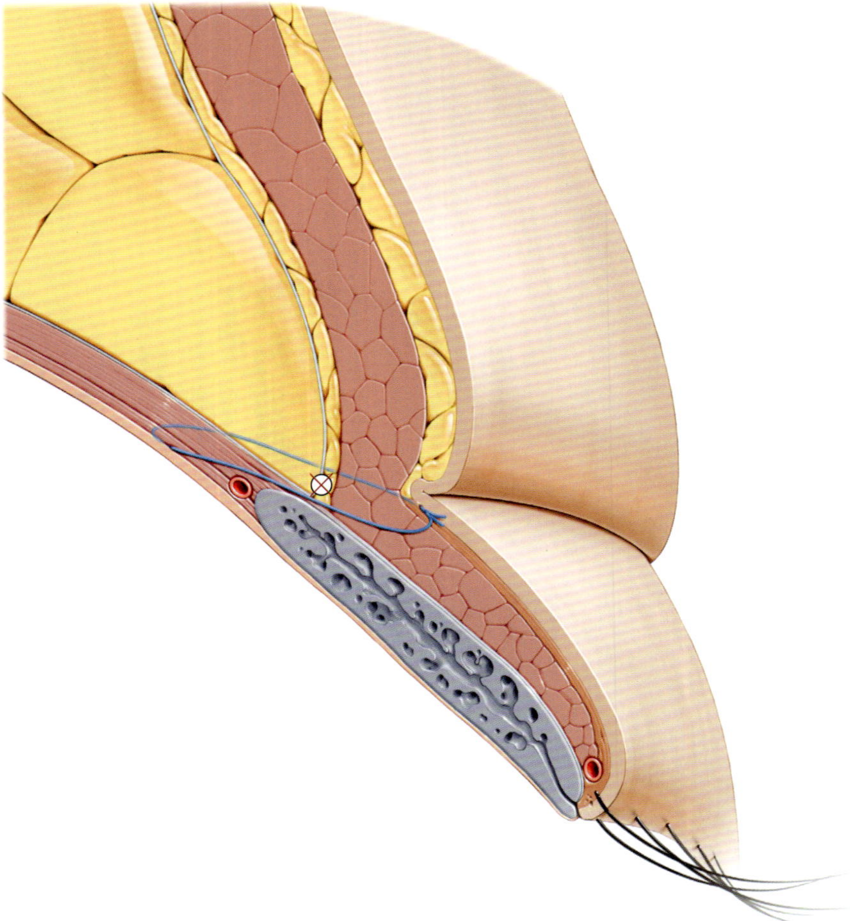

图 23-4 注意单点的功能是受限于埋线线结的

单点的功能性变化

这些位于重睑线的单点的功能存在变化吗？答案当然是肯定的。可以推测，发生向量方向变化最大的单点位置是在重睑线的中部，换句话说，方向在中央部（沿着这些微点）变化最大，向眼角方向会减弱（眼睑睁开时的内眼角和外眼角）。朝向睁开的眼角，向上的提拉向量有可能逐渐变小（此处功能性提肌纤维较少），方向上，提肌腱膜向量会变平和更加边缘化。同样，放松状态的前部皮肤肌肉层向下的重力朝向眼角也逐渐变小。同时，朝向眼角，皮肤相对更厚、更坚实，层内的潜在空间更少。此外，在眼角区域，蓝色向量变得更平或更不垂直（更小的倾斜角，I），因此这两个向量（绿和蓝）的指向变化，并不像在重睑线中部那样，方向是相反的（接近180°）。在眼角，向量指向很少变化，速度更慢，因为即使每次眨眼，眼角和中部的运动时间相同，但眼角涉及行程要小。因此，重睑皱褶内段和外段的净反向力（或反向向量）很少突然转换。

图 23-6 显示了亚洲人重睑手术患者术后效果良好的重睑皱褶的微点排列。点越小，表明向量逆转越小。请注意，在重睑皱褶的内段和外段是更小的点，意味着在绿色和蓝色向量之间，这些部位存在更小的向量相互作用和更小的方向对立。

因为反作用力在中央更强，在内侧和外侧更弱，可以推测，重睑皱褶压痕在中央部较深，向两端较浅。这也解释了为什么临床上在内段和外

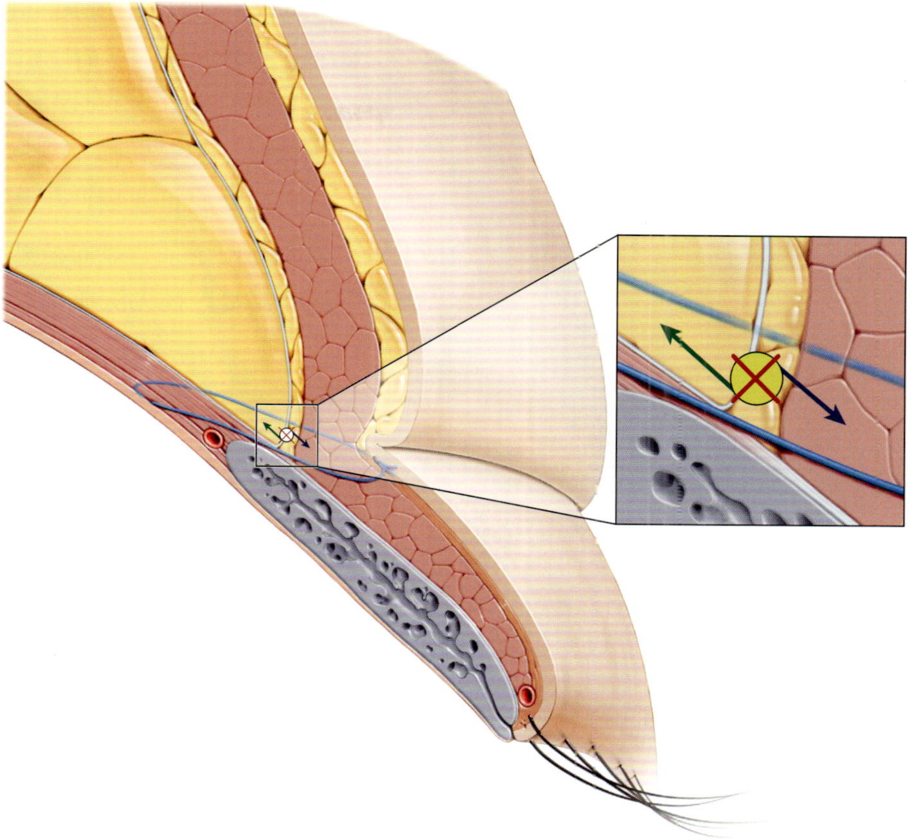

图 23-5 在这里，我们看到当埋线穿过本应该放松的前层眼轮匝肌（蓝色向量方向），当后层上睑提肌提升眼睑（绿色向量方向）时，就会失去形成正常单点的机会

段形成较好的重睑更具挑战性。

蓝色向量的方向值得深入探讨。经常可以看到深眼窝的高加索人的上睑提肌上提时，重睑线却向内缩进，无法形成皱褶。经常可以看到这种类型有过高的重睑皱褶，从上眶缘向后形成一个反向的斜坡。换句话说，皮肤被从眉部上提，倾斜向下、向后。在典型的眼睑 - 眶缘空间关系较平的亚裔患者，重睑皮肤返折更容易向下、向前倾斜，因此，向下推对抗绿色箭头所示的上睑提肌的上升力量，提肌上升力和睑板呈 45° ~50° 。对于高加索人，这个向下的蓝色箭头向量（皮肤和眼轮匝肌为代表）不能产生足够的阻碍，帮助重睑形成，是因为它的作用方向极有可能不是和绿色箭头上提向量呈反向 180° 的。

可以根据提肌睑板前部分（皮肤、眼轮匝肌和睑板上缘）的形状进行重睑皱褶的修整；根据眶缘的位置，发现阻碍重睑形成的因素；根据眼裂大小及特殊的个性化设计因素，对重睑高度、形态和连续性进行设计。一侧眼睑的术中处理方案，可能需要重睑线不同部位应用包括几项特定技术的组合。而对侧眼睑可能需要与之不同的处理方式。

重睑皱褶上不同的点

临床观察中，天然的重睑折痕在中 1/3 和内 1/3 很明显（可能此处年轻人的提肌有力和内眦皮肤返折的重力达成净平衡，可以在内侧形成良好的皱褶）。因为上抬矢量力在数量和方向上减弱，外 1/3 的皱褶通常在某种程度上变浅。采用外切法形成重睑皱褶时，比如作者的亚洲人重睑术，会希望在重睑中部（沿着单点排列变化最大

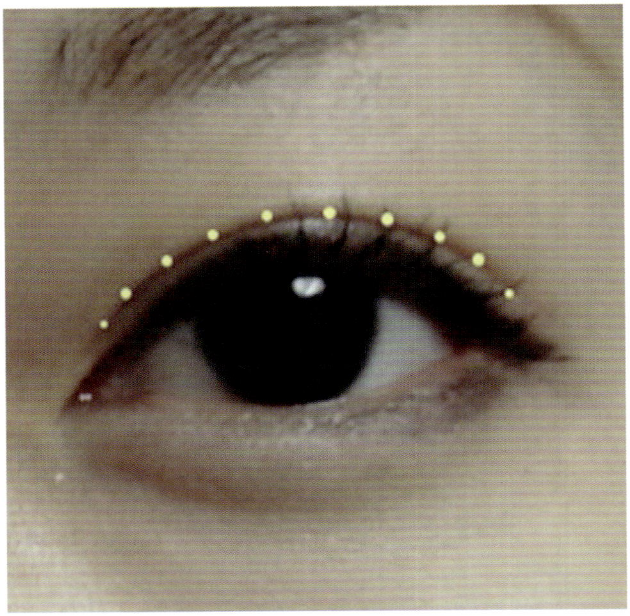

图 23-6 显示亚洲人重睑手术患者术后效果良好的重睑线的微点排列。点越小，表明向量逆转越小。请注意，在重睑线的内段和外段是更小的点，意味着在绿色和蓝色向量之间，这些部位存在更小的向量相互作用和更小的方向对立

的线段）产生较明显和永久性的皱褶，在内 1/3，采用特殊的切口缝合技术以维持上睑内侧皮折的稳定，外侧 1/3 重睑可以像自然重睑一样浅一些。这些结论主要依据假定患者有健康的提肌功能，垂直方向和水平方向有足够的眼睑开大度，存在健康的滑移区（腱膜前间隙和脂肪）。

对于复杂的病例，在前层组织（皮肤 - 肌肉）或滑移区（腱膜前间隙）存在瘢痕组织，皮肤较硬或缺乏滑动（矢量转换），就不容易形成重睑皱褶。需要修复以重建这些生物力学功能（在这里再次强调，由于某些显而易见的原因，采用缝线技术进行修复往往无法成功）。

小结

在本书的第 1 版，我提出了关于手术形成重睑皱褶研究的一些潜在方向。然而，至今在应用例如新型激光或可植入生物可降解材料方面的医学文献方面，还没有任何明显进展。此外，即使有，按照我们设定的新基准和对生物力学的进一步理解，可能还没有哪项技术能在优化控制、重睑高度设置、皱褶形态控制、外观自然连续、效果持久及避免远期损害等方面达到完全理想的状态。目标应该是将四种参数归于同一期手术，然而应注意的是，无论是初眼手术还是眼修复术，由于每个患者内在解剖、眼睑下垂等变异影响，某些患者一期手术不能达到全部效果，可能需要分期治疗。

第24章

亚洲人眼睑手术：我的思考

邱武才编写（陈伯迪整理手稿）

新加坡的邱武才医生是20世纪60年代以来该领域的先驱，他提供了本章节的所有信息内容。在这本书的第2版，我对这些内容进行了概述，邱武才进行了回顾总结。这些内容都基于他40年上睑美容手术的临床实践。

邱武才[1]报道了5年来，采用他的结膜缝合法进行的625例亚裔重睑术的经验。他认为这种方法适用于上睑脂肪不多、没有厚重的皮肤返折悬垂到睑缘的患者。采用不可吸收缝线，在距睑缘5~8 mm水平连接提肌腱膜和眼睑皮肤。如果眶隔脂肪（腱膜前脂肪）比较多，可以先在中段加做一个约1/4重睑设计长度的皮肤切口，取出多余的眶隔脂肪。

翻转眼睑，局部点5%利多卡因溶液，0.5 ml 1%利多卡因结膜下注射。4-0带针尼龙线于睑板上缘穿过结膜，水平潜行2~3 mm，每端再从结膜入针点和出针点进针，穿向其对应的皮肤。穿出皮肤外的一端线再从皮下潜行到另一端穿出，此处做一小切口以利于线的通过和埋入线结。将两端线打结，结向下埋入皮下，通常采用三点法进行这样的缝合。

邱武才在患者术后1个月评估，完美结果需符合以下参数：

1. 两侧重睑必须在位置、高度、长度和外形上一致。

2. 上睑缘的位置和外形必须一致，无切迹或成角。

3. 睫毛不能扭曲或缺失。

4. 眨眼正常。

5. 睡眠时必须眼睑闭合正常。

6. 瘢痕最小化且没有睑外翻。

7. 效果必须持久。

按照邱武才的总结，这种方法的优点是可逆、肿胀轻微、没有外部线样瘢痕。

邱武才[2]同样讨论了以下三种情况的修复：重睑高度和形态的不同、重睑形成不良（双眼皮手术失败）和脂肪去除过多的上睑凹陷。在引言部分，他对非切开的缝线技术和去除皮肤、脂肪并采用皮肤-提肌-皮肤固定的切开技术这两种主要的技术方法进行了评价。

第一种类型，当修复非切开法遗留的重睑高度和形态差异时，重要之处在于去除连接提肌和皮肤的缝线圈。邱武才更倾向于去除先前的线圈后，用新的重睑缝合法在相同位置做三处缝线固定。

对于那些切开法后重睑的高度和形态问题，他讨论了两点：

1. 如果患者要求将过低或被遮掩的重睑（皮肤残余过多造成）修高到与对侧相似，他沿着现有的重睑瘢痕和向上几毫米设计的上切口线切开，去除多余的皮肤，形成新的重睑皱褶。

2. 对于没有过多皮肤者，他采用非切开埋线技术新建一个更高的重睑，避免皮肤的二次切开或瘢痕。

他通过一个小的穿刺切口（用于非切开法），有效地潜行破坏腱膜和真皮之间的粘连，消除先前的重睑皱褶。术中让患者向上看，来验证重睑皱褶已消除。

他还讨论了两侧都较宽的皱褶如何降低，强调了包括组织内原有瘢痕线的切除。

在第二种类型中，修改形成不良的重睑时，修复涉及切除提肌和皮肤之间的纤维粘连及切口瘢痕。他用4-0缝线做6~7个皮肤-提肌-皮肤缝合。

第三种重睑修复包括修复由于脂肪去除过多导致的眼窝凹陷。邱武才从下睑获取脂肪，分成许多 3 mm × 4 mm 的小块，放置于提肌腱膜远端的眶隔前壁后（紧贴于眶隔后壁或返折部位）。他倾向于在上睑的内侧端上方放置较多的脂肪。他还提到术后 6 个月进行观察，这些脂肪小块似乎融为一体了[3]。

邱武才[3]描述了偶尔存在的睑缘动脉弓穿支，其穿支在腱膜插入睑板处附近贯穿上睑提肌腱膜。这些穿支血管以垂直方式排列，位于眼轮匝肌下的网状脂肪组织内。它们并不常见，除非刻意寻找，否则很难发现。当进行下唇皮瓣的手术操作或清除时，这些动脉穿支可能被损伤并出血，向腱膜内收缩到位于靠近边缘动脉弓的睑板前（腱膜后）间隙，导致发生血肿的概率攀升。邱武才观察到 3 例，发生率为 1/500。他解释为：睑缘动脉弓通常位于距离眼睑边缘 3 mm 的睑板上，接收来自眼睑上内侧的眼动脉分支和来自外侧泪腺动脉分支的血供。在亚洲人，睑缘动脉弓被上睑提肌腱膜覆盖，因为它在睑板上的插入位置较低。与高加索人相对比，高加索人提肌腱膜插入睑板的位置在睑板的上部，睑缘动脉弓没有被提肌腱膜覆盖。他说，在这种情况下，他更喜欢用冰敷来减少出血，而且这种出血是自限性的。他后来把这种形式的出血称为“邱武才现象”（Boo-Chai sign）。不同寻常的是，出血突然在上睑提肌腱膜后发生，并在切开法亚洲人眼睑成形术通常不涉及的区域内漫延（图 24-1A, B）。

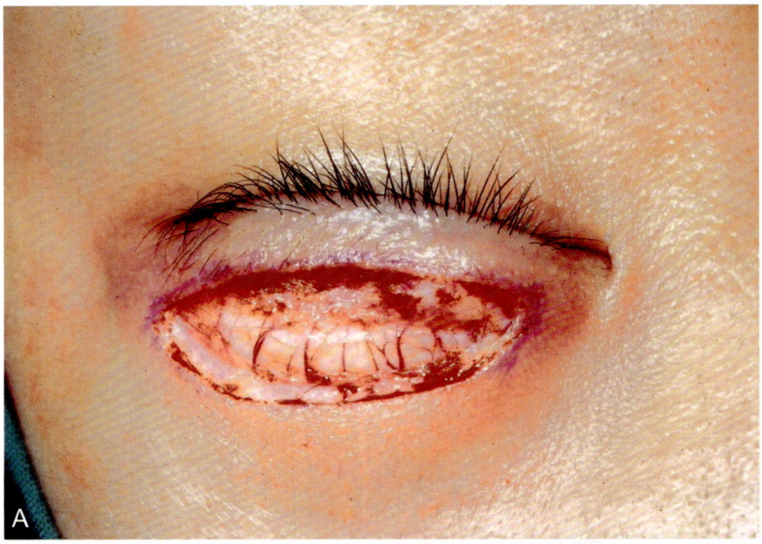

图 24-1 （A）一名接受亚洲人眼睑成形术的 25 岁中国女子的左上睑照片，左上睑已去除一条皮肤和眼轮匝肌，可见睑缘动脉弓垂直向上延伸的较大分支。这些分支在附着于睑板的提肌腱膜末端下方出现，穿过上睑提肌腱膜，然后垂直向上，平铺在轮匝肌深面（眼轮匝肌下）脂肪上。解剖皮瓣时意外损伤这些分支将导致出血，在上睑提肌腱膜的后方和深处形成血肿即“邱武才现象”

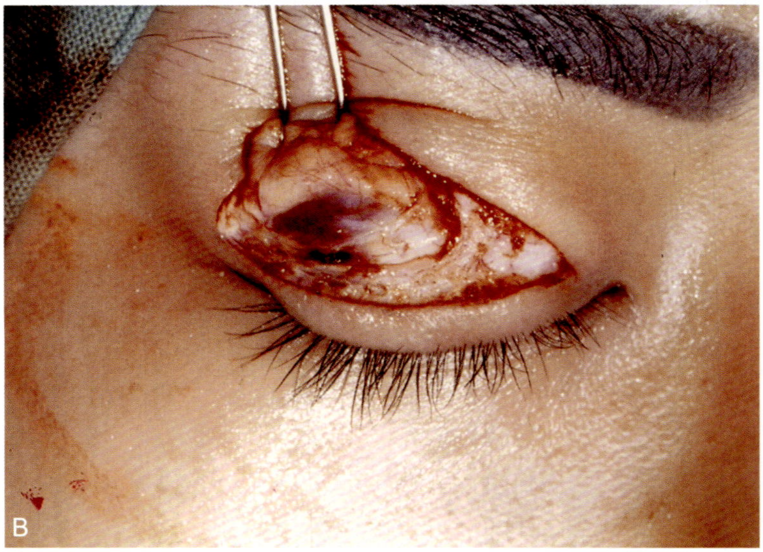

图 24-1 （B）右上睑上睑提肌后方形成的自限性血肿

邱武才医生的个人评论

2001 年，我除了在《英国整形外科杂志》（*British Journal of Plastic Surgery*）上第一次描述这一临床现象外[3]，还推测了其成因。我认为是损伤了睑缘动脉弓的较大异常分支导致的。这只是据理推测，因为在现有的解剖文献中，并没有关于上睑血管走行的详细解剖。

在文章发表 2 年后的 2003 年，一个韩国整形医生团队报道了 25 例发生出血并发症病例的临床表现[4]。他们推测出血是由于提肌外下部血管损伤导致的。至于具体是什么血管，他们正在进行研究，一旦形成明确的结论，他们将公布研究结果。

然而，我和他们都不知道，一群日本解剖学专家和整形医生已经通过 7 具亚洲人尸体解剖进行了详细的上睑血管解剖研究[5]。相关文章于 2004 年发表在《整形与重建外科杂志》（*Journal of Plastic and Reconstructive Surgery*）。研究证实了我发现的血管分布，神秘出血来自睑缘动脉弓异常扩张的分支。他们的研究表明：①上睑有 4 个动脉弓，一个距睑缘 3 mm（睑缘动脉弓），我曾呼吁应特别关注。②另一个是外周动脉弓，位于睑板上缘（另外两个是眶浅和眶深动脉弓，与睑缘动脉弓相交通）。③这些动脉弓之间由细小的垂直走向血管相交通，小的垂直血管位于眼轮匝肌之下，走行于睑缘动脉弓和外周动脉弓之间，以及走行于睑缘动脉弓和眶深动脉弓之间。这也证实了我先前的术中发现。

我认为，一些（2~3 根）细小垂直走行的血管变大，穿过覆盖其上的提肌腱膜，进入眼轮匝肌下脂肪中，这是罕见的。日本学者的论文也证实了两个动脉弓之间通过垂直走向的血管相交通。当睑缘动脉弓的任何异常分支在术中遭到损伤，血管断端会回缩于提肌腱膜下，形成血肿[3-5]。

邱武才医生的方法

以下是邱武才的结膜缝线法的分步骤说明，在他 2006 年的亚洲人重睑病例中有 5%~10% 采用此术式。

原理

使用单丝尼龙线，在期望的重睑高度连接提肌和其对应的眼睑皮肤。

药物和设备

含 1：100 000 肾上腺素的 1%~2% 利多卡因局麻，必要时采用静脉镇静。持针器、三根 4-0 或 5-0 的单丝尼龙线，采用 14~16 mm 弧形单眼圆针。

用标记笔在皮肤面期望的高度标记重睑线，两侧标记线高度一致非常重要，否则术后会出现不对称，这也是术后效果不理想的最常见情况。新月形重睑非常流行，这种形状需要采用三点缝合，中间的点比两侧高 2~3 mm。

以下图片分步展示了邱武才的方法（图 24-2~24-7）。

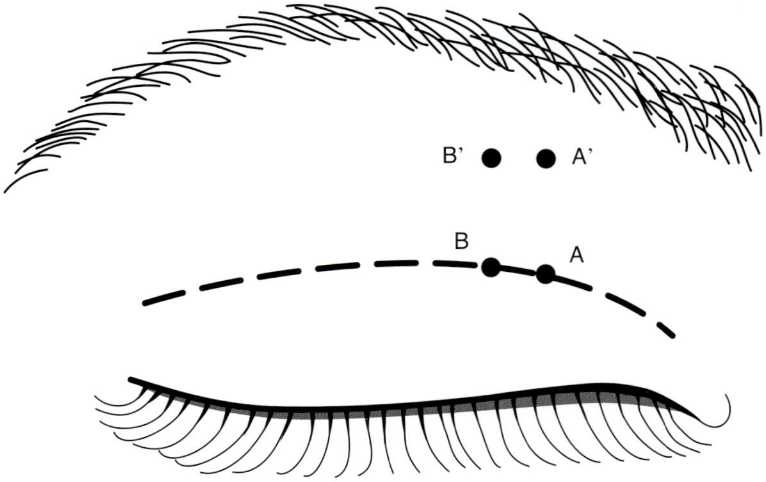

图 24-2 A 点和 B 点位于皮肤面，相距 4~5 mm。A’点和 B’点位于结膜面，比 A 点和 B 点高 6 mm，同样相距 4~5 mm。结膜面湿润，无法用标记笔标记。用镊子或示指轻柔地翻转上睑，经结膜面给予 0.5 ml 利多卡因局麻，这样既能提供麻醉，也使得结膜面肿胀，利于缝针穿过（右侧上睑）

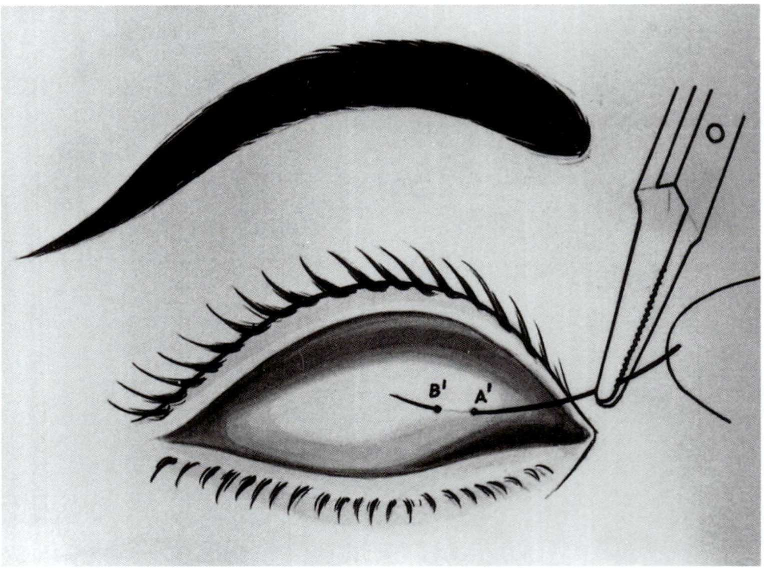

图 24-3 使用一根弧形圆针（圆弧直径 14~16 mm），4-0 或 5-0 尼龙线从 A’点进针，紧贴结膜下潜行到 B′ 点，再从 B’点穿出（右侧上睑）（第 1 步）

图 24-4　（A，B）将从 B' 点穿出的针原位进针，贯穿眼睑从皮肤面 B 点穿出（右侧上睑）（第 2 步）

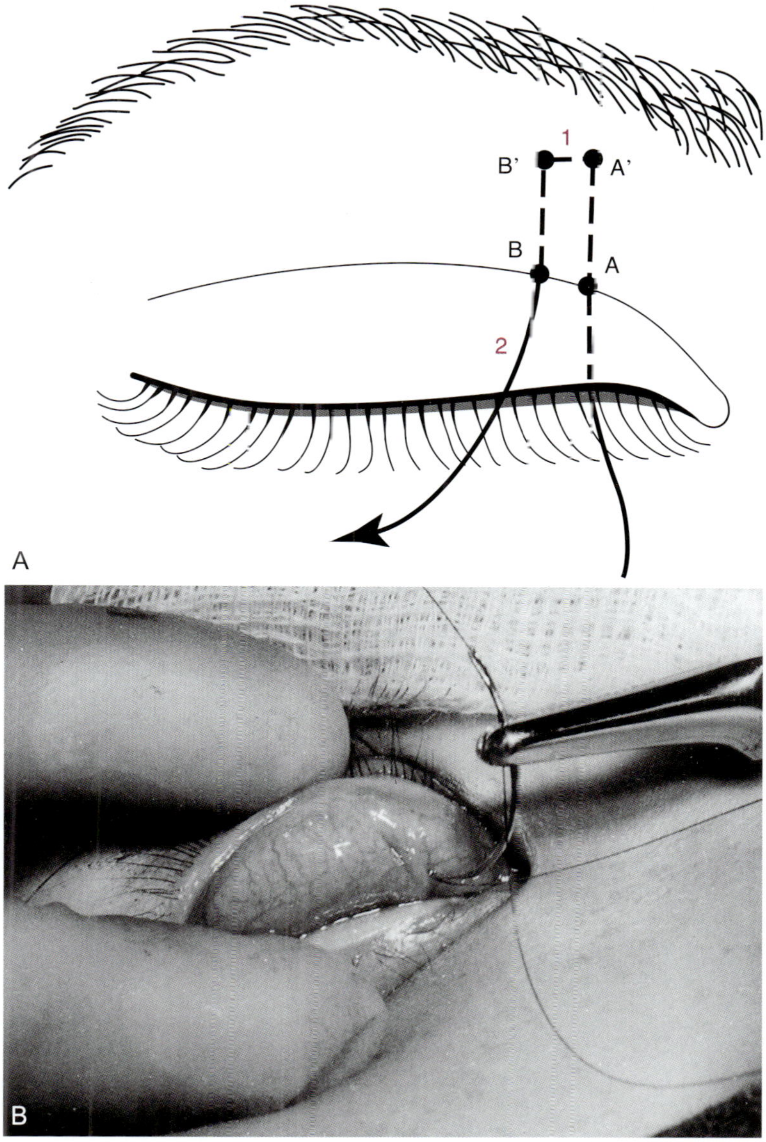

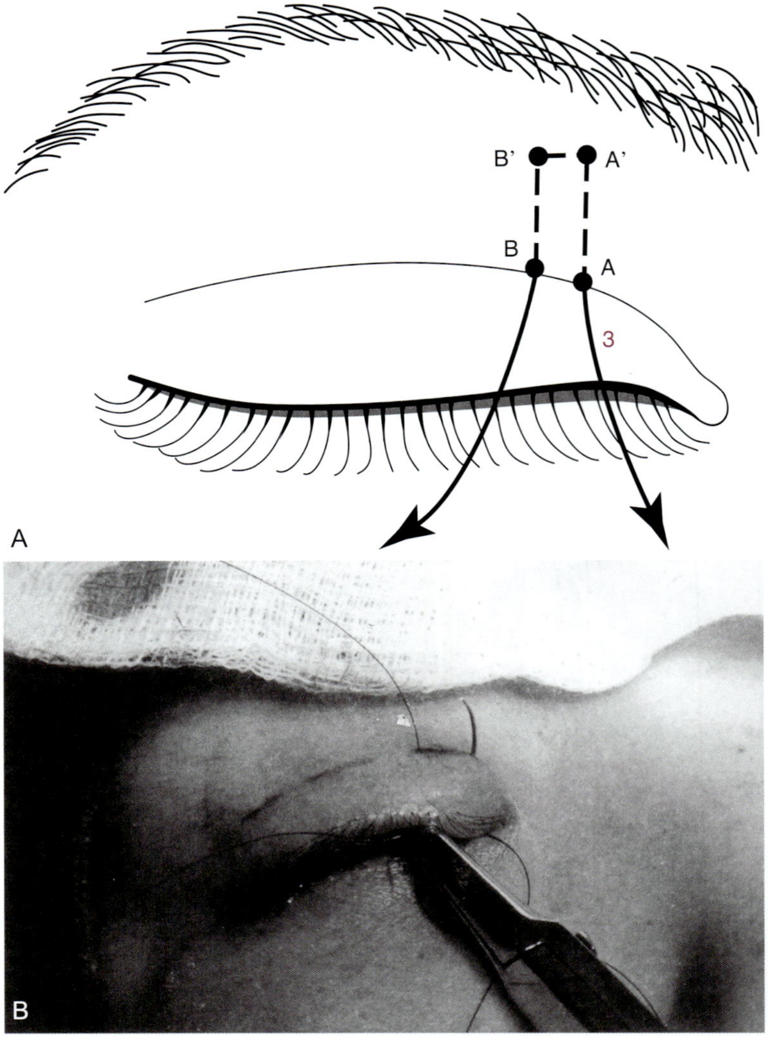

图 24-5 ■（A，B）在 B 点将针从缝线抽离，将 A' 点的同一缝线另一端穿上空针，同法穿过眼睑，从皮肤面 A 点穿出（右侧上睑）（第 3 步）

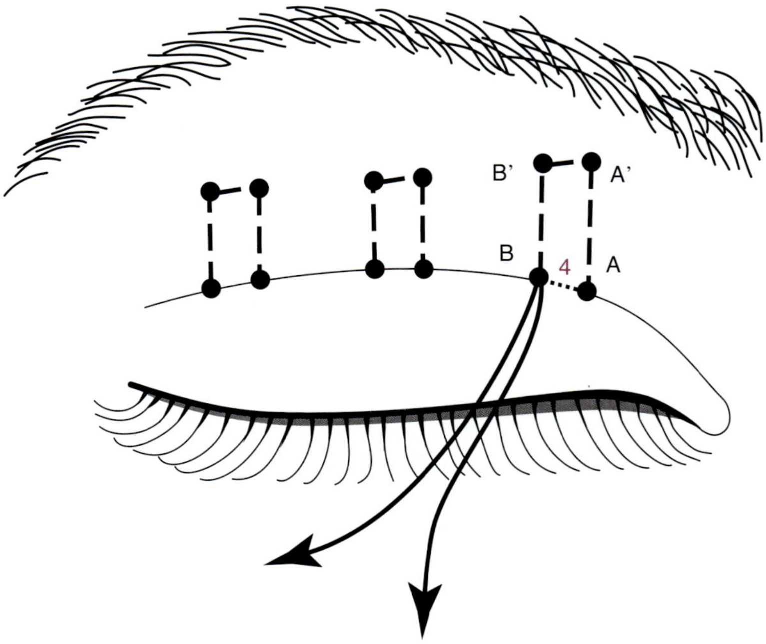

图 24-6 ■ 用 A 点穿出的针将缝线由皮下潜行到 B 点，从 B 点出针（第 4 步），另外两点重复以上操作，埋置尼龙线。通过轻压，确认它们位置正确。确认三处缝线都位置良好后方可打结，因为缝线一旦打结，上睑就很难再翻转过来。为了便于将线结埋于 B 点皮下，可在该处皮肤上做一个小切口并去除少量皮下组织，以便线结可埋在皮下，并保持局部平整。这种小切口不必缝合，术后也无须包扎，伤口局部涂抹抗生素药膏即可

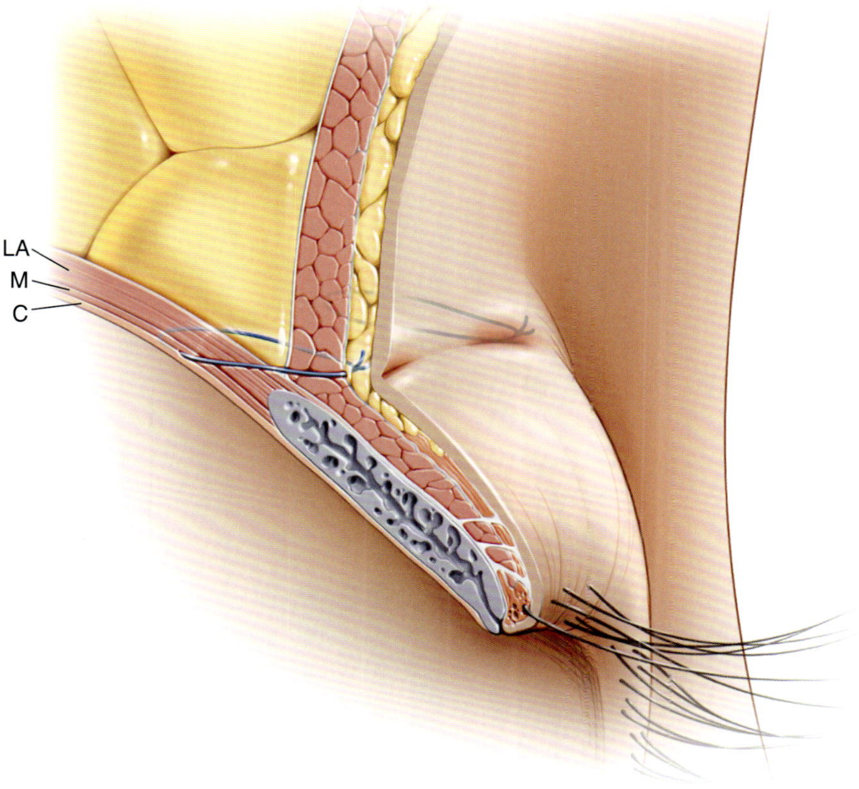

图 24-7 ■ 横截面图显示缝线圈包绕了皮下组织、眼轮匝肌、提肌腱膜和米勒肌。邱武才认为，虽然这项技术看起来简单，但其实需要丰富的经验。恢复期短，患者术后几天后便可回去工作。它唯一的缺点是双侧重睑高度容易不对称。可以通过去除原缝线圈，在合适的高度重新缝合来纠正不对称。LA，levator aponeurosis，提肌腱膜；M，Müller's muscle 米勒肌；C，conjunctiva，结膜

参考文献

1. Boo-Chai K. Further experience with cosmetic surgery of the upper eyelid. Proceedings of the Third International Congress of Plastic Surgery. Excerpta Medica International Congress Series 1963; No. 66:518-524.
2. Boo-Chai K. Secondary blepharoplasty in Orientals. In: Lehman J ed., Problems in plastic and reconstructive surgery, Vol. 1. Philadelphia: JB Lippincott, 1991:520–535.
3. Boo-Chai K. Perioperative bleeding in the pretarsal (post-aponeurotic) space in oriental blepharoplasty. Br J Plast Surg 2001; 54:370.
4. Kim BG, Youn DY, Yoon ES et al. Unexpected bleeding caused by arterial variation inferolateral to levator palpebrae. Aesth Plast Surg 2003; 27:123-125.
5. Kawai K, Imanishi N, Nakajima H et al. Arterial anatomic features of the upper palpebra. Plast Reconstr Surg 2004; 113:479-484.

扩展阅读

Boo-Chai K. Some aspects of plastic (cosmetic) surgery in Orientals. Br J Plast Surg 1969; 22:60-69.

Boo-Chai K. The surgical anatomy of the oriental upper lid. World Plast 1996; 1:230-236.

Boo-Chai K. Aesthetic surgery for the Oriental. In: Barron JN, Saad MN, eds. Operative plastic and reconstructive surgery, Vol. 2. Edinburgh: Churchill Livingstone, 1980: 761-781.

Boo-Chai K. Surgery for the oriental eyelid. In: Lewis JR Jr, ed. The art of aesthetic plastic surgery. Boston: Little, Brown, 1989: 611-617.

第 25 章

上睑内侧皮折的治疗及内眦赘皮周边组织矫正术

临床医生认为内眦赘皮矫正术对于上睑内侧明显的皮折的治疗是必不可少的。这个观念在求治的患者中已几乎达成共识，他们在网上搜索相关的信息，浏览各大网站上宣传此种矫正术的专家们的信息。Johnson 撰写了关于内眦赘皮的第一篇论文，并且有几篇早期论文介绍了真正病理性内眦赘皮的治疗方法 [1-5]。

我一直坚持认为内眦赘皮 [1] 是与睑裂狭小综合征相关的一种病理状态，常伴有上睑下垂、内眦间距过宽和睑裂增大。因此，最初描述用于矫正这些症状的论文（包括 Mustarde 的论文）与矫正内眦间距过宽（通过内眦角间连线）的论文一样多，用于治疗先天性上睑下垂和减少 / 去除内眦赘皮。睑板型内眦赘皮的表现被泛化至那些在类似位置有皮折的正常亚洲人，他们是单睑（没有重睑褶皱）。这就是我有疑问的地方。首先，有许多正常的亚洲人表现出轻度的上睑内侧皮折（应该考虑到全球至少有 30 亿亚洲人）；其次，我们在这些正常健康的亚洲人中看到的皮折的程度小于我们偶尔在罕见的先天性小睑裂综合征中看到的；再次，他们的情况是泪阜没有被真正遮盖住。因此我们面临两难困境：糖尿病前期的人是否也能被称为糖尿病患者？有上睑内侧皮折的某个人就被认为有“异常的内眦赘皮”？或者仅仅是一个单睑的人同时存在较重的内侧皮折，也许与小睑裂综合征的所见有相似之处，但泪阜没有任何遮挡，也没有上睑下垂、内眦间距过宽以及下睑睑裂增大。

我们看到用于治疗先天性内眦赘皮的激进技术被改良，以治疗这些更良性的上睑内侧皮折（在正常亚洲人中很常见），但我们保留了内眦赘皮矫正术这个术语，作为整形手术项目中的一个特殊的附加选项。因此，现在通过复杂的画图设计、皮瓣转位和许多与 Mustarde 术式想法相同的变式来处理内眦赘皮的方法正在被发表、追捧并开展，在非常不明显的上睑内侧皮折病例中实施（我认为，通过在切口内侧端使用一些简单的技术，皮折可以作为亚洲人重睑成形术的一部分被消除。我们随后会在本章中讨论）。

基于很多原因，我认为这是一个错误的方向，即在没有太多病理性改变的内眦区施加了过多不必要的复杂处理。鼻梁附近的内眦部皮肤在保持正常面部的吸引力方面发挥着作用。内眦赘皮矫正术（现在被实施在正常单睑的亚洲人身上）的手术结果常表现为泪阜过度显露，并且美容外科医生在进行眼睑手术时，对这些解剖区域的操作中出现了超出预期的皮肤延迟愈合（也许还有并发症）问题。遗留瘢痕很常见，或至少我遇到过这样的病例。这就是为什么在本书的第 1 版（*Asian Blepharoplasty：A Surgical Atlas*，Butterworth-Heinemann；1995）中，我说过单睑者明显的上睑内侧皮折可以通过亚洲人重睑成形术所涉及的主要步骤简单地切除，设计重睑皱褶的形态，向内侧与内侧皮折的残余部分融合，呈现出一种非常自然的开扇形重睑，类似于我们在天生具有开扇形重睑的亚洲人中看到的形态。对于我们这些为亚洲患者工作的医生来说，这一点显而易见。他们的泪阜很容易被看到或者仅有一半被遮盖；他们不存在内眦间距过宽，睑裂大小与内眦间距一样，也符合面部宽度比例，在简单的亚洲人重睑成形术后，仍在理想的比例范围内。

迄今为止，我觉得内眦赘皮这个词语被严重滥用和被商业利用，并造成求美者被推荐进行不必要的内眦赘皮矫正术。这种混乱存在于为手术/手术医生付费的患者中和被需求施压而追逐潮流的手术医生中。我经常遇到不太满意的韩裔美国患者来咨询修复问题，他们不知道他们在海外经历了什么，他们给我看了一份医疗发票，其中至少列出了三项费用：重睑手术、上睑下垂修复和内眦赘皮矫正术。也许这是一种趋势，这是一种对医生及其患者都没有益处的趋势（对于无上睑下垂而仅是在上睑缘有明显眼睑皮肤返折的亚洲患者滥用上睑下垂矫正术，会带来另外一个类似“内眦赘皮矫正术”不良影响的问题）。

与重睑皱褶设计相关的减少上睑内侧皮折的方法

在我的临床实践中，大多数内侧睑裂狭窄的单睑患者可能是只有一个明显的上睑内侧皮折（一个我喜欢用的术语）。在推荐重睑形态时，我经常会让这些患者看关于天然开扇形重睑的插图，这样他们就会有概念。

（1）如果他们理解并选择**开扇形重睑**（NTC），在手术过程中，重睑内端的设计可以包括在重睑折痕线（下切口线）和上切口线之间更大程度地切除皮肤组织。例如，正常情况下该处可能只标记 1~1.5 mm 的皮肤切除范围，我可以设计为 2.5~3.0 mm（图 25-1A）。上睑内侧皮折主要由皮肤和少量睑板前眼轮匝肌纤维条索组

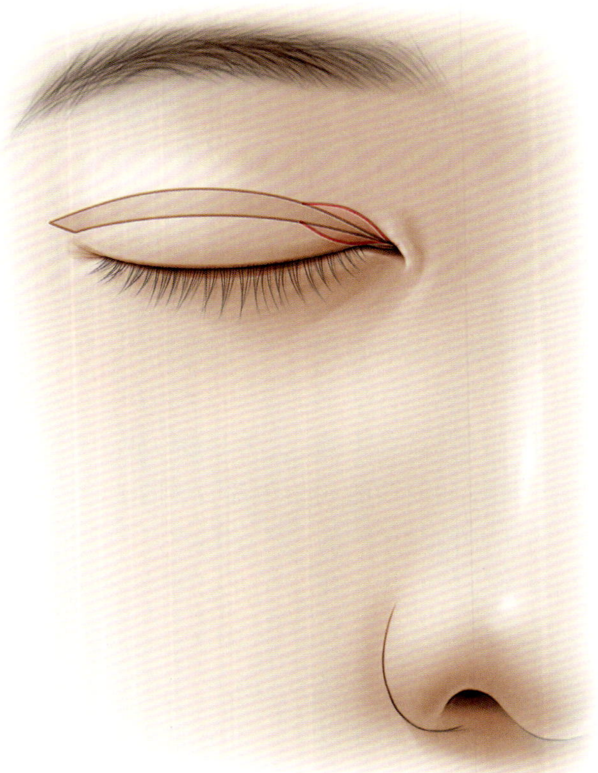

图 25-1 选择开扇形重睑，减少上睑内侧皮折

成，并可通过下皮肤切口线（重睑折痕线）轻松切除。小心修剪下切口线末端上残留的皮肤（图 25-2B），这样缝合的切口会自然顺入刚形成的开扇形重睑的皱褶。我们很少见到与小睑裂综合征中一样明显的眼轮匝肌，也很少见到内眦韧带上支浅部的延长。我在做亚洲人重睑成形术时，同时进行上睑内侧皮折的适量切除。

我的有效简化操作包括：

（a）向内侧眼角略微**向下倾斜剪（切）**皮肤以消除猫耳朵（图 25-1C）；

（b）将最内侧间断缝合固定皱褶的缝线向下打结（图 25-1D）。

（2）对于具有明显上睑内侧皮褶并且喜欢**平行形重睑皱褶**形态的单睑患者，平行形重睑皱褶照常进行设计，并且包含更大程度地切除最终形成的平行形重睑皱褶的两侧皮肤组织。为了最终仍然保持期望的平行形重睑的折痕高度，内侧皮肤切除量要超出平常更多（多 2.0~3.0 mm），涉及悬垂的上睑内侧皮折下面卷曲的皮肤区域 [平行形皱褶的内侧端比中央段设计得略窄（距睑缘更近），并且与内眦联合不相连]。

（a）你会发现沿切口下缘残留的上睑内侧皮折需要去除更多，**猫耳朵处需要释放和去除的皮肤量在平行形重睑皱褶中比在开扇形重睑皱褶**

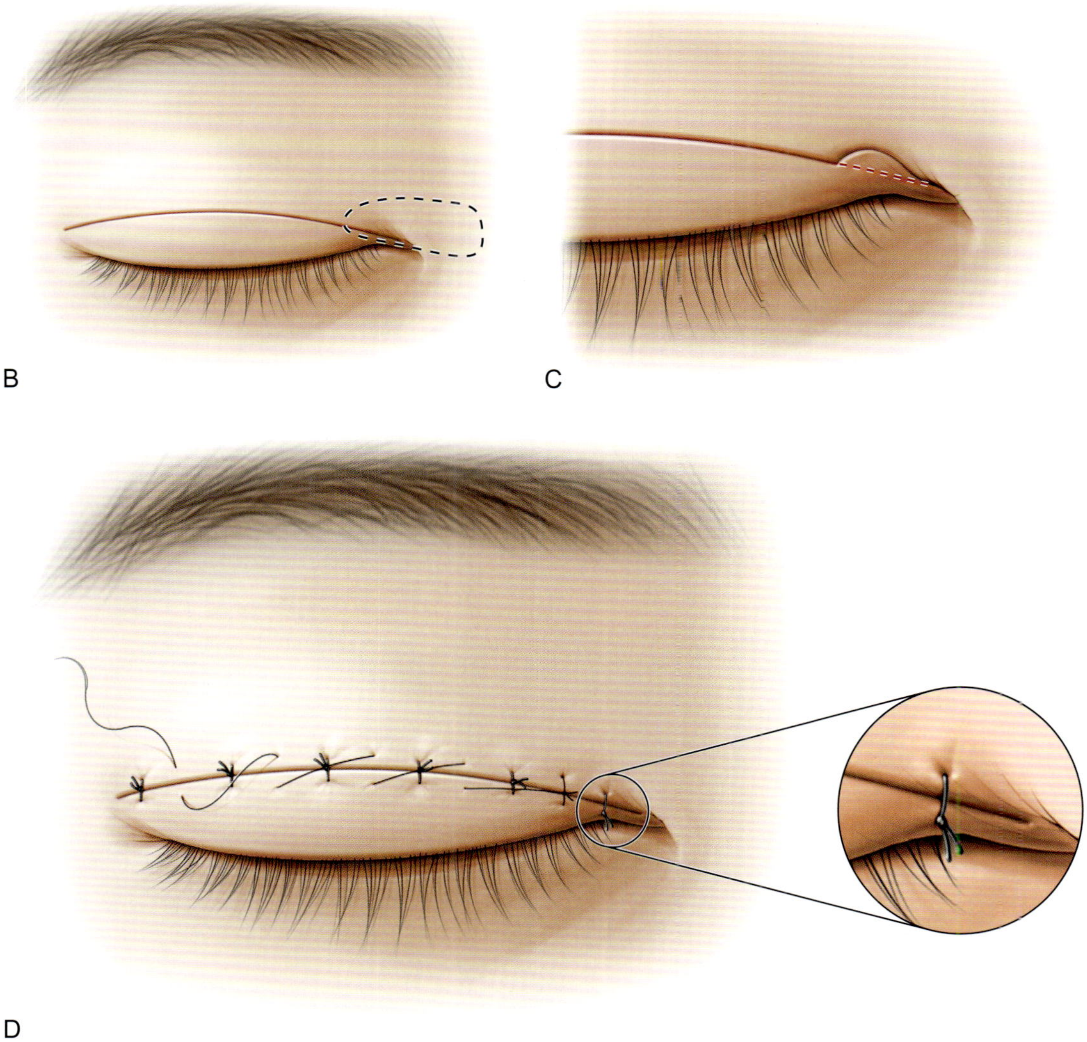

图 25-1 （续）

设计中更大。向下斜剪（切）是必需的（图 25-2A）。

（b）由于是在内侧端设计平行形重睑皱褶，皱褶终点距内眦角和上睑缘数毫米。因此，虽然没有比其他人更多地在内眦赘皮矫正术中使用皮瓣，但该处分布着更多的血管以及睑板前眼轮匝肌纤维，需要更细心地去除皮下组织和肌纤维，直到到达上睑提肌腱膜的内侧角纤维（图 25-2B，C）。

（c）最内侧的重睑皱褶固定缝线从皮肤下缘穿过，挑缝残余的内眦腱膜组织（常为纤维性或腱性），然后穿过皮肤上缘，并向上打结（图 25-2D）。

再次强调，上睑内侧皮折的减小是包含在施行的亚洲人重睑成形术中的。附加这步就是进行一些小的、精细操作，仅需几分钟，绝不切开内眦角上方和内侧的皮肤。我用这些操作去除上睑内侧皮折，无须在内眦间区域横行切断组织。我们在内眦赘皮矫正术联合重睑成形术的患者中不会见到常见的皮肤压陷、条纹或小凹。

最近有关亚洲人眼睑手术的文章显示，有关小切口技术及内眦赘皮矫正术与重睑手术结合的论文数量激增。“小切口结合三点埋线缝合”方法可以很容易地将 3 个独立的 3~4 mm 切口贯穿到一起，使皮肤切割的总长度为 10~12 mm，所以它肯定不是看起来的“微小”“极小”，或者甚

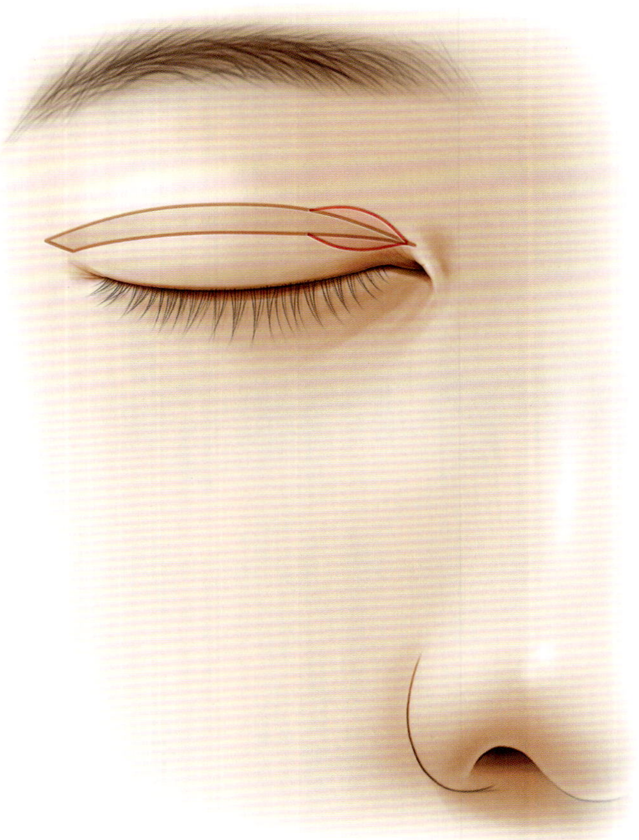

A

图 25-2 ■ 选择平行形重睑皱褶时需减少上睑内侧皮折

至不是任何意义上的“迷你”，而更适合称之为部分切口技术。有些病例在沿着上睑部分组织切除合并永久性埋置不可吸收缝线的位置出现节段性凹陷；在切开区域和未触及的皮肤区域之间缺乏平滑的伤口愈合，导致偶发的重睑线不连续和片段化。

最后，我在本书末尾的文献综述中收录了过去 20 年发表的 16 篇关于内眦赘皮矫正术的文章（见附录 4）：

- 许多论文非常相似，列出了眼睑的一小部分区域的解决方案。
- 每篇论文都宣告成功并取得了很好的效果。然而必须注意，虽然这个问题并不重要，但是如果在可疑的病理性情况下，这些报道都是无用的。
- 细节更能反映出各位作者对上睑内侧皮折的理解和判断。

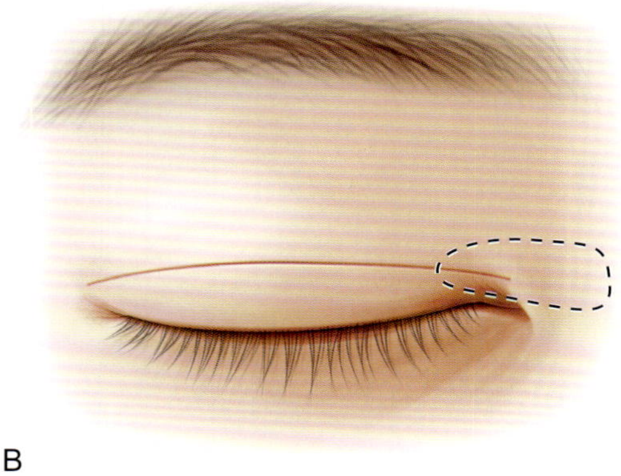

B

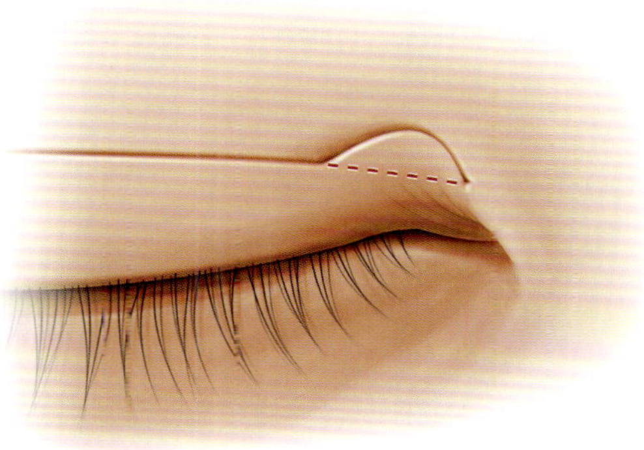

C

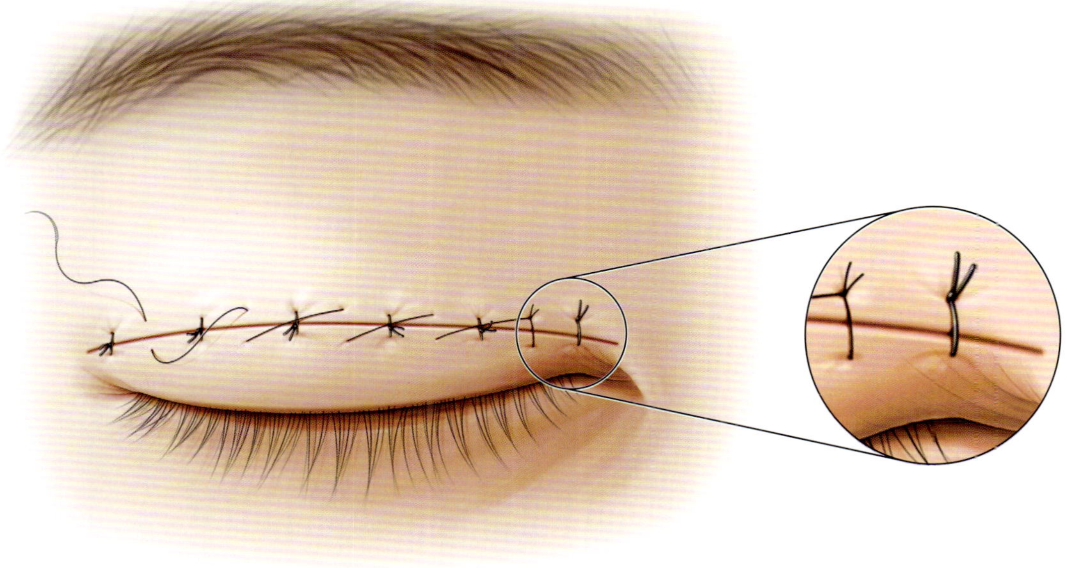

D

图 25-2　（续）

参考文献

1. Johnson CC. Epicanthus. Am J Ophthalmol 1968; 66:939-946.
2. Khoo BC. The Mongolian fold (plica Mongolia). Singapore Med J 1962; 3:132-136.
3. Lessa S, Sebastia R. Z-epicanthoplasty. Aesth Plast Surg 1984; 8:159-163.
4. del Campo AF. Surgical treatment of the epicanthal fold. Plast Reconstr Surg 1984; 73:566-570.
5. Chen WPD. Asian blepharoplasty. Ophthalmol Plast Reconstr Surg 1987; 3:135-140.

第 26 章

亚洲人眼睑美容手术的新技术、挑战和展望

部分切口技术与内侧隧道固定相结合的方法（联合眼轮匝肌-腱膜埋线缝合）

一个理想的折衷方案是在拟设置重睑线区域的中央 50% 做一个外切口，并从开放的中央切口内侧端行埋线结扎缝合。这样避免了通过较厚的内眦处皮肤做任何切口，但仍然可以实现皱褶，并在该处对重睑形态进行一些调控，无论是开扇形还是平行形重睑。

手术步骤

应用角膜保护器。中央切口包括切除 2~3 mm 宽的皮肤 - 眼轮匝肌，应用常规的亚洲人重睑成形技术，斜切入路穿过眼轮匝肌和眶隔，横行切开 50%~70% 眶隔膜，适度切除腱膜前脂肪（图 26-1），然后进行以下操作。

可以使用小止血钳、针式电刀和棉签沿着睑板上缘创建一个内侧眼轮匝肌下隧道。眼睑内端深部隧道的位置和高度将与所期望的重睑内侧端的形状和高度相关。使用6-0 PDS 线或薇乔线（角针）的一端沿期望的重睑皱褶线穿过皮肤外表面。向下在睑板上缘上方穿过上睑提肌腱膜和米勒肌，但不能穿透结膜（针道也可以直接沿着睑板上缘上方上睑提肌腱膜开始）。沿着所需的皱褶横向挂 3 mm 宽的一针。该针及缝线回穿到内侧隧道，并穿出中央切口。然后可按如下选择：

选项 1：剪去尚未穿过组织的剩余另一端缝线的第二根缝针。然后将该游离断端使用斜视钩导引从内侧眼轮匝肌深面隧道穿出。线的游离端重新穿上空针，用来向内侧隧道顶部的眼轮匝肌挂一针缝合。线的两端打结，将上睑提肌腱膜、

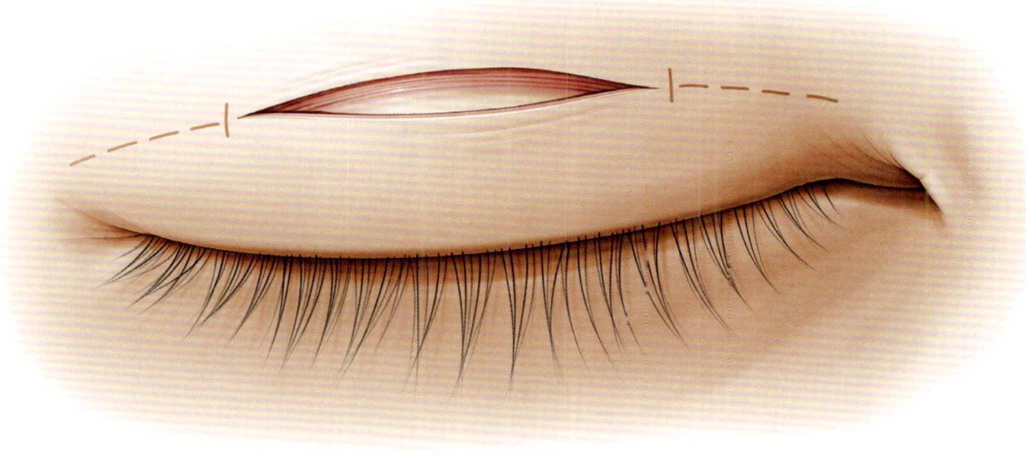

图 26-1 显示横跨睑裂全长 50% ~70%的部分切口

眼轮匝肌和皮下筋膜层带到一起。

选项 2：之前原封不动的第二根针，沿着第一根针经过时形成的皮肤小穿刺口穿入，再进入内侧隧道。接着将其重新用持针夹住，并沿着设计皱褶来固定少量眼轮匝肌，然后与第一通道的缝线另一端打结固定。

第二种方法不是通过最内侧的位置进入皮肤，而是从略靠外侧的位置进入，但仍然位于眼睑内侧的 1/3 到 1/4。在形成内侧眼轮匝肌下隧道后：

选项 3：手术医生反向夹持半环形 6-0 薇乔线缝针，通过中央开放切口在隧道底部穿过上睑提肌腱膜（图 26-2），然后立即回针到隧道顶部的眼轮匝肌下组织纤维上，形成一个完整的 180° 的发夹样线环（图 26-3A）。线环包含沿睑板上缘的上睑提肌腱膜和米勒肌等后层组织，以及皮下筋膜及眼轮匝肌。打结并埋置在内侧隧道内。

选项 4：同选项 3 一样，仍然在眼睑的内 1/4，反针从中央开放切口到达腱膜内侧角，缝挂 2~3 mm，一针。用电切或射频刀切除针道垂直上方被覆的隧道顶部眼轮匝肌。再用穿过上睑提肌腱膜的第一针，在隧道中固定眼轮匝肌切除后区域的一部分皮下筋膜（图 26-3B）。打结并埋置在内侧隧道内。这个结将上睑提肌腱膜与皮下筋膜带在一起，类似于切开法中用皮肤 - 上睑提肌 - 皮肤缝合方法形成重睑皱褶。

穿过致密的血管隔室的针道偶尔会导致来自眼轮匝肌、上睑提肌腱膜、米勒肌以及沿睑板上缘走行的周围动脉弓的出血。

重睑皱褶内侧端的位置将取决于内侧隧道的形成位置和包埋缝合的位置。对于正常汇聚的开扇形重睑皱褶，其内侧端通常设置在距睑缘高度相当于睑板中心高度一半的位置。当恰巧存在内眦赘皮时，这种操作将会抬高上睑内侧皮折。对于那些需要开扇形重睑皱褶向内汇聚较陡（急转

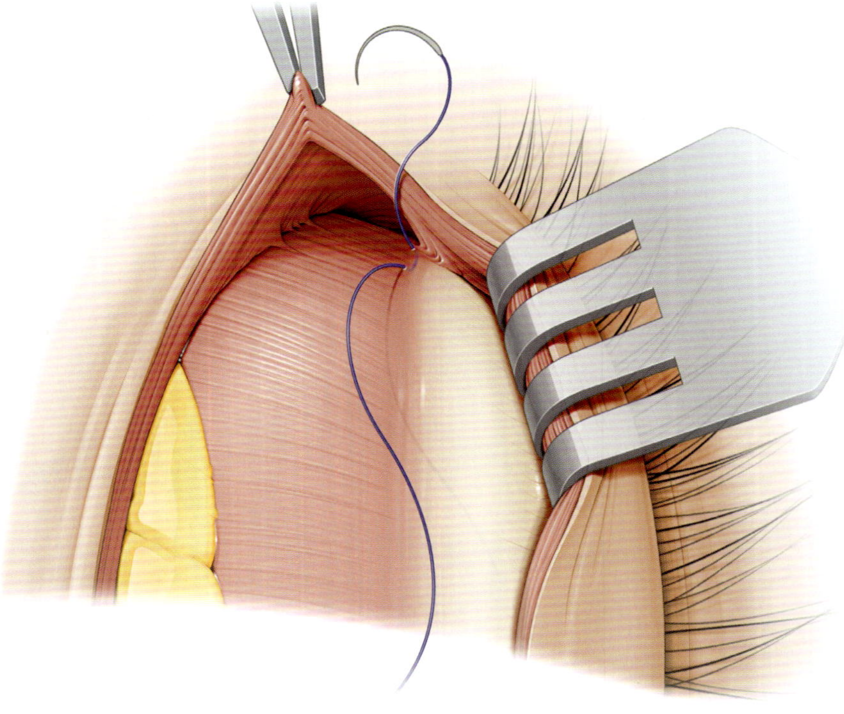

图 26-2 在内侧隧道沿着睑板上缘用 6-0 薇乔带针缝线在上睑提肌腱膜末端浅挂一针

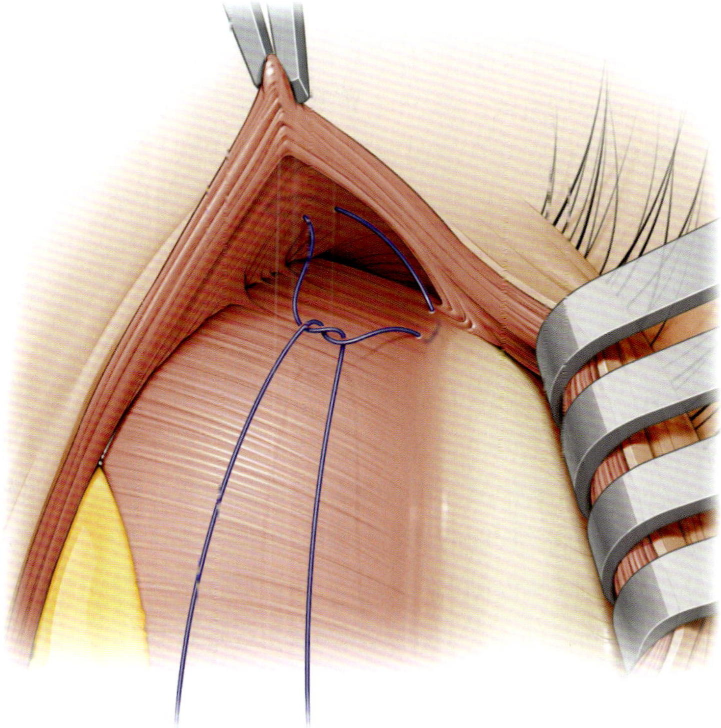

图 26-3A ■ 在第一针的浅面眼轮匝肌纤维上再挂一针而形成的缝线路径

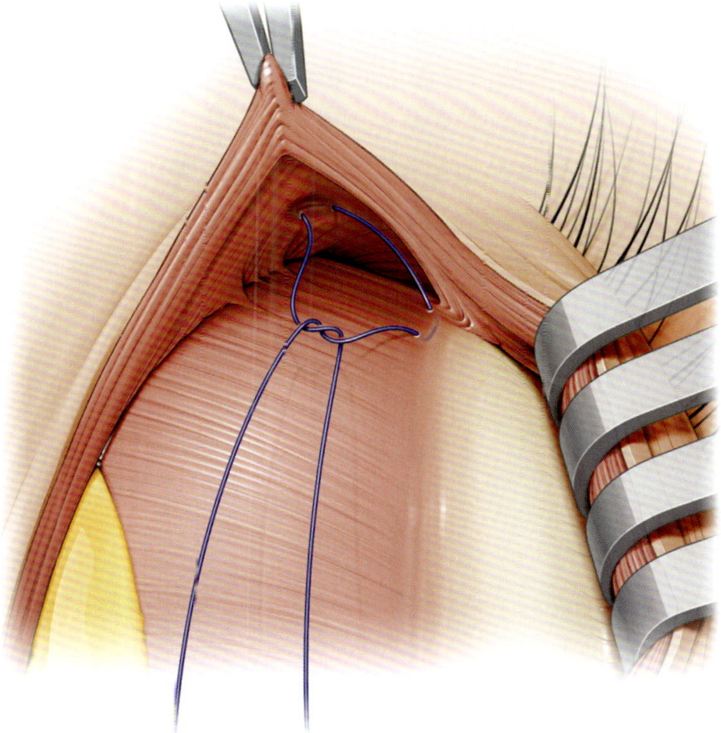

图 26-3B ■ 术者可以练习挂在眼轮匝肌浅面组织，如浅表的线环路径挂到皮下筋膜而不仅仅是眼轮匝肌，如本图所示

弯）的患者，可以将皱褶内侧端置于已知中心睑板高度的 1/3 处。其低于该处睑板的实际高度，但是，缝针仍然要瞄向沿着睑板上缘的内侧部上睑提肌腱膜纤维。

外部皮肤切口横跨正常眼睑皱褶宽度的 50%~60%，按照亚洲人重睑成形术常用的方式，

从下皮缘 - 上睑提肌腱膜 - 上皮缘，以 6-0 丝线做 4 针间断缝合关闭切口。这 4 针外部缝合覆盖 15~18 mm 的区域（图 26-4）。然后用 7-0 缝线做连续的皮对皮缝合。眼睑外侧 1/4 的皮肤没有切开，也未埋线。内侧段皮肤也没有切开，但有 1 针埋置缝线，帮助形成皱褶的内侧段，没有任何瘢痕增生的风险。

在这种组合方法中，使用开放技术形成中央段皱褶，并且通过半开放伤口埋置缝线产生内侧段皱褶。

进一步的选择与外部皮肤切口设置有关。可以保持眼睑一半长度的切口，但是更向外侧偏移（偏离），使眼睑内侧端不做切开的皮肤区域扩展到约 10 mm，而不是上述的仅 6 mm。这样操作的另一个好处是可以切除更多外侧的眼轮匝肌和皮肤，因为我们经常看到那里有大量垂掩的组织；因为位置的关系，可以更容易到达并部分减少腱膜前脂肪垫。这些多余的组织需要去除以避免外侧延伸皱褶术后继发变浅。

这种组合方法需要谨记的要点是：

1. 要从内侧到外侧标记皱褶的整个长度（尽管只有中央 50% 是拟定切口线）。这有助于协调中央皱褶与内侧皱褶，以避免这两段的分离。

2. 内侧包埋缝合应在放大和直视下进行。注意睑板上缘动脉弓以及米勒肌血管。

3. 年轻人少见，但如果存在，丰富的内侧腱膜前脂肪垫可能会干扰重睑皱褶的形成。

4. 上睑提肌对睑板内侧 1/4 相对无效。它实际上具有更多的纤维，并与睑板前和眶隔前眼轮匝肌共同形成内眦韧带复合体。

5. 这种有限的皮肤切口向外移位可以切除皮折并到达外侧位置的腱膜前脂肪。

6. 在内侧象限上使用埋线缝合可避免在那里较厚的皮肤上出现任何切口瘢痕。但如果那里有明显的上睑内侧皮折或皮肤松弛，则需要全部切开。

7. 需要时，内侧埋线结合部分切开法可以转换为全部切开法。

与内侧段和外侧段相比，位于上睑板中央段上方的上睑提肌和腱膜具有良好的动态移动力。在上睑的中心区域上，上睑提肌的垂直移动最大，这也是为什么一些部分切开法结合部分脂肪的切除似乎也有效的原因。尽管眼睑内侧 1/4 有上睑提肌腱膜组织，但其垂直运动相对有限。在此处，手术形成重睑皱褶需要依靠将皮肤被动固定在下面的上睑提肌腱膜，或将眼轮匝肌固定在上睑提肌腱膜。同样，上睑提肌腱膜的外侧 1/3 垂直移动很小，并且大部分与睑板前和眶隔前眼轮匝肌相结合形成纤维性外眦缝。这里的皱褶形成通常取决于皮肤 - 眼轮匝肌的固定。

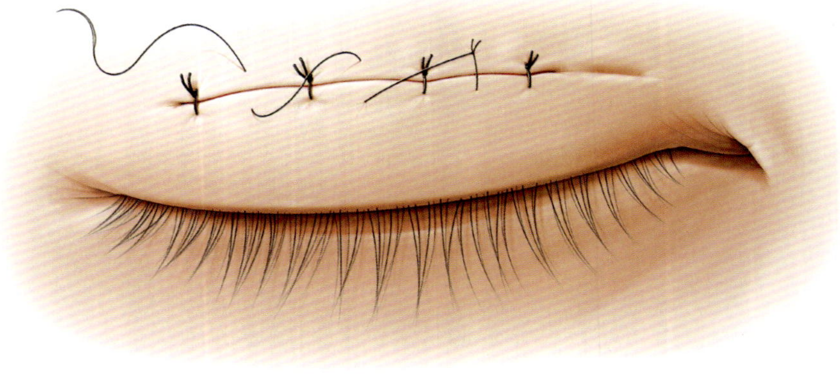

图 26-4 应用 6-0 缝线间断缝合部分切口，同时结合 7-0 缝线连续缝合

还有一些附加手术选择涉及部分*切开法形成皱褶，需要通过位于中央段皮肤切口完成（*是指上睑皮肤水平范围的有限或不完全打开）。

1. 在内侧皮下隧道空间内，可以应用双极电凝在睑板一半高度到睑板上缘高度之间进行组织烧灼，以形成一个收紧的平台。

2. 内侧皮下软组织的切除可以使用 Ellemann 射频单元（Empire 针尖）或单极电凝（Colorado 针尖），在隧道空间内进行精确的组织切除。双极电凝用于止血。

3. 外侧皮下软组织的切除也可以在通过中央切口再创建的外侧隧道空间内进行。即使在外侧象限，也可在眼轮匝肌 - 腱膜之间埋置缝线，同时要注意眼轮匝肌量以及血供情况（由于偶尔出现外侧眶隔腱膜动脉、周围动脉弓、从睑缘动脉弓到周围动脉弓的交通支和睑板前区的腱膜下出血）。

Kim 和 Lee[1] 描述了 Nd-YAG 激光处理内、外侧端区域在亚洲人重睑成形术案例中的应用。

归根到底，这取决于每个医生的舒适度水平，即取决于个人觉得进行皱褶的加深操作，是通过有限的切口（部分切开或几个更小的穿刺口）还是通过贯穿睑板上缘全长做完全切开，哪个更舒适；以及造成重睑皱褶良好的缩进效果，是通过一些皮肤小穿刺口还是通过部分切开法，哪个更好。相比之下，作者更喜欢与全切法相对的通过部分切口形成腱膜附着的方法。

亚洲人眼睑美容手术的挑战

现有各种技术中最重要的一点，是要清楚地认识到外切开法是试图在上睑提肌腱膜末端纤维（或睑板上缘）与眼睑皮肤或下方的皮下组织之间，或睑板平台与皮肤之间，通过手术形成粘连。合理地安排睑板 - 上睑提肌腱膜薄层的收缩和“上滑”，这里的“上滑”是指睑板相对于松弛的、睑板前重力原因造成的组织折叠的连接点向上滑动，形成了皱褶与返折（crease-and-fold）的关系。

埋线技术尝试在上睑提肌腱膜末端、米勒肌（睑板上方）和睑板前软组织（无论是皮下组织还是眼轮匝肌）之间埋置永久性缝线，产生紧密的组织压缩，或者消除睑板前皮肤和睑板之间的死腔。在这些埋线技术中，常有点缩短上睑提肌腱膜末端的折叠效应。

挑战

在亚洲人重睑成形术中，从术前计划到实际手术，手术医生在思考重睑的布局进入上睑各层的过程中，必须从二维模式转变为三维模式。我更喜欢把从眼睑切口的一端到另一端的操作看成是在不同的地形之间行进。对于眼睑操作的挑战，就是构建一个功能性和连续性的结构，例如重睑皱褶，甚至就像穿越各种不同地形特征的区域。

眼睑的每一个垂直截面都是由不同大小和密度的组织集合而成。例如，睑板的垂直高度在内侧和外侧的延伸会较低；在眼睑中央段有更多的睑板前脂肪；在睑板的内侧角和外侧角，上睑提肌腱膜附着较薄且垂直方向的更少；上睑内侧皮折可能会干扰重睑皱褶的形成；泪腺可能会干扰外侧重睑皱褶的位置；当人们试图手术形成重睑时，由于外侧真皮层较厚，不太容易内折；发育良好的腱膜前脂肪垫的存在可削弱原本定位良好的重睑皱褶。在上睑的每个截面，必须矫正可能会干扰最佳动态皱褶形成的因素，才能形成具有最理想高度、形态、连续性和持久性的重睑皱褶。

展望

从 1896 年至今，这种流行的美容手术的发展相当稳定。日本早期的医学文献为沿用至今的埋线法和外切开法手术的改良开辟了道路。随着持续不断的迭代、精进，亚洲人重睑成形术的未来一片光明。

我预计会出现更好的缝合材料，可能是由完

全无组织反应性和组织相容性好的聚合物制成的。如果这些新材料可以在溶解前保持 6~12 个月，那么它将减少不良效果，并可以出现更多的技术创新。可以将生物相容性聚合物设计用于植入眼睑内。例如，在睑板前层次中植入薄膜（促进选择性的内向生长）可使睑板前眼轮匝肌与上覆皮肤之间发生粘连，并形成牢固的睑板前平台，又不会引起明显的瘢痕。同样，可以将生物相容性聚合物或复合材料设计成微型夹子或平头钉，这使得它们可以沿着睑板上缘插入，并作为提肌腱膜的末端纤维的扩张或延伸。除了氩离子激光、YAG（钇铝石榴石）激光或 KTP-YAG（磷酸钛钾 - 钇铝石榴石）激光之外的新型激光在未来将可能得到使用，并可用于产生可控的腱膜粘连，模拟在具有自然皱褶的眼睑中看到的生理粘连。

我看到了未来对于重睑的动态分析（就像作者在过去 15 年内所做的一样）。我看到有些研究方法已在应用可用的实时工具，例如 PET 扫描和功能性磁共振成像（f-MRI），或尚在研发的纳米级设备，其可以研究和记录上睑提肌腱膜和米勒肌、睑板和腱膜前脂肪间隙（滑移区、睑板和腱膜交界处）的动态，以及作者的纳米球概念的局部应用。

研究人员将对缝合材料和合成植入物不断研发创新，可促进重睑皱褶的形成（已经尝试使用针尖上的微电压电流进行眼轮匝肌下热塑性烧灼，以及烧灼模式下的射频冷针）。

我们可以预见这些未来趋势中的一部分：运用内镜原理微创去除冗余组织，在上睑的中央段 1/2 区域部分切开，去除腱膜前脂肪垫，并结合内侧和外侧眼轮匝肌下烧灼或腱膜锚定（如上所述）；以及采用相对无创的模式 / 方法对靶组织形成高度特异性的粘连，例如，在覆盖睑板上缘的皮下组织内。可以联合位于中央或外侧的小切口以去除适量的腱膜前脂肪。

参考文献

Kim JW, Lee JO. Asian blepharoplasty using short-pulsed contact Nd–Yag laser: limited incision resectable laser double fold with internal medial and lateral functional epicanthoplasty. Aesth Plast Surg 1998; 22(6):433-438.

1952年之前关于美容性眼睑整形手术文献（日文）

1952 年之前关于美容性眼睑整形手术文献（日文）

作者	K Mikamo	K Uchida	M Maruo	B Hata	K Hayashi	K Hayashi
发表年代	1896 年	1926 年	1929 年	1933 年	1938 年	1938 年
刊物	J Chugaishinpo	Jpn J Ophthalmol 30(5): 593	Jpn Rev Clin Ophthalmol 24: 393-405	Jpn Rev Clin Ophthalmol 28: 491-494	Jpn Rev Clin Ophthalmol 33: 1000-1010	Jpn Rev Clin Ophthalmol 33: 1098-1110
国家	日本	日本	日本	日本	日本	日本
皱褶高度	6~8 mm	7~8 mm 扇形（半月形）	7 mm	10 mm	内侧 5 mm，中段 6 mm，外侧 7 mm，形成内侧开扇形皱褶	
缝线法	是	是		是	是	
切开法			切开皮肤			是
去除皮肤	否	否	否			
眼轮匝肌			切口上方和下方的皮下分离			切除睑板前眼轮匝肌
眶隔						
腱膜前脂肪						
皱褶由何形成	3 根贯穿结膜到皮肤的缝线	3 根贯穿眼睑的缝线，每根水平结扎 2 mm 组织	4 次 5-0 肠线缝合	3 根贯穿眼睑缝线	皱褶表面的中间和外侧缝线；内侧缝线低于皱褶线并穿过睑板	皮肤 / 睑板 / 皮肤间断缝合，加上皮对皮缝合
线材	4-0 丝线	埋置肠线	肠线缝合皮肤 / 睑板 / 皮肤	5-0 丝线穿过睑板到皮肤；埋压小珠		4-0 丝线
缝线保留时间	2~6 天	4 天		8~10 天		4 天
变化	皱褶深度与拆线时间有关		或者从睑板上缘的结膜到皮肤前表面的经皮缝线			

（续表）

1952 年之前关于美容性眼睑整形手术文献（日文）					
作者	S Inoue	Y Mitsui	K Hirose	K Ohashi	T Ikegami
发表年代	1947 年	1950 年	1950 年	1951 年	1951 年
刊物	Jpn Rev Clin Ophthalmol 27(11): 306	Jpn Rev Clin Ophthalmol 44: 19	Jpn Rev Clin Ophthalmol 45: 374	Jpn Rev Clin Ophthalmol 46: 723	Jpn Rev Clin Ophthalmol 46: 706-708
国家	日本	日本	日本	日本	日本
皱褶高度					
缝线法				烧灼法	
切开法	是	是	是		是
去除皮肤					
眼轮匝肌	皱褶切口线与睑缘之间皮下结缔组织的分离	切除睑板前眼轮匝肌和脂肪			
眶隔					
腱膜前脂肪					
皱褶由何形成	皮肤 / 睑板 / 皮肤	5 根 5-0 尼龙缝线：下皮肤边缘至睑板（2~3 天）5-0 丝线做皮肤 / 皮肤关闭		电凝针；沿皱褶线做 7 处灼伤并在其下做两排烧灼	
线材	5-0 丝线				
缝线保留时间	2~3 天	7~8 天			
变化					

现代亚洲人眼睑整形手术文献（英文）

现代亚洲人眼睑整形手术文献（英文）

作者	BT Sayoc	DR Millard	LR Fernandez	LR Fernandez	HG Pang	J Uchida
发表年代	1954 年	1955 年	1960 年	1960 年	1961 年	1962 年
刊物	Am J Ophthalmol 38(4): 556-559	Plast Reconstr Surg 16(5): 319-336	Plast Reconstr Surg 25: 257-264	Plast Reconstr Surg 25: 257-264	Arch Ophthalmol 65: 783-784	Br J Plast Surg 18: 271-276
国家	菲律宾	美国 / 韩国	美国 / 夏威夷	美国 / 夏威夷	美国 / 夏威夷	日本
结膜缝合						
皮肤切口	是		少量	大量		是
去除皮肤		3 mm	7~8 mm	8~10 mm		
眼轮匝肌	1~3 mm 眼轮匝肌	修剪内缘		3~5 mm 眼轮匝肌		修薄睑板前眼轮匝肌
眶隔		打开眶隔	打开眶隔	3~5 mm		打开眶隔
腱膜前脂肪		脂肪切除术		切除脂肪		修剪一些脂肪
皱褶形成	皮肤 / 睑板	皮肤到睑板	皮肤 / 上睑提肌	潜行切除，组织 / 上睑提肌	双针缝线，从皮肤到结膜到皮肤	睑板 / 皮肤
线材	6-0 丝线或铬制肠线	间断丝线缝合	埋置 3 根 5-0 尼龙线	3 根 5-0 尼龙线和 6-0 尼龙线	3 根 4-0 丝线	3 根 2-0 铬线
缝线保留时间	5 天		皮肤缝线，3 天	3 天	10 天	3 天
有效性	“静态”皱褶		浅表	深，永久	可能消失	
评论	相关文章发表于 AJO 1956; 41:1040 AJO 1956; 42:298 AJO 1961; 52:122 AJO 1967; 63:155 包括脂肪切除 Clin Plast Surg 1974; 1:157	也见 Am J Ophthalmol 1964; 57:646	“动态”	“动态”		讨论睑板前、皮下、肌肉下和眶脂肪

（续表）

现代亚洲人眼睑整形手术文献（英文）						
作者	Khoo Boo-Chai	Khoo Boo-Chai	S Ohmori	Y Mutou, H Mutou	JH Sheen	CZ Weingarten
发表年代	1963 年	1969 年	1972 年	1972 年	1974 年	1976 年
刊物	Plast Reconstr Surg 31: 74-78	Br J Plast Surg 22(1): 60-69	Ch. 19. Transformation of the Oriental eye into the Western eye. In Goldwyn RM (ed.). The unfavourable results in plastic surgery: avoidance and treatment. Boston: Little, Brown; 1972: 275-282	Br J Plast Surg 25 (3): 285-291	Plast Reconstr Surg 54(4): 424-431	Trans Am Acad Ophthalmol Otolaryngol 82: 442-446
国家	马来西亚 / 新加坡	新加坡	日本	日本	美国	美国 / 泰国
结膜缝合		是（3）		是（2）		
皮肤切口	是	3 个小切口	是		是	是
去除皮肤	有时		有时		是	可变
眼轮匝肌	修薄睑板前眼轮匝肌		修薄睑板前眼轮匝肌		去除眼轮匝肌	修剪下边缘
眶隔	打开眶隔		修薄眼轮匝肌下脂肪		打开眶隔	打开眶隔
腱膜前脂肪	去除部分脂肪		去除不同程度的腱膜前脂肪		切除	切除
皱褶形成	皮肤 - 睑板 - 皮肤		结膜到皮肤		上睑提肌 / 眼轮匝肌	睑板上缘 / 潜行切除组织
线材	丝线	6-0 丝线	3-0 铬肠线和 6-0 尼龙线	埋置 6-0 尼龙线或合成肠线	埋置 7-0 丝线	埋置 6-0 铬肠线
缝线保留时间	10 天		3 天		常规	
有效性					眼睑闭合时皱褶不明显	
评论	皮肤 - 上睑提肌 - 皮肤法的讨论见于 Barron JN, Saad MN, eds. Operative plastic and reconstructive surgery. Edinburgh: Churchill Livingstone; 1980: 761-781.	主要讨论亚洲人整形外科手术的趋势，也讨论皮肤切口和皮肤、眼轮匝肌和脂肪的切除			也描述为睑板 - 眼轮匝肌和睑板 - 皮肤的闭合	手术在泰国患者实施

（续表）

现代亚洲人眼睑整形手术文献（英文）						
作者	AM Putterman, MJ Urist	R Rubenzik	Y Hiraga	JS Zubiri	LC Hin	KC Chua
发表年代	1976 年	1977 年	1980 年	1981 年	1981 年	1982 年
刊物	Arch Ophthalmol 94(11): 1941-1954	Ann Ophthalmol 9(9): 1189-1192	Clin Plast Surg 7(4): 553-567	Clin Plast Surg 8(4): 725-737	Ann Plast Surg 7(5): 362-374	Aesthet Plast Surg 6(4): 221-223
国家	美国	美国	日本	菲律宾	新加坡	新加坡
结膜缝合						
皮肤切口	是	是	是	是	是	是
去除皮肤				是	是	可变
眼轮匝肌		修剪下缘	修剪眼轮匝肌	2~3 mm		
眶隔		打开眶隔	打开眶隔	切除 2 mm	打开眶隔	
腱膜前脂肪		切除	切除	切除		切除
皱褶形成	睑板上缘 / 潜行切除组织	皮肤 - 上睑提肌 - 皮肤	皮肤 - 上睑提肌 - 皮肤	皮肤 - 睑板上缘 - 上睑提肌	皮肤 - 上睑提肌 - 皮肤	上睑提肌 - 潜行切除组织
线材	埋置 6-0 聚酯线及 Pang 式 6-0 丝线	6-0 尼龙线或丝线	尼龙线	埋置 6-0 尼龙线及皮肤 6-0 尼龙线	5-0 丝线	埋置 6-0 聚乙醇缝线；6-0 尼龙线关闭皮肤
缝线保留时间		5 天		6 天	5 天	5 天
有效性						
评论					也见 Ann Plast Surg 1985; 14(6): 523-534	

（续表）

现代亚洲人眼睑整形手术文献（英文）						
作者	JA McCurdy	T Onizuka, M Iwanami	Y Shirakabe et al.	RS Matsunaga	RY Song	WPD Chen
发表年代	1982 年	1984 年	1985 年	1985 年	1985 年	1987 年
刊物	Otolaryngol Head Neck Surg 90(1): 142-145	Aesthet Plast Surg 8(2): 97-100	Ann Plast Surg 15(3): 224-241	Arch Otolaryngol 111(3): 149-153	Aesthet Plast Surg 9(3): 173-180	Ophthal Plast Reconstr Surg 3(3): 135-140
国家	美国	日本	日本	美国	中国	美国
结膜缝合						
皮肤切口	是	是	是	是	三点小切口	是
去除皮肤	是		否			可变
眼轮匝肌	3~5 mm		破坏睑板前结缔组织	修剪睑板前眼轮匝肌和脂肪		2~3 mm
眶隔	打开眶隔					打开眶隔
腱膜前脂肪	可变			可变		可变
皱褶形成	皮肤 - 上睑提肌 - 皮肤		6 条双臂带小珠缝线穿眼睑缝合	皮肤 – 睑板上缘 – 皮肤	睑板 – 皮下组织	皮肤 – 上睑提肌 – 皮肤
线材	6-0 尼龙线（7 天）; 6-0 尼龙线潜行切除（3 天）		6-0 尼龙线	埋置 6-0 聚乙醇酸缝线	埋置 6-0 尼龙线	6-0 或 7-0 尼龙线或丝线
缝线保留时间			8 天			5~7 天
有效性						
评论		讨论为何人们更喜欢重睑	介绍了日本技术：1896 Mikamo;1912 Onishi;1926 Uchida;1926 Nakamura;1927 Kitajima;1929 Maruo*;1933 Hata;1938 K Hayashi*;1947 Inoue*;1949 Hirai*;1950 Mazume;1950 Mitsui*;1950 M Hayashi;1950 Takano;1950 Ohashi;1951 Hirose*;1951 Hirai*;1951 Ikegami*;1950 Momo (* = 切口)			首先创造了亚洲人重睑成形术这个词；讨论了皱褶形态和技术

（续表）

现代亚洲人眼睑整形手术文献（英文）						
作者	PY Yang	KY Song	SM Baek	EJ Weng	KY Song	YH Bang
发表年代	1987 年	1988 年	1989 年	1989 年	1990 年	1991 年
刊物	Chin J Plast Surg Burn 3(3): 191-192	Chin J Plast Surg Burn 4(1): 1-9	Plast Reconstr Surg 83(2): 236-243	Plast Reconstr Surg 83(4): 622-628	Chin J Plast Surg 6: 96-97	Plast Reconstr Surg 88: 12-17
国家（省）	中国	中国	韩国	中国台湾	中国	韩国
结膜缝合			缝扎法			
皮肤切口			皮肤上两个刺口；一针	是	3 个小切口	是
去除皮肤	用带线针穿刺，然后在眼轮匝肌下和上睑提肌腱膜下做隧道					否
眼轮匝肌						修剪眼轮匝肌、结缔组织和睑板前脂肪
眶隔						
腱膜前脂肪						去除下垂的脂肪
皱褶形成	皮肤 – 睑板 – 皮肤连续或反向成环		单针包括结膜下 – 上睑提肌 – 潜行切除组织	上睑提肌 – 潜行切除组织	经皮睑板内和真皮内缝合	皮肤到眼轮匝肌：粗缝
线材	4-0 丝线；用橡皮管加压		埋置 6-0 聚丙烯缝线	埋置 6-0 聚丙烯缝线	3 根埋线	3 根 6-0 丝线
缝线保留时间	7 天					5~6 天
有效性			2.9% 的皱褶消失 / 每位作者报道			
评论	“扭针”可能会导致血肿	论美与重睑的概念		讨论亚洲人重睑成形术的并发症		

（续表）

现代亚洲人眼睑整形手术文献（英文）						
作者	WPD Chen	Li Dong et al.	WPD Chen	JI Park	JS Lee, WJ Park, MS Shin, IC Song	Sergile, Obata
发表年代	1994 年	1994 年	1996 年	1996 年	1997 年	1997 年
刊物	Asian Blepharoplasty (A Surgical Atlas) Butterworth–Heinemann (First Edition)	Chin J Plast Surg Burns 10:436, Plast Reconstr Surg 1996;98(5):919	Plast Reconstr Surg 97(1):212-218 Triangular, trapezoidal and rectangular debulking of eyelid tissues in Asian blepharoplasty	Plast Reconstr Surg 98(4):602-609 Z-epicanthoplasty	Plast Reconstr Surg 100(1):170-178 ‘Septodermal’ fixation technique	Plast Reconstr Surg 99(3): 662-667 translation of Mikamo’s 1896 paper
国家	美国	中国（北京医科大学）	美国	美国	韩国（三星医学中心）	美国
结膜缝合						
切开皮肤			是	是	皮肤 / 眶隔 – 上睑提肌黏附的位置可变	
去除皮肤			是	通过皮瓣转位术		
眼轮匝肌			修剪眼轮匝肌			
眶隔			打开眶隔			
腱膜前脂肪			可变			
皱褶形成			皮肤 - 腱膜 - 皮肤			
线材			6-0 间断缝线和 7-0 连续缝线			
缝线保留时间			5~7 天			
有效性			永久			
评论	关于这个主题的第一本教科书：详细的术语，文化认知，比较解剖学，皱褶变化，形态、高度、连续性和持久性；主要的技术流派，并发症，修订和出版物	强调在重睑成形术中去除筋膜组织 (review by Boo-Chai in Int Abstracts of Plast Reconstr Surg)		Arch Facial Plast Surg 2000; 2(10): 43-47 改良 Z– 内眦赘皮矫正		

（续表）

现代亚洲人眼睑整形手术文献（英文）

作者	JW Kim, JO Lee	KC Yoon, S Park	YS Kao, CH Lin, RH Fang	JI Park	SL Jeong, BN Lemke, RK Dortzbach et al.	YH Bang, HH Chu, SH Park et al.	YW Kim, HJ Park, S Kim
发表年代	1998 年	1998 年	1998 年	1999 年	1999 年	1999 年	2000 年
刊物	Aesthet Plast Surg 22(6): 433-438 Asian blepharoplasty with short-pulsed contact ND-Yag laser: limited incision	Plast Reconstr Surg 102(2): 502-508 Selective tissue removal in blepharoplasty for young Asians	Plast Reconstr Surg 102(6): 1835-1841 Epicanthoplasty with Y-V advancement	Arch Facial Plast Surg 1(2):90-95 Orbic.-levator fixation	Arch Ophthalmol 117(7): 907-912 Comparison of Asian and Cauc. upper lid anatomy	Plast Reconstr Surg 103(6): 1788-1791 The fallacy of the levator expansion theory	Plast Reconstr Surg 106(6): 1399-1404 Revisional correction by interposing preaponeurotic fat
国家（省）	韩国	韩国（蔚山大学）	中国台湾（荣总医院）	美国	韩国（全南大学），美国	韩国（仁荷大学医院）	韩国（梨花女子大学）
结膜缝合							
皮肤切口	是			是			
去除皮肤	是			是			
眼轮匝肌	是						
眶隔	是			打开眶隔			
腱膜前脂肪	是						
皱褶由何形成	上睑提肌 - 睑板 - 皮肤			眼轮匝肌 - 上睑提肌			
线材	7-0 尼龙线，或组织胶						
缝线保留时间							
有效性							
评论		讨论切开技术					

（续表）

现代亚洲人眼睑整形手术文献（英文）						
作者	RS Sim, JD Smith, AS Chan	Y Lee, E Lee, WJ Park	DH Kang, SH Koo, JH Choi et al.	Yang	J Cheng, FZ Xu	Miyaka, Hirage
发表年代	2000 年	2000 年	2001 年	2001 年	2001 年	2001 年
刊物	Arch Facial Plast Surg 2(2): 113-120 Comparison of aesthetic facial proportions of Chinese and Caucasian women	Plast Reconstr Surg 105(5):1872-1880 Anchor epicanthoplasty combined with outer-type lid crease procedure	Plast Reconstr Surg 107(7): 1884-1889 Use of CO_2 laser	Ann Plast Surg 46(4): 364-368 Double eyelid: a limited incision technique	Plast Reconstr Surg 107(7): 1665-1668 Microstructure of Asian eyelid crease	Jpn J Plast Reconstr Surg 44:815 Selection of skin resection or double eyelid operation
国家	新加坡（国立大学）	韩国（首尔国立大学）	韩国（univ mc）	韩国（天主教大学）	中国（浙江杭州大学医学院）	日本
结膜缝合						
皮肤切口			是	4 mm 皮肤切口		
去除皮肤			是			
眼轮匝肌						
眶隔			打开眶隔			
腱膜前脂肪			可选	可选择去除		
皱褶由何形成			6-0 薇乔线：皮肤 - 睑板 - 上睑提肌	上睑提肌 - 睑板到皮肤 - 肌肉		
线材						
缝线保留时间						
有效性						
评论	美学				扫描电镜显示：腱膜纤维穿过眼轮匝肌与皮肤融合	基于眉位是否下垂的皮肤切除术

（续表）

现代亚洲人眼睑整形手术文献（英文）						
作者	MT Yen, DR Jordan, RL Anderson	BC Cho, KY Lee	WM Yoo, SH Park, DR Kwang	Hwang, Kim et al.	Lam, Kim	SH Chen, Mardini S, Chen HC et al.
发表年代	2002 年	2002 年	2002 年	2003 年	2003 年	2004 年
刊物	Ophthalm Plast Reconstr Surg 18(1): 40-44 Epicanthoplasty: subcut. approach through ext. skin incision	Plast Reconstr Surg 110(1):293-300 Med. epicanthoplasty combined with pilcation of med. canth. tendon	Plast Reconstr Surg 109(6):2067-2071 Root Z-epicanthoplasty in Asian eyelid	Ann Plast Surg 50(2): 156-159	Aesthet Surg J 23(3): 170-176 Partial-incision technique	Plast Reconstr Surg 114(5): 1270-1277 Corrective Asian blepharoplasty after failed revisions
国家	美国	韩国（庆北国立大学医院）	韩国	韩国（延世大学）	美国 / 韩国	中国台湾（长庚大学）
结膜缝合						
皮肤切口					15~18 mm 宽皮肤切口	
去除皮肤					否	
眼轮匝肌	切除内眦赘皮返折下潜行插入的眼轮匝肌				穿过眼轮匝肌	
眶隔					打开眶隔	
腱膜前脂肪					部分切除	
皱褶形成					上睑提肌 - 皮肤边缘	
线材						
缝线保留时间						
有效性						
评论			（见 JI Park 1996 年发表在 Plast Reconstr Surg 杂志上有关 Z-内眦赘皮矫正术的文章）	上睑成形术中以外侧隔动脉为出血源	临床照片显示皮肤切口跨越睫毛缘宽度 3/4，皱褶可能出现在中心更深处	讨论关于手术失败的因素及修复术

附录 3

亚洲人眼睑整形手术近年文献（1998—2014）（英文）

亚洲人眼睑整形手术近年文献（1998—2014）（英文）

作者	Hwang, Kim et al.	Kim, Lee	Mutou, Homma	Morikawa, Yamamoto	Liao, Tung et al.
发表年代	1998 年	1998 年	2000 年	2001 年	2005 年
刊物	Br J Plast Surg 51(8): 594-598 An anatomical study of the junction of orbital septum and levator aponeurosis in Orientals	Aesthet Plast Surg 22(6): 433-438 Asian blepharoplasty using short-pulsed contact Nd–Yag laser: limitedincision resectable laser double fold with internal medial and lateral functional epicanthoplasty	Aesthet Plast Surg 24(4): 289-291 Intradermal stitch blepharoplasty for Orientals: does it disappear?	Aesthet Plast Surg 25(1): 20-24 Scanning EM study on double and single eyelids in Orientals	Aesthet Plast Surg 29(6): 540-545 Celebrity arcade Suture blepharoplasty for double-eyelid; CAS
国家（省）	韩国		日本	日本	中国台湾
结膜缝合			皮内缝合超过 7 年，1570 例患者		经睑板缝合
皮肤切口					刺开小口
去除皮肤			否		否
眼轮匝肌					
眶隔					
腱膜前脂肪					
皱褶形成					“桥接”
线材					?
缝线保留时间					
有效性			3.4% 的“复诊”患者重睑消失		
评论	眶隔有外（浅）层和内（深）层，靠近上睑提肌鞘	使用各种激光模式的效果反馈	第 1 年 30% 消失，88% 出现在 5 年内，失败率分析基于复诊患者	确定在出生即带有皱褶的日本人中，上睑提肌腱膜束穿过眼轮匝肌到皮肤的情况	

（续表）

亚洲人眼睑整形手术近年文献（1998—2014）（英文）					
作者	A Chuangsuwanich	Kim, Youn	WPD Chen	WPD Chen	Fengzhi, Wei et al.
发表年代	2006 年	2006 年	2007 年	2007 年	2009 年
刊物	Aesthet Surg J 26(3): 280-286 Short incisional double-eyelid blepharoplasty for Asian pts	Plast Reconstr Surg 117(3): 782-789 Management of adhesion using a pretarsal fibromuscular flap or graft in secondary blepharoplasty	Plast Reconstr Surg 119(1): 379-386 The concept of a glide zone as it relates to upper lid crease, lid fold, and application in upper blepharoplasty	Plast Reconstr Surg 120(2): 545-552 Beveled approach for revisional surgery in Asian blepharoplasty	Ann Plast Surg 63(3): 242-248 Double-eyelid operation recreating the anatomic microstructure
国家（省）	泰国	韩国	美国	美国	中国
结膜缝合					
皮肤切口	部分切开	重睑修复术	是	是，重睑修复术	
去除皮肤			是	少量	
眼轮匝肌					
眶隔					
腱膜前脂肪	移除中央团脂肪		治疗和保留脂肪		
皱褶形成	皮肤到睑板固定		皮肤 - 腱膜 - 皮肤	皮肤 - 腱膜 - 皮肤	
线材			6-0, 7-0	6-0, 7-0	
缝线保留时间			7 天	7 天	
有效性	部分切口技术，652 例患者，1 年内皱褶有 10 例消失，8 例不对称				
评论		应用睑板前纤维肌肉瓣或游离移植物来防止粘连	将脂肪看作是滑移区的概念性文章	重睑修复术矫正高皱褶的技术和儿组患者。皱褶高度净减少 2.75 mm	电镜和光镜研究证实，上睑提肌纤维存在于睑板前皮肤

（续表）

亚洲人眼睑整形手术近年文献（1998—2014）（英文）					
作者	A Kruavit	Choi, Eo	Cho, Byun	Ma, Cheng	Liu et al.
发表年代	2009 年	2010 年	2010 年	2010 年	2010 年
刊物	Aesthet Surg J 29(4):272-283 Asian blepharoplasty: 18 yr in 6, 215 pts	Ann Plast Surg 64(4):376-380 Tissue thread grafting: nonincisional Double-eyelid operation	Plast Reconstr Surg 125(1):324-331 New technique combined with suture and incision method	Aesthet Surg J 30(3):329-334 Mini-incision double eyelidplasty	Plast Reconstr Surg 126(6):2133-2139 Transcut., subcut. and intratarsal suturing in double-eyelid surgery
国家（省）	泰国	韩国	韩国	中国香港	中国
结膜缝合					
皮肤切口	仅在眼睑的中间 1/3	通过小切口	部分切口 + 埋置连续缝线	小切口；两个 3 mm 切口	5 个皮肤刺口；横切，与睑板缝合
去除皮肤	切除内侧、外侧和上方			否	否
眼轮匝肌				压实睑板前软组织	
眶隔					
腱膜前脂肪					
皱褶形成	3 根缝线，皮肤到上睑提肌腱膜或真皮眼轮匝肌联合的边缘（潜行切除）	埋线与其他非切开技术同样的方式	上睑提肌附着在睑板上，仅低于腱膜到睑板末端纤维		横切口，睑板内缝合
线材			埋置 1 根连续的缝线		4 根埋置的 7-0 尼龙线
缝线保留时间		9.3 天			永久保留
有效性	部分切口技术		部分缝合 + 单结的埋置连续缝合	11% 翻修率，6% 重睑皱褶消失	在 3 个月到 3 年间，89.6% 满意，10.4% 不满意
评论	在 70% 的情况下，作者可以使用内侧锚缝来创建一个外显皱褶，而无须行内眦成形术	因为存在这样的变体，应用的埋线技术还不清楚	联合法，有益还是有风险？		因为观察的时间跨度从 3 个月到 3 年，在判断持久性时，两者的持续时间都短

（续表）

亚洲人眼睑整形手术近年文献（1998—2014）（英文）					
作者	Choi, Eo	Bi, Zhou et al.	Li, Lin et al.	Lew, Kang, Cho	Zhang, Yang
发表年代	2010 年	2011 年	2011 年	2011 年	2012 年
刊物	Plast Reconstr Surg 126(3): 1048-1057 A new crease fixation technique for double eyelidplasty using mini-flaps derived from pretarsal levator tissues	J Plast Reconstr Aesthet Surg 64(9):1138-1144 Small-incision orbicularis–levator fixation technique: double-eyelid blepharoplasty for treating trichiasis	J Plast Reconstr Aesthet Surg 64(8):993-999 Double-eyelid blepharoplasty incorporating ptosis surgery for ‘latent’ aponeurotic ptosis	Plast Reconstr Surg 127(3):1323-1331 Surgical correction of multiple upper eyelid folds in East Asians	Aesthet Plast Surg 36(5):1039-1046 Removal of large amount of pretarsal tissue via 3 mini-incisions
国家	韩国	中国	中国	韩国	中国
结膜缝合					
皮肤切口		小切口，内、中、外	外部切口入路	修复性重睑成形术	部分切口；3 个切口，每个 3~4 mm
去除皮肤					
眼轮匝肌		去除软组织			向下切除，到切口两边
眶隔					
腱膜前脂肪					
皱褶形成		眼轮匝肌 - 上睑提肌固定			
线材					
缝线保留时间					
有效性		改进了的中、外侧部分睫毛卷翘			
评论	应用上睑提肌 - 腱膜和与皮肤 - 肌肉层的粘连		发现和矫治轻微上睑下垂的临床重要性	用眼睑组织（眼轮匝肌和眶脂肪）来扩大眶前区域，抑制眼轮匝肌与上睑提肌的再粘连	相似文献见于 Aesthet Plast Surg 2013, 37(1).22-28 从 3 个小的皮肤切口切除一条未被剪开的眼轮匝肌长条

（续表）

亚洲人眼睑整形手术近年文献（1998—2014）（英文）					
作者	Tung,Tsai et al.	Moon, Yoon, Lee	JS Zubiri	T Mizuno	Jinghe, Hui Fang et al.
发表年代	2012 年	2013 年	2013 年	2013 年	2014 年
刊物	Aesthet Plast Surg 36(4): 842-845 Simultaneous fat removal with suture upper blepharoplasty	Arch Plast Surg 40(4): 409-413 Modifi ed blepharoplasty using single-knot continuous buried non-incisional technique	Aesthet Surg J 33(5):722-732 Subdermal placement of sutures in double eyelid surgery	J Plast Reconstr Aesthet Surg 66(4):e95–e100 Two modifi ed techniques to decrease complications of buried suture double-lid blepharoplasty	Ann Plast Surg 72(2):141-144 Three mini-incisions double-eyelid blepharoplasty
国家（省）	中国台湾	韩国	菲律宾	日本	中国
结膜缝合	弓形缝合	是，在真皮和结膜间缝合		埋线式技术 第一种技术：仅穿过结膜	
皮肤切口	结合外侧 4 mm 皮肤切口去除脂肪垫	刺开 4 个皮肤小切口	全切法	第二种技术：皮肤小切口	部分切开；3 个切口，每个 3~4 mm
去除皮肤		否	是	否	
眼轮匝肌		通过外侧刺开的小切口做眼轮匝肌埋线	是	第二种技术：切除部分睑板前眼轮匝肌	切除皮肤下缘眼轮匝肌
眶隔			是		
腱膜前脂肪	去除部分脂肪		必要时去除		减少脂肪
皱褶形成			取（皮肤 - 睑板 + 腱膜 - 皮肤）固定缝线 ×5 根埋置的 6-0 尼龙线		
线材	埋置线材	7-0 尼龙线来回缝合	连续 6-0 尼龙线	在睑板上缘上方埋置缝线	
缝线保留时间		永久保留	5 天拆线	永久埋置缝线	
有效性		随访周期不详	随访周期不详	随访周期不详。单纯应用埋线有 26% 的失败率；如结合睑板前眼轮匝肌切除，则失败率为 9.6%	
评论		很难“无切口”？有无线样效应？	皮肤固定到睑板以及到上睑提肌腱膜；联合作用		作者描述切口“极小”

内眦赘皮矫正术最新文献（英文）

内眦赘皮矫正术的最新文献（英文）

作者	S Ma	Y Lee, E Lee et al	SD Lin	Y Yang, HM Zhang et al.
发表年代	1996 年	2000 年	2000 年	2006 年
刊物	Zhonghua Yan Ke Za Zhi 32(3):194-196 Epicanthoplasty during double-fold eyelid operation PMID: 9590860	Plast Reconstr Surg 105(5):1872-1880 Anchor epicanthoplasty combined with out-fold type double eyelidplasty for Asians: do we have to make an additional scar to correct the Asian epicanthal fold? PMID: 10809119	Br J Plast Surg 53(2): 95-99 Correction of the epicanthal fold using the VM-plasty PMID: 10878829	Zhonghua Zheng Xing Wai Ke Za Zhi 22(2):130-132 [A new method for medial canthoplasty combined double eyelid formation] (article in Chinese) PMID: 16736618
国家（省）	中国	韩国	中国台湾	中国
皮肤切口	在 183 例患者中实施各种内眦赘皮矫正术	锚定内眦成形术，用于外皱褶（平行形皱褶），将内侧端锚定到深部组织上	应用 3 个 V 皮瓣进行 VM- 成形术	进行重睑操作
去除：				
皮肤	38 例（梭形）120 例（楔形），25 例实施 Z- 成形术	修剪皮肤		
眼轮匝肌		和内侧皱褶下方的软组织		
眶隔				
腱膜前脂肪				
皱褶形成	平行形皱褶	外显（平行）		
有效性	183 例与重睑手术同步实施	67 例；28 例随访 缺点包括作者报道的技术难和活跃出血的风险 折入平行皱褶的内侧段	单用 8 例，年轻人重睑术 51 例，上睑重睑成形术和皱褶成形术 26 例	86 例；67 例随访。设计平行形皱褶
评论	三种技术取决于严重程度	这项技术的基础是修剪亚洲人内眦皮褶下的肌肉和软组织，向下内侧推进，并将内眦皮肤固定到深层组织。避免切开内眦皮肤（内眦角）	切口发红很正常，但完全消退需要 2~3 个月	适合轻度至中度的内眦皮褶，均除外内眦赘皮

（续表）

内眦赘皮矫正术的最新文献（英文）					
作者	H Zhang, H Zhuang et al.	SK Yi, HW Paik et al.	JI Park, MS Park	FC Li, LH Ma	W Chen, S Li et al.
发表年代	2006 年	2007 年	2007 年	2008 年	2009 年
刊物	Plast Reconstr Surg 118(4):900-907 A new Z-epicanthoplasty and a concomitant double eyelid plasty in Chinese eyelids PMID: 16980849	Aesthet Plast Surg 31(4):350-353 Simple epicanthoplasty with minimal scar PMID: 17486401	Facial Plast Surg Clin North Am 15(3):343-352, vi Park Z-epicanthoplasty PMID: 17658430	J Plast Reconstr Aesthet Surg 61(8):901-905 Epub 2007 Jul 2 Double-eyelid blepharoplasty incorporating epicanthoplasty using Y–V advancement procedure PMID: 17606424	J Plast Reconstr Aesthet Surg 62(12):1621-1626 Medial epicanthoplasty using the palpebral margin incision method PMID: 19028154
国家	中国	韩国	美国	中国	中国
皮肤切口	Z- 内眦成形术		Z- 内眦赘皮成形术，矫正Ⅱ型和Ⅲ型内眦赘皮	皱褶切口的 Y-V 推进	睑缘切口，与重睑手术同时进行
去除：					
皮肤					
眼轮匝肌					
眶隔					
腱膜前脂肪					
皱褶形成			平行形皱褶		
有效性	230 例同时进行重睑手术，包括先天性和外伤性内眦赘皮。随访 67 例，说明适用于除内眦赘皮以外的所有类型	52 例，2 例出现下睑部凹陷瘢痕	最适合外部平行形重睑皱褶，患者希望“更高”的重睑	93 例，与重睑同时进行。仅有 3 例存在瘢痕	82 例（经上、下睑缘切口；修剪内眦褶下眼轮匝肌，内眦韧带浅头）
评论	在术后早期有轻微的瘢痕，逐渐淡化成灰白色线			作者说：“亚洲人的内眦皮褶通常相对较小，因此在美学上成功去除很少需要像西方人那样复杂的程序。”	

（续表）

内眦赘皮矫正术的最新文献（英文）					
作者	JJ Lu, K Yang et al.	Y Liu, J Huang	L Liu, S Li et al.	YH Shin, PJ Hwang et al.	X Hu, X Lin et al.
发表年代	2011 年	2011 年	2012 年	2012 年	2012 年
刊物	J Plast Reconstr Aesthet Surg 64(4):462-466 Epicanthoplasty with double eyelidplasty incorporating modifi ed Z-plasty for Chinese patients PMID: 20682462	Aesthet Plast Surg 35(6):1112-1116 A modifi ed and accurately designed Z-epicanthoplastic technique PMID: 21607535 (Interepicanthal distances longer than a palpebral fi ssure and lacrimal caruncles obviously covered by epicanthic folds were considered an indication)	J Plast Reconstr Aesthet Surg 65(1):43-47 Inverted 'V–Y' advancement medial epicanthoplasty PMID: 21816696	J Craniofac Surg 23(4):e278-820 V–Y and rotation fl ap for reconstruction of the epicanthal fold. (to treat overcorrected epicanthoplasty cases) PMID: 22801149	Aesthet Plast Surg 36(4):788-794 Two-Z-epicanthoplasty in a three-dimensional model of Asian eyelids. PMID: 22437335
国家	中国	中国	中国	韩国	中国
皮肤切口	改良 Z- 成形术	改良 Z- 成形术	倒 V-Y	V-Y	23 例中 20 例同时行重睑成形术
去除：					
皮肤					
眼轮匝肌					
眶隔					
腱膜前脂肪					
皱褶形成					
有效性	322 例（同时进行重睑操作）；技术包括切除错位的眶隔眼轮匝肌的浅头		62 例（42 例同时行重睑成形术）；60 例患者对效果满意	246 例，随访 62 例，6 例需再次手术。平均距离从 31.7 mm 延长到 33.8 mm	内眦间距减小，从术前（37 ± 2.1）mm 减小至术后（31.4 ± 1.9）mm。无明显瘢痕
评论	除内眦赘皮外，其他类型均可使用	263 例，可以避免将内眦结构改变得过于西化		用于修复过度矫正的内眦成形术（过度暴露泪阜）	

（续表）

内眦赘皮矫正术的最新文献（英文）		
作者	S Wang, F Shi et al.	L Wang, X Chen et al.
发表年代	2013 年	2013 年
刊物	J Plast Reconstr Aesthet Surg 66(5):682-687 Epicanthal fold correction: our experience and comparison among three kinds of epicanthoplasties. PMID: 23499505	Aesthet Plast Surg 37(4):704-708 A modified Z-epicanthoplasty combined with blepharoplasty used to create an in-type palpebral fissure in Asian eyelids. PMID: 23824058
国家	中国	中国
皮肤切口	三种方法，252 例（220 例加重睑术）：水平切口（轻度）、Z- 成形术（中度）和 V-W 成形术（重度）	形成开扇形重睑皱褶（NTC），与重睑手术同时进行
去除：		
皮肤		
眼轮匝肌	切除眼轮匝肌和潜行厚切组织	
眶隔		
腱膜前脂肪		
皱褶形成		开扇形
有效性	多数病例为轻度，行水平切口，留下的瘢痕不明显。严重者（行 V-W 成形术）可留下明显瘢痕	报道在 873 例病例中“无明显瘢痕”
评论		

亚洲人重睑成形术的美学效果

作者	Yu, Liao	Tsai, Wu et al.	Kim	Kim, Lee et al.	Hwang, Spiegel
发表年代	2000 年	2012 年	2013 年	2013 年	2014 年
刊物	Hua Xi Kou Qiang Yi Xue Za Zhi 18(3):165-167 (in Chinese) PMID:12539668 Classifi cation of eyelids, design of double-eyelid operations	J Plast Reconstr Aesthet Surg 65(6):e141-145 Ocular surface area changes after double eyelidplasty	Aesthet Plast Surg 37(5):863-868 Effects in the upper face of Far East Asians after Oriental blepharoplasty	J Craniofac Surg 24(5):1582-1585 What causes increased contrast sensitivity and improved functional visual acuity after upper eyelid blepharoplasty?	Aesthet Surg J 34(3):374-382 The effect of ‘single’ vs ‘double’ eyelids on the perceived attractiveness of Chinese women
国家（省）	中国	中国台湾	韩国	韩国	美国
皮肤切口	根据眼睑皮肤形态特征的设计				
评论	按眼长、眼高、眼睑皮肤厚度、眼球突出度及眼形分类，包括长窄形眼的眼睑、皮肤薄软的眼睑、眼睑皮下组织厚、眼睛小而圆的眼睑、眼球突出的眼睑和三角眼的眼睑	重睑成形术后眼球表面积增加	文中 612 例显示重睑术后垂直睑裂增高，以及眉毛位置放松（这些发现并非亚洲人独有）	上睑成形术后眼高阶像差和睫毛下垂程度的改变可提高对比敏感度和功能性视力。角膜地形图和散光没有变化	19 名中国女性由中国和非中国的观察者评判：重睑皱褶分为低、中、高。中国和非中国的观察者都认为中等高度的上睑皱褶最具吸引力（$P<0.000\,01$）。上睑皱褶缺失被认为最缺乏吸引力（$P<0.000\,01$）

附录 6

有关解剖的最新文献

有关解剖的最新文献

作者	O Galatoire, V Touitou et al.	H Kakizaki, I Leibovitch et al.	BS Kotlus, DE Heringer, RM Dryden	Q Zhou, L Zhang et al.
发表年代	2007 年	2009 年	2010 年	2012 年
刊物	Orbit 26(3): 165-171 High-resolution MRI of the upper eyelid: correlation with the position of the skin crease in the upper eyelid PMID: 17891644	Ophthalmology 116(10):2031-2035 Orbital septum attachment on the levator aponeurosis in Asians: in vivo and cadaver study PMID: 19592104 (To examine the anatomic relationships between the preaponeurotic fat pad, orbital septum, and the distal end of the anterior layer of the levator aponeurosis [DEALLA] in relation to the superior tarsal plate border)	Ophthal Plast Reconstr Surg 26(6):395-397 Evaluation of homeopathic Arnica montana for ecchymosis after upper blepharoplasty: placebocontrolled, randomized, doubleblind study PMID: 20683279	J Plast Reconstr Aesthet Surg 65(9):1175-1180 Preoperative asymmetry of upper eyelid thickness in young Chinese women undergoing double-eyelid blepharoplasty PMID: 22647567
国家				中国
评论	磁共振成像提供了极好的图像，可以很好地分析上睑的成分。它可以对结构进行详细分析，以便更好地了解其外观和皱褶位置	在体内，上睑提肌前层腱膜远端总是位于睑板上缘的上方和腱膜前脂肪的下缘。脂肪总是被放置在上睑提肌前层腱膜远端下方和睑板上缘周围。亚洲人上睑提肌腱膜上的眶隔附着似乎位于 STB 边界之上	作者没有发现在这项研究中使用的顺势疗法对上睑成形术后瘀斑的减少或消退有帮助的证据	使用高分辨率 MRI 和组织的高精度称重：显示右侧眼轮匝肌和眶脂肪垫的厚度始终大于左侧。结论：上睑厚度不对称是中国年轻女性的常见现象

专业词汇中英文对照

（按词汇汉语拼音字母顺序排列）

McCord 锚定 / 固定缝合　McCord's anchoring/ retention stitches
W- 成形术　W-plasty
Y-V 成形术　Y-V-plasty
Z- 成形术　Z-plasty

A

凹陷眼　hollowed eye

B

瘢痕疙瘩　keloids
半月形重睑皱褶　semilunar crease
鼻背　nasal bridge
表观重睑高度　apparent crease height

C

重睑　double eyelid
垂直偏移　vertical excursion

D

单点　unipoints
单极电凝　monopolar cautery
单睑　single eyelid
倒睫　trichiasis
低位重睑线分叉畸形　lower-bifid crease
低位重睑（窄重睑）　low crease
动态皱褶　dynamic crease
对称性　symmetry
多重眼睑皱褶　multiple creases

F

反向型内眦赘皮　epicanthus inversus

G

高位重睑（宽重睑）　high crease
观察到的重睑高度　observed crease height

H

后天性上睑下垂　acquired ptosis
滑移区　glide zone
滑移征　glide sign

J

饥饿眼　famined look
肌皮瓣　myocutaneous flap
肌肉皮肤条　myocutaneous strip
假性皱褶　pseudo-crease
间断缝合 interrupted sutures
睑板　tarsal plate
睑板高度　tarsal height
睑板前部分　pretarsal segment
睑板前平台　pretarsal platform
睑板前切除　pretarsal dissection
睑板前区　pretarsal zone
睑板前眼轮匝肌　pretarsal orbicularis
睑板前脂肪垫　pretarsal fat pads
睑板前组织　pretarsal tissue
睑板倾斜　tarsal tilt
睑板上固定　supratarsal fixation
睑板上缘　superior tarsal border
睑板型内眦赘皮　epicanthus tarsalis
睑裂　palpebral fissure
睑缘动脉弓　marginal arcade，MA
腱膜前间隙　preaponeurotic space
腱膜前平台　preaponeurotic platform
腱膜前区　preaponeurotic zone
腱膜前脂肪　preaponeurotic fat
腱膜前组织　preaponeurotic tissues
结膜　conjunctiva
解剖重睑高度　anatomic crease height
经结膜肌肉内埋线法　transconjunctival intramuscular suture technique

经结膜埋线法　transconjunctival buried suture method
经皮肌肉内缝合法　transcutaneous intramuscular suture technique
经皮睑板内缝合法　transcutaneous intratarsal suturing technique
经皮埋线法　transcutaneous buried suture method
经皮皮肤 - 睑板固定　transcutaneous skin-tarsus fixation
经皮真皮内缝合法　transcutaneous intradermal suturing technique
静态皱褶　static crease
矩形去除　rectangular debulking

K

开扇形重睑皱褶　nasally tapered crease
眶隔　orbital septum
眶隔前部分　preseptal segment
眶隔前区　preseptal zone
眶隔前眼轮匝肌　preseptal orbicularis
眶隔真皮固定　septodermal fixation
眶浅动脉弓　superficial orbital arcade，SOA
眶深动脉弓　deep orbital arcade，DOA
眶脂肪垫　orbital fat pad

L

连续缝合　running suture

M

埋线法　stitch method/buried suture method
眉下垂　brow ptosis
眉型内眦赘皮　epicanthus supraciliaris
蒙古眼　Mongolian eye
米勒肌　Müller’s muscle

N

内 -Faden　Endo-Faden
内眦成形术　medial canthoplasty
内眦上蹼　supracanthal web
内眦赘皮　epicanthal fold
内眦赘皮矫正术　epicanthoplasty
凝视和皱眉动作　stare-and-frown maneuver

P

皮肤 - 肌肉瓣　skin-muscle flap
皮肤 - 睑板 - 皮肤缝合　skin-tarsus-skin sutures
皮肤 - 睑板 - 皮肤固定　skin-tarsus-skin fixation
皮肤切口　skin excision
皮肤冗余　skin redundancy
皮肤 - 上睑提肌腱膜 - 皮肤固定　skin-levator aponeurosis-skin fixation
皮肤松垂　dermatochalasis
皮肤 - 眼轮匝肌 - 眶隔瓣　skin-orbicularis-orbital septum flap
皮肤移植　skin graft
皮下脂肪　subcutaneous fat
平行形重睑皱褶　parallel crease

Q

切开法　incision method
切口闭合　wound closure
切口愈合管理　wound healing management
倾斜重睑高度　tilted crease height, Tch
倾斜角（I°　）　incline angle (I°　)
全层缝合技术　full-thickness suture technique
全厚皮片　full-thickness skin graft

R

容量增加　volume augmentation

S

三角形去除　triangular debulking
上动脉弓　superficial arcade
上睑垂掩　upper lid hooding
上睑返折　upper lid fold
上睑内侧皮折　medial upper lid fold
上睑提肌　levator palpebrae superioris
上睑提肌腱膜　levator aponeurosis
上睑提肌前徙　levator excursion
上睑提肌收缩力　levator muscle contractility, LC
双针技术　two-stitch technique

术后皱褶不对称 postoperative asymmetric crease
数学建模 mathematical modeling

T

抬眉代偿 brow compensation
梯形去除 trapezoidal debulking
头部倾斜 head tilt
兔眼征 lagophthalmos

W

外-Faden Ecto-Faden
外侧眶隔腱膜动脉 lateral septoaponeurotic artery, LaSA

X

下睑板 inferior tarsus
下斜肌 inferior oblique
下直肌 inferior rectus
先天性小睑裂综合征 congenital blepharophimosis
先天性上睑下垂 congenital ptosis
线样效应 Faden-like effect
向量 vector
向上打结 up-knotting
斜切入路 beveled approach
形成皱褶欠佳 poor crease formation
血供 vascular supply
血肿 hematoma

Y

压珠法 compressive beads method
亚洲人重睑成形术 Asian blepharoplasty
眼睑型内眦赘皮 epicanthus palpebralis
眼轮匝肌 orbicularis oculi
眼位 eye position (eypo)

Z

增生性瘢痕 hypertrophic scarring
眦间固定术 intercanthal fixation
知情同意 informed consent
脂肪垫 fat pads
脂肪移植 fat grafting
脂肪注射 fat injection
中央脂肪垫 central fat pad
肿胀 swelling
周围动脉弓 peripheral arcade，PA
皱褶持久性 crease permanence
皱褶高度 crease height
皱褶连续性 crease continuity
皱褶形态 crease shape